作者简介

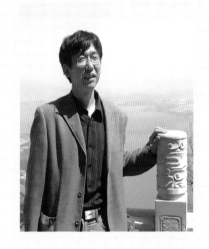

　　周晓虹，先后担任南京中医药大学附属医院急诊科副主任、江苏省中西医结合学会急诊专业委员会副主任委员、国家中医药管理局胸痹急诊协作组江苏分组副组长、卫生部国家突发公共卫生事件应急系统中医专家、中华中医药学会内科分会心病学会常委，曾荣获"江苏省青年岗位能手"等称号。发表《临证贵在知常达变》等学术论文30篇，主编和参编《家藏古今医方》等学术著作3部。

外感热病
六经寒温统一证治纲要

周晓虹 主编

清华大学出版社
北京

内 容 简 介

本书分为上、下两篇，内容涉及六经理论源流，卫气营血理论考论，外感热病寒温统一考论，外感热病六经寒温统一论的构思，外感热病的病因与发病，外感热病六经寒温统一论的辨证方法，外感热病六经寒温统一证治纲要。本书系统地论述了六经寒温统一理论，构建了外感热病六经寒温统一的辨证方法（一纲一目，一辨一用），并在历代名医运用六经辨证论治外感热病的基础上，以证机结合的方式，补充和完善了外感热病六经寒温统一论的证治纲要。临床可因人、因时、因地之不同，灵活掌握。古人云："运用之妙，存乎一心"，即此意也。本书适用于从事中医基础理论和临床研究的中高级人员，尤其适用于研究外感热病和六经辨证的学者。

图书在版编目（CIP）数据

外感热病六经寒温统一证治纲要 / 周晓虹主编 . —北京：清华大学出版社，2022.5
ISBN 978-7-302-60521-8

Ⅰ.①外… Ⅱ.①周… Ⅲ.①外感病－六经辨证－研究 ②伤寒（中医）－六经辨证－研究
Ⅳ.① R254 ② R241.5

中国版本图书馆 CIP 数据核字（2022）第 057043 号

责任编辑：孙　宇
封面设计：吴　晋
责任校对：李建庄
责任印制：宋　林

出版发行：清华大学出版社
网　　　址：http://www.tup.com.cn, http://www.wqbook.com
地　　　址：北京清华大学学研大厦 A 座　　　邮　　编：100084
社 总 机：010-83470000　　　邮　　购：010-62786544
投稿与读者服务：010-62776969, c-service@tup.tsinghua.edu.cn
质量反馈：010-62772015, zhiliang@tup.tsinghua.edu.cn
印 装 者：三河市铭诚印务有限公司
经　　销：全国新华书店
开　　本：185mm×260mm　　印张：27.75　　彩插：1　　字　数：556 千字
版　　次：2022 年 5 月第 1 版　　　　　印　　次：2022 年 5 月第 1 次印刷
定　　价：238.00 元

产品编号：094922-01

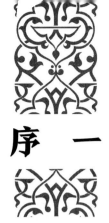

序　一

医道之蕃盛，肇始于岐黄，其后有和缓扁鹊、医圣张仲景、药王孙思邈，及至金元四大家，明清温病学说，新安、吴门、孟河学派纷起，蔚为大观，医风所及，文人士子皆以知医为能，"不为良相，愿为良医"，以其有所济苍生而利民者，足以充古今读书人之志也。

晓虹主任乃吾高徒，受自古江南医风濡养，又得其母乡村稳婆之言传身教，及长，求学于南京中医学院，愈加精勤，终日饱读中医经典，每有所得，辄默识于心，医术与学养俱进。后入余门下，攻读硕士研究生，精研邹氏肾病之学术思想与临证经验，乃同辈人之佼佼者。几十载心无旁骛，沉浸于中医宝藏，其用心之诚，其用功之深，良可赞也。

热病之名，始自《内经》。《难经》扩之，谓"伤寒有五"，以伤寒统温病，伤寒温病本自一家。医圣仲景，寻求古训，博采众方，著有《伤寒论》，创立六经辨证，为万世立法。晋唐时期，寒温之争初露端倪；宋金时期，寒温逐渐分化；元明时期，伤寒受到限制，寒温之争自此甚嚣；清至民国，温病鼎盛，伤寒复苏，寒温之争由此激烈，寒温融合亦随之而兴起。伤寒温病各自分立，本与学科发展之要求不符。故构建寒温统一理论，结束历时千年之论战，既与学科发展之规律相符，又与临证实践之要求相合，因而其现实意义也十分重要。

有感于斯，晓虹主任历时三十余年，搜罗历代医家之说，参己之研习心得，发皇古义，遂成一家之言，著有《外感热病六经寒温统一证治纲要》一书，计四十余万字，诚救世之秘籍，脱瘟神之佳作也。及此付梓之际，邀余作序，余感其心志，欣然提笔。夫得是著者，诚能究六经、卫气营血、三焦辨证与夫太极阴阳、五运六气之故，审度而用之，施之于临证，收效犹养由之射、庖丁之牛，斯不负晓虹主任济世之苦心，其功不甚博矣乎！

邹燕勤

2021 年 9 月 21 日

江苏省中医院　国医大师

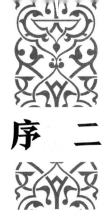

序 二

中医药历史悠久，在漫长的发展过程中，经典与现代知识不断地碰撞，依旧未减其深邃的内涵和颠簸不破的制胜之处，所以传承至今，还更待与时俱进。

我已在中医学特别是妇科领域耕耘六十余载，在学术上不断回顾经典，联系现实，在临床实践中不断修正认识，提升对专科理论的重塑和升华，正像马克思主义认识论所倡导的理论源于实践，实践上升为理论的认识论二次飞跃过程，需要反复地思考与实践，不断完成其质的飞跃。我虽已九十高龄，仍然倾心临床，不敢轻易枉废从医疗实践中积累的经验，深深感到，为人医者疗病为先，不能行而不思，不思则无获无悟，难以成才。

小我30余载的后学，我院急诊科周晓虹主任，出身中医科班，先后担任南京中医药大学附院急诊科副主任、江苏省中西医结合学会急诊专业委员会副主任委员，国家中医药管理局胸痹急诊协作组江苏分组副组长、卫生部国家突发公共卫生事件应急系统中医专家、中华中医药学会内科分会心病学会常委，曾荣获"江苏省青年岗位能手"等多种称号；先后发表学术论文30余篇，主编和参编学术著作3部。近四十年来，他苦心研读1800多部古代医书，收集了10万多首古今医方，征集了3000多个民间单方验方，仔细学习其中的太极、阴阳、三才、五行、六经、八卦等中医经典理论，分析其中与现在临床内科、

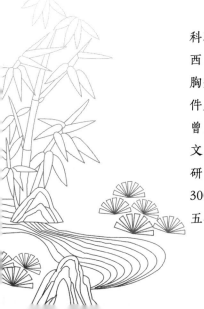

急诊医学所相关之处，努力从中汲取精华，不断总结，提出了"六经理论"，并以此在临床诊疗中紧密联系实际，建立以"六经统病"的学术思想和诊治理念，确立了以"六经虚实统一论"来治疗内科疑难杂病的思路和方法，提出了对外感热病治疗的"六经寒温统一论"方法，对现代外感热病的治疗可以说是一种传承和创新。这种时不我待的学习风尚，是现在中医学子的榜样，我衷心地希望大家一起行动起来，为现代的新型冠状病毒肺炎疫情常态化的防治闯出新路子，研制中医药的专病专方专法，彰显中医药的特色，弘扬中医药人的精神，不畏艰辛，砥砺前行！

"忘年交"之后学，问序于吾，乐为之序。

2021 年 10 月 1 日

江苏省中医院　国医大师

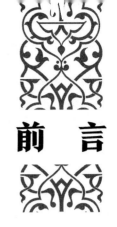

前　言

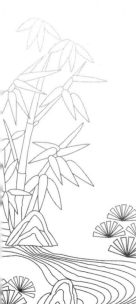

热病之名，始自《内经》，《难经》扩之，谓"伤寒有五"，以伤寒统温病，伤寒温病本自一家。医圣仲景，寻求古训，博采众方，著有《伤寒论》，创立六经辨证，为万世立法。

晋唐时期，寒温之争，初露端倪。叔和首提"风伤卫、寒伤营"之说，葛洪启辛凉解表、凉营透发之端；孙真人推崇《伤寒论》，开创"方证同条，比类相附"之研究方法。

宋金时期，寒温逐渐分化。韩祗和开创辛凉解表、辛凉清解法之先河；庞安时重六经脏腑辨证，大量应用清热解毒药；朱肱首次提出温病有恶寒表证，首创清营凉血、开窍熄风之法；郭雍发展疫气理论，认为春季所发皆为温病，提出自感温病之说；刘完素首创"六淫皆可从火化"之说，为寒凉派开山之祖；王好古创新补充伤寒理论，提出外邪可从鼻息而入，开"温邪上受"之先河，认为谵语、发斑多属心肺热盛。

元明时期，伤寒范围受到限制，寒温之争自此甚嚣。王安道首创伤寒与温病之辨别，认为寒温施治不得相混；陶节庵治温病，用辛凉解肌；张凤逵专论伤暑；吴又可重视瘟疫，独创戾气学说。

清至民国，温病学派鼎盛，伤寒学派复苏，寒温融合派兴起，实成三足鼎立之势。如叶天士创卫气营血辨证，吴鞠通创三焦辨证；薛生白专论湿热病；王孟英为暑邪正名，阐明温病特点和传变规律；戴天章广瘟疫论，寒温之争由此激烈。伤寒学派复苏，如喻嘉言振兴伤寒学说；柯韵伯提出《伤寒论》既可治温病也可治杂病，提出阳明为成温之薮；陆九芝宗伤寒之论，正温病之误。寒温融合派兴起，如俞根初以伤寒统温病，著有《通俗伤寒论》；柳宝诒以六经统温病，著有《温热逢源》；王松如总论伤寒温病，著有《温病正宗》。

伤寒学派认为，温病应统于伤寒，伤寒是一切外感热病的总称。《内经》云："今夫热病者，皆伤寒之类也。"《难经》云："伤寒有五：有中风，有伤寒，有湿温，有热病，有温病。"温病本自伤寒，不应另树一帜。《伤寒论》六经辨证不仅适用于伤寒，也适用于温病。六经辨证同样能诊治一切温病，温病不应标新立异、另创新论。《伤寒论》中的阳明病就是温病，治阳明之方就可统治温病。阳明篇中白虎、承气诸汤均可统治温病，温病不必另创新方。

温病学派认为，温病与伤寒是外感病中截然不同的两大病类。温病不得混称伤寒，伤寒是新感，温病有新感也有伏邪，伤寒新感是寒邪，温病新感是温邪。温病与伤寒，病因不同，病机不同，治法应有严格的区别，概念也不容混淆。《伤寒论》详于寒而略于温，只提出温病之名，未提出温病治法。古代伤寒多而温病少，故《伤寒论》中没有提出温病治法。近时温病多而伤寒少，"古方新病不相能"。仲景当日或有治温病的方法，但已亡佚。《伤寒论》之方统治不了全部温病。阳明篇中白虎、承气诸方虽可治温病，但不能适应温病的全部需要。温病派的结论是：温病必须跳出伤寒圈子，创立新论以羽翼伤寒。

寒温融合学派，立足于寒温一统，不赞成寒温对立。如《通俗伤寒论》对热病之命名，颇独具特色，称风温为风温伤寒，称春温为春温伤寒……既是温又是寒，在病名主张寒温统一。认为"伤寒为外感百病之统称"，但"伏气多，新感少""叶氏之论温二十则……吴鞠通之《温病条辨》……立说非不精详，然皆为新感温暑而设，非为伏气温热而言"。认为叶派清化、清透诸法、治伏火温病，也有可取，故选方用药，主张崇实黜华，讲究实效，倡言"方求其验，岂判古今，药贵乎灵，何分中外"。寒温融合学派，以讲究实效为原则，已为当今许多医家所继承，且逐渐获得中医界的一致公认。

《三国演义》云：天下大势，合久必分，分久必合。外感热病同样经历了合久必分、分久必合之过程，这是中医发展的必然趋势。"分"是因为"合"不能满足实践的需要，束缚了学术认识的发展。现今提出统一外感热病的理论，也是当代中医发展的必然趋势，"合"是因为"分"不利于外感热病辨证的系统化、规范化。事物的发展是螺旋式的上升，如果固守旧法，不准变革，必然对学术产生桎梏作用。中医对外感热病辨证认识的历史，本身就是在继承与革新中前进的。因此，构建外感热病寒温统一理论，结束历时千年之久的寒温论战，既符合学科发展的内在规律，又贴近于临床实践，因而具有十分重要的现实意义。

有感于此，笔者从三阴三阳理论出发，运用中医经典理论，系统地考证了外感热病的六经辨证与卫气营血（三焦）辨证的源流，并从中医发展史的角度对外感热病寒温统一的源流进行了考证，进而分析了外感热病寒温纷争的原因；对外感热病的几种主要辨证方法进行对比，明了其各自存在的优势和缺陷及其相互之间的关联；论证了外感热病六经寒温统一的理论依据，重新命名了外感热病的概念；首次系统地论述了六经寒温统一理论，确立了外感热病寒温统一论的"一纲一目、一辨一用"辨证方法；并在吸取历代名医运用六经辨证诊治外感热病的基础上，以证机结合的方式，补充和完善了外感热病六经寒温统一的证治纲要。

古人云：学海无涯，人生有限。仁者见仁，智者见智，各有其是。本书之作，权当抛砖引玉，恳请读者批评指正。

周晓虹

南京中医药大学附属医院

2021 年 9 月 10 日于南京雨花东路若水斋

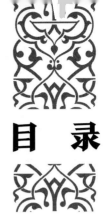

目　录

下 篇

上

篇

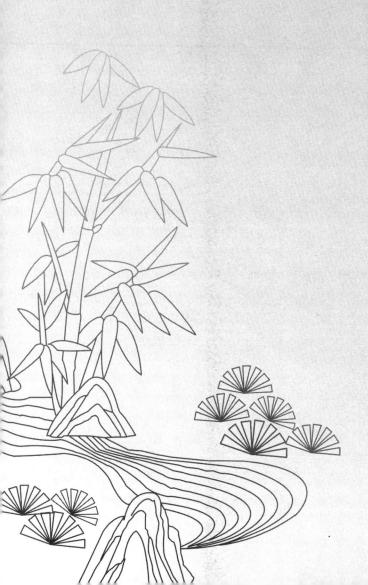

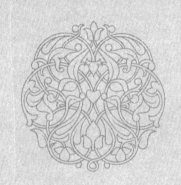

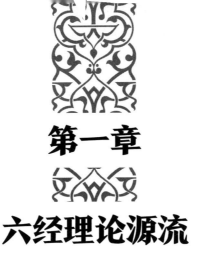

第一章

六经理论源流

与中医有关的"六经"一词，最早出自《黄帝内经》。《黄帝内经》中多次出现"六经"之词，如曰："六经波荡""六经为川""六经不通""六经调者"等。《伤寒论》原文并未提及"六经"二字，仅提到"太阳、阳明、少阳、太阴、少阴"六病，而将《伤寒论》三阴三阳论述为"六经"的是隋代巢元方的《诸病源候论·坏伤寒候》，巢元方曰："此谓得病十二日以上，六经俱受病讫，或已发汗吐下，而病证不解，邪热留于腑脏，致令病候多变，故曰坏伤寒"。而明确将《伤寒论》三阴三阳称为"六经"的则始自宋代朱肱，后世医家由此对"六经"不断进行诠释与发挥，形成了众多分支与流派。因此，要探究六经实质，必须从"三阴三阳"入手。

第一节　三阴三阳理论

一、三阴三阳起源

三阴三阳之术语，首见于1973年长沙马王堆三号汉墓出土的《足臂十一脉灸经》《阴阳十一脉灸经》等书，书中以"太阳、少阳、阳明、太阴、少阴、厥阴"之名定义经脉，此三阴三阳仅仅以经脉之名出现，而并无更多、更深的含义。

首次赋予三阴三阳实质意义的是《黄帝内经》，论中以阳气的多少将阴阳三分。如《素问·天元纪大论》所述："帝曰：善。何谓气有多少，形有盛衰？鬼臾区曰：阴阳之气，各有多少，故曰三阴三阳也。"《素问·至真要大论》也有："帝曰：愿闻阴阳之三也，何谓？岐伯曰：气有多少异用也"之论。由此可见，古代医学很早就以阴阳气之多少来分阴阳。

需要说明的是以阴阳气之多少分阴阳，最早见于《周易》。《易·系辞上》第十一章："是故易有太极，太极生两仪，两仪生四象，四象生八卦，八卦定吉凶，吉凶成大业。"太极生阴阳两仪，阳动阴静，阴阳生四象（太阳、少阳、太阴、少阴），生生不易，万物乃生（图1-1-1、图1-1-2）。此乃中国古代阴阳哲学之开端

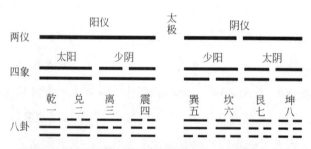

图1-1-1　太极生两仪　两仪生四象　四象生八卦图

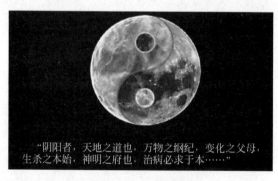

"阴阳者，天地之道也，万物之纲纪，变化之父母，生杀之本始，神明之府也，治病必求于本……"

图1-1-2　阴阳图

也。《黄帝内经》将易经之阴阳理论用来解释人体生理特点、病理机制及治疗法则等，如《素问·金匮真言论》："夫言人之阴阳，则外为阳，内为阴。言人身之阴阳，则背为阳，腹为阴。言人身之脏腑中阴阳，则藏者为阴，府者为阳。肝、心、脾、肺、肾五脏皆为阴，胆、胃、大肠、小肠、膀胱、三焦六腑皆为阳。"此乃中医对易经阴阳学说之继承发展也（图 1-1-3、表 1-1-1）。

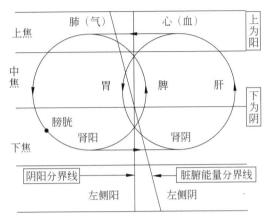

图 1-1-3　阴阳脏腑气血循环图

表 1-1-1　《内经》事物阴阳属性归类表

属性	空间（方位）	时段	季节	温度	湿度	质地形状	亮度	事物运动状态
阳	上　外　左　南　东　天　表	昼	春夏	温热	干燥	轻　清	明亮	化气　上升　动　兴奋　前进
阴	下　内　右　北　西　地　里	夜	秋冬	寒凉	湿润	重　浊	晦暗	成形　下降　静　抑制　衰退

《易》曰："天一生水……"。《说文解字》曰："一惟初太始，道立于一，造分天地，化成万物"，故"一"为第一个奇数，属阳，代表天，代表万物起源。《易·系辞上》曰："天一，地二。""二"为第一个偶数，属阴，代表地。"二"又代表着由一化生出的两个不同属性（阴阳两仪），即"一生二"，太极生两仪，最终演变为二元世界的"阴阳"，是含有对立统一性质的古代朴素唯物主义最初形式。

《庄子·齐物论》曰："二与一为三。"《说文解字》曰："天地人之道也，从三，凡三之属皆从三。"杜氏从文字学角度将"三"的虚数含义归纳为：单纯累积的临界点，最初的数单元，最小限度的多数，以及汉字结构上的稳定。因此，"三"也就成了宇宙创造的第一个完整的单元，万物生成发展的基础，故老子曰："道生一，一生二，二生三，三生万物。"《史记·律书》则云："数始于一，终于十，成于三"。数三包含一与二，是原始奇数与偶数的第一次合成，故被视为数之成。从古典哲学的角度而言，《左传·昭公三十二年》注引服虔曰："三者，天地人之数"。《汉书·律历志》曰："地之数始于二，终于三。"同时，"三"成为集体意识中的模式数字，形成了对世界进行宏观三分的宇宙观。至西汉董仲舒，"三"则被崇尚为无所不归的"天之大经"，从而使"三"具有神秘意义。如《春秋繁露·官制象天》言："三起而成日，三日而成规，三旬而成月，三月而成时，三时而成功。寒暑与和三而成物，日月与星三而成光，天地与人三而成德。由此观之，三而一成，天之大经也，以此为天制。"其表现在哲学层面为"太极元气，涵三为一"（《汉书·律历志》）；表现在历史观上则为三统说；表现在历法上则为三统历。有人认为，中国的哲学是"一分为三"的哲学，中国的世界观也是"一分为三"的世界观，中国的认识论仍是"一分为三"的，中华民族的价值取向同样是"一分为三"的。

"三"以及相关的思想在《内经》中也有所体现，如《素问·三部九候论》说："三而成天，三而成地，三而成人"；"一者天，二者地，三者人，因而三之，三三者九，以应九野"。"三"同时作为分类模式，则脏腑中有三焦，病因有三部之气，病机有三虚三实，诊法中"人有三部，部有三候"。药物有上、中、下三品等，人体经脉自然可以划分为三阴三阳。《灵枢·逆顺肥瘦篇》则云："将审察于物而心生之……圣人之为道者，上合于天，下合于地，中合于人事，必有明法，以起度数，法式检押，乃后可传焉。故匠人不能释尺寸而意短长，废绳墨而起乎木也，工人不能置规而为圆，去矩而为方。"

由此可见，"三"不仅可应用于哲学观念、天文历法、自然时空等方面，也可以应用于医学领域，解释人体的生理功能与病理现象。《内经》将数字"三"引入医学理论，将《周易》阴阳两仪生四象（太阴、少阴、太阳、少阳）引入了"阳明"与"厥阴"概念（两阴交尽，故曰厥阴。两火合并，故为阳明），形成了三阴三阳，是将阴阳二元世界再行之为三分法。《易·系辞下》："天地氤氲，万物化醇；男女构精，万物化生。"正是由于"阴阳交和"，才有别于阴和阳的第三种状态的存在，才可以化生万物。而这种"阴阳交和"并不是简单的阴阳合并，而是包含着阴阳力量的内在变化。因此，随着阴阳不断地消长变化，便产生了千姿百态的世界万物。

二、三阴三阳含义

《素问·天元纪大论》云："阴阳之气各有多少，故曰三阴三阳也。"是对三阴三阳的概括。三阴三阳即太阴、少阴、厥阴、太阳、阳明、少阳的总称，用于说明阴阳消长变化和疾病演变规律。

古人认为，人体及生命活动所需要的基本物质是具有阴阳两种不同属性的气，阴阳两气的相互作用，促进着生命活动的发展变化。阴阳之气的相互作用，在其相互消长转化过程中表现出了阴阳之气的多少或盛衰的不同。如太阴为阴之极，其阴气最多，故称为"三阴"或"至阴"；厥阴是阴气将尽，阳气始生，谓之"两阴交尽"，故称为"一阴"；少阴界于太阴、厥阴之间，故称为"二阴"。少阳为阳气始生，其量尚微，故称为"一阳"；太阳为阳气最盛，其量最多，故称为"三阳"；阳明界于太阳、少阳之间，故称为"二阳"。这足以证明三阴三阳是按阴阳两气的多少和盛衰来区分的。

在《黄帝内经》中论述和运用三阴三阳，主要体现在以下四个方面：一是经络之三阴三阳，多见于《灵枢·经脉篇》，其中论述了十二经脉的循行及"是动""所生"病候，这是依据经脉循行人体的阴阳部位和所属脏腑属性而定。二是气化之三阴三阳，主要见于《素问·六微旨大论》《素问·天元纪大论》诸篇。三是用于研究阴阳离合规律及开、阖、枢等生理功能，如在《素问·阴阳离合论》《素问·阴阳别论》中，三阴三阳按照阴阳理论分别论述了三阴三阳的病机、主病及预后推测等。四是热病的三阴三阳，主要针对热病的发展变化规律进行了论述，如在《素问·热论》中按六经三阴三阳，将热病发生发展过程中的症状加以分类、归纳，进而说明了热病发展变化的一般规律。

《伤寒论》六经即以三阴三阳理论划分，张景岳云："分而言之为离，阴阳各有其经也；并而言之为合，表里同归一气也。"说明六经是由阴阳之气相离而成，不单纯指经络或脏腑，而是对人体内脏腑、经气、营卫、气血、津液运动变化的高度概括，故六经理论可普遍应用于藏象理论、经络学说、外感热病和内伤杂病的诊治以及五运六气理论，以此来说明和概括人体的阴阳属性、生理特点和病理变化，而成为中医理论的重要内容。

王文蔚以《伤寒论》和中国传统文化作为研究对象，用《伤寒论》成书之前的中国古典哲学和传统文化，结合《黄帝内经》中有关三阴三阳的论述，从全新的视角，探求《伤寒论》三阴三阳的文化渊源及其本质。王氏认为：①大多数医家对《伤寒论》中太阳病、阳明病、少阳病、太阴病、少阴病、厥阴病的排列顺序是没有异议的，也就是说大家都认同《伤寒论》中有关三阴三阳病的顺序，并且对三阴中太阴是三阴、少阴是二阴、厥阴是一阴的说法，也是一致认同的。问题在于对三阳的认识上，有的认为太阳是三阳，有的认为阳明是三阳，众说纷纭，莫衷一是。但都无法阐明《素问·天元纪大论》中"何谓气有多少，形有盛衰？""阴阳之气各有多少，故曰三阴三阳"以及《素问·至真要大论》中"气有多少"的问题。由于对《伤寒论》中三阴三阳的认识不同，诸多医家各执己见，从不同侧面和不同角度对此进行了论述。仔细分析可知，各家对太、少、明、厥的理解是基本一致的，即"太，大也"。"后世凡言大而以为形容未尽，则作太"。"明则著"，"阳明"就是阳最显著、最亮。"少，不多也。不多则小，故古少小互训通用"。厥："短，缺"。太阳、太阴分别可以理解为大阳、大阴。少阴、少阳分别可以理解为阴少、阳少；阳明可以理解为阳最显著、最明亮；厥阴可以理解为阴气少到了极点。《黄帝内经》中有"日为阳，月为阴"的论述，"帝曰：阳明何谓也？岐伯曰：两阳合明也"，合，有一起、共同的意思。"阳明"左右是"太阳"和"少阳"，王氏认为"两阳"指代"太阳""少阳"，可以理解为"阳明"就是"太阳"和"少阳"一起明。"帝曰：厥阴何也？岐伯曰：两阴交尽也"。交，有一起、交合的意思，"两阴"指代"太阴""少阴"。笔者认为"两阴交尽"就是"太阴"和"少阴"二者都将消失。由于中医讲究上知天文、下知地理、中通人事的天人观念，结合《列子·汤问·两小儿辨日》中对早上和中午的太阳给人的感觉是：早上的太阳大，但没有中午的亮和热；中午的太阳变小了，但比早上的亮和热。由此推而广之，则可以得出人们在不同时段感受日月，可以产生不同的视觉与温觉，这便是三阴三阳的本质来源。②《素问·五运行大论》和《素问·六微旨大论》论述"太阳""阳明""少阳""太阴""少阴""厥阴"，其中，提到"言其见也"和"因天之序"时，有一个是"面南而命其位"，还有一个是"面北而命其位"。面南与面北恰恰左右相反，但只要明白一个，另一个把左右两个字对调一下"意思"就明白了。把"太阳""阳明""少阳""太阴""少阴""厥阴"，按照逆时针的方向连接，三阴三阳也就是太阳和月亮于昼夜之间在天空中的变化。这样，三阴三阳的本质就可以明确地表述为：太阳和月亮在不同时间给人的不同的视觉感受和温觉感受的描述和概括。搞明白三阴三阳的含义，对理解中医典籍中有关阴阳的论述是有帮助的，这种研究也才会有意义的。用此种方法对三阴三阳的理解，可以去解释《素问·六微旨大论》和《素问·五运行大论》中"左""右""上""下"所见，我们不仅能够明白它们之间为什么是这样的位置关系，同时也可以印证"帝曰：动静何如？岐伯曰：上者右行，下者左行，左右周天，余而复会也"。"余而复会"的意思就是"太阳""阳明""少阳""太阴""少阴""厥阴"首尾相连，组成一个环。人们的生活经验和观察已经可以给我们解答《素问·天元纪大论》中"何谓气有多少，形有盛衰？阴阳之气，各有多少，故曰三阴三阳"和《素问·至真要大论》中"愿闻阴阳之三也何谓？岐伯曰：气有多少，异用也"的问题。由此可知，《伤寒论》三阴三阳的本质，就是对太阳和月亮在不同时间给人的不同的视觉感受和温觉感受的描述和概括。

三、三阴三阳开阖枢

《素问·阴阳离合论》："帝曰：愿闻三阴三阳之离合也。岐伯曰：圣人南面而立，前曰广明，后曰太冲。太冲之地，名曰少阴，少阴之上，名曰太阳，太阳根起于至阴，结于命门，名曰阴中之阳。中身而上，名曰广明，广明之下，名曰太阴，太阴之前，名曰阳明，阳明起于厉兑，名曰阴之绝阳。厥阴之表，名曰少阳，少阳根起于窍阴，名曰阴中之少阳。是故三阳之离合也，太阳为开，阳明为阖，少阳为枢。三经者，不得相失也，搏而勿浮，命曰一阳。帝曰：愿闻三阴。岐伯曰：外者为阳，内者为阴，然则中为阴，其冲在下，名曰太阴，太阴根起于隐白，名曰阴中之阴。太阴之后，名曰少阴，少阴根起于涌泉，名曰阴中之少阴。少阴之前，名曰厥阴，厥阴根起于大敦，名曰阴中之绝阴。是故三阴之离合也，太阴为开，厥阴为阖，少阴为枢。三经者，不得相失也，搏而勿沉，名曰一阴。阴阳霍霍，积传为一周，气里形表而为相成也。"（图1-1-4）

《说文解字》曰："关，以木横持门户也；阖，门扇也；枢，户枢也"。《黄帝内经》以"关、阖、枢"即门闩、门扇、门轴来类比三阴三阳阴阳之气的存在状态，并对六经各自功能特点及其相互关系进行了概括。

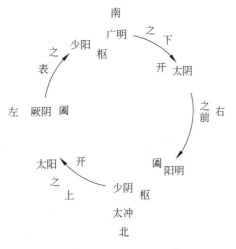

图 1-1-4　三阴三阳开阖枢图

“开”，有主表向外、疏散升发之义。太阳为一身之表、六经藩篱，有主卫气、司开阖、御外邪的作用，故曰："太阳为开"。太阴居三阴之表，为阴经之屏障，又脾之散精、肺之宣降，均赖其开，分别有输布精微与精气的功能，故曰"太阴为开"。

“阖”，有主里向内、受纳、收敛、内藏义。阳明胃肠为"仓廪之官""水谷之海"，主司受纳，且阳明居中土，为万物所归，故"阳明为阖"。少阴心肾，藏精舍神，宜收敛封藏而不宜宣泄，故"少阴为枢"当作"阖"也。

“枢”，有居中、主出入之机的含义。少阳位居太阳、阳明之间，主半表半里，具有枢机出入的枢纽作用，故"少阳为枢"。厥阴为阴尽阳生阶段，有交通阴阳始终的枢机作用，故"厥阴主阖"当作"枢"。

开、阖、枢三者之间不是各自分立，而是相互协调的一个整体，所以离者阴阳各分为三，阖者为"一阴""一阳"，彼此"不得相失也"。

六经的协调关系，是动则各有分工，静则本为一体，诚如张隐庵所说："开阖者，如户之扉。枢者，如扉之转枢也，舍枢不能开阖，舍开阖不能转枢，是以三经者不得相失也。"（图 1-1-5）阐明了三者协调统一的重要性和六经之间的密切关系。

另外，太阳（六经之表）和太阴（三阴之表）是抵抗外邪之关卡，所以杨上善在《黄帝内经太素》中，把"开"称为"关"，故有"关、阖、枢"之说，但其基本含义是一样的，以"关"有关闭抗拒邪气侵袭之意。

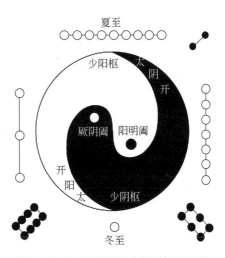

图 1-1-5　三阴三阳太极时相开阖图

关于以厥阴为"枢"的理由：从经络的循行路线来说，厥阴居太阴、少阴两经之间；从经气多少分析，厥阴为阴尽阳生的转枢；从表里关系来论，厥阴与少阳相表里，理应为"枢"；从六经传变次序来看，少阳能传里出表，厥阴能入阴出阳，皆为枢纽；从病理现象来看，少阳的"寒热往来"与厥阴的"上热下寒"机理有相似之处。故多数医家认为"厥阴主枢"较为合理。不过历代以少阴为"枢"的人也不少，认为《内经》原文不会错；功能上少阴行血布阳而主枢，其理论依据是《素问·皮部论》有以少阴为"枢"的论述。但系统地看，笔者仍支持"厥阴主枢"的观点。

总之，开阖枢理论是三阴三阳六经中的一个重要内容，对于归纳证候，解释病机，分析转归，判断预后以及因势利导地治疗，均有一定的指导意义。

四、三阴三阳论时间空间

《素问·四气调神大论》曰："夫四时阴阳者，万物之根本也。"又曰："故阴阳四时者，万物之终始也，死生之本也。"认为春夏秋冬四时为阴阳的相互消长所形成（图1-1-6），它直接影响和决定着万物的生、长、壮、老、已。

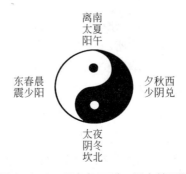

图 1-1-6　四象与四时、昼夜关系图

《素问·天元纪大论》曰："子午之岁，上见少阴；丑未之岁，上见太阴；寅申之岁，上见少阳；卯酉之岁，上见阳明；辰戌之岁，上见太阳；巳亥之岁，上见厥阴。少阴所谓标也，厥阴所谓终也。"此以地支纪岁，标志不同年份的六气特点。《素问·六微旨大论》："少阳之右，阳明治之；阳明之右，太阳治之；太阳之右，厥阴治之；厥阴之右，少阴治之；少阴之右，太阴治之；太阴之右，少阳治之。"明确地指出了六气随时间变化而变化之规律。

另外，《伤寒论》还将三阴三阳与一日之十二时辰联系起来，明确提出了"六经病欲解时"的概念，仲景曰："太阳病欲解时，从巳至未上；阳明病欲解时，从申至戌上；少阳病欲解时，从寅至辰上；太阴病欲解时，从亥至丑上；少阴病欲解时，从子至寅上；厥阴病欲解时，丑至卯上。"将六经病的转归和特定的时间相联系，说明了自然时空的转换对人体疾病的影响。

姚廷周认为古代天文学研究的对象是日、地、月的关系，任何一种周期运动都包含起、中、终三种状态，三种状态即三个面，构成三阴三阳结构（三维结构）。我们所生存的时间和空间是最典型的周期运动，是物质运动最基本的表现形式，所以时间和空间都是三阴三阳的。古代天文学家认为，天气右旋，地气左旋，正气右旋，病气左旋，天地之气、正邪之气运行的方向相反，故正气之三阴三阳顺序是少阳、阳明、太阳、厥阴、少阴、太阴，病气的顺序是太阳、阳明、少阳、太阴、少阴、厥阴。三阴三阳是时空结构，时区在不断更替，故三阴三阳病也会随着时区的变更而发生相应的改变，从而出现传变与欲解。

高兴则认为三阴三阳源于月相盈亏变化，可表示人体阴阳的月节律。三阴三阳用于表示人体月节律，综合了阴阳与寒热昼夜变化节律的时相差。月节律指在自然界中月球绕地球运转所产生的周期性变化。月相的由朔而弦、而望、而弦、而晦，又称朔望节律，整个周期称太阴月。"阳明"表示月球反射了更多的太阳光，而使得地球上阳气充盛，故阳明是阳气最为旺盛的。月为阴，故阳明为"阴中之阳"。《素问·阴阳类论篇》说："三阳为表，二阴为里，一阴至绝，作朔晦。"一阴就是厥阴，已经清楚地说明厥阴正与朔晦相合。厥阴就是"朔（月廓空）"。月为阴，厥阴为"阴之绝阳，名曰阴之绝阴"，故厥阴阳气最少。三阴三阳以月球反射到地球的太阳光多少来划分，又由于"日为阳，月为阴"，所以三阴三阳皆属于阴。

杨玉英提出了三阴三阳内外空间之说，她认为在太阳少阴脏腑经络的表里相合中，太阳代表阳外发的最大幅度，是阳分的最外层。少阴代表阴内守的最大程度，是阴分的最内层。在阳明太阴脏腑经络的表里相合中，阳明是阳分的最深层，太阴是阴分的最浅层。阳明不能自行升宣外发，反而主降浊。太阴不是纯粹沉潜内守，反而主升清、宣发。阳明能到阴分的纵深之处润宗筋，太阴在阳分的至浅之处主皮毛。阳明实热甚，可劫伤阴分正下方的少阴及追击阴分左侧的厥阴。太阴，在外感温热病初期，可代阳分正上方的太阳而发为手太阴卫分表证；在外感湿热病中，则往往聚湿而郁遏阳分左侧的少阳三焦。

五、三阴三阳论自然六气

风、寒、暑、湿、燥、火谓之六气，是天气的阴阳变化。故《素问·天元纪大论》曰："寒暑燥湿风火，天之阴阳也，三阴三阳上奉之。"所谓三阴三阳，是依据阴阳之气的多少划分的，即《素问·天元纪大论》所说的"阴阳之气各有多少，故曰三阴三阳也"。一阴曰厥阴，二阴曰少阴，三阴曰太阴；一阳曰少阳，二阳曰阳明，三阳曰太阳。

风、寒、暑、湿、燥、火是六气之本，三阴三阳是六气之标。如《素问·天元纪大论》曰，"厥阴之上，风气主之；少阴之上，热气主之；太阴之上，湿气主之；少阳之上，相火主之；阳明之上，燥气主之；太阳之上，寒气主之。所谓本也，是谓六元"。又曰："少阳太阴从本，少阴太阳从本从标，阳明厥阴不从标本，从乎中也。故从本者化生于本，从标本者有标本之化，从中者以中气为化也"。(《素问·至真要大论》) 以上均论述了三阴三阳的标本结合及其从化理论。

气候的正常变化，六气应时而至，即为天地间的六元正气，人体能很自然地适应而不影响健康。因为六经三阴三阳是根据人体阴阳之气的多少而决定的，寒暑燥湿风火是因天气之阴阳变化而产生的，皆禀于阴阳的变化，故自然六气与六经三阴三阳相应。

相反，六气非时而至，即为邪气（六淫）。故《素问·至真要大论》进一步明了六气主令导致疾病的不同病理特点，曰："厥阴司天，其化以风；少阴司天，其化以热；太阴司天，其化以湿；少阳司天，其化以火；阳明司天，其化以燥；太阳司天，其化以寒，以所临脏位，命其病者也"。

六气对三阴三阳六经的作用，即自然气候变化对人体的影响，详见《素问》运气七篇大论。运气七篇中，将六气（淫）发病学内容用系统的观念加以阐述，内容十分详尽，可惜很少有人对它进行深入研究。

六、三阴三阳在《黄帝内经》中的应用

1. 三阴三阳论经络

（1）三阴三阳论经络生理

1973 年长沙马王堆三号汉墓出土的《足臂十一脉灸经》已将三阴三阳用来对经脉的命名，只是当时还没有发现手厥阴经，而《灵枢·经脉》则完善了十二经脉循行与脏腑的络属关系，以及各经发病的特点。

《灵枢·九针论》根据三阴三阳六经（十二经手足并称）阴阳气的多少，提出针刺时的治疗法则："阳明多血多气，太阳多血少气，少阳多气少血，太阴多血少气，厥阴多血少气，少阴多气少血。故曰刺阳明出血气，刺太阳出血恶气，刺少阳出气恶血，刺太阴出血恶气，刺厥阴出血恶气，刺少阴出气恶血也。"

《素问·阴阳离合篇》描述了三阴三阳六经在人体的位置划分及起始位置："圣人南面而立，前曰广明，后曰太冲。太冲之地，名曰少阴；少阴之上，名曰太阳。太阳根起于至阴，结于命门，名曰阴中之阳。中身而上名曰广明，广明之下名曰太阴，太阴之前，名曰阳明。阳明根起于厉兑，名曰阴中之阳。厥阴之表，名曰少阳。少阳根起于窍阴，名曰阴中之少阳。"

《素问·阴阳类论》："雷公至斋七日，旦复侍坐。帝曰：三阳为经，二阳为维，一阳为游部，此知五脏终始。三阳为表，二阴为里，一阴至绝，作朔晦，却具合以正其里。"又曰："雷公曰：臣悉尽意，受传经脉，颂得从容之道，以合从容，不知阴阳，不知雌雄。帝曰：三阳为父，二阳为卫，一阳为纪。三阴为母，二阴为雌，一阴独使。"又曰："三阴者，六经之所主也。"《素问·热论》曰："巨阳者，诸阳之属也，其脉连风府，故为诸阳主气也。"

太阳（三阳）为六经之首，居一身之表，其经脉循身之阳（背部），有统领一身之阳气，捍卫体表不受外邪侵袭的功能，相对地重要于其他各经，故比喻为"父"，为"经"。阳明（二阳）独居胸腹的部位，张景岳曰阳明"独居三阴之中，维络于前"，有捍卫和维系诸经与抗邪入内的功能，故比喻为"卫"，为"维"。少阳（一阳）位居半表半里，介于两阳之间，既可传里又可达表，具有转枢的作用，故称为"纪"和"游部"。

太阴（三阴）在三阴经中居表，在脏主肺脾，为"六经之主"，具有生化输布精微以濡养全身诸经的功能，故称为"母"，为"表"。少阴（二阴）行于三阴经之里，在脏主心肾，具有统运气血、生化阴精及主宰生殖的功能，故比喻为"雌"，为"里"。厥阴（一阴）为两阴交尽，阳气始生阶段，有交通阴阳终始的转枢功能，故名之为"独使"，为"朔晦"。

由于《黄帝内经》十二经脉内连脏腑，外及四肢九窍、经筋皮部等（见表 1-1-2），而且三阴三阳六经（十二经脉）各自气血多少不同，治疗亦不同。而《伤寒论》在论述疾病时正是以三阴三阳来论述疾病，阐述各病的不同特点，这恰恰隐含着与气血阴阳之多少有着极大的关系。故有后世医家认为《伤寒论》中的三阴三阳病即六经病。朱肱在《类证活人书》中曰："伤寒传三阴三阳，共六经。"朱肱最早明确了《伤寒论》中三阴三阳称为六经，而且其进一步强调："治伤寒先须识经络，不识经络，触途冥行，不知邪气之所在。往往病在太阳，反攻少阴；证是厥阴，乃和少阳。寒邪未除，真气受毙。"朱肱在此指出了三阴三阳六经对临床诊治的重要性。

表 1-1-2　三阴三阳标志十二经脉及其与脏腑络属的关系表

分　类	阴经（里）属脏络腑	阳经（表）属腑络脏	循行部位 阴经行内侧 阳经行外侧	
手	太阴肺经 厥阴心包经 少阴心经	阳明大肠经 少阳三焦经 太阳小肠经	上肢	前线 中线 后线
足	太阴脾经 厥阴肝经 少阴肾经	阳明胃经 少阳胆经 太阳膀胱经	下肢	前线 中线 后线

（2）三阴三阳论经络病理

现将《黄帝内经》中有关三阴三阳所属经脉病候的论述，归纳总结如下。

①三阳所属经脉病候

A. 太阳病候

足太阳膀胱之经脉病候：是动则病冲头痛，目似脱，项如拔，脊痛，腰似折，髀不可以曲，腘如结，踹如裂，是为踝厥。是主筋所生病者，痔、疟、狂癫疾，头囟项痛，目黄泪出鼽衄，项、背、腰、尻、腘、踹、脚皆痛，小指不用。

手太阳小肠之经脉病候： 是动则病嗌痛颔肿，不可以顾，肩似拔，臑似折。是主液所生病者，耳聋目黄颊肿，颈、颔、肩、臑、肘、臂、外后廉痛。

B. 阳明病候

足阳明胃之经脉病候： 是动则病洒洒振寒，善伸数欠颜黑，病至则恶人与火，闻木声则惕然而惊，心欲动，独闭户塞牖而处，甚则欲上高而歌，弃衣而走，贲响腹胀，是为骭厥。是主血所生病者，狂疟温淫，汗出鼽衄，口㖞唇胗，颈肿喉痹，大腹水肿，膝膑肿痛，循膺、乳、气街、股、伏兔、骭外廉、足跗上皆痛，中指不用，气盛则身以前皆热，其有余于胃，则消谷善饥，溺色黄。气不足则身以前皆寒栗，胃中寒则胀满。

手阳明大肠之经脉病候： 是动则病齿痛颈肿。是主津所生病者，目黄口干，鼽衄，喉痹，肩前臑痛，大指次指痛不用，气有余则当脉所过者热肿，虚则寒栗不复。

C. 少阳病候

足少阳胆之经脉病候： 是动则病口苦，善太息，心胁痛不能转侧，甚则面微有尘，体无膏泽，足外反热，是为阳厥。是主骨所生病者，头痛颔痛，目锐眦痛，缺盆中肿痛，腋下肿，马刀侠瘿，汗出振寒，疟，胸、胁、肋、髀、膝外至胫绝骨外踝前及诸节皆痛，小指次指不用。

手少阳三焦之经脉病候： 是动则病耳聋浑浑焞焞，嗌肿喉痹。是主气所生病者，汗出，目锐眦痛，颊肿、耳后、肩、臑、肘、臂外皆痛，小指次指不用。

②三阴所属经脉病候

A. 太阴病候

足太阴脾之经脉病候： 是动则病舌本强，食则呕，胃脘痛，腹胀善噫，得后与气则快然如衰，身体皆重。是主脾所生病者，舌本痛，体不能动摇，食不下，烦心，心下急痛，溏、瘕、泄、水闭、黄疸，不能卧，强立股膝内肿厥，足大指不用，脾之大络，实则身尽痛，虚则百节皆纵。

手太阴肺之经脉病候： 是动则病肺胀满膨膨而喘咳，缺盆中痛，甚则交两手而瞀，此为臂厥。是主肺所生病者，咳、上气喘喝，烦心胸满，臑臂内前廉痛厥，掌中热。气盛有余，则肩背痛风寒，汗出中风，小便数而欠。气虚则肩背痛寒，少气不足以息，溺色变。

B. 少阴病候

足少阴肾之经脉病候： 是动则病饥不欲食，面如漆柴，咳唾则有血，喝喝而喘，坐而欲起，目肮肮如无所见，心如悬若饥状。气不足则善恐，心惕惕如人将捕之，是为骨厥。是主肾所生病者，口热舌干，咽肿上气，嗌干及痛，烦心心痛，黄疸肠澼，脊股内后廉痛，痿厥嗜卧，足下热而痛。

手少阴心之经脉病候： 是动则病嗌干心痛，渴而欲饮，是为臂厥。是主心所生病者，目黄胁痛，臑臂内后廉痛厥，掌中热痛。

足厥阴肝肝之经脉病候：是动则病腰痛不可以俯仰，丈夫癥疝，妇人少腹肿，甚则嗌干，面尘脱色。是主肝所生病者，胸满呕逆飧泄，狐疝遗弱闭癃。

手厥阴心包之经脉病候：是动则病手心热，臂肘挛急，腋肿，甚则胸胁支满，心中憺憺大动，面赤目黄，喜笑不休。是主脉所生病者，烦心心痛，掌中热。

2. 三阴三阳论脏腑

《素问·宝命全形论》曰："人以天地之气生，四时之法成。""天地合气，命之曰人。"人是自然界形成的产物，必然要受到自然变化的影响。《素问·天元纪大论》认为"寒暑燥湿风火，天之阴阳也，三阴三阳上奉之。木火土金水，地之阴阳也，生长化收藏下应之"。即天之气和地之气的形成，都是通过阴阳之气运动变化而形成的。

按照阴阳理论，阴阳之间总是消长进退，循环运转，阴极阳生，阳极阴生，由阴出阳，由阳入阴。因此，三阴三阳的运转总是按一阴（厥阴）、二阴（少阴）、三阴（太阴）、一阳（少阳）、二阳（阳明）、三阳（太阳）的次序进行，如此周而复始，如环无端。而正是阴阳消长进退的有序变化，才产生出一年春、夏、长夏、秋、冬五季和风、暑、火、湿、燥、寒六种气候上的变化。人与天地之气相应，其生命活动规律与自然界的变化必然是相通应的。"六律建阴阳诸经而合之十二月……十二经脉者，此五脏六腑之所以应天道"（《灵枢·经别》）；"六气分治，司天地者……天地之大纪，人神之通应也"（《素问·至真要大论》）；"经脉十二者，外合于十二经水，而内属于五脏六腑。……凡此五脏六腑十二经水者，外有源泉，而内有所禀，此皆内外相贯，如环无端，人经亦然。故天为阳，地为阴，腰以上为天，腰以下为地。……所以人与天地相参也"（《灵枢·经水》）。由此可知，人体"腰以上""腰以下"都如同天地一样有着三阴三阳变化的六经之气。

《素问·金匮真言论》曰："背为阳，阳中之阳，心也；背为阳，阳中之阴，肺也。腹为阴，阴中之阴，肾也；腹为阴，阴中之阳，肝也；腹为阴，阴中之至阴，脾也。"《灵枢·阴阳系日月》曰："心为阳中之太阳，肺为阳中之少阴，肝为阴中之少阳，脾为阴中之至阴，肾为阴中之太阴。"因此，从五脏所居位置及阴阳属性，可推知五脏有阴阳之分。心、心包、肺属于阳，肝、脾、肾属于阴。因"腰以上者为阳，腰以下者为阴"（《灵枢·阴阳系日月》），故可用腰以上之手代表阳，腰以下之足代表阴，将其跟手足联系，则心、心包、肺与手皆属阳，故应相互联系；肝、脾、肾与足皆属阴，故应相互联系。

由于中医藏象学说是以五脏为中心的整体观念，那么根据推断演绎的方法，与其相为表里的六腑其阴阳五行配属关系应是一致的。由于"肺合大肠""心合小肠""肝合胆""脾合胃""肾合三焦、膀胱"（《灵枢·本脏》《灵枢·本输》），即与心、心包、肺相为表里的小肠、三焦、大肠应皆属于阳；而与肝、脾、肾相为表里的胆、胃、膀胱应皆属于阴。那么小肠、三焦、大肠因属于阳，故与手联系；胆、胃、膀胱因属于阴，故与足联系。

《黄帝内经》从自然的三阴三阳类推人体脏腑的三阴三阳，并以之命名脏腑阴阳属性。如《素问·天元纪大论》："子午之岁，上见少阴；丑未之岁，上见太阴；寅申之岁，上见少阳；卯酉之岁，上见阳明；辰戌之岁，上见太阳；巳亥之岁，上见厥阴。……厥阴之上，风气主之；少阴之上，热气主之；太阴之上，湿气主之；少阳之上，相火主之；阳明之上，燥气主之；太阳之上，寒气主之。"根据《素问》运气七篇讲解可以得出：巳亥厥阴风木，子午少阴君火，丑未太阴湿土，寅申少阳相火，卯酉阳明燥金，辰戌太阳寒水。依据脏属于阴、腑属于阳的阴阳配属，阴配五脏而阳配六腑，即形成三脏三腑（注：此三脏三腑无表里配属关系），又可表里配属形成三腑三脏，共六脏六腑。阴木为肝，即形成足厥阴肝；君火为心，即形成手少阴心；阴土为脾，即形成足太阴脾；相火为三焦，即形成手少阳三焦；阳金为大肠，即形成手阳明大肠；阳水为膀胱，即形成足太阳膀胱。

《素问·六微旨大论》曰："少阳之上，火气治之，中见厥阴；阳明之上，燥气治之，中见太阴；太阳之上，寒气治之，中见少阴；厥阴之上，风气治之，中见少阳；少阴之上，热气治之，中见太阳；太阴之上，湿气治之，中见阳明。"（图 1-1-7）

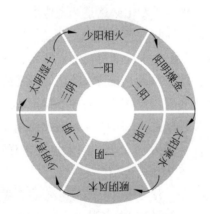

图 1-1-7　三阴三阳图

《素问·血气形志篇》则曰："足太阳与少阴为表里，少阳与厥阴为表里，阳明与太阴为表里，是为足阴阳也。手太阳与少阴为表里，少阳与心主为表里，阳明与太阴为表里，是为手阴阳也。"由于肝与胆相为表里，心与小肠相为表里，脾与胃相为表里，三焦与心包相为表里，大肠与肺相为表里，膀胱与肾相为表里。那么厥阴肝对应的为少阳（胆），少阴心对应的为太阳（小肠），太阴脾对应的为阳明（胃），少阳三焦对应的为厥阴（心包），阳明大肠对应的为太阴（肺），太阳膀胱对应的为少阴（肾），即形成足少阳胆、手太阳小肠、足阳明胃、手厥阴心包、手太阴肺、足少阴肾。三阴三阳对应脏腑及其关系见图 1-1-8、图 1-1-9。

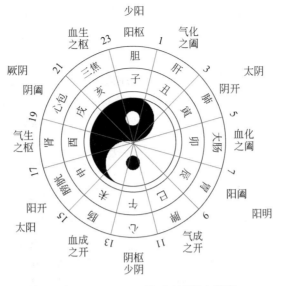

图 1-1-8　三阴三阳对应五脏六腑图

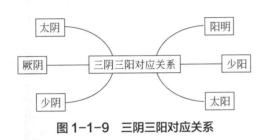

图 1-1-9　三阴三阳对应关系

　　由此可知，大而天地之广，小而人之一身，皆有三阴三阳之气。"腰以上为天，腰以下为地"，在天之三阴三阳互为表里，即厥阴与少阳为表里，太阴与阳明为表里，少阴与太阳为表里；而腰以上之心、心包、肺与小肠、三焦、大肠为表里，将其与手相联系，以示与腰以下之区别，便形成手少阴心经、手厥阴心包经、手太阴肺经，表里经为手太阳小肠经、手少阳三焦经、手阳明大肠经，共有三阴三阳六经之气以应天；同理，在地之三阴三阳亦互为表里，而腰以下之肝、脾、肾与胆、胃、膀胱相表里，将其与足相联系，以示与腰以上相区别，便形成足厥阴肝经、足太阴脾经、足少阴肾经，表里经为足少阳胆经、足阳明胃经、足太阳膀胱经，共有三阴三阳六经之气以应地。故人身之小天地各三阴三阳六经之气相合便形成十二经气。

　　现将《黄帝内经》中关于三阴三阳所属脏腑的生理功能及诸病候的论述，归纳总结如下。

（1）三阴三阳所属脏腑生理功能

①三阳生理

A. 太阳膀胱

膀胱者，州都之官，津液藏焉，气化则能出矣（《素问·灵兰秘典论》）。肾合膀胱，膀胱者，津液之府也（《灵枢·本输》）。肾合三焦膀胱，三焦膀胱者，腠理毫毛其应（《灵枢·本藏》）。下焦者，别回肠，注于膀胱而渗入焉（《灵枢·营卫生会》）。

膀胱位于下焦，能贮藏津液，喻为"津液之府"或"州都之官"。膀胱与三焦与肾相合，与腠理皮毛相应，有贮尿、排尿、气化的作用。膀胱的贮尿作用与三焦水道密切相关。如上焦肺气的肃降、中焦脾气运化水湿和下焦小肠泌别清浊、大肠注于膀胱而渗入的作用，是尿液变化的来源。若肺气不降、脾不运化、水道不通或小肠失于泌别清浊或大肠失于注渗，则尿液贮藏必然会受到影响。膀胱的气化功能与肾气有关，靠肾中之阳的煦鼓动，促进膀胱气化，维持膀胱的正常排尿功能。另外，肾气主司二阴开合，具有约束排尿的作用。

B. 太阳小肠

小肠者，受盛之官，化物出焉（《素问·灵兰秘典论》）。小肠者，受盛之府（《灵枢·本输》）。咽喉小肠者，传送也（《灵枢·胀论》）。黄帝曰："诸阳皆浊，何阳浊甚乎？"岐伯曰："手太阳独受阳之浊"（《灵枢·阴阳清浊论》）。心合小肠，小肠者，脉其应（《灵枢·本藏》）。

小肠居腹中，上接胃，下连大肠，后附于脊，其状"左环回周迭积""大二寸半，径八分分之少半，长三丈二尺，受谷二斗四升，水六升三合合之大半"（《灵枢·平人绝谷》《灵枢·肠胃》），喻称"受盛之府"，亦称"受盛之府"。

小肠与心相表里，有主化物的作用。主化物是指小肠有消化水谷与泌别清浊的能力，接受胃中传来的腐熟之水谷，分清泌浊。有营养的精微物质，通过吸收，再由脾输布全身；消化后的糟粕，传之大肠；水液下输膀胱，即"化物出焉"之意。小肠与心相合，在五行同属于火，而应夏热之气，具有蒸化分辨的性能，故消化水谷与泌别清浊的作用出自小肠。

C. 阳明胃腑

胃为仓廪之官，五味出焉（《素问·刺法论》）。胃者，太仓也（《灵枢·胀论》）。胃者，五谷之府（《灵枢·本输》）。胃者，水谷之海（《灵枢·海论》）。六府者，胃为之海（《灵枢·师传》）。胃者，五脏六腑之海也，水谷皆入于胃，五藏六府皆禀气于胃（《灵枢·五味》）。阳明者胃脉也，胃者六府之海（《素问·逆调论》）。阳明者，五脏六腑之海，主润宗筋，宗筋主束骨利机关也（《素问·痿论》）。五味入口，藏于胃，味有所藏，以养五气（《素问·六节藏象论》）。人之所受气者，谷也。谷之所注者，胃也。胃者，水谷气血之海也。海之所行云气者，天下也。胃之所出气血者，经隧也（《灵枢·玉版》）。胃之清气，上出于口（《灵枢·阴阳清浊》）。谷入于胃，胃气上注于肺（《灵枢·口问》）。胃为五脏六腑之海，其清气上注于肺（《灵枢·动输》）。五脏者皆禀气于胃，胃者五脏之本也；脏气者，不能自致于手太阴，必因于胃气，乃至于手太阴也（《素问·玉机真脏论》）。胃者，水谷之海，六府之大源也。五味入口，藏于胃以养五脏气，气口亦太阴也。是以五脏六腑之气味，皆出于胃，变见于气口（《素问·五藏别论》）。脾合胃，胃者，肉其应（《灵枢·本藏》）。五谷入胃也，其糟粕、津液、宗气分为三隧（《灵枢·邪客》）。胃气上注于肺，……循眼系，入络脑（《灵枢·动输》）。

胃居中焦，上有贲门连接食道，下有幽门通连小肠。"胃大一尺五寸，径五寸，长二尺六寸，横屈受水谷三斗五升"（《灵枢·平人绝谷》《灵枢·肠胃》），故为"水谷之海"，或"五谷之府"，喻称"仓廪之官"，亦称"太仓"。胃的主要功能是主五味，即指胃有受纳腐熟水谷的作用。胃在五行属土，而应长养之气，故主五味，受纳腐熟水谷而长养全身。另外，胃有主润宗筋的作用，宗筋主束骨而利关节，故有"治痿独取阳明"之说。

胃气，实际上泛指脾胃功能而言。因为"脾与胃以膜相连"，一脏一腑同居中焦。胃受纳腐熟消化水谷；脾能运化转输精微，在功能上表里相配，彼此分工合作，共同完成消化吸收的主五味作用，以养全身。而胃气有向下传送水谷的作用，《素问·五藏别论》曰："水谷入口，则胃实而肠虚；食下，则肠实而胃虚"，故在生理上，胃气以下行为顺。

胃气能充养脏腑之气。如说"五脏六腑皆禀气于胃""胃者五脏之本""胃者，水谷之海，六腑之大源也"均是此意。所以说"人以胃气为本。"喻嘉言说："胃气强则五脏俱盛，胃气弱则五脏俱衰。"故胃气对五脏强弱具有重要意义。胃气注之于脉，而卫脉象变化之根。如"藏气者，不能自至于手太阴，必因于胃气，乃至于手太阴也""五脏六腑之气味，皆出于胃，变化见于气口"，均是此意。此外，胃气上达于脑，还有补益脑髓的作用，如"胃气上注于肺……循眼系，入络脑"；且能通行于口，而口能识别五谷，如"胃之清气，上出于口""脾和则口能知五谷矣"。所以称脾胃为"后天之本""生化之源""五脏六腑之海"，表明胃气在生理上的重要意义。

D. 阳明大肠

大肠者，传道之官，变化出焉（《素问·灵兰秘典论》）。大肠者，传道之府（《灵枢·本输》）。肺合大肠，大肠者，皮其应（《灵枢·本藏》）。回肠当脐，左环回周叶积而下，回运环反十六曲，大四寸，径一寸寸之少半，长二丈一尺。广肠傅脊，以受回肠，左环叶脊，上下辟，大八寸，径二寸寸之大半，长二尺八寸（《灵枢·肠胃》）。"回肠大四寸，径一寸寸之少半，长二丈一尺。受谷一斗，水七升半。广肠大八寸，径二寸寸之大半，长二尺八寸，受谷九升三合八分合之一（《灵枢·平人绝谷》）。

大肠上接小肠，下至肛门，包括回肠、广肠。"回肠当脐，左环回周叶积而下，回运环反十六曲，大四寸，径一寸寸之少半，长二丈一尺。广肠傅脊，以受回肠，左环叶脊，上下辟，大八寸，径二寸寸大指大半，长二尺八寸。"喻称"传道之府"或"传道之官"。大肠与肺相合，有主变化的作用。

主变化是指大肠有吸收水分而使糟粕转化成粪便排出体外的能力，即"变化出焉"之意。大肠与肺相合在五行同属金，而应秋之气，具有肃降之性，故大便下降的作用出自大肠。另外，大肠吸收水分除了再利用外，主要是渗入膀胱等待排出，因此《黄帝内经》中"下焦者，别回肠，注于膀胱而渗出焉"，认为大肠与膀胱有联系。

E. 少阳胆腑

胆者，中正之官，决断出焉（《素问·灵兰秘典论》）。胆者，中精之府（《灵枢·本输》）。凡十一藏，取决于胆也（《素问·六节藏象论》）。肝合胆，胆者，筋其应（《灵枢·本藏》）。

胆寄于肝下，以蒂相连。胆能藏泄胆汁，故称为"中精之府"。而且由于胆汁是肝之余气所生，属精微物质，不同于其他腑所传化之物，因此又称为"奇恒之府"。胆与肝相合，同属于木，胆性刚直，喻称"中正之官"，有主决断、助运化的作用。

主决断是指胆有疏导情志、调畅气机的作用，即"决断出焉"之意。胆属木，应春升之气，且有刚直果敢的特点，故能主决断而疏畅气机。正如《脾胃论》所说"胆者，春升之气，春气升则万化安，故胆气春升，则余脏从之"。因此，《内经》有"凡十一藏，取决于胆也"之说。

助运化是指胆能调畅气机，可以促进脾的运化。胆还能排泄胆汁入肠直接参与消化，故李东垣说："胆气不化，则飧泄肠澼，不一而气矣。"此外，《灵枢·论勇》中还提出人的勇怯与胆有关。

F. 少阳三焦

三焦者，决渎之官，水道出焉（《素问·灵兰秘典论》）。三焦者，中渎之腑也，水道出焉，属膀胱，是孤之腑也（《灵枢·本输》）。故三焦出气，以温肌肉，充皮肤，为其津液；其流而不行者，为液（《灵枢·五癃津液别》）。肾合三焦膀胱，三焦膀胱者，腠理毫毛其应（《灵枢·本藏》）。三焦者，足少阳太阴之所将，太阳之别也（《灵枢·本输》）。黄帝曰：愿闻三焦之所出。岐伯答曰：上焦出于胃上口，并咽以上，贯膈而布胸中，走腋，循太阴之分而行，还至阳明，上至舌，下足阳明，常与营俱行于阳二十五度，行于阴亦二十五度，一周也，故五十度而复大会于手太阴矣。……又曰：余闻上焦如雾，中焦如沤，下焦如渎，此之谓也（《灵枢·营卫生会》）。上焦开发，宣五谷味，熏肤，充身泽毛，若雾露之溉，是谓气（《灵枢·决气》）。上焦者，受气而营诸阳者也（《灵枢·五味论》）。黄帝曰：余闻肠胃受谷，上焦出气，以温分肉，而养骨节，通腠理（《灵枢·痈疽》）。上焦泄气，出其精微，慓悍滑疾（《灵枢·平人绝谷》）。阳受气于上焦，以温皮肤分肉之间（《素问·调经论》）。黄帝曰：愿闻中焦之所出。岐伯答曰：中焦亦并胃中，出上焦之后，此所受气者，泌糟粕，蒸津液，化其精微，上注于肺脉，乃化而为血，以奉生身，莫贵于此，故独得行于经隧，命曰营气（《灵枢·营卫生会》）。中焦出气如露，上注谿谷，而渗孙脉，津液和调，变化而赤为血，血和则孙脉先满溢，乃注于络脉，皆盈，乃注于经脉（《灵枢·痈疽》）。营出于中焦（《灵枢·营卫生会》）。中焦受气取汁，变化而赤，是谓血（《灵枢·决气》）。血脉者，中焦之道也（《灵枢·五味论》）。黄帝曰：愿闻下焦之所出。岐伯答曰：下焦者，别回肠，注于膀胱而渗入焉，故水谷者，常并居胃中，成糟粕，而俱下于大肠，而成下焦，渗而俱下，济泌别汁，循下焦而渗入膀胱焉（《灵枢·营卫生会》）。下焦下溉诸肠（《灵枢·平人绝谷》）。卫出于下焦（《灵枢·营卫生会》）。

三焦能通行水气，故喻称"中渎之府"，或称"决渎之官"。诸"藏"无与匹配，故又称"孤之府"。三焦有主水道和主诸气的作用。

主水道是指三焦具有通行水气而下输膀胱的作用，即所谓"脾气散精，上归于肺，通调水道，下输膀胱"。主诸气的含义：一是指三焦有温化布散津液的作用，故云："三焦出气，以温肌肉，充皮肤，为其津；其流而不行者，为液"。说明三焦参与一身的津液布散。二是指三焦之气自原气而出，有促进脏腑气化的作用，故《难经·六十六难》说："三焦者，原气之别使也，主通行三气，经历五脏六腑。"三焦主持诸气，能通行上中下三焦，遍历脏腑而激励气化功能。故《中藏经》说："三焦者，……总领五脏六腑，营卫经络。内外、左右、上下之气也，三焦通则内外、左右、上下皆通，其于周身、灌体、和内调外，荣左养右、导上宣下，莫大于此。"说明三焦气化当指一身之气化。

上焦：所指部位自胃上口以上遍布胸中，包括心、肺，"贯膈而布胸中"。主要功能为开发宣散、雾化精微、充养腠理毫毛肌肤骨节等，故谓之熏肤、充身泽毛、温分肉、养骨节、通腠理。

中焦：所指部位膈下脐上，即上下焦之间，包括脾胃。故谓"中焦亦并胃中"，主要功能为腐熟水谷，蒸化津液，有充养血脉营周一身的能力。故谓之"泌糟粕，蒸津液，化其精微，上注于肺脉，乃化而为血，以奉生身。"

下焦：所指部位胃下口，即脐下少腹直至二阴，包括肾肝大小肠膀胱等。主要功能为灌诸肠，开决水道，排除糟粕，即"渗而俱下，济泌别汁，循下焦而渗入膀胱"，"下焦下溉诸肠"之意。

②三阴生理

A. 太阴脾脏

脾胃者，仓廪之官，五味出焉（《素问·灵兰秘典论》）。脾为谏议之官，知周出焉（《素问·刺法论》）。脾藏营，营舍意（《灵枢·本神论》）。脾主为胃行其津液者也（《素问·厥论》）。脾气散精，上归于肺（《素问·经脉别论》）。脾、胃、大肠、小肠、三焦、膀胱者，仓廪之本，营之居也，名曰器，能化糟粕，转味而入出者也，其华在唇四白，其充在肌，其味甘，其色黄，此至阴之类，通于土气（《素问·六节藏象论》）。脾脉者土也，孤脏以灌四傍者也（《素问·玉机真藏论》）。帝曰：脾不主时何也？岐伯曰：脾者土也，治中央，常以四时长四脏，各十八日寄治，不得独主于时也。脾脏者常著胃土之精也，土者生万物而法天地，故上下至头足，不得主时也。又曰：四肢皆禀气于胃，而不得至经，必因于脾，乃得禀也。帝曰：脾与胃以膜相连耳，而能为之行其津液何也？岐伯曰：足太阴者三阴也，其脉贯胃属脾络嗌，故太阴为之行气于三阴。阳明者表也，五藏六府之海也，亦为之行气于三阳。藏府各因其经而受气于阳明，故为胃行其津液（《素问·太阴阳明论》）。脾合胃（《灵枢·本藏》）。阴中之至阴，脾也（《灵枢·九针十二原》）。脾为之使（《素问·禁刺论》）。脾为之卫（《灵枢·五癃津液别》）。脾藏意（《素问·宣明五气篇》）。在志为思（《素问·阴阳应象大论》）。脾主肌，脾为涎，脾恶湿（《素问·宣明五气篇》）。脏真濡于脾，脾藏肌肉之气也（《素问·平人气象论》）。脾主身之肌肉（《素问·痿论》）。脾藏肉（《素问·调经论》）。脾生肉（《素问·阴阳应象大论》）。脾之合肉也，其荣在唇也。又曰：脾欲甘（《素问·五脏生成篇》）。脾主口（《素问·阴阳应象大论》）。脾气通于口，脾和则口能知五谷矣（《灵枢·脉度》）。口唇者，脾之官也（《灵枢·五阅五使》）。脾主涎（《灵枢·九针论》）。中央黄色，入通于脾，开窍于口（《素问·金匮真言论》）。

脾居中焦与胃以膜相连。脾乃营之居也，故为"仓廪之本"，喻称"仓廪之官"，有主五味和藏营舍意的作用。脾胃相合，其华在唇四白，其充在肌肉，开窍于口，在液为涎。脾在五行中"通于土气"，为阴中之至阴，"治中央"能长养万物而不主时，故"脾为之卫"，亦称"为之使"，其味甘，其色黄，其恶湿。

主五味是指脾有消化食物并运输精微的作用。脾在五行中属土，治中央而应长养之气，因此具有生养万物的性能，所以饮食五味的精微皆出自脾，具体体现为消化与运输两个方面。

运化精微即脾的运化输布水谷精微的作用。在《黄帝内经》有"脾主为胃行其津液""孤脏以灌四傍""四肢皆禀气于胃，而不得至经，必因于脾，乃得禀也"等论述，都是这个意思。饮食中的精微物质经消化吸收变成气血津液转输于全身，其糟粕传送于体外，是脾胃大小肠等协同作用而实现的。所以"脾、胃、大肠、小肠、三焦、膀胱者，仓廪之本，……能化糟粕。转味而入出者也"，这不仅表明脾胃有腐熟消化作用，而且脾的运化转输作用在人体内更为重要。

主藏营是指脾有贮藏营气而统摄血液的作用。营气本源于中焦，它既能藏之于脾，又可运行于脉道之中，化生血液。所以"脾藏营"具有调节营气、生化的能力。

B. 太阴肺脏

肺者，相傅之官，治节出焉（《素问·灵兰秘典论》）。肺者，气之本，魄之处也，其华在毛，其充在皮，为阳中之太阴，通于秋气（《素问·六节藏象论》）。肺藏气，气舍魄（《灵枢·本神》）。天气通于肺（《素问·阴阳应象大论》）。诸气者皆属于肺（《素问·五脏生成篇》）。肺之浊气，下注于经，内积于海（《灵枢·阴阳清浊》）。脉气流经，经气归于肺，肺朝百脉，输精于皮毛（《素问·经脉别论》）。肺之合皮也，其荣毛也（《素问·五藏生成篇》）。肺主身之皮毛（《素问·痿论》）。

肺生皮毛。肺主鼻（《素问·阴阳应象大论》）。鼻者，肺之官也（《灵枢·五阅五使》）。肺主涕（《灵枢·九针论》）。西方白色，入通于肺，开窍于鼻（《素问·金匮真言论》）。肺为之相（《灵枢·五癃津液别》）。藏真高于肺，以行荣卫阴阳也（《素问·平人气象论》）。二阴至肺，其气归膀胱，外连脾胃（《素问·阴阳类论》）。脾气散精，上归于肺，通调水道，下输膀胱（《素问·经脉别论》）。肺藏魄。肺为涕。肺恶寒（《素问·宣明五气篇》）。在志为忧（《素问·阴阳应象大论》）。肺者，藏之长也，为心之盖也（《素问·痿论》）。肺者五脏六腑之盖也。肺主皮（《灵枢·九针论》）。肺藏于右（《素问·刺禁论》）。阳中之少阴，肺也（《灵枢·九针十二原》）。肺为阴中之少阴（《灵枢·阴阳系日月》）。肺合大肠（《灵枢·本输》）。肺气通于鼻，肺和则鼻能知臭香矣（《灵枢·脉度》）。肺欲辛（《素问·五脏生成篇》）。

肺居胸中，通过息道与外界相通，是脏之长，心之盖。肺藏气而舍魄，故为"气之本"。能辅佐于心，喻称"相傅之官"，有主治节和主气的作用。肺与大肠相合，其华在毛，其充在皮，开窍于鼻，在液为涕。肺在五行中属金，为阳中之太阴，通于秋气。肺藏于右，肺欲辛，肺恶寒。

主治节是指肺有治理人体气机，从而行营卫阴阳的作用，即"治节出焉"之意。肺居阳位，列诸脏之巅，故为盖。肺主宣发，即宣通发布，主要是指肺布散精微的作用而言，体内气体通过肺呼出体外，饮食精微经肺"输精于皮毛"，都是靠肺气的宣发作用。《灵枢·决气》指出："上焦开发，宣五谷味，熏肤，充身泽毛，若雾露之溉"。这里"上焦"主要是指肺。意指肺的宣发布散作用，能使水谷之精微如雾露一般充于全身溉养皮毛，使之充润与滋泽。肺主肃降，即清肃下降，主要是指肺有"通调水道，下输膀胱"的作用而言。所谓"二阴至肺，其气归膀胱"即此意。因为肺"为藏之长"，位居诸脏之上，故为水之上源。

司呼吸是指肺有使人体内外之气不断地进行交换的功能。如"天气通于肺"，就是说肺能将自然轻清之大气经过息道而吸入。又如"宗气积于胸中，出于喉咙，以贯心脉而行呼吸焉"，则是指肺吸入之清气能随血液循行而通达周身，然后通过肺的呼吸把浊气呼出，进行清浊交换，所以说肺有主一身之气的功能。

C. 少阴肾脏

肾者，作强之官，伎巧出焉（《素问·灵兰秘典论》）。肾者，主蛰，封藏之本，精之处也，其华在发，其充在骨，为阴中之少阴，通于冬气（《素问·六节藏象论》）。肾藏精，精舍志（《灵枢·本神》）。女子七岁，肾气盛，齿更发长。二七而天癸至，任脉通，太冲脉盛，月事以时下，故有子。三七，肾气平均，故真牙生而长极。四七，筋骨坚，发长极，身体盛壮。五七，阳明脉衰，面始焦，发始堕。六七，三阳脉衰于上，面皆焦，发始白。七七，任脉虚，太冲脉衰少，天癸竭，地道不通，故形坏而无子也。丈夫八岁，肾气实，发长齿更。二八，肾气盛，天癸至，精气溢泻，阴阳和，故能有子。三八，肾气平均，筋骨劲强，故真牙生而长极。四八，筋骨隆盛，肌肉满壮。五八，肾气衰，发堕齿槁。六八，阳气衰竭于上，面焦，发鬓颁白。七八，肝气衰，筋不能动，天癸竭，精少，肾藏衰，形体皆极。八八，则齿发去。肾者主水，受五脏六腑之精而藏之，故五脏盛，乃能泻。今五脏皆衰，筋骨解堕，天癸尽矣。故发鬓白，身体重，行步不正，而无子耳。帝曰：有其年已老而有子者，何也？岐伯曰：此其天寿过度，气脉常通，而肾气有余也（《素问·上古天真论》）。肾藏精志也（《灵枢·九针论》）。在志为恐（《素问·阴阳应象大论》）。黄帝问曰：少阴何以主肾？肾何以主水？岐伯对曰：肾者至阴也，至阴者盛水也。肺者太阴也，少阴者冬脉也，故其本在肾，其末在肺，皆积水也。肾者胃之关也。肾者牝藏也，地气上者属于肾，而生水液也，故曰至阴（《素问·水热穴论》）。肾者水也，而生于骨，肾不生则髓不能满（《素问·逆调论》）。肾合膀胱，……少阴属肾，肾上连肺（《灵枢·本输》）。肾主骨（《素问·宣明五气篇》）。肾之合骨也，其荣发也（《素问·五藏生成篇》）。肾主身之骨髓（《素问·痿论》）。肾主耳（《素问·阴阳应象大论》）。耳者，肾之官也（《灵枢·五阅五使》）。肾气通于耳，肾和则耳能闻五音矣（《灵枢·脉度》）。北方黑色，入通于肾，开窍于二阴（《素问·金匮真言论》）。肾为唾。肾恶燥（《素问·宣明五气篇》）。肾欲咸（《素问·五藏生成篇》）。

肾位于腰部两侧，左右各一，肾藏精与志，蛰伏生机，故为封藏之本，又称"作强之官"，能出伎巧，有生骨髓、主水的作用。肾合膀胱三焦，其华在发，其充在骨，肾气通于耳，开窍于二阴，在液为唾。肾在五行中属水，为"阴中之太阴"，通于冬气，故"肾治在里"，其色黑，欲咸，恶燥。肾的主要功能如下：

主生殖发育： 肾属水，能应冬藏之气，有生机蛰伏阴阳共寓的性能，人的生殖发育出乎其中。故谓"女子七岁，肾气盛，齿更发长，二七而天癸至，任脉通，太冲脉盛，月事以时下，故有子"。又曰："丈夫八岁，肾气实，发长齿更。二八，肾气盛，天癸至，精气溢泻，阴阳和，故能有子。"说明人体的生长、发育和生殖机能的发育成熟都有赖于肾气。

主藏精： 肾藏生殖之精和营养之精，"生之来谓之精""常先身生，是谓精"，即禀受父母而来者，称为"先天之精"。当天癸发育成熟之时，在肾气的促使下，精气溢泻，阴阳和，故能有子。肾"受五脏六腑之精而藏之"的精，为营养之精，是人出生后得受天（大气）地（谷气）之精华而来，故又称"后天之精"，供人体生命活动的需要。先天之精与后天之精，并非截然可分，先天之精有赖于后天之精的充养，而后天之精全凭先天之精才能化生，二者相依互用，故总称为"肾藏精"。

主骨生髓： 肾精有养肾和补益脑髓的作用。经云："肾生骨髓""肾主骨""肾者，……其充在骨""肾不生则髓不能满"均是此意。肾精所以能主骨生髓与肾气的作用是分不开的。所谓"肾藏骨髓之气也"就是这个意思。《灵枢·经脉》说："精成而脑髓生"，《素问·五藏生成篇》说："诸髓者皆属于脑。"因为肾主骨、生髓、益脑，故肾气健旺，不仅精神充沛，且能作强耐劳，行动强劲敏捷，耳目聪明。

主纳气： 肾藏精有摄纳元气归藏于肾的能力。精藏于肾，气主于肺，一下一上，肾藏精于下而上济，如地气之升；肺主气于上而下降，如天气之下降。若肺气下降能助肾精之化，肾精化则能上济，肾精上济能助肺司呼吸而主一身之气，故纳气归肾恰合"高下相召，升降相因，而变化作矣"的道理。也就是"气归精，精归化"的具体表现，故摄纳肺气而助肺之呼吸，所以说肾藏精而有纳气归肾的作用。

主水：肾有促使水液输布转化与维持水液出入平衡的作用。所谓"肾者主水""肾者水藏，主津液"均是此意。肾主水主要靠肾气对水液的蒸化作用，把水中精华部分布输全身，化生津液，并完成水液的贮存、分布、排泄以保持人体内水液的平衡。

"肾者，胃之关也"，肾对脾胃的受纳运化和肠的传导化物，具有促进控制作用。肾有司二阴开合，对膀胱贮存、排泄尿浊的功能具有促进控制作用。"膀胱者，州都之官，津液藏焉，气化则能出矣"，说明膀胱贮藏尿液必须依靠肾气的蒸化才能得以排出，三焦是水气运行的通道，肾蒸化水津液三焦使水随气行、施布周身。《灵枢·本输》说："少阳属肾，肾上连肺，故将两脏"，"少阳"即指三焦。肺、三焦、胃肠、膀胱在肾的主持下参与水液代谢。

▷ D. 少阴心脏

心者，君主之官也，神明出焉（《素问·灵兰秘典论》）。心者，生之本，神之变也，其华在面，其充在血脉，为阳中之太阳，通于夏气（《素问·六节藏象论》）。夫心者，五脏之专精也（《素问·解精微论》）。心藏神（《素问·调经论》）。心者，神之舍也（《灵枢·大惑论》）。积神于心，以知往今（《灵枢·五色五阅》）。所以任物者谓之心（《灵枢·本神》）。在志为喜（《素问·阴阳应象大论》）。心者，五脏六腑之主也（《灵枢·口问》）。五脏六腑，心为之主（《灵枢·师传》）。黄帝曰：手少阴之脉，独无腧，何也？岐伯曰：少阴，心脉也。心者，五脏六腑之大主也，精神之所舍也，其脏坚固，邪弗能容也。容之则心伤，心伤则神去，神去则死矣。故诸邪之在于心者，皆在于心之包络，包络者，心主之脉也，故独无腧焉（《灵枢·邪客》）。阳中之太阳，心也（《灵枢·九针十二原》）。心生血（《素问·阴阳应象大论》）。诸血者，皆属于心。心为汗。心主脉。心之合脉也，其荣色也（《素问·五藏生成篇》）。心主身之血脉（《素问·痿论》）。心藏脉，脉舍神（《灵枢·本神》）。心合小肠（《灵枢·本藏》）。心主汗（《灵枢·九针论》）。心主舌（《素问·阴阳应象大论》）。心气通于舌，心和则舌能知五味矣（《灵枢·脉度》）。舌者，心之官也（《灵枢·五阅五使》）。南方赤色，入通于心，开窍于耳（《素问·金匮真言论》）。心欲苦（《素问·五脏生成篇》）。心恶热（《素问·宣明五气篇》）。

心位于胸中，心包卫护其外，并与心系相连。心藏神，为生命活动的根本，喻之为"君主之官"，有主神明和主血脉的作用，是"五脏六腑之大主"，与小肠相合，其华在面，其充在血脉，其气通于舌，开窍于舌，在液为汗。心在五行属火，为阳中之太阳，通于夏气，故"心布于表""心欲苦""心恶热"。心的主要功能如下：

主神明：神明是指人的意识思维活动，古人认为人的意识思维活动自心发出，故说"神明出焉"。后世医家认为心主血脉，能奉血于脑而出神明，可作参考。

神明的作用有二：一是应变万物，神明即精神、意识、思维、记忆等活动。经云："所以任物者谓之心""积神于心，以知往今"均有这个含义。所谓"任物"就是指心神有思考、分析、判断的能力，对食物变化作出反应。"以知往今"谓心神具有记忆和理解能力。因此，心主神明就是指精神意识活动中的应变能力。二是心神活动还能够表露于外，尤以人的两目最为敏感，所以《灵枢·大惑论》说："目者心使也，心者神之舍也"，说明从人的目光中可以观察到心神的变化。

心神能使脏腑功能协调统一。《素问·灵兰秘典论》说："犯此十二官者，不得相失也，故主明则下安"。所谓"不得相失"，就是说脏腑之间在功能上必须保持正常的联系。"心明则下安"是指心神能发挥主宰的作用，十二脏腑的功能便可协调统一。若心不能发挥神明的主宰作用，则十二官的功能便会发生紊乱，故谓之"心不明则十二官危"。可知主明或不明是脏腑协调的关键，因此说心为"五脏六腑之大主也"。

主血脉：指心有推动血液在脉道中流通的能力。"心主身之血脉""心藏血脉之气也"，是说心得到五脏元真之气的充养便能主持血脉的运行。由此可知，心主血脉有赖于心阳心气对血脉的鼓动作用。另外，《内经》还有"心生血"的记载，王冰注释为"心之阴精，生养血也"。后世医家认为体内的精微物质，到心脏变为红色随血脉循行，故谓心生血。

E. 厥阴肝脏

肝者，将军之官，谋虑出焉（《素问·灵兰秘典论》）。肝者罢极之本，魂之居也，其华在爪，其充在筋，以生血气，其味酸，其色苍，此为阳中之少阳，通于春气（《素问·六节藏象论》）。肝藏血，血舍魂（《灵枢·本神》）。藏真散于肝，肝藏筋膜之气也（《素问·平人气象论》）。肝生筋（《素问·阴阳应象大论》）。肝之合筋也，其荣爪也（《素问·五脏生成篇》）。肝主身之筋膜（《素问·痿论》）。肝主泣（《灵枢·九针论》）。目者，肝之官也（《灵枢·五阅五使》）。东方青色，入通于肝，开窍于目（《素问·金匮真言论》）。阴中之少阳，肝也（《灵枢·九针十二原》）。肝生于左（《素问·刺禁论》）。肝藏魂。肝主筋（《素问·宣明五气篇》）。肝主目。在志为怒（《素问·阴阳应象大论》）。肝合胆（《灵枢·本输》）。肝应爪（《灵枢·本藏论》）。肝气通于目，肝和则目能辨五色矣（《灵枢·脉度》）。肝欲酸（《素问·五藏生成篇》）。肝恶风（《灵枢·九针论》）。

肝体位于胁下，肝气自左而升。肝体阴用阳，称"将军之官"，有主谋虑和藏血舍魂的作用。肝胆相合，开窍于目，在液为泣，其华在爪，其充在筋，故为"罢极之本"。肝在五行属木，为"阴中之少阳"，通于春气，其味酸，其色苍，其恶风。肝的主要生理功能如下：

舒畅气机：肝在五行属木而应春之生气，具有冲和调达、生机勃勃之性。如有怫郁可引起情志不和、肝脾不调之变，肝气调达舒畅则可发挥功能作用。肝藏血舍魂，魂为肝之神，在脑神统御下参与神志活动而主谋虑，但必须肝气舒畅条达、肝血和调，才能藏魂而发谋虑。肝主谋虑，胆主勇怯，皆为肝禀春生之气、藏血舍魂所致。肝参与神志活动的功能，不仅在于肝藏血，也涉及肝气舒畅条达，故《左传注疏》说："腑气之神为魂"。

疏助运化：肝气的调达疏泄，能疏理脾土，使脾能散精灌四旁，而无气滞土壅之弊。正如《血证论》所说："木之性主于疏泄，食气入胃，全赖肝气以疏泄之，而水谷乃化，设肝不能疏泄水谷，渗湿中满之证在所难免"。

主藏血：肝有贮藏血液及调节人体各部血量的作用。血液的运行，固然是由于心所主，而血液的贮藏调节则是属于肝的作用。《素问·五脏生成篇》说："故人卧血归于肝，肝受血而能视，足受血而能握，指受血而能摄"。说明肝有贮藏血液、调节血量的作用。

F. 厥阴心包（膻中）

心包者，心主之脉也，故独无腧焉《灵枢·邪客》）。足少阴之别，……并经上走于心包。心主手厥阴心包之脉，起于胸中，出属心包络。三焦手少阳之脉，……入却盆，布膻中，散络心包，下膈，循属三焦。手心主之别……循经以上系于心，包络心系（《灵枢·经脉》）。膻中者，臣使之官，喜乐出焉（《素问·灵兰秘典论》）。膻中者，心主之宫城也（《灵枢·胀论》）。膻中者，为气之海（《灵枢·海论》）。厥阴根于大敦，结于玉英，络于膻中（《灵枢·根结》）。营气之道，……合手少阳，上行注膻中（《灵枢·营气》）。

心包也称"膻中"，又名"心主"。为心之外围，包裹心脏。是人体十二藏之一，称为"臣使之官"，主喜乐等情志活动，有卫护心脏的作用，所谓"诸邪之在于心者，皆在于心之包络"，即凡是邪气侵犯于心的，都在心之包络，因为心包是卫护心脏的。心包络，是心包的经络，简称"包络"，也称"心主之脉"，其别支"循经以上系于心，包络心系"。心包和肾与三焦均有经络联系，"足少阴之别，……上走于心包"及"手少阳之脉，……散络心包"。

值得指出的是膻中在《黄帝内经》中有三种含义：第一，指心包，如"膻中者，臣使之官。"《素问·灵兰秘典论》把膻中作为十二官之一，并认为此即心包。第二，指胸中，如"膻中者，为气之海"，"营气之道，……合手少阳，上行注膻中"，"膻中者，心主之宫城也"。"气海"是胸中的别称，为诸气会聚之处，当然也是营气上行所注之处。《灵枢·五味》说：宗气"积于胸中，命曰气海"。所谓"心主之宫城"的"心主"即心包。"心主之宫城"必然是围护于心包之外的地方。所以此处的膻中也是指胸中说的。第三，指经穴名称，如厥阴根于大敦，结于玉英，络于膻中，这里的"膻中"是指经穴，其穴位于两乳之间正中，平第四肋间，属心包募穴，亦是八会穴之一（气会膻中），与足厥阴肝经有络属关系。

（2）三阴三阳论脏腑病理

①三阳诸病候

A. 太阳膀胱病候

膀胱象水，旺于冬。足太阳其经也，肾之腑也。五谷五味之津液，悉归于膀胱，气化分入血脉，以成骨髓也；而津液之余者，入胞则为小便。其气盛为有余，则病热，胞涩小便不通，小腹偏肿痛，是为膀胱气之实也，则宜泻之。膀胱气不足，则寒气客之，胞滑，小便数而多也，面色黑，是膀胱气之虚也，则宜补之。(《诸病源候论·膀胱病候》)

B. 太阳小肠病候

小肠象火，旺于夏。手太阳其经也，心之腑也。水液之下行为溲便者，流于小肠。其气盛为有余，则病小肠热，焦竭干涩，小腹胀，是为小肠之气实也，则宜泻之。小肠不足，则寒气客之，肠病惊跳不言，乍来乍去，是为小肠气之虚也，则宜补之。(《诸病源候论·小肠病候》)

C. 阳明胃腑病候

胃象土，旺于长夏。足阳明其经也，脾之腑也，为水谷之海。诸脏腑皆受水谷之气于胃。气盛为有余，则病腹胀气满，是为胃气之实也，则宜泻之。胃气不足，则饥而不受水谷，飧泄呕逆，是为胃气之虚也，则宜补之。胃脉实则胀，虚则泄。关脉滑，胃中有寒，脉滑为实，气满不欲食。关脉浮，积热在胃。

D. 阳明大肠病候

大肠象金，旺于秋。手阳明其经也，肺之腑也，为传导之官，变化糟粕出焉。气盛为有余，则病肠内切痛，如锥刀刺无休息，腰背寒痹挛急，是为大肠气之实，则宜泻之。大肠气不足，则寒气客之，善泄，是大肠之气虚也，则宜补之。诊其右手寸口脉，手阳明经也。脉浮则为阳，阳实者大肠实也，苦肠内切痛，如锥刀刺无休息时。

E. 少阳胆腑病候

胆象木，旺于春。足少阳其经也，肝之腑也，决断出焉，诸腑脏皆取决断于胆。其气盛为有余，则病腹内冒冒不安，身躯习习，是为胆气之实也，则宜泻之。胆气不足，其气上溢而口苦，善太息，呕宿汁，心下憺憺如人将捕之，嗌中介介数唾，是为胆气之虚也，则宜补之。

F. 少阳三焦病候

三焦者，上焦、中焦、下焦是也。上焦之气，出于胃上口，并咽以贯膈，布胸内，走腋，循太阴之分而行，上至舌，下至足阳明，常与荣卫俱行，主内而不出也。中焦之气，亦并于胃口，出上焦之后，此受气者，泌糟粕，承津液，化为精微，上注于肺脉，乃化而为血，主不上不下也。下焦之气，别回肠，注于膀胱而渗入焉，主出而不内，故水谷常并居于胃，成糟粕而俱下于大肠也。谓此三气，焦干水谷，分别清浊，故名三焦。三焦为水谷之道路，气之所终始也。三焦气盛为有余，则胀，气满于皮肤内，轻轻然而不牢，或小便涩，或大便难，是为三焦之实也，则宜泻之；三焦之气不足，则寒气客之，病遗尿，或泄利，或胸满，或食不消，是三焦之气虚也，则宜补之。诊其寸口脉迟，上焦有寒；尺脉迟，下焦有寒；尺脉浮者，客阳在下焦。(《诸病源候论·三焦病候》)

②三阴病候

A. 太阴脾脏病候

脾象土，旺于长夏。其脉缓，其候口，其声歌，其臭香，其味甘，其液涎，其养形肉，其色黄而藏意。足太阴其经也与胃合，胃为腑主表，脾为脏主里。脾气盛为形有余，则病腹胀，溲不利，身重苦饥，足萎不收，胻善瘛，脚下痛，是为脾气之实也，则宜泻之。脾气不足，则四肢不用，后泄，食不化，呕逆，腹胀肠鸣，是为脾气之虚也，则宜补之。于四时：病在脾，愈在秋；秋不愈，甚于春；春不死，持于夏，起于长夏。于日：愈于庚辛；庚辛不愈，加于甲乙；甲乙不死，持于丙丁，起于戊己。于时：日中慧，平旦甚，下晡静。脾欲缓，急食甘以缓之，用苦以泻之，甘以补之。禁温食、饱食、湿地、濡衣。脾部，右手关上是也。六月脾土旺，其脉大，阿阿而缓，名曰平脉也。长夏以胃气为本，反得弦而急，是肝之乘脾，木之克土，为大逆，十死不治；反得微涩而短，是肺之乘脾，子之扶母，不治自愈；反得浮而洪者，是心乘脾，母之归子，当瘥不死；反得沉濡而滑者，是肾之乘脾，水之凌土，为微邪，当瘥。脾脉长而弱，来疏去数，再至曰平，三至曰离经，四至曰夺精，五至曰命尽，六至曰死。病脾脉来，实而盛数，如鸡举足，曰脾病；死脾脉来，坚锐如鸟之啄，如鸟之距，如屋之漏，如水之溜，曰脾死；真脾脉至，弱而乍数乍疏，其色青黄不泽，毛折乃死。（《诸病源候论·脾病候》）

B. 太阴肺脏病候

肺象金，旺于秋。其脉如毛而浮，其候鼻，其声哭，其臭腥，其味辛，其液涕，其养皮毛，其藏气，其色白，其神魄。手太阴其经与大肠合，大肠为腑主表，肺为脏主里。肺气盛为气有余，则病喘咳上气，肩背痛，汗出，尻、阴、股、膝、胫、足皆痛，是为肺气之实也，则宜泻之；肺气不足，则少气不能报息，耳聋嗌干，是为肺气之虚也，则宜补之。于四时：病在肺，愈在冬；冬不愈，甚于夏；夏不死，持于长夏，起于秋。于日：愈在壬癸；壬癸不愈，加于丙丁；丙丁不死，持于戊己，起于庚辛。于时：下晡慧，夜半静，日中甚。肺欲收，急食酸以收之，用酸补之，辛泻之。禁寒饮食、寒衣。肺部，在右手关前寸口是也。平肺脉浮短涩而如毛。秋以胃气为本，病肺脉来，上下如循鸡羽曰病。肺病，其色白，身体但寒无热，时时欲咳，其脉微迟，为可治。秋金肺旺，其脉浮涩而短，是曰平脉也。反得浮大而洪者，是心之乘肺，火之克金，为大逆不治；反得沉濡而滑者，是肾之乘肺，子之扶母，病不治自愈；反得缓大而长阿阿者，是脾之乘肺，母之归子，虽病当愈；反得弦而长者，是肝之乘肺，木之凌金，为微邪，虽病当愈。肺脉来泛泛而轻，如微风吹鸟背上毛，再至曰平，三至曰离经，四至曰夺精，五至曰死，六至曰命尽。肺脉来，如物之浮，如风吹毛，曰肺死。秋胃微毛曰平，胃气少毛多曰肺病，但如毛无胃气曰死。毛有弦曰春病，弦甚曰今病。真肺脉至，大而虚，如羽毛中人肤然，其色青白不择，毛折乃死。（《诸病源候论·肺病候》）

C. 少阴肾脏病候

肾象水,旺于冬。其脉如石而沉,其候耳,其声呻,其臭腐,其味咸,其液唾,其养骨,其色黑,其神志。足少阴其经也,与膀胱合。膀胱为腑主表,肾为脏主里。肾气盛为志有余,则病腹胀飧泄,体肿喘咳,汗出憎风,面目黑,小便黄,是为肾气之实也,则宜泻之。肾气不足,则厥,腰背冷,胸内痛,耳鸣苦聋,是为肾气之虚也,则宜补之。于四时:病在肾,愈在春;春不愈,甚于长夏;长夏不死,持于秋,起于冬。于日:愈于甲乙;甲乙不愈,甚于戊己;戊己不死,持于庚辛,起于壬癸。于时:夜半慧,日中甚,下晡静。肾欲坚,急食苦以坚之,咸以泄之,苦以补之。肾部,在左手关后尺中是也。肾脉来,如引葛,按之益坚,曰肾病。冬以胃气为本,肾水旺,其脉沉濡而滑,名曰平脉也。反得浮大而缓者,是脾之乘肾,土之克水,为大逆不治;反得浮涩而短者,是肺之乘肾,母之归子,为虚邪,虽病可治;反得弦细长者,是肝之乘肾,子之乘母,为实邪,虽病自愈;反得浮大而洪者,是心之乘肾,火之凌水,为微邪,虽病不死。肾属水,其脉大紧,身无痛,形不瘦,不能食,善惊悸,以心萎者死。死肾脉来,发如夺索,辟辟如弹石,曰肾死。冬胃微石曰平,胃少石多曰肾病,但石无胃死,石而有钩曰夏病,钩甚曰今病。藏真下于肾,肾藏骨髓之气。真肾脉至,搏而绝,如弹石辟辟然。其色黄黑不泽,毛折乃死。诸真藏脉见者,皆死不治。(《诸病源候论·肾病候》)

D. 少阴心脏病候

心象火,旺于夏。其脉如钩而洪大,其候舌,其声言,其臭焦,其味苦,其液汗,其养血,其色赤,其藏神。手少阴其经也,与小肠合。小肠为腑而主表,心为脏而主里。心气盛为神有余,则病胸内痛,胁支满,胁下痛,膺背、髆胛间痛,两臂内痛,喜笑不休,是心气之实也,则宜泻之。心气不足,则胸腹大,胁下与腰背相引痛,惊悸恍惚,少颜色,舌本强,善忧悲,是为心气之虚也,则宜补之。于四时:病在心,愈于长夏;长夏不愈,甚于冬;冬不死,持于春,起于夏。于日:愈于戊己;戊己不愈,甚于壬癸;壬癸不死,持于甲乙,起于丙丁。于时:日中慧,夜半甚,平旦静。禁温衣热食。心部,在左手寸口是也。寸口脉来,累累如连珠,如循琅玕曰平。夏以胃气为本,夏心火旺,其脉浮洪大而散,名曰平脉也。反得沉濡滑者,肾之乘心,水之克火,为大逆不治;反得弦而长,是肝乘心,母之克子,虽病当愈;反得大而缓,是脾乘心,子之扶母,虽病当愈;反得微涩而短,是肺之乘心,金之凌火,为微邪,虽病不死。病心脉来,喘喘连属,其中微曲曰心病;死心脉来,前曲后倨,如操带钩,曰心死;真心脉至,牢而搏,如循薏苡累累然。其色赤黑不泽,毛折乃死。(《诸病源候论·心病候》)

E. 厥阴肝脏病候

肝象木,旺于春。其脉弦,其神魂,其华在爪,其充在筋,其声呼,其臭臊,其味酸,其液泣,其色青,其藏血。足厥阴其经也,与胆合。胆为腑而主表,肝为脏而主里。肝气盛为血有余,则病目赤,两胁下痛引小腹,善怒。气逆则头眩,耳聋不聪，颊肿，是肝气之实也，则宜泻之。肝气不足，则病目不明，两胁拘急，筋挛，不得太息，爪甲枯，面青，善悲恐如人将捕之，是肝气之虚也，则宜补之。于四时：病在肝，愈于夏；夏不愈，甚于秋；秋不死，持于冬，起于春。于日：愈在丙丁；丙丁不愈，甚于庚辛；庚辛不死，持于壬癸，起于甲乙。于时：平旦慧，下哺甚，夜半静。禁当风。肝部，左手关上是也。关部脉来，绰绰如按琴瑟之弦，如揭长竿。春以胃气为本。春肝木旺，其脉弦细而长，是平脉也。反得微涩而短者，是肺之乘肝，金之克木，大逆不治；反得浮大而洪者，是心乘肝，子之乘母，为实邪，虽病当愈；反得沉濡滑者，是肾乘肝母之克子，为虚邪，虽病当愈；反得缓而大者，是脾之乘肝，为土之凌木，为微邪，虽病不死。肝脉来盈实而滑，如循长竿，曰平脉；病肝脉来急益劲，如新张弓弦，曰肝死；真肝脉至，中外急如循刀刃，责责然如新张弓弦，色青白不泽，毛折乃死。（《诸病源候论·肝病候》）

F. 厥阴心包病候

心包象风，旺于春。是动则病手心热，臂肘挛急，腋肿，甚则胸胁支满，心中憺憺大动，面赤目黄，喜笑不休。是主脉所生病，烦心心痛，掌中热。为此诸病，盛则泻之，虚则补之，热则疾之，寒则留之，陷下则灸之，不盛不虚，以经取之。盛者寸口大一倍于人仰，虚者寸口反小于人仰也。（《灵枢·经脉》）

3. 三阴三阳论气血之多少

《素问·血气形志篇》曰："夫人之常数，太阳常多血少气，少阳常少血多气，阳明常多气多血，少阴常少血多气，厥阴常多血少气，太阴常多气少血，此天之常数。"

《灵枢·九针论》曰："阳明多血多气，太阳多血少气，少阳多气少血，太阴多血少气，厥阴多血少气，少阴多气少血。"

《灵枢·经水》曰："十二经之多血少气，与其少血多气，与其皆多血气，与其皆少血气，皆有大数。"

由此可见，三阴三阳经脉气血之多少均有一定常数，这不仅是一个"量"的概念，也是对三阴三阳经脉（及其所属脏腑）生理功能和病理特点的概括。如阳明经为"五藏六府之海"，气血生化之源，故为多气多血之经，方其多气多血，才能成为后天之本而濡养一身，而因"其脉大血多，气盛热壮"，故多患实证热证，形成了"万物所归，无所复传"的病理特点，从而为治疗阳明病时通下泄热、针刺放血等方法提供了理论依据。又如太阴经主司运化，故少血多气，气的温煦、推动是功能动力，只有"多气"，太阴才能完成其运化水谷、输布津液的任务，在病理上"阳气不足"为太阴病的特点，故其治疗多以温补阳气为主。

4. 三阴三阳论体质

黄帝曰："余闻阴阳之人何如？"伯高曰："天地之间，六合之内，不离于五，人亦应之。故五五二十五人之政，而阴阳之人不与焉。其态又不合于众者五，余已知之矣。愿闻二十五人之形，血气之所生，别而以候，从外知内，何如？"岐伯曰："悉乎哉问也，此先师之秘也，虽伯高犹不能明之也。"黄帝避席遵循而却曰："余闻之得其人弗教，是谓重失，得而泄之，天将厌之，余愿得而明之，金匮藏之，不敢扬之。"岐伯曰："先立五形金木水火土，别其五色，异其五形之人，而二十五人具矣。"黄帝曰："愿卒闻之。"岐伯曰："慎之慎之，臣请言之。"

木形之人，比于上角，似于苍帝。其为人苍色，小头，长面，大肩背，直身，小手足，好有才，劳心，少力，多忧，劳于事，能春夏不能秋冬，秋冬感而病生。足厥阴，佗佗然，太角之人比于左足少阳，少阳之上遗遗然。左角之人比于右足少阳，少阳之下随随然。判角之人比于左足少阳，少阳之下括括然。

火形之人，比于上徵，似于赤帝。其为人赤色，广朋，锐面，小头，好肩背髀腹，小手足，行安地，疾心，行摇，肩背肉满有气，轻财少信多虑，见事明，好颜，急心不寿，暴死。能春夏不能秋冬，秋冬感而病生，手少阴核核然。

太徵之人，比于左手少阳，太阳之上肌肌然。左徵之人，比于右手太阳，太阳之下慆慆然。右徵之人，比于右手太阳，太阳之上熊熊然。质徵之人，比于左手太阳，太阳之上颐颐然。

土形之人，比于上宫，似于上古黄帝。其为人黄色，圆面大头，美肩背，大腹，美股胫，大（原文"小"）手足，多肉，上下相称，行安地，举足浮，安心，好利人，不喜权势，善附人也。能秋冬不能春夏，春夏感而病生，足太阴，敦敦然。

太宫之人，比于左足阳明，阳明之上婉婉然。左宫之人，比于右足阳明，阳明之下，兀兀然。右宫之人，比于右足阳明，阳明之上，枢枢然。加宫之人，比于左足阳明，阳明之下坎坎然。

金形之人，比于上商，似于白帝。其为人白色，方面小头，小肩背，小腹，小手足如骨发踵外，骨轻。身清廉，急心，静悍，善为吏。能秋冬不能春夏，春夏感而病生。手太阴敦敦然。

水形之人，比于上羽，似于黑帝。其为人黑色，面不平，大头廉颐，小肩，大腹，动手足，发行摇身，下尻长，背延延然，不敬畏，善欺绐人，戮死。能秋冬不能春夏，春夏感而病生。

黄帝曰："得其形，不得其色何如？"岐伯曰："形胜色，色胜形者，至其胜时年加，感则病行，失则忧矣。形色相得者，富贵大乐。"黄帝曰："其形色相当胜之时，年加可知乎？"岐伯曰："凡年忌下上之人，大忌常加七岁，十六岁、二十五岁、三十四岁、四十三岁、五十二岁、六十一岁皆人之大忌，不可不自安也，感则病行，失则忧矣，当此之时，无为奸事，是谓年忌。"（《灵枢·阴阳二十五人》）

《灵枢·阴阳二十五人》以手足之三阴三阳血气多少描述人体的形态、色泽、毛发、肌肉以及耐病能力、形色相胜等情况，但没有明确以三阴三阳论述人的体质特点。近代有不少医家从三阴三阳来论述人的体质特点，并以其为指导进行临床诊疗。如杨氏认为三阴三阳的实质，在于概括了不同体质类型的人群生理及发病的证候特征，为我们临床辨证论治提供了可靠依据。而赵氏则从辨糖尿病患者三阴三阳体质来指导糖尿病的临床治疗。宫氏在赵氏三阴三阳体质基础上，又对每种体质分了三个亚型。

5. 三阴三阳论六经发病

《素问·厥论篇》："黄帝曰：愿闻六经脉之厥状病能也。岐伯曰：巨阳之厥，则肿首头重，足不能行，发为眴仆。阳明之厥，则癫疾欲走呼，腹满不得卧，面赤而热，妄见而妄言。少阳之厥，则暴聋，颊肿而热，胁痛，胻不可以运。太阴之厥，则腹满䐜胀，后不利，不欲食，食则呕，不得卧。少阴之厥，则口干溺赤，腹满心痛。厥阴之厥，则少腹肿痛腹胀，泾溲不利，好卧屈膝，阴缩肿，胻内热。盛则写之，虚则补之，不盛不虚，以经取之。"文中明确提出了六经脉厥的临床表现及治疗原则。可见，当时已明确提出了三阴三阳与六经之间的发病关系。

六经是以人体内阴阳气血之多少而分的，随阳气与阴血的多少不同而功能各异，如果发生疾病，则其证候也因之而各异，故《素问·至真要大论》说："愿闻阴阳之三也何谓？岐伯曰：气有多少，异用也。"又说："气有多少，病有盛衰。"说明六经阴阳气血多少不同、功能特点不同，其病机病证也不同。况且六经中各经所统之经脉、所属之脏腑及所应之六气均有不同，因此，各经发生病变时，其病机、病候及传变、预后也各不相同。如《素问·经脉别论》论述，六经皆有"藏独至"，然而"太阳藏独至"的病机是阴不足阳有余，"阳明藏独至"是阳气重并，"少阳藏独至"是厥气，此为病机上的区别。

就病候而言，《素问·阴阳别论》记载了各经的常见病候，《灵枢·根结》记载了开阖枢诸病候；《素问·四时刺逆从论》记载了各经有余不足之病候等，均显示了各经病候之间的差异。尤其是《素问·著至教论》"三阳独至者，是三阳并至，并至如风雨……"这段论述虽然仅阐述太阳经的病机病候特点，但为临证辨别病在何经提供了依据。从《素问·四时刺逆从论》记载的六气所致的各经有余不足之病候来看，厥阴、太阴为病，主要涉及本经、本脏及其外应；少阴为病主要涉及我所胜之经、脏及其外应；太阳、少阳为病，主要涉及相表里之经、脏及其外应；阳明为病，主要涉及手少阴经、脏及其外应。由此可见，各经病机病候及传变、预后等均有一定的规律。因此，只要掌握各经的生理特点和功能，掌握各经发病时的病机病候及传变、预后规律，那么，在临证诊治六经病时也并非难事。

当然，六经可以合病、并病。如二经（或几经）可同时发病，或一经先病而引起他经发病。《素问·阴阳别论》记载的"二阳一阴发病，主惊骇背痛，善噫善欠，名曰风厥"。从病候来看，似乎仅是阳明经的问题，但从病机来看，关键还在于厥阴，是厥阴风木侮及阳明胃土所致。多经为病时的病机病候虽然复杂难辨，然而也有一定的规律可循，如从《素问·阴阳类论》"二阳一阴，阳明主病，不胜一阴，脉耎而动，九窍皆沉。三阳一阴，太阳脉胜，一阴不能止，内乱五藏，外为惊骇"的论述来看，只不过其病机病候与六经之间的相互资生和相互制约有关而已。因此，如果能把五行理论很好地应用于六经病，那么对于这样几经都有异常的病情进行诊断治疗也非难事。总之，六经病虽然很复杂，但若能明白六经实质及其病机病候和传变、预后的规律，还是能够认识和掌握的。

值得指出的是六经理论在指导认识外感热病的应用也自成体系，如《素问·热论》最先将三阴三阳与外感热病联系在一起，用三阴三阳详细论述了外感热病发病及转归的特点，同时论述了三阴三阳热病的不同表现，并提出了治法，为后世《伤寒论》三阴三阳六经辨证提供了理论基础及雏形。

论曰："伤寒一日，巨阳受之，故头项痛，腰脊强。二日，阳明受之，阳明主肉，其脉侠鼻络于目，故身热、目疼而鼻干，不得卧也。三日，少阳受之，少阳主胆，其脉循胁络于耳，故胸胁痛而耳聋。三阳经络，皆受其病，而未入于脏者，故可汗而已。四日，太阴受之，太阴脉布胃中，络于嗌，故腹满而嗌干。五日，少阴受之，少阴脉贯肾，络于肺，系舌本，故口燥舌干而渴。六日，厥阴受之，厥阴脉循阴器而络于肝，故烦满而囊缩。三阴三阳，五脏六腑皆受病，荣卫不行，五脏不通，则死矣。"文中不仅阐述了外感热病由表入里、由阳转阴的发展过程，也分别概括了六类不同的证候。另外，强调了外感热病从三阴三阳而入，会影响到五脏六腑及营卫，甚至危及生命。六经实际上也成了外感热病的辨证总纲，对后世张仲景以六经论伤寒产生了巨大影响。

七、三阴三阳理论小结

三阴三阳理论源于易经及道家的阴阳理论，《黄帝内经》将数字"三"引入医学理论，将《周易》阴阳两仪生四象（太阴、少阴、太阳、少阳）引入了"阳明"与"厥阴"概念，形成了三阴三阳，其将阴阳二元世界推理为三分法（三才理论），而后三阴三阳理论广泛应用于时间空间、自然气候以及医学理论的研究。《黄帝内经》运用三阴三阳理论取类比象于人体，将繁杂的生理功能及病理变化归纳起来，详细而准确地解释了每个器官的功能或者是疾病的每一个病理变化的特点，故为后世医家所推崇。反而言之，也可以从三阴三阳理论认识世界的总结看出，三阴三阳有着十分丰富的内涵，从对时间空间的界定到对自然界六气性质的划分，从人体生理功能特征到疾病病理变化的类比，三阴三阳理论都起着重要的作用。而仲景所著的《伤寒论》以三阴三阳论病，必然受到《黄帝内经》三阴三阳理论之影响，但仲景所论的三阴三阳究竟是什么，或者说六经理论的实质是什么呢？这是研究《伤寒论》者，乃至是所有研究中医之人都不可逃避的问题。

第二节　六经实质探讨

　　《伤寒论》并无直接提及"六经"，但从文中相关内容可以看出与六经（即三阴三阳十二经脉）相关。经统计，《伤寒论》中有提及"经"字的条文共14条19次，除143、144、145条系指月经之外，其余均与经络有关。与之相关的术语，主要有"经尽""再经""经不传""动经""温经""过经""到经""随经""复过一经""经脉""阴经"等。这其中所指"经脉""阴经"明系经脉，"动经"是指邪气侵入或误治失治，扰动经脉；"温经"是指通过针灸对经脉起到温补或辛温散邪的治疗方法，而其他术语则与六经病之传变有关系。后世历代医家把"六经"作为外感热病的辨证纲领，认为是《伤寒论》的核心内容。但"六经"的实质是什么，历代医家仁者见仁、智者见智地做过深入细致的研究，也都曾提出过各自的观点，莫衷一是。

　　但必须指出的是，单纯地将《伤寒论》三阴三阳病看作十二经脉之"六经"，显然有很多问题解释不了。近千年来，古今中外众多医家根据各自的认识，提出了不同的看法。但各种学说之间又不能说服对方，使关于《伤寒论》三阴三阳认识的观点众多，每一个观点都有一定的道理，却也存在着明显的不足。历代关于《伤寒论》三阴三阳病的认识有：经络说、脏腑说、气化说、地面说、六部说、形层说、三焦说、阶段说、病理层次说、阴阳胜复说、位向性量说、八纲说、证候抽象说、症群说、综合体说、治法说、六界说、六病说、环节说、时空说、阴阳离合说、太极说、区域分野说、病因说、疾病类型说、体质说、六经非经论、六经与抗损伤反应过程说、六经与应激学说、六经与时间生物学说、六经与逻辑学说、六经与自然辨证法说、六经与哲学说、六经与信息数学说、六经与三论说、脏腑经络说、脏腑经络气化说、运气说、黑箱理论说、集论说、系统论、信息论说、控制论说、六气说、经界说、八纲分证说、治法分经说、正邪相争说、病证分类说、结合说、脏腑气机升降说、病证结合说、病证虚实说、系统说、病理神经动态说、高级神经活动说、模糊聚类说、理想模型说、病理时相说、多级多路立体说、二值逻辑三维说、应激学说、生理系统说、时空概念说、症候群说、数学集合论说等，其实只是一种分证的方法，没有太多深意。

　　王琦教授对近三十年来有关《伤寒论》三阴三阳的问题进行了研究。王氏首先回顾了古人时三阴三阳的认识，包括经络说、经络脏腑说、六气说、经界说、形层说、八纲分证说、治法分经说、正邪相争说等。另外，综述了中华人民共和国成立以来时三阴三阳实质的代表性看法，并将其概括为脏腑经络气化、病证分类、引用新说三大类型。其中脏腑经络气化说包括经络、脏腑、气化分说、结合说、脏腑气机升降说等；病证分类包括六病说、症候群说、综合体说、病理层次说等；引用新说包括应激学说、时空概念、模糊聚类、数学集合论等。现将王琦总结的六经实质研究进展概述，结合近期的研究进展，修改整理如下：

一、清代前研究概况

1. 经络说

首次将三阴三阳归纳为"六经"的应该是宋代朱肱，其在《类证活人书》中说："伤寒传三阴三阳，共六经。"又在强调经络的重要性时说："治伤寒先须识经络，不识经络，触途冥行，不知邪气之所在。"其次是庞安时，他认为《伤寒论》之三阴三阳病即《黄帝内经》之六经，虽然当时他并未提及"六经"二字，但在解释三阴三阳病时直接以《黄帝内经》相关经脉理论解释。如在解释太阳病时说"尺寸俱浮者，太阳受病也，当一日而发，以其脉上连风府，故头项痛而腰脊强。此是太阳膀胱经，属水。"清代汪琥等人亦从此经络说，但并不限于足经，而是手足并论，使经络说得到了进一步的发展，也由此开启了以《伤寒论》六经三阴三阳对经络学说的研究，揭开了六经实质之争的大幕。

时至今日，在研究《伤寒论》的六经实质问题时，出现了两种截然不同的认识和意见。一种认识，他们承认《伤寒论》继承了《素问·热论》的六经分证方法，以经络脏腑的生理病理变化作为辨证的依据。另一种认识则恰恰相反，他们认为《伤寒论》六经已非《素问·热论》之旧，乃是仲景别出机杼，另辟新义，已与经络毫无关联。上述两种意见进行了激烈的辩论。

凡是主张"非经"说的，他们坚决不承认《伤寒论》与《素问·热论》两书在历史上的渊源，因此他们挖空心思用种种说法来诽谤经络的六经，殊不知，如果经络的六经格局被破坏，则《伤寒论》全局皆非，对发病时脏腑经络的生理病理客观规律则全然不解。

故伤寒大家刘渡舟认为："对待古典医著研究，应当坚定地站在历史唯物主义立场，运用辩证法的思想方法认识问题、思考问题，才能避免形而上学、主观片面、唯心主义的错误。"刘氏继续指出："《伤寒论》的问世，乃是我国中医发展的总结，所以，它的来龙去脉都有秦汉时期的医学痕迹，也都有它的继承内容，例如仲景提的'撰用《素问》《九卷》《八十一难》《阴阳大论》'等书的内容，就是一个很好的说明。明代吕复说过《伤寒论》十卷，乃后汉张仲景用《素问·热论》之说，广伊尹《汤液》而为之。丹波元胤也说：'阴阳五行，汉儒好谈之，五脏六腑，经络流注，《史记·扁仓传》间及于此，《汉书》亦多载其书目，仲景生于汉末，何独摒去？'。我认为吕复的话，讲出了《伤寒论》的学术渊源与一脉相承之旨；丹波元胤则说出两书历史很近，焉有不继承经络之理。他们的认识，闪烁着历史唯物主义和唯物辨证法的光辉思想。非经论者,废除了经络以后,换上了很多概念,什么'六病''症候群''阶段论''地面说''控制论''系统论'等。这样,他们把经络学说从中医理论中踢出了大门之外。他们根本不知道邪气客入人体,经络先受方能逐次入里,所以《素问·皮部论》指出'凡十二经脉者,皮之部也。是故百病之始生也,必先起于皮毛,邪中之则腠理开,开则入客于络脉;留而不去,传入于经;留而不去,传入于腑,廪于肠胃'。由此可见,经是受邪之体,也是传入的通道。经言皇皇,为何不见?"

2. 脏腑经络说

所谓六经脏腑说者,即认为六经实为相关脏腑之代称。其六经所指代之脏腑,并不一定是三阴三阳经脉所络属之脏腑,而是根据三阴三阳生理病理特点,进而推论其相关脏腑。如明代李时珍曰:"证虽属太阳,而肺实受邪也。"表明太阳所指代者,首先是肺脏,而并不以手太阳小肠和足太阳膀胱为其重心。盖肺主气属卫,外合皮毛,正与太阳主表的生理特性相合。

鲁福安继承了李时珍六经"脏腑说",认为:"六经之中除表现有本经所属脏腑的病变以外,还包括有不少他经所属脏腑的病变。"可见近代人以脏腑释六经,与古人不同,已不再拘泥于同名经所属的脏腑,而是结合六经病变特点予以了适当的调整。

何志雄则提出:"《伤寒论》六经是为认识外感疾病的需要,在藏象学说的基础上,对人体功能作出的另一层次的概括。首先将脏腑功能分为阴阳两大类:五脏属阴,六腑属阳;然后再根据各脏腑的不同功能以及所属经络不同的循行部位,分为三阴三阳,名之曰太阳、阳明、少阳、太阴、少阴、厥阴,这便是伤寒六经。每一经的功能并非是其所概括的脏或腑的功能相加,而是综合了这些脏腑与外感疾病有关的功能。"其中"以肺气统属于太阳,小肠隶属于阳明,是与《黄帝内经》的六经最明显的区别"。

3. 形层说

俞根初以伤寒统热病,对外感热病的证治,倡导寒温统一,并且进一步提出了"以六经钤百病,为确定之总诀;以三焦赅疫证,为变通之捷诀"的看法,认为"百病不外六经","病变无常,不出六经之外,《伤寒论》之六经,乃百病之六经,非伤寒所独也"。据此,他把六经假定为机体的六个层次,说明病邪浅深与进退:"太阳经主皮毛,阳明经主肌肉,少阳经主腠理,太阴经主肢末,少阴经主血脉,厥阴经主筋膜"。又指出"太阳内部主胸中,少阳内部主膈中,阳明内部主脘中,太阴内部主大腹,少阴内部主小腹,厥阴内部主少腹"。把六经与三焦结合起来,病在躯壳,当分六经形层;病在内脏,当辨三焦部位。以六经分证的方法阐述外感百病言其常,以三焦辨治的方法把握瘟疫诸证言其变。

4. 六气说

六气说，即气化说。气化说源于《内经》，后由伤寒诸家张隐庵、张令韶、陈修园、黄元御、唐容川等发挥，用六气特点解释伤寒六经，故亦称"六气说"。如陈修园在《伤寒论浅注》中大倡此说曰："六气之本标中气不明，不可以读伤寒论"。刘渡舟亦指出："讲求六经标本、中气化学说时，首先要建立三者之间的有机联系。"即"太阳为寒水之经，本寒而标热，中见少阴之热化""阳明本燥而标阳，中见太阴之湿化""少阳本火而标阳，中见厥阴风木""太阴本湿而标阴，中见阳明燥化""少阴本热而标阴，中见太阳寒气之化""厥阴本气为风，标气为阴，中见少阳火气"。并结合六经病对标本中气化学说进行系统论述，同时指出"标本中的气化学说，有辩证法思想和唯物论的观点。它能系统地分析六经的生理病理以及发病之规律，而指导临床并为历代医家所重视"。

但也有人对此说提出了不同的观点。如章炳麟为《伤寒论今释》序曰："假借运气，附会岁露，以实效之书，变为空谈。"陈亦人亦云："大多强词夺理，玄奥难深。"

如今，郝印卿在深入研究的基础上，对此做出了较为客观的评价："由《素问》六气气化到《伤寒论》六经气化显然是中医学术的发展，以三阴三阳为框架，天之六气和人之六经为中心的对应同构，是继《素问》以五行为框架，五运和五脏为中心的对应同构之后，对天人相应内容的又一系统归纳。不言而喻，只要中医藏象理论不变，六经气化学说就不可能因个人的好恶而被抹杀。"

另外，单纯以经络、脏腑或气化学说阐释六经，虽然均能反映其部分本质，但是毕竟有失全面。鉴于此，多数医家主张将上述各种学说结合起来，以求全面系统阐论六经实质，即六经脏腑经络气化说。其核心是以脏腑经络为六经之物质基础，以生理功能活动及其联系为其外在表现形式（表1-2-1）。这一学说倡导于明代万密斋，因其较能全面反映六经生理病理特点，成熟发展于清代的张志聪、张令韶、陈修园、俞根初、黄元御等，得到现代多数医家的赞同，全国高等医药院校教材即采纳之。万友生教授亦明确指出：三阴三阳是在经络脏腑的物质上论证其气化活动（生理病理）的，而其气化活动则是以脏腑为动力根源，以经络为通道，故探讨三阴三阳的实质，必须把脏腑、经络、气化密切联系起来。

表1-2-1　六经生理气化系统简表

六经	脏腑	十二经	形层	内部所主	本气	中气	标气	从化	经气转输	气血多少
太阳	膀胱	足太阳	肤表	胸中	寒	少阴	三阳	从本	开	多血
	小肠	手太阳	皮毛					从标		少气
阳明	胃	足阳明	肌肉	胃脘	燥	太阴	二阳	从中	阖	多血
	大肠	手阳明								多气
少阳	胆	足少阳	腠理	膈胁	火	厥阴	一阳	从本	枢	少血
	三焦	手少阳								多气

六经	脏腑	十二经	形层	内部所主	本气	中气	标气	从化	经气转输	气血多少
太阴	脾	足太阴	肢末	大腹	湿	阳明	三阴	从本	开	少血
	肺	手太阴								多气
少阴	肾	足少阴	血脉	小腹	热	太阳	二阴	从本	枢	少血
	心	手少阴						从标		多气
厥阴	肝	足厥阴	筋膜	少腹	风	少阳	一阴	从中	阖	多血
	心包	手厥阴								少气

5. 经界说

柯韵伯认为："仲景书只宗阴阳大法，不拘阴阳之经络也""六经是分区地面，所赅者广。""虽以脉为经络，而不专在经络上立说，""是经界之经，而非经络之经。"

由于柯氏乃伤寒名家，其说对后世影响很大。近世持"六经非经论"者不乏其人，柯氏实为"始作俑者"。柯氏认为："六经犹列国也，腰以上为三阳地面，三阳主外而本乎里，心者三阳夹界之地也，内由心胸，外至巅顶，前至额颅，后至肩背，下及于足，内合膀胱，是太阳地面，此经统领营卫，主一身之表证，犹近边御敌之国也。内自心胸而至胃及肠，外自头颅，由面至腹，下及于足，是阳明地面；由心至咽，出口颊，上耳目，斜至巅，外自肋内属胆，是少阳地面，此太阳差近阳明，犹京畿矣。腰以下为三阴地面，二阴主里，而不及外，腹者三阴夹界之地也。自腹由脾及二肠魄门，为太阴地面，自腹至两肾及膀胱溺道，为少阴地面，自腹由肝上膈至心，从胁肋下及小腹宗筋为厥阴地面，此经通行三焦，主一身之里证，犹近京夹辅之国也，太阴阳明，分居异治，犹周召分政之义，四经部位，有内外出入，上下牵引之不同，犹先王分土域民，犬牙相制之理也。"其意指"六经"实为人之一身而言，也就是人身的六个部位，即"地面"。六经受病，则为"六经病"，这样六经病也就概括了全身疾病。不唯伤寒，也包括杂病在内，故"百病兼概于六经，而不能逃六经之外"。

柯氏除了把"太阳"误为"心"这一点外，其他见解还是很独到的见解。但是在其看来，六经是"面"的概念，而经络是"线"的概念，因而有"六经非经"之论。其实，柯氏的上述内容，恰恰都与经络直接相关，其理论依据是《素问·皮部论》。柯氏云："按《皮部论》云：'皮有分部，脉有经纪，其生病各异，别其部分，左右上下，阴阳所在，诸经始终'。此仲景创立六部位之源"。

殊不知，皮部就是十二经脉及其络脉在体表皮肤的分部。柯氏粗浅地把经络仅仅作为"线"去理解，不知十二皮部的理论，正是为了说明经络既有线又有面这个问题。就在上述柯氏引用的那一段话的下面，还有被他删去的一段话，明确指出："欲知皮部，以经脉为纪者，诸经皆然"。其意指：要想知道皮部即皮肤上的分区，必须要以经络的循行部位来作标识，十二经都是这样。

　　柯氏声称要"在六经上求根本，不在病名上寻枝叶"，但这个"根本"，在其脑中却是含混不清的。正是以手足六经为主体的经络系统，遍布周身，内属脏腑，外络肢节，行气血，营阴阳，环周不休，在人体形成了广泛的联系，所以《黄帝内经》才明确提出了以经络所在部位来判定疾病的病位。如《灵枢·卫气》云："别阴阳十二经者，知病之所生，候虚实之所在者，能得病之高下"。又云："经脉者，所以能决死生，处百病"等，皆足以为证。而六经病证，就是十二经脉及其所联属的脏腑、营卫、气血、津液的病变和六经证治的内容，其中既包括了疾病病位所在的经络脏腑，又概括了表里、寒热、虚实、阴阳等不同的疾病性质，以及与病位病性相应的治疗方法，所以才能在临床上具有普遍的意义。"虽未能尽愈诸病，庶可以见病知源。若能寻余所集，思过半矣"，这便是仲景的"夫子之道"。

6. 八纲分证说

　　八纲分证说最早见于明代张景岳的《景岳全书》，而明确提出八纲说的则是程钟龄的《医学心悟》。日本喜多村直宽则认为："本经无六经字面，所谓三阴三阳，不过假以标表里寒热虚实之义，因非脏腑经络相配之谓也。此义讨究本论而昭然自彰，前注动辄彼是纽合，与经旨背而驰也。……凡病属阳、属热、属实者，谓之三阳；属阴、属寒、属虚者，谓之三阴。细而析之，则邪在表而热实者，太阳也；邪在半表里而热实者，少阳也；邪入胃而热实者，阳明也。又邪在表而虚寒者，少阴也；邪在半表里而虚寒者，厥阴也；邪入胃而虚寒者，太阴也。"国内陈逊斋等人亦从此说。

　　而张琪对此说持否认观点："近人又有舍弃脏腑经络，以八纲解释六经，虽然比较简明易懂，但对六经的实际意义是只见树木不见森林的片面看法，只可作为抽象的概念，不能作具体的分析，所以其结果却是得半遗全。"

7. 治法分经说

　　清代钱潢和尤在泾等以治法分析六经，如钱氏在《伤寒溯源集·附录》中说："大约六经证治中，无非是法，无一字一句非法也。"尤在泾《伤寒贯珠集》把三阳篇共统以正治法、权变法、斡旋法、救逆法、明辨法等，三阴经也有解表温里法，先里后表法以及温清诸法等，以大法挈六经。

8. 六部说

　　方有执则把六经比喻为门类或职司部门，曰："六经之经，与经络之经不同。六经者，犹儒家之六经，犹言部也。部，犹今六部之部。……天下之大，事物之众，六部尽之矣。人身之有，百骸之多，六经尽之矣"。并绘制人体示意图对六经六部受邪加以说明，认为阳病在表自外而内："太阳者，风寒之着人，人必皮肤当之，……皮肤在躯壳之外，故曰表，……表合太阳足膀胱经；阳明者，风寒之邪过皮肤而又进，接皮肤者肌肉也，……肌肉居五合之中，为躯壳之正，内与阳明足胃经合也；少阳者，邪过肌肉而又进，则又进到躯壳之内，脏腑之外，所谓半表半里者，少阳足胆经之合也"。而阴病在里自下而上："太阴，脾也。脾居中而主事，故次少阳而为三阴之先受。少阴，肾也。厥阴，肝也。……且阴道逆，其主下，故肝虽近脾，肾虽远而居下，肾次脾受，肝最后受"。

9. 三焦说

何廉臣在《重订通俗伤寒论》中勘曰："张长沙治伤寒法，虽分六经，亦不外三焦。言六经者，明邪所从入之门，行经之径，病之所由起所由传也。不外三焦者，以有形之痰涎水饮瘀血渣滓，为邪所搏结，病之所由成所由变也。窃谓病在躯壳，当分六经形层。病入脏腑，当辨三焦部分。详审其所夹所邪，分际清晰，庶免颟顸之弊。其分析法，首辨三焦部分。"认为伤寒六经辨证中包含着三焦辨证的思想内容，两者有机地结合，适用于各种外感及内伤杂病。王兴华教授等对《伤寒论》三焦辨证作了详细论述。他认为《伤寒论》中虽然没有三焦辨证的名称，但已经具有三焦辨证与治疗的雏形。

二、民国至今研究概况

1. 经络脏腑气化说

（1）经络说

程门雪、刘渡舟等继承朱肱、汪琥的观点，强调伤寒六经就是十二经络。程门雪认为《伤寒论》的八纲辨证是以六经为基础的，必须承认六经与经络学说是分不开的。详言之则分手足十二经，合而言之则为六经。刘渡舟明确指出，六经就是太阳、阳明、少阳、太阴、少阴、厥阴，六经应代表脏腑经络的生理病理过程，不是毫不相关的名称。六经概括了手足十二经，内属于脏腑，是不容怀疑的事实。吴润秋通过《伤寒论》与《灵枢·经脉》篇原文的对照分析，以太阳病证和少阴病证为例，指出《伤寒论》三阴三阳就是十二经络及所属脏腑，其中就包含了表里、阴阳、气化、层次、阶段等因素，他认为，关于六经实质的各种观点皆可统一于此。

（2）脏腑说

鲁福安等不同意把伤寒六经和十二经等同起来。鲁氏认为，三阴三阳的病理变化分别以心、肺、胃、胆、脾、肾、肝七个脏腑为基础，而六经之中有关经脉的病变、十二经其他脏腑的病变以及十二经脉所属脏腑在六经中相互兼见的病变，都是围绕着上述七个脏腑并伴随其病理改变而表现出来的。也就是说，上述七个脏腑的病变是基本的，而除此之外的病变都是延伸的。施家珍认为，《伤寒论》六经和脏腑有一定的关系，与《黄帝内经》中阳主外、阴主内、阳道实而阴道虚是一致的。三阴之证皆主里，非里虚寒即里虚热证，以阴道虚也。三阳之证皆为实，有热实有寒实，以阳道实也。五脏以心肺为阳，故仲景以心肺之证系于三阳，六腑为阳，故以六腑之证亦属于三阳。

（3）脏腑经络气化结合说

《伤寒论讲义》指出，六经实际上包括十二经，联系着整个五脏六腑，它们之间有着不可分割的相互关系。气化又是脏腑经络生理机能活动的表现，气化的正常与异常，在一定程度上可以说明生理或病理的现象。也就是说，气化离开了脏腑经络，就失去了物质基础；脏腑经络离开了气化，就反映不出其功能活动。因此，脏腑、经络、气化三者之间是息息相关的，不能孤立或片面地强调一面来解释六经的实质。万友生也从经络脏腑及其气化论证《伤寒论》三阳三阴的实质，认为六经并非指经络，六经辨证并非单指经络辨证，但也不同意六经非经络的见解。因为三阴三阳是在经络脏腑的物质基础上论证其气化活动的，而其气化活动则是以脏腑活动为根源，以经络为通道。故探讨三阴三阳的实质，必须把脏腑、经络、气化密切联系起来。万氏强调"气化理论可以说是《伤寒论》的灵魂，应把三阴三阳落实在气化理论上才有意义"。

（4）脏腑功能气化说

必须指出的是：将脏腑功能活动称为气化者，与清代张志聪等人所讲的运气学说标本中气的"气化"含义有区别。现择其要者，将彭子益的脏腑气化学说，结合黄元御的学术观点，概述如下：

天有六气（风、热、暑、湿、燥、寒），为阳；地有五行（木、火、土、金、水），为阴。在天成象，在地成形，六气乃五行之魂，五行即六气之魄。天之六气化地之五行，地之五行生天之六气。人与天地相应也，两精相搏，合而成形，成形之前，先有胎元，胎元之内，含抱阴阳，上秉天气，而生六腑，下秉地气，而生五脏。脏腑既生则神化，生阳气以卫外，产阴精以内守，开五官为门户，骨以立其体干，筋以束其关节，脉以通其营卫，肉以培其部分，皮以固其肌肤。日迁月化，潜滋默长，形完气足，十月而生，是为人。故《灵枢·经脉》云：人始生，先成精，精成而脑髓生，骨为干，脉为营，筋为刚，肉为墙，皮肤坚而毛发长。谷入于胃，脉道以通，血气乃行。

阴阳之间，是为中气。中气者，土也，位居中央，处阴阳之交，清浊之间，为气机升降之枢轴。土分戊己，中气左旋，则为己上，在脏为脾；中气右旋，则为戊土，在腑为胃。脾为足太阴，而主升清阳，胃为足阳明，而主降浊阴。脾土左旋，则阴升而化清阳，清阳升于左，则为肝与胆，肝为足厥阴乙木，胆为足少阳甲木；清阳升于上，则为心与小肠，心为二少阴丁火，小肠为手太阳丙火。胃土右转，则阳降而化浊阴，浊阴降于右，则为肺与大肠，肺为手太阴辛金，大肠为手阳明庚金；浊阴降于下，则为肾与膀胱，肾为足少阴癸水，膀胱为足太阳壬水。五行之中，各有阴阳，阴生五脏，阳生六腑。五行各一，而火分君相，相火在脏为手厥阴心包，在腑为手少阳三焦。所以，中气实为交济水火之枢，升降金木之轴，化生五脏六腑之源也（图1-2-1）。

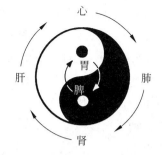

图 1-2-1　气机升降图（脾胃为枢轴）

①**脾与胃**：脾胃属土，位居中央，互为表里，官拜仓廪，为人身气机升降之枢轴。土分戊己，脾为已土，属足太阴，为生血之本，其性喜燥而恶湿；胃为戊土，属足阳明，为化气之源，其性喜润而恶燥。脾主升清阳，胃主降浊阴。脾升则肝肾随之亦升，因而水木不郁；胃降则心肺随之亦降，所以火金不滞。火降以温癸水则下温，水升以济心火则上清，上清下湿，是为平人。胃主受盛，脾主消磨。脾以湿土主令，故其性湿，胃从燥金化气，故其性燥。平人燥湿不偏，相互既济，所以中气健旺，胃气顺降则善纳，脾气升运则善磨，水谷精华，化生气血，养五脏而灌四旁，精盈神旺，身体健强，病无由生。

内外感伤，多致燥湿偏胜，偏胜则不能互济，致使中气衰而升降失司。脾之清阳不升，则运化迟滞，而病水谷不消，脘腹胀满；脾之清阳下陷，则脾家虚寒，而病脐腹隐痛，下利不收。脾土不升，则肝肾也郁。肝木左郁，则失其疏泄之常而血病，症见脘腹痛坠，月事不调；肾水下润则下寒，下寒则肾失统摄而精病，症见遗精宫寒，腰膝冷痛。胃之浊阴不降，则受纳无权，而病厌食纳差，胸脘胀闷；胃之浊阴上逆，则其气上冲，而病恶心呕吐，嗳气呃逆。胃土不降，则心肺也滞。肺金右滞，则失其清肃之常而气病，症见咳逆痰喘，痞塞不通；心火上炎则上热，上热则宗气不固而神病，症见心悸心烦，多梦失眠。所以心、肺、肝、肾之病，多因脾胃燥湿之偏胜，气机升降之逆乱所致。脾胃为后天之本，人之既生，多赖后天，根本既病，焉能不旁及四维？犹如树之根干既瘁，未有枝叶之不摇者也。

脾以湿土主令，胃从燥金化气，化气谓之从令。从令不敌主令之强，因而胃家之燥不敌脾家之湿，所以人之湿气恒长而燥气恒消。湿气旺，故病于脾阴旺而胃阳衰，症见纳差运迟，腹胀便溏，神疲乏力，面色无华，虚烦懒言者，比比皆是；病于胃阳盛而脾阴虚者，除伤寒阳明承气证外，鲜见之。至于温热、疫疠诸疾，邪异而途殊，阳气恒长而阴气恒消是其常，则另作别论。

②**肝与胆，心包与三焦**：脾土左旋，生发之令畅，清阳半升于左，则为肝与胆。肝胆属木，互为表里。木分甲乙，肝为乙木，属足厥阴；胆为甲木，属足少阳。木之气温，而主升发，所以肝喜条达，而恶抑郁，为将军之官，而主营血。

肝木生于肾水而长于脾土，若水土温暖，则肝气左升而木荣，生发之令畅，木静而风恬。而人之生气不旺者十之八九，皆因水寒土湿，不能生长肝木，木陷水中，生意幽沦所致。所以然者，五行之理，土生于火而火被水克，水能灭火而火不能灭水，水常旺而火常衰，火衰则不能生土以镇水，因而水泛土湿，木气郁陷，生气不旺。天人一也，人身亦然，故人之生气，常不旺也。肝主生，其气为风，生气不旺，一旦外为六淫所感，或内为七情所伤，势必郁怒而克伐脾土，风动而行其疏泄，因而胁肋脘腹作痛、下痢、亡血、失精诸症悉作。风者，善行而数变，及其传化乘除，千变不穷，则诸症丛生。所以百病之起，十之八九，因为生气不旺，肝气之郁。故前人谓：风为百病之长，肝为五脏之贼。

心包为相火，属手厥阴。肝木不郁，则心包从令而化风，木静而风恬则不病。手厥阴为病，必因肝木抑郁，心包不从风化而自现其相火之本气所致。肝木郁而克土，则中焦壅塞，阻遏水火交济之路；心包相火上炎，则弥漫于上，而散于外。水不能上承以济火，故手厥阴为病，在上在外，症见风热兼作；火不能下潜以温水，故手厥阴为病，在下在内，症见寒湿俱盛。

手少阳三焦以相火主令，胆以足少阳甲木而化气于相火，平人相火蛰藏，以温癸水，水得此火温暖，所以内温而外清。内温则肾脏温暖，肾温则秘藏，因而滑遗不作；外清则膀胱清凉，清凉则行其藏令，因而闭癃不生。内温外清，所以水道通调，《素问·灵兰秘典论》云："三焦者，决渎之官，水道出焉"，即是此意。

手之阳清而足之阳浊，清则升而浊则降。手少阳三焦为病，因其不升，相火不能秘藏于肾脏而陷泄于膀胱，实则膀胱热涩而闭癃，虚则肾脏虚寒而遗溺。所以《灵枢·本输篇》云："三焦者……入络膀胱，约下焦，实则闭癃，虚则遗溺"。足少阳胆为病，因其不降，郁而化生相火，相火逆升，弥漫于上，而作胸脘胀闷疼痛、口苦咽燥舌干、头晕目眩心烦诸症。三焦相火之陷泄，多因脾湿，肝木郁陷，风动行其疏泄，冲动相火，因而相火不秘，陷泄于膀胱。胆火之逆升，缘于肺胃不能降敛，胃土不降，碍胆木降路，肺金不敛，收令不行，相火不能下潜而上炎。

胆虽从相火化气而本属甲木，病则兼现其本气。甲木横冲，则贼戊土；相火逆升，则刑肺金。肺与大肠相表里，手足阳明，其气本燥，木火双刑，故见肺胃燥热诸症，兼见大肠约结。但少阳之气，阳方长而阴方消，其火虽旺，而也易衰，所以病于相火之衰者，也非鲜见。内伤惊悸之症，即因相火之衰所致也。

③**心与小肠**：脾土左旋，清阳全升于上，则为心与小肠。心与小肠属火，互为表里。火分丙丁，小肠为丙火，属手太阳；心为丁火，属手少阴。火之气热，其性亲上，为阳。阳气清虚之极，则神明出焉，故心主神明，统领十二脏腑。

平人丁火下降，以温癸水，所以肾脏温暖，而下寒不生；癸水上承，以济心火，因而心家清凉，而上热不作。上清下温，阴平阳秘，神旺而精盈，所以健康无病。

心者，君主之官，不受邪侵，病则心包代其受邪。心包为相火，因内外感伤，而病上热者，多因相火升炎，燔灼宫城，心液消亡所致，实非心君之病。心君为病，多因横暴之疾，或病至危笃，而累及神明所致。病机多属阳气虚败，下不根水，上浮外越，宗气不固；或因阳虚不能行血，而致阴血凝瘀不通，濒于阴阳离决。阳气虚败，则症见心悸不能自持，油汗如珠，面色㿠白，口鼻气冷，危笃欲脱；血瘀不通，则真心作痛，痛剧欲死，唇青舌紫，真脏脉现，甚则死于反掌之间。

前贤谓：有阳则生，无阳则死。心君为病，既因阳气虚败，所以预后不良，死者多而生者少。所以然者，火虚不能生土以镇水，因而水湿泛滥而灭火，火灭灰冷，生气全无，焉能不死！

心君为病，阳气欲绝，自身难顾，无力施恩于它脏，所以《素问·灵兰秘典论》云："主明则下安……主不明则十二官危。"

小肠以丙火而化气于壬水膀胱，为受盛之官，功能化物，泌别清浊。平人小肠从寒水化气，所以内温而外清。内温则肾阳兴旺，气化蒸腾，因而小肠功能化物，泌别清浊；外清则水腑清利，水道通调。小肠为病，则不从寒水化气，而现其本气。病于小肠丙火旺者，则热陷膀胱，致使水腑郁热不清，而病溺下赤涩；病于小肠丙火虚者，则肾寒不能气化蒸腾，因而小肠化物无权，清浊不分，同趋大肠，而病泻泄。小肠虽属丙火，而与膀胱互为表里，同属太阳寒水。膀胱寒水主令，小肠从令而化寒者，是其常也，所以病于小肠丙火之虚者，比比皆是。

④**肺与大肠**：胃土右转，收敛之政行，浊阴半降于右，则为肺与大肠。肺大肠属金，互为表里。金分庚辛，肺为辛金，属手太阴；大肠为庚金，属手阳明。金之气凉，而主收敛，所以肺喜清凉，而恶燥热，为相傅之官，而司卫气。

平人胃气顺降，相火蛰藏，肺气右降而金肃，收敛之政行，所以不病。内外感伤，多致脾家湿旺，而肝家郁滞。脾湿肝郁，则胆胃上逆。胆以甲木化气于相火，上逆则刑肺金。肺为华盖，其脏娇嫩，一被火刑，则失其清肃降敛之常，其气逆升，而病肺热，症见咳逆上气，喘促痰鸣，黄稠难出，口燥咽干，是为热痰，重则热伤肺络而鼻衄。足太阴脾以湿土主令，手太阴肺从令化气于湿土，若脾湿素盛，则肺家从令而化湿，脾湿胃逆，肺无降路，势必上逆，而浊阴溺漫于上，症见咳痰清稀，气短虚烦，咳逆倚息不得卧，是为寒饮。

脾为主令，肺为从令，从令不敌主令之强，所以肺家为病，多从湿化，病寒饮者多而病热痰者少。内伤咳嗽，多系寒饮为患。

大肠属手阳明，以燥金主令，故其气燥。因而大肠为病，燥伤津液，不能濡润，症见便坚而尿利，甚则痞满燥实俱见，承气证悉俱者有之。然人之阴气易长而阳气易消，故病于大肠湿寒者，亦属多见，症见大便溏薄，小腹冷痛，遇寒则痛泄愈加，即便大便初干后溏，或老年性便秘，也系脾湿肝郁、疏泄不利所致，而非因大肠燥热所为，且不可寒凉伐泄。

⑤**肾与膀胱**：胃土右转，浊阴全降于下，则为肾与膀胱。肾膀胱属水，互为表里。水分壬癸，肾为癸水，属足少阴；膀胱为壬水，属足太阳。水之气寒，其性闭藏而为阴，所以肾主藏精，为作强之官，主水而生髓。平人水敛于外，火秘于内，所以内温而外清。内温则精血温暖而秘藏，力能作强而出技巧，滑遗不生；外清则膀胱清利，水道通调，癃闭不作。

然肾之温暖，实赖君相二火下潜于肾以温之者也。心肾同属少阴，心为君火而肾为癸水，少阴君火虽为主令，但水能灭火而火不能灭水，所以君火多虚而癸水多寒，因之肾寒者居多。一旦内外感伤而病作，多系阳虚不能蛰藏，浮越于上，症见心悸虚烦，健忘失眠，头目晕眩，或见夜热毛蒸；虚阳不蛰而致肾寒，则症见腰膝冷痛，酸软无力，滑精遗溺，阳事不用，神疲畏寒，少腹冷痛。君相火旺而致水亏，症见肾阴虚者也有之，但较之阳虚肾寒者则为少矣。

膀胱属足太阳，以寒水主令，所以其性喜凉而恶热。其气清凉，则水府清利，全赖君相二火秘藏于肾者也。一旦因内外感伤，而致相火陷泄于膀胱，实则水腑热涩而闭癃，虚则肾脏虚寒而遗溺。相火泄露，必致肾寒，无论属实属虚，其本均属虚。因此，水府闭癃故当清利，然当适可而止，以免固过用寒凉，虚其虚而重伤肾阳。

另有以心肾为枢讨论脏腑气机升降学说者，在此限于篇幅不再论述，其要义如图 1-2-2 所示。

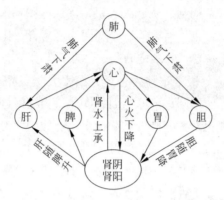

图 1-2-2　脏腑气机升降图（心肾为枢轴）

（5）脏腑气机升降说

张燮均根据《内经》"升降息则气立孤危""出入废则神机化灭"的理论，指出《伤寒论》运用《内经》的阴阳、藏象学说创立了六经证治，不仅包括了八纲、脏腑辨证，也贯穿着脏腑气机升降理论。具体地说，《伤寒论》中脏腑气机升降失常表现在 4 个方面：①脾胃升降失常。如邪从热化，腑气阻滞，胃不通降；脾阳素虚，邪陷太阴，升运无权，寒湿腹满。如脾胃湿热的心下痞证和胃虚气逆的痞证。②肝胆升降失常。如少阳病柴胡汤证；少阴病四逆散证；厥阴病肝肾阳气寒凝于下、胆胃积热于上的上热下寒证。③肺气肃降失常。如小青龙汤证、麻杏石甘汤证和肺津不能滋降、大肠津枯的脾约证。④心肾升降失常。如寒水上逆、侮土凌心的真武汤证和心肾不交、水火不济的黄连阿胶汤证。这一见解实际是脏腑气化失常的具体说明。

2. 病证病理分类说

（1）六病说

刘绍武则认为："《伤寒论》原著中找不到'六经'立论的有力依据。相反有137 个条文在谈'病'，这些条文明白地指出为'太阳病''阳明病'，……况且各篇之标题就是称'病'而非'经'，依照原著，称作'六病'在学习中觉得明白畅晓，应用上敏捷方便"，并强调"经"与"病"的概念有本质区别："六经是生理的，其循行有固定的线路，虽无病，其存在依然；《伤寒论》的六病是病理的，是人为地划分证候类型的方法，无病则'六病'不复存在"。又说："经络无论外在体表或内至脏腑均为线段的，其病象亦只出现于其循行部位及其所络属之脏腑；而'六病'之表现常为全身性的。经络之阴阳是用以说明人体组织结构之属性，由脏腑之不同及经络循环体表部位的区别所决定；而'六病'的阴阳是用以说明疾病的属性，由病势、病位、病体所决定，包括对表里寒热虚实的内容。'经'与'病'是本质绝不相同的两种概念，所以，我们认为《伤寒论》辨证的'六经'当称作'六病'"。

（2）证候群学说

六经候群学说，认为《伤寒论》将外感疾病演变过程中的各种证候群进行综合分析，归纳其病变部位、寒热趋向、邪正盛衰，而区分为太阳、阳明、少阳、太阴、厥阴、少阴六经，六经之名与经络学说无直接关系。关于《伤寒论》中六经本质问题，自古争议不休。关于"六经"后世存在多种解释，例如经络说、脏腑说、气化说、阴阳说、部位说、阶段说、证候群说等。证候群学说，近代较早提出自陆渊雷，其在《伤寒论今释》中提及"太阳、阳明等六经之名，……指热病之证候群，为汤液家所宗，《伤寒论》及《素问·热论》是也"。陆氏认为《伤寒论》将外感疾病演变过程中的各种证候群进行了综合分析，归纳其病变部位、寒热趋向及邪正盛衰，而区分为太阳、阳明、少阳、太阴、厥阴、少阴六经，六经之名与经络学说无直接关系。经方家胡希恕提出由其弟子冯世纶教授阐述："六经实质是人体患病后出现的六类症状反应，根据不同的症状，仲景以提纲形式分为六类。"因此，六经证候群是疾病在某个时段不同部位的症状反应，是多个症状的综合群体。

现行教材认为六经辨证是用于治疗外感病的辨证体系，而六经证候群学说认为六经辨证是涵盖外感病及内伤杂病的辨证体系。六经证候群对于较为复杂的疾病，常不能用一经病来定位，则可根据症状定为多经同病。六经证候群学说认为，寒热错杂、虚实兼见的内伤疾病多表现为阴经与阳经同时发病。面对错综复杂的症状，通过六经证候群学说辨证，得出的六经归属多是一致的。即使具体方证选择会有差异，但因六经归属判断一致，治法及方药大致相同。如对某病判断为少阴太阴同病，可选择真武汤或附子汤，治法都以温阳化饮为主，虽然方证对应程度有差异，但大的治疗和用药方向基本一致。这样就减少了治疗的偏差，有助于临床疗效的提高。因此，六经证候群辨证方法对于寒热错杂、虚实难辨等疑难杂症的辨证治疗具有优势。

20世纪50年代黄文东、金寿山、盛国荣、吕敦厚、何云鹤、孙宝楚等皆执此说。如黄文东曰："所谓六经，就是太阳、阳明、少阳、太阴、少阴、厥阴，就这六个病型的证候群，利用分经辨证，及其诊断方法，以鉴别表、里、寒、热、虚、实等轻重不同的情况，来运用汗、吐、下、和、温、清、补、涩，以及针灸等不同的治法，这就是中医治疗伤寒的基本法则。"

何云鹤追溯了《灵枢》《素问》六经之含义，与《伤寒论》比较，认为其各有不同。而六经"在《伤寒论》指热病侵袭人体后发生的各类型证候群。……证候群的名称沿用了当时的流行术语,太阳、阳明、少阳、太阴、少阴、厥阴,由此掌握了一般热病的临床规律和传变,更由此创立了执简驭繁的药治方法。"

（3）综合体说

姜春华认为:"《伤寒论》六经之名来自《内经》,但其内容实质已非经络之旧,作者融汇《内经》全部阴阳概念,包括表里寒热虚实、经络脏腑、营卫气血、邪正消长等,成为一个多种概念的高度综合体。它不是单纯的经络,也不是单纯的地区和病程划分,更不是简单的症候群。后人不从六经全部精神与《内经》的全部阴阳概念来联系体会,而拘于《伤寒》六经中某些符合《内经》的经络途径的症状为说,因此不能阐明仲景六经的实质。吾人欲认识仲景六经,必须从《内经》的全部阴阳概念(包括经络脏腑、气血营卫等)来理解,决不可单纯地用某些观点来理解,否则就会陷于片面"。

（4）病证结合说

徐荣斋强调病证结合,他认为,所谓六经辨证是后人注疏《伤寒论》的评语,注疏者强调了辨证的一面,而忽略了辨病的一面。其实伤寒的六经是辨病和辨证相结合。《伤寒论》中提纲挈领的"辨××病脉证并治"篇名,都说明了《伤寒论》辨证论治和辨病论治是相结合的。

（5）证候抽象说

牛元起则认为:"证是六经的基础,六经是证候的抽象。《伤寒论》采用了列证辨析的写作手法。……仲景通过对各个证型的分析判别,先提炼,后命名,这是祖国医学实际的发展过程,也是六经辨证体系实际的创立过程。"而且"把六经理解为证候类型的抽象,并不是否认它与脏腑、经络、气血、营卫等有关,恰恰相反,它能更正确、更客观地反映脏腑、经络、气血、营卫的病理而不囿于经络之狭。"

（6）病理层次说

郭子光则认为:"把三阴三阳解释为疾病变化发展的六个阶段是不合适的。"而"三阴三阳实际上是六个大的病理层次的反应。所谓太阳病,属于人体肤表阴阳的失调;阳明病是病在里,多涉及胸中胃肠;少阳病在半表半里,多涉及胆和三焦;太阴病的病位较深,多涉及脾胃;少阴病的病位更深,多涉及心肾;厥阴病则多涉及肝经。这六个大的病理层次里面,又可分为若干较小的病理层次,人们将这种小的病理层次的反应和针对其治疗的方药联系起来,称为汤证"。

3. 阴阳胜复说

柯雪帆认为:"外感热病的病变部位虽然离不开脏腑、经络,并且在某个阶段有可能主要表现为某一脏腑、经络的病理变化,但外感热病毕竟是一种全身性的疾病,仅仅用一二个脏腑或一二条经络,显然不能作出完美的解释。众所周知,邪正斗争是外感病的主要矛盾，而阴阳胜复是邪正斗争的具体表现，它反映了病邪的性质及其变化、人体的正气变化以及邪正双方力量的对比，用阴阳胜复来解释伤寒六经辨证就抓住了邪正斗争这个主要矛盾。用阴阳胜复解释六经辨证，是从整体出发，从动态变化看问题，比较符合外感热病是全身性疾病、外感热病发展有阶段性这两个特点。因此，笔者认为阴阳胜复是《伤寒论》六经辨证的理论基础。"时振声亦云："从阴阳消长结合脏腑、经络的变化来看六经病，就不会局限在某一经络、某一脏腑，而是可以看到急性热病是一个全身性疾病。"

4. 治法说

伤寒六经，既是辨证之纲领，又是论治之准则。因此，一些医家对其研究侧重于治法方面。钱潢认为："大约六经证治中，无非是法，无一字一句非法也"。又如尤在泾认为《伤寒论》强调治法，太阳的治法，不外乎正治、权变、斡旋、救逆、类病、明辨、杂治七种，其他诸经亦各有法，诸法如珠之贯通于全论，故名其著为《伤寒贯珠集》。俞长荣亦云："学习和研究《伤寒论》的重点应该转移，不要在条文辨释上花费过多精力，而应该去研究它的精华所在——诊治大法。"并指出"再过几十年或百余年，《伤寒论》必将改写。那时也许"伤寒""六经"等名称将被改换，但本论的诊治大法精神将与祖国医学永远共存"。

5. 阶段说

祝味菊根据人体正气与邪气抗争的状态，按六经次序分成五个阶段："太阳之为病，正气因受邪激而开始适度之抵抗也。阳明之为病，元气偾张，机能旺盛，而抵抗太过也。少阳之为病，抗能时断时续，邪机屡进屡退，抵抗之力，未能长相继也。太阴、少阴之为病，正气懦怯，全体或局部之抵抗不足也。厥阴之为病，正邪相搏，存亡危急之秋，体工最后之反抗也。一切时感，其体工抵抗之情形，不出此五段范围。此吾三十年来独有之心得也"。

其主要内容为：客邪侵入人体，体内正气势必起来抗争，根据邪势和正气的盛衰变化，必然会出现各种复杂多变的证候。伤寒六经，就是从整体出发，根据所产生的各种证候特点，正气强弱，受邪轻重，病位深浅，以及病情的缓急，进行分析归纳，组成六个不同的证候类型；而五段之说则是把邪正相争分成五个不同的阶段。这个阶段即太阳为开始抵抗，少阳为抵抗不济，阳明为抵抗太过，太阴、少阴为抵抗不足，厥阴为最后之抵抗。一切外感，足以激起正气之抵抗者，皆不出此五种阶段。人体对外邪侵袭有自愈康复的能力，祝氏称其为自然疗能。五段说的特点是从邪正相争的角度，调整太过与不及，使正复邪退而病愈。体现了应顺人体自然疗能的学术思想，它使"六经"邪正相争的本质更明朗化、具体化，更加容易理解与掌握。

6. 六界说

恽铁樵认为："六经者，就人体所著之病状，为之六界说者也。是故病然后有六经可言。不病直无其物。"又曰:"《伤寒论》之六经所言甚简,苟知其为病后之界说由属易解。不必多为曲说,使人坠五里雾中也。"

刘渡舟则指出:"六经辨证……不是空中楼阁。'经者,径也',据经则知邪气来去之路;'经者,界也',据经则知病有范围,彼此不相混淆。有了范围,有了界限,就能使我们在辨证时一目了然"。如此界、经结合,以释六经之"经"字含义,不仅概念明了,而且对临床具有指导意义。

7. 位向性量说

肖德馨把六经之义归纳为四种:"定位、定向、定性、定量"。定位,即六经有表示病变部位的含义。定向,即六经有表示外感病发生、发展和演化趋向的含义。定性,即六经有表示疾病性质或属性的含义。定量,即六经有表示病情虚实或盛衰程度的含义。同时强调"只有把四种含义综合起来,才能比较全面地反映六经的内涵"。

8. 环节说

孙泽先认为:"六经不是六个独立的病,也不是六个独立的症候群,它是疾病变化之中具有不同性质的六个环节。这六个环节分别标志着正邪力量对比的不同情况,它们有机地联系起来,构成了疾病由量变到质变、由开始到终结的全部过程,从而概括出疾病发生发展的一般规律。"其中太阳病的主要矛盾在于相对阳虚;阳明病的主要矛盾在于过度阳盛;少阳病的主要矛盾在于气郁不伸;太阴病的主要矛盾在于中阳虚衰;少阴病的主要矛盾在于元阳衰微;厥阴病的主要矛盾在于气机阻滞。

9. 阴阳离合说

(1) 经典离合说

陈治恒说:"《伤寒论》以三阴三阳作为辨证纲领,本于阴阳离合的理论。张仲景撰述的《伤寒杂病论》,在论述外感病部分,以三阴三阳作为辨证纲领、论治准则,正是他根据《内经》阴阳离合理论,结合实践的具体运用。"如果"只将三阴三阳局限在经络、脏腑形态结构上看问题,不但与仲景立论不符,而且有刻舟求剑之弊"。由于"人是一个有机的整体,阴阳保持着相对的平衡。在正常情况下,是不可能察见阴阳所属的经络、脏腑及其气化的不同表现。当人体感受外邪之后,阴阳的相对平衡和协调统一遭到破坏,就会导致阴阳的离而失和,根据所呈现的脉证,本着'以常测变'的原则,就可辨其病之所在"。并强调"在研习《伤寒论》时,对三阴三阳开阖枢的关系是不应忽视的"。

《素问·阴阳离合论》:帝曰:愿闻三阴三阳之离合也。岐伯曰:圣人南面而立,前曰广明,后曰太冲。太冲之地,名曰少阴,少阴之上,名曰太阳,太阳根起于至阴,结于命门,名曰阴中之阳。中身而上,名曰广明,广明之下,名曰太阴,太阴之前，名曰阳明，阳明起于厉兑，名曰阴中之阳。厥阴之表，名曰少阳，少阳根起于窍阴，名曰阴中之少阳。是故三阳之离合也，太阳为开，阳明为阖，少阳为枢。三经者，不得相失也，搏而勿浮，命曰一阳。帝曰：愿闻三阴。岐伯曰：外者为阳，内者为阴，然则中为阴，其冲在下，名曰太阴，太阴根起于隐白，名曰阴中之阴。太阴之后，名曰少阴，少阴根起于涌泉，名曰阴中之少阴。少阴之前，名曰厥阴，厥阴根起于大敦，阴之绝阳，名曰阴之绝阴。是故三阴之离合也，太阴为开，厥阴为阖，少阴为枢。三经者，不得相失也，搏而勿沉，名曰一阴。阴阳𩂹𩂹，积传为一周，气里形表而为相成也。

阴阳离合论主要以足三阳、三阴经的分布、交接特点等，并以木门的结构来比喻，论证"三阴一体、三阳一体"，即"太阳为开，阳明为阖，少阳为枢；太阴为开，厥阴为阖，少阴为枢"，以回答"天为阳，地为阴，日为阳，月为阴，大小月三百六十日成一岁，人亦应之。今三阴三阳，不应阴阳，其故何也？"的问题，论述思想独特。

对阴阳离合之数，注家有二说：①认为即一阴和一阳而言。阴经和阳经，离之则为二，合之则为一。如张景岳《类经·经络类·二十九》注："分而言之为离，阴阳各有其经也；并而言之为合，表里同归一气也。"吴昆《素问吴注》亦同此说，注云："此言阴阳，经之阴阳也。阳表阴里谓之离，一阴一阳相偶谓之合。又异者为离，同者为合。"②阴阳各分太少厥（阳明）为离，三阴三阳总合于一阴一阳则为合，如高士宗《素问直解》云："离则有三，合则为一，从三而十百千万，皆离也；三阳归于一阳，三阴归于一阴，皆合也。"文中有"三阴三阳不应阴阳"之语，则后说义胜。然阴阳本为一分为二，故以阴和阳二者而言，亦是离合之数。

《素问·阴阳离合论》主要内容为：①指出了自然界阴阳变化万千，但其要则在于一阴一阳，即阴阳的对立和统一。②通过足三阴三阳经脉根、结的论述，阐明三阴三阳经脉离则为三，合则为一的道理。③论述了足三阴三阳经脉的开、阖、枢生理特性。

《灵枢·根结篇》记载："太阳为开，阳明为阖，少阳为枢；太阴为开，厥阴为阖，少阴为枢。"同时，《素问·皮部论》又记载着："阳明之阳，名曰害蜚。（'害'与'阖'字古通用，指门扇也，一曰闭也；蜚音扇，即门扇之谓）少阳之阳，名曰枢持（'枢持'作'枢杼'，据《甲乙经》把枢即枢轴，此即比作门轴也）。太阳之阳，名曰关枢（'关枢'即门闩，门上的横插，有门插门之意）。少阴之阴，名曰枢儒（'枢儒'当作'枢权'，即旧式房屋门窗中的枢纽，此即门栓也）。心主之阴（张琦曰：'心主'当作'厥阴'）名曰害肩（'害肩'通'阖榍'门上置枢之处，即为放门栓的部分）。太阴之阴，名曰关蛰（'关蛰'即为门中之撅，乃为顶门门的木头）。"由此可见，古人以门的各个部分和所起的作用来形象的描述三阴三阳经的气血盛衰和在人体中所起的作用。既认为太阳、太阴为开；阳明、厥阴为阖；少阳、少阴为枢，又认为太阳、太阴为关（关枢、关蛰）；阳明、厥阴为阖（害蜚、害肩）；

少阳、少阴为枢（枢持、枢檽）的两种说法。

至隋代，杨上善撰注《黄帝内经太素》则直接曰："太阳为关，阳明为阖，少阳为枢。太阴为关，厥阴为阖，少阴为枢。"并注："夫为门者具有三义：一者门关，主禁者也。……二者门阖，谓是门扉，主关闭也。……三者门枢，主转动者也。……三阳为外门，三阴为内门，内门亦有三者……"从隋唐以来，"开阖枢"与"关阖枢"一字之分歧，就延续至今，历千余年，笔墨之争，纷纭而未臻统一。

"关阖枢"以"关"谓门楗和顶门闩的木头；"阖"谓门扇和放门闩的部位；"枢"谓门轴和门闩来比喻太阳、太阴、阳明、厥阴、少阳、少阴之三阳三阴经脉的运动形式和人体生理功能活动。

"开阖枢"同样以门的运动形式来形象描述三阳三阴经脉的病理运动变化。正如王冰曰："开者，所以司动静之机；阖者，所以执禁固之权；枢者，所以主转动之微，由斯殊气之用，故此三变之也"。

总之，"关"谓门楗和顶门闩，其变动为"开"；"阖"谓门扇和放门闩的部位，其变动为"闭阖"；"枢"谓门轴和门闩，其变动为转枢。这样"开阖枢"也就是说明了太阳、太阴，阳明、厥阴，少阳、少阴，三阳、三阴经脉的恒动形式和人体病理变化状态。

所以说"关阖枢"与"开阖枢"均是以"门"的形式和活动方法，从两种不同的角度来形象的比喻和客观的描述三阳三阴经脉的生理功能和病理变化。"关阖枢"论其静，论其体；"开阖枢"论其动，论其用。"关阖枢"言其生理，"开阖枢"言其病理，两者名异而实同。此种现象在《内经》中乃是屡见不鲜的。

仲景《伤寒论》继承了《内经》三阳三阴经脉的学术思想，并结合自己长期丰富的临床实践，把三阳三阴经脉学说加以演变和发展，提出了六经辨证的概念，来进一步认识脏腑经络的病理变化和临床表现，以及指导着辨证和治疗。

（2）生理病理离合说

王希哲等对《伤寒论》中的阴阳离合有不同的认识，现总结如下：

①《伤寒论》三阳经的"关阖枢"与"开阖枢"

A. 太阳为"关"，其变动为"开"；生理为"关"，病理为"开"

太阳属膀胱与小肠，太阳主一身之表，与卫气并行，具有抗御病邪侵袭的功能，故称为"六经之藩篱"，而为"关"。当太阳气化功能不足，卫外失职，外邪就乘虚侵入，机体则有抗御外邪的斗争，产生头项强痛、恶寒发热、无汗或自汗、脉象浮等病变，即太阳主"开"。

B. 阳明为"阖"，其变动为闭"阖"；生理上为"阖"，病理上为闭"阖"

阳明包括胃与大肠，《内经》称胃为"仓廪之官""水谷之海"，"大肠者，为传导之官，变化出焉"。又曰："阳明居中，主上也，万物所归，无所复传"，故在生理谓"阖"。伤寒传入阳明，邪正俱盛，内热闭结，闭者热盛，结者腹胀痞满，拒按而痛、大便燥结而闭塞等病理变化，即阳明病理上主闭"阖"。

C. 少阳为"枢"，其变动为转"枢"；生理上似"枢"，病理上似转"枢"

少阳属胆与三焦，胆附于肝，其性主疏泄，三焦为气和津液运行的道路，故少阳生理上谓"枢"。外邪侵入少阳，邪气结于胁下少阳胆经的部位，其抗邪能力不如太阳和阳明。太阳主表，阳明主里，所以少阳主半表半里。此时正不能祛邪达表，邪亦不能遽于入里，正邪斗争于表里之间，则表现为往来寒热、胸胁苦满、口苦、咽干、目眩等病症。它的病机趋势外则从太阳之开，内则从阳明之阖，介于太阳、阳明之间。另认为少阳介阴与阳之间，出则二阳，入则太阴，故此其病理变化为转"枢"。

②《伤寒论》三阴经的"关阖枢"与"开阖枢"

A. 太阴为"关"，其变动为"开"；生理上是"关"，病理上是"开"

太阴为脾肺，一主肌肉，一主皮毛，为三阴之首。病入三阴，首犯太阴，然太阴为三阴之屏障，乃太阴生理上则为"关"。病邪侵入太阴，表现脾的运化失职，肺的功能失去宣发肃降，会出现呕吐、下利、咳喘等自内向外的病变，其病理为"开"。

B. 少阴为"枢"，其变动为转"枢"；生理为"枢"，病理为转"枢"

少阴属心肾，一主火，一主水，心火居上，肾水在下，心肾借经脉之通道，使水火上下交济，才能维护人体的阴阳平衡，而这种交济为生理上的"枢"。如若病至少阴，心肾机能受损，心肾不能交济转枢，必造成水火不济，阴阳失调，故出现转枢失当的寒化证或热化证。寒化证：脉微细、但欲寐、畏寒、身倦、手足厥冷，或下利清谷等。热化证：心烦、不寐等症。因此，少阴病理上为转"枢"。

C. 厥阴为"阖"，其变动为闭"阖"；生理似"阖"，病理似闭"阖"

厥阴为肝、心包，是伤寒六经病证的最后阶段，为三阴经之末，如《内经》所说："两阴交尽，故曰厥阴"。"厥"有久或极的意思，故生理如"阖"。其厥阴的病变，无论是寒、或热、或气、或虫等因素，均会导致气不相顺接的厥，影响肝的气机疏泄不利，而闭塞不畅的病理，此为厥阴闭"阖"之意。

10. 太极说

王梅竹认为："《伤寒论》之六经辨证体系的形成，是以仲师的平脉辨证之医疗实践为基础，遵循《内》《难》之医理，深究《周易》之哲理，在《周易》之阴阳的思想指导下而创立起来的。"刘联群则进一步指出："六经是概括人体阴阳营卫气血变化规律的纲领，这个纲领本于《周易》太极阴阳。三阳归属在太极阳端，三阴归属在太极的阴端，但为一个整体，并把人体十二经脉纳入六经之中，构成了一个人体与大气相合的整体循环模式，体现了以阴阳为纲的基本原理。在病理方面，六经是用来观察、分析和认识疾病的说理工具……从总体来讲，太阳是一切阳性疾病的始发期，阳明是一切阳性疾病的最明显期，少阳是一切阳性疾病的衰减期，太阴是一切阴性疾病的始发期，少阴是一切阴性疾病的最深重期，厥阴是一切阴性疾病的衰减期。"

11. 体质说

郑元让认为:"病发于阳、病发于阴是仲景对体质的划分。"并以机体脏腑功能状态为依据提出六经人假设:认为气血充盛,脏腑健和者为太阳人;胃阳素盛,津液偏欠者为阳明人;胆火盛,三焦枢机不利者为少阳人;脾阳不足,不耐寒湿者为太阴人;气血不足,心肾阳虚者为少阴人;肝肾阴虚,相火偏亢者为厥阴人。同时指出:"伤寒六经人之假说归纳了人体千差万别的素质。虽然尚存在介于这些类型之间的体质,但提挈此六种体质,基本上可以驾驭对所有人的辨证论治。"

三阴三阳体质学说作为三阴三阳辨证的重要基础,具有提纲挈领的作用。三阴三阳体质学说源自《伤寒论》三阴三阳理论,与六经辨证相合,是对于"方证对应"治疗方式的分类和归纳,具有提纲挈领的作用。赵进喜认为三阴三阳不同体质之人,各有各的易感邪气,感受外邪后,从化不同,临床表现就会不同,而且转归预后也存在差别。

12. 引用新说

(1) 高级神经活动说

20世纪50年代全国曾掀起对巴甫洛夫高级神经活动学说的学习热潮,因此不少中医学者试图运用这一学说阐释六经证治原理。如王慎轩提出:"中医学术的理论和经验,有很多部分可以用巴甫洛夫的学说来解释它的原理,伤寒论的六经证治法,也可以用他的学说来证明",认为"大脑皮质内经常发生着两种精神活动过程,即兴奋与抑制。兴奋和抑制,调节适当,就是生理健康的现象,兴奋和抑制反射太过,就是病理变化现象。仲景以兴奋太过而发生的症候群,叫作三阳证"。太阳病是兴奋反应趋向表部;阳明病是兴奋反应趋向里部;少阳病是神经的兴奋太过,而正气抵抗病毒的能力乍强乍弱。而又"以抑制太过而发生的症候群,叫作三阴证"。轻度的抑制太过为太阴病;高度的抑制太过为少阴病;抑制过于强烈,反会出现兴奋反抗现象的为厥阴病。

(2) 应急学说

应激学说创立于20世纪30年代,主要是从内分泌角度概括疾病发生发展的一般规律,其规律分为三期。孙泽先把六经三个主要环节,即六经的太阳(相对阳虚)—阳明(阳盛)—少阴(绝对阳虚),与应激学说的三个期,即动员期(分解代谢)—抵抗期(合成代谢)—衰竭期(分解代谢)相互比较,认为:"六经和应激学说各自通过以上三个主要环节,来说明疾病发生发展的全部过程中机体内部的主要变化情况。三个主要环节的形成,都基于矛盾向相反方面的两次转化,也称两次否定"。而"六经和应激学说在矛盾运动规律上的联系,预示了中西医在理论上结合的可能性"。

（3）病理神经动态说

朱式夷从现代神经病理学的观点探讨伤寒辨证论治规律,认为六经为不同"病理神经动态"的六个病理阶段。太阳即先有抑制转向兴奋;阳明即兴奋期;少阳即兴奋抑制交替期;太阴即抑制期;少阴即机能衰竭期;厥阴即中枢衰败期。并指出:"为什么伤寒论有这样高的评价,丰富的内容呢? 主要是,它充分地说明'伤寒'病的各种不同体质、不同病灶、不同证候的复杂情况,归纳出其中的规律,而这种规律反映的不仅具有伤寒的特征,而且实际上讨论了其他疾病都可遇到的神经动态。"

（4）病理时相说

杨麦青从细胞和细胞因子水平探讨《伤寒论》六经学说,认为:"《伤寒论》是一部临床生理病理学,凡热性病伴全身性机体反应、发展及其转归者均属伤寒。其间显示为炎症、微循环障碍、发热、水电解质代谢和酸碱平衡紊乱、缺氧、休克、毒血症、弥漫性血管内凝血以及心力衰竭等不同病理时相。轻者仅演进一、二阶段'不传'而'自止',重者'传经''直中''合病''并病',迅兼数个阶段。"

（5）时间生物学说

蔡抗四认为:"近20年形成的新的边缘学科——时间生物学早在古代《伤寒论》中就得到充分的反映。六经病解的时间推算和服药方法,就是这一理论具体用于临床。"许世瑞则认为:"《伤寒论》中以大量条文记载了六经病证发生、发展、传变、向愈的规律,其中所示六经病证欲解的规律变化,最具时间医学意义。"

（6）时空概念说

岳美中认为:"时间和空间,纵横地交织在一起,才形成宇宙。人在其间,生存下去,繁殖下去,是须臾不能离开它的",认为"仲景之《伤寒论》,在总的辨病上,既审查到病在空间上的客观存在,又抓住时间上的发展变化"。因此,伤寒六经把外感病分成三阴三阳,旨在空间和时间,不仅明辨了空间上客观存在的"证",而且又认识了在变化发展时间上的"候"。因此各方治的运用亦"都是既掌握了空间,又抓住时间,针对病情,很仔细地随机以应付之"。同时指出,《伤寒杂病论》对于急性热病和慢性杂病掌握了"空间和时的辨证规律,给我们不少启示,有助于我们更好地继承、挖掘祖国医学的精华"（表 1-2-2）。

表 1-2-2　六经病时空表

六经病	时　　空
太阳病	为病空间：发热,脉浮,头项强痛而恶寒 发病时间：从巳至未上（9—15 时）
阳明病	为病空间：胃家实是也 发病时间：从申至戌上（5—21 时）
少阳病	为病空间：口苦,咽干,目眩也 发病时间：从寅至辰上（3—9 时）

六经病	时　空
太阴病	为病空间：腹满而吐，食不下，自利益甚，时腹自痛 发病时间：从亥至丑上（21—3时）
少阴病	为病空间：脉微细，但欲寐 发病时间：从子至寅上（23—5时）
厥阴病	为病空间：消渴，气上冲心，心中疼热，饥而不欲食，食则吐蛔 发病时间：从丑至卯上（1—7时）

（7）抗损伤反应过程说

朱家鲁则认为："在伤寒六经病证的演变过程中，机体的防御机能是随着疾病的变化为转移的。因此，可以根据六经的传变规律来掌握其不同阶段的起作用的抗损伤反应过程"，认为"三阳病变都是正盛邪实，机体之抗损伤反应较为显著。至于邪入三阴，多系正气溃败，机体的抗损伤反应受到破坏，此时多表现为机体的保护性代偿作用为其特征"。并结合六经病证加以论述。

（8）六经非经论

王琦认为："《伤寒论》诸多谬说曲解者，皆与这一'经'字有关。今当力斥其非，拨乱反正。"认为当称"三阴三阳六病"。阎艳丽亦云："正是'六经辨证'模糊了《伤寒论》的本来面目，缩小了对《伤寒论》研究的视野，拘紧了思路，并招致任意附会仲景书的后果，理当弃去，而代之以原著提示的'六病辨证'"。此说虽与"六病说"论据有相近之处，但以否定伤寒"六经"这一名词为其主要目的。

（9）理想模型说

瞿岳云认为："从方法论的角度而言，《伤寒论》六经分证的实质是运用理想方法建立的'理想模型'，属于抽象科学。"并解释说："所谓'理想模型'就是为了便于研究而建立的在思维中可以实现的一种高度抽象的理想形态"。因为"用单一的脏腑、经络、气化和时空的观点来解释和表述外感热病的发展规律，都有一定的局限性。于是张仲景不自觉地运用了科学抽象中的理想化方法，并且为了强化说理，使自己的抽象思维更加纯化，在《内经》的影响之下，借用六条经络之名，抓住热病发展过程中的主要矛盾和主要特征，排除种种次要的、非本质的因素干扰，而建立了既有脏腑经络，又有邪正消长阴阳胜复和时间空间概念的六个理想模型——六经分证理论"。

（10）多级多路立体说

王文明则认为："《伤寒论》的六经辨证分型，是运用理想化方法，……组成一级六路的既独立又相互联系的辨证分型体系，作为多级多路分型的总纲。纲明则目随之而立，所以每一经在提纲主证的统领下，以八纲的辨证方法分成若干纵横层次，形成二、三级多路分型体系。在有的经中，还可在此之下分成若干小层次和具体汤证，以组成第四、五级多级多路辨证分型网络。……由此不难看出：

仲景在著述《伤寒论》时就充分地运用了'多级多路调节'理论，使外感热病在辨证分型上形成多级多路体系。进而建立起六个层次分明又相互联系的多级多路体系的辨证论治立体模型。"

（11）二值逻辑三维说

黄宗南等对《伤寒论》三阴三阳进行了数学模型设计，认为："阴阳二值逻辑是仲师《伤寒论》的主要思维方法，表里寒热虚实是由阴阳逻辑衍生出来的具体逻辑值，成为三阴三阳辨证论治的主要思路，而三阴三阳提纲的精神恰好与这三组二值逻辑相一致，于是构成了三维立方体的几何模型设计条件。"

（12）模糊聚类说

孟庆云认为："中医诊断处方可以说是典型的模糊现象，使用的语言是模糊语言。"而"控制论中的模糊控制，是建立在模糊数学基础上，运用模糊概念对模糊现象进行识别、控制"。因此提出："六经为六种模糊聚类分析，其识别要点，主要应从正邪（抗干扰力与干扰）、病期（时间）、脏腑（病变空间）等因素加以分析。即六经病是正邪、时间和表现于脏腑经络之症状的函数。"

（13）逻辑说

程磐基从逻辑学角度对《伤寒论》的六经病进行探讨，分析六经病的概念与张仲景思想方法。指出："六经病篇首'××之为病……'一条，可以认为是为六经病下的定义，具有提纲挈领的作用，是《伤寒论》辨证论治的纲领。"并提出了六经病各自的外延定义及内涵定义，如原文第1条可以认为是太阳病的外延定义。其内涵定义是风寒袭表，卫气受邪。且"逻辑学认为，分类是进一步明确概念外延的一种方法"。所以原文第2条、第3条"运用了分析、对比的方法来区别太阳病的两种类型"。而"这种分类方法使得太阳病的外延定义更为明确"。

（14）系统说

张长恩指出："人体是自然界里的一个系统，而六经是人体六个相互联系的子系统"。肖德馨进一步提出："《素问·热论》就已把六经作为系统概念，用来概括外感疾病的发展过程。《伤寒论》在此基础上，总结前人及汉代医家治疗一切外感病的经验、方法，以六经系统概念做为理论支架，形成了理法方药完整的六经辨证体系。整个六经系统，是代表整个病人是由六个相互联系的部分组成的有机整体，和疾病是有六个相互联系的阶段组成的总体过程。"而"每个子系统由哪些要素（成分）组成，要视各要素在外感病过程中相互联系、相互影响、相互作用、相互制约的关系来决定"，并对六经各系统的要素组成（经络、脏腑、体形、皮部及官窍）进行了逐一归纳。

（15）集论说

杨培坤等运用集合论研究六经，认为："仲景学说中的六经一体观，就是把人体的总体系统视为一个集合，而六经中的每一经视为这个集合中的元素，……

就六经系统中的每一个子系统而言，其所属的脏腑、经络、官窍等，又均为一个集合，因而我们也可以用集合的表示法予以描述"，同时"结合集合的有关运算，就可以通过集论的数学模型对仲景学说中的辨证与论治的思维过程予以描述。"

（16）六经与信息数学

朱式夷探讨《伤寒论》六经辨证规律提出："中医的辨证是经过一系列的数学演算而后成立的，决不是任意的逻辑。演算越细致精确，辨证功夫越深"，而"这种独特的运算方法实际上属于信息数学。它启蒙于《内经》，奠基于《伤寒杂病论》，成熟于清代，是仲景学说的光辉成就之一，可命名为仲景数学。"

（17）六经与自然辩证法

杨麦青则运用自然辩证法探讨仲景学说及伤寒六经。指出："事物的矛盾法则，是辩证法的最基本的法则。"而"《伤寒论》中的矛盾统一，是通过六经病具体形态互相转化的对立统一，……《伤寒论》在六经传变的具体分析基础上完成了阴阳、虚实、邪正、寒热的对立统一，显示了错综复杂的疾病规律在各个不同过程中的矛盾特征"。此外，还结合六经病就有关质量互变规律、现象和本质、同一性和差别性等进行了讨论。

（18）六经与哲学

陈云平指出："《伤寒论》创立了六经证治，从而使中医辨证论治体系完整化、系统化，……通篇贯穿张仲景朴素唯物论思想。认为：《伤寒论》六经证治，就是通过机体在外的不同表现，进行综合分析，判断其内在病理变化"。因此"仲景不但是一位伟大的医学家，而且是一位伟大的哲学家。所以学习《伤寒论》不仅要学他的辨证论治方法，还要学习他的哲学思想，才能全面领会《伤寒论》的本义，探明张仲景的学术思想"。

（19）六经与三论

20世纪80年代以来随着系统论、控制论、信息论的盛行，国内学者开始运用这些理论阐述六经辨证规律。如廖子君从系统论角度探讨《伤寒论》六经体系；孟庆云从控制论模糊识别探讨《伤寒论》六经含义；王宝瑞论述《伤寒论》六经辨证理论体系中的信息论方法等。而宋天彬则指出："用现代的眼光来看，《伤寒论》包含丰富的系统论、控制论、信息论思想，可见只要是真理，古今中外的认识都会不谋而合"。

三、六经实质探讨小结

综上所述，六经实质已非仅仅指经络，六经实质实际上已包括了阴阳学说、经络学说、脏腑学说、营卫气血理论、气化学说，以及病因、病位与病机学说等内容，但这绝不是各种学说的简单叠加。仲景把先贤的太极、阴阳、三才、四象、五行、六气、八卦等古典哲学思想和方法运用于医学理论，并在其学术思想逐渐形成的过程中，使这些学说渗透到《伤寒论》中，将它们自然而然地融会贯通。它已同中医学的精髓——辨证论治浑然一体，创立并形成了独树一帜的"六经理论"。

六经理论认为：六经三阴三阳所属脏腑营卫气血之偏盛偏衰所形成的三阴三阳体质及其所产生的内生五气（风、寒、湿、燥、火，可隐而不发为伏邪）与痰饮、瘀血，是疾病发生的内在原因。六气受运气气化失常（亢则害），六气即为六淫（可感而即发，亦可引而不发为伏气），是疾病发生的外在因素。"天人相应"，意指人体的正常生理活动和疾病的病理表现均与天之气（六淫、疠气）、人之气（三阴三阳体质）、地之气（五气）的合化有关，即"天人合一"。内因决定外因。内因是决定事物发展的根本原因，外因是事物发展的外在条件。因此，外感热病的发生发展，只取决于是否感受了外邪（六淫、疠气），而与外邪的寒温属性无关。外感热病的寒温走向，则与六经三阴三阳所属脏腑营卫气血之偏盛偏衰所形成的三阴三阳体质（阴虚则热，阳虚则寒）与外邪的寒温属性（阳胜则热，阴胜则寒）合化相关（或从热化，或从寒化，或从燥化，或从湿化）。内伤杂病的发生及其虚实属性，与六经所属脏腑阴阳营卫气血之虚实而形成的三阴三阳体质和内生五气及痰饮、瘀血相关，所谓"因实致虚，因虚致实"是也。故六经理论不仅能用于外感热病，而且能用于内伤杂病。诚如柯琴云："六经之为病，不是六经之伤寒，乃六经分司诸病之提纲，非专为伤寒一证立法。"

现就前文《伤寒论》六经实质研究，择其要者，将"六经三阴三阳理论"，归纳总结如下：

1. 六经三阴三阳概念

三阴三阳不单指某一经脉，它包括：

（1）合人之脏腑

太阳合小肠与膀胱，少阳合胆与三焦，阳明合胃与大肠，是为三阳合六腑是也。太阴合脾与肺，少阴合心与肾，厥阴合肝与心包络，是为三阴合五脏也。

（2）合人之十二经脉

太阳合膀胱与小肠经，少阳合胆与三焦经，阳明合胃与大肠经；太阴合脾与肺经，少阴合肾与心经，厥阴合肝与心包经。

（3）应天之六气，主人身之气化

气之寒，太阳应之——太阳寒水：太阳主水气之化。水气者，乃卫之化源，居人体之表；以小肠化水，膀胱泄水是也。

气之燥，阳明应之——阳明燥金：阳明主谷气之化。谷气者，乃营之化源，居人体之里；以胃司盛受，大肠司传导是也。

气之湿，太阴应之——太阴湿土：太阴主精津的运化，以肺主气，主治节，敷布津液，脾主运化水谷精气而统血是也。

气之热，少阳应之——少阳相火：少阳主人体气血之鼓运，为气血运行枢机

之路；以胆决五志之断，三焦司通会元真疏通水道是也。

气之火，少阴应之——少阴君火与命火：少阴为人体阴阳之根，以心主君火，肾主命火是也。

气之风，厥阴应之——厥阴风木：厥阴主风气之化，其阴尽化阳，阳气郁勃而为风；以心包为臣使之官，肝主藏血、疏理气机是也。

2. 六经三阴三阳病概念

（1）病因

经云："今夫热病者，皆伤寒之类也"。又言："伤寒有五，有中风，有伤寒，有湿温，有热病，有温病"。皆指感受外邪而发之病，也称为客气之病。客气之病，它与脏腑经络本气自病者不同，为病万殊，而总不外乎天之六气——六淫之邪"风、寒、暑、湿、燥、火"。人感之而发，则为三阴、三阳之病。所以，三阴三阳病，不独风寒感人可发，其他四气中人亦发。

客气中人，乘虚而入，中人之后，人之五气与外邪相同者先应之而发病。故病有不同，然总以太阳为始。因太阳为巨阳，为人体卫外之屏障，邪之所致，先受之，且其少阳、阳明、太阴、少阴、厥阴之气莫不达于太阳，而其经又莫不通于太阳故也。

伤寒客气之病，非不连带本气，然总以六气为致病之源；本气之病，非不连带客气，然总以本气为致病之因。此为伤寒与杂病不同之处。内伤杂病以三阴三阳为本，其所属脏腑阴阳气血之虚实，并因此而形成的内生五气及痰饮、瘀血、七情所伤、内伤饮食，是内伤杂病的致病之因。

（2）病位

统而言之，三阳病属表，三阴病属里。太阳、少阳病属表，阳明、三阴病属里。

分而言之，太阳病属表中之表，太阴病属里中之表；阳明病属表中之里，厥阴病属里中之里。

（3）病性

三阳病实，三阴病虚。太阳、少阳、阳明属热，太阴属寒，少阴有寒有热，厥阴多热少寒，若内伤杂病，则可因三阴三阳体质之差异，各随其脏腑阴阳营卫气血及升降出入之不同而出现寒热、表里、虚实的不同表现。

（4）六经三阴三阳病具体内容

①气化失常

六淫之邪——"风、寒、暑、湿、燥、火"感人，人之六气应之，首先引起的是三阴三阳相关脏腑气化功能的失常，以其邪气的不同以及所客人之部位的不同而表现各异。如邪在太阳之表，则太阳寒水之气不化，凝滞于表，则卫气不达于表，故腠理不实而恶寒；寒水之气滞留于表，则肺不能布化津液于表卫，肺气郁滞不宣，津停而为痰。肺气壅塞不宣而咳喘，或可见小肠不能化水，膀胱不能泄水则小便不利,表卫阳郁则热,气化不行,津生不足则可变生他证,如口渴、心烦等。

②经脉阻滞或气血运行功能障碍

邪气客于三阴三阳之经,可以导致:一为邪气阻于相关之经脉,经气不利,气血阻滞,运行失畅。二为经脉之气不利,营、卫、气、血、津、精运行失畅,而导致经脉或相关脏腑失养,产生脏腑之气虚损或郁滞。如太阳病经气不利可出现头项强痛,少阳病的胸胁苦满、阳明病的腹痛即是也。

③与受邪之三阴三阳相关脏腑的病变

邪气既侵,经脉之气不利,气化失常,必然引起相关脏腑的失调。如邪在太阴,也致脾气不实而下利;又如无形之热居于太阳,干犯心阳可致虚烦不眠;又如邪在少阴,肾气不实水气内泛而水肿。此种例证不胜枚举。

④营、卫、气、血、津、精的病变

邪气不解,一是致病之六淫之邪,二是病后因营卫、气血、脏腑、经脉郁滞而生之热邪。两者必然致使脏腑生化功能障碍,或致邪阻荣卫失和,或邪与津、营、卫、气、血互结为病,或邪气致伤正气变证不一,如营卫不和证、无形气结之痞证、痰热互结之结胸证等。

⑤导致阴阳的偏胜偏衰

病人三阴三阳体质的偏胜、偏衰或病邪较重,或天地之气剧烈变动,或治疗不当,导致全身阴阳耗损,出现阳虚或阴虚,甚至亡阴亡阳诸证。

3. 六经三阴三阳病主证要略

(1)太阳病

脉浮、头痛、项强、恶寒、发热。邪客于表,太阳膀胱寒水之气不化,卫气不达于表,表卫失护则恶寒;表卫郁滞遏伏则热,经气不利则头痛、项强;正邪搏结,脉气藩张故脉浮。病位居表,病性属实,为热。若太阳体质寒化者,可见太阳与少阴合病,从寒而化,即四逆汤类证;若太阳体质热化者,感邪之后可表现为发热重、恶寒轻、头痛、咽痛、汗出不畅、口渴等表热证(太阳病温病、风温),即后世之麻杏石甘汤证、银翘散证。

(2)阳明病

胃家实:腹痛拒按、潮热汗出、谵语、大便燥结。阳明燥热之邪不化,与大肠糟粕相结而见大便燥结,阳明经气郁阻不通,故见腹痛拒按;无形之热迫津外泄,而致潮热汗出;邪犯神明可见谵语。病位居里,病性属实,为热。若阳明体质阴虚热化,发病易表现为大便干结、小便次数多等脾约证,即所谓"太阳阳明",即麻子仁丸证;若阳明体质寒化者,发病易表现为大便不通、胃痛、呕吐等胃寒实证,即吴茱萸汤证、大黄附子汤证。

(3)少阳病

往来寒热、口苦、目眩、咽干、胸胁苦满、心烦喜呕。邪居半表半里,系于表而联于里，随枢机出入而往来寒热；少阳枢机不利，胆气怫郁，化热上炎，故口苦、咽干、目眩；少阳之经被邪所阻则胸胁苦满；胆热横逆犯胃，胃气上逆则呕，热扰心阳则烦。病在半表半里，为热，属实。若少阳体质寒化者，可见少阳与太阴合病，即柴胡桂枝干姜汤证。若少阳体质热化者，发病易表现为心烦郁怒、头晕头痛、口苦咽干、胁痛腹满等证，即大柴胡汤证、龙胆泻肝汤证。若少阳体质血虚气郁，可见少阳与厥阴合病，发病易表现为胸胁胀满、情志抑郁、疲乏无力、腹胀腹泻、月经不调等证，即后世之逍遥散证。

（4）太阴病

腹满而吐、食不下、自利、腹痛。太阴湿气不化则自利，脾气不实，水谷不消，故食不下而腹满；脾气不运，胃气上逆则吐；太阴经气阻滞故腹痛。病在里中之表，属虚，为脾虚湿盛证。若太阴体质热化者，可与阳明合病，即桂枝加大黄汤证。若太阴体质阳虚寒化者，发病易表现为腹满胀痛、呕吐、腹泻等证，即后世之参苓白术散证；甚者平素畏寒、四肢不温、大便溏稀，发病易表现为腹满冷痛、畏寒肢冷、呕吐下利清水等证，即理中汤证、附子理中汤证。

（5）少阴病

手足厥冷、下利清谷、但欲寐、脉微细。少阴火热之气不充，阴寒内盛，阳气不能外达，见手足厥冷；阴寒之邪内停，谷气不消，则下利清谷；营血不足，阳气低微，心神失主，脉运空虚，则欲寐而脉微细。其病在里，属虚，有虚寒虚热之别，为心肾阴阳虚损证。若少阴体质热化者，可转属阳明而见三承气汤证。若少阴体质阳虚寒化者，平素畏寒、腰膝酸冷，发病易表现为畏寒肢冷、腰膝冷痛、神疲思睡，甚至可见四肢厥冷、冷汗淋漓等阳衰危证（少阴寒化证），即四逆汤证、真武汤证、附子汤证。若少阴体质阴虚热化者，平素怕热、喜思考、有失眠倾向，发病易表现为发热、心烦、失眠、五心烦热等证（少阴热化证），即黄连阿胶汤证、猪苓汤证。若少阴体质阴阳俱虚者，可见体力不足、神疲气短、易冷易热，发病则表现为四末冷凉而手足心热、心悸气短、心烦而神疲，甚至出现四肢厥冷、汗出淋漓、躁扰不宁，或神昏、脉微欲绝等阴阳两脱险证，即白通汤证、四逆加人参汤证及后世之参附汤证、参附龙牡汤证。

（6）厥阴病

消渴、气上撞心、心中痛热、饥不欲食、食则吐蛔。邪入厥阴，阳热郁伏，风阳勃发，消烁津液而消渴；风阳上逆，厥阴经气郁滞则气上撞心，心中疼热；厥阴之气横逆，胃中乏津，脾气虚损故饥不欲食；风引蛔动，食入不消，蛔不能安则上逆，故食则吐蛔。病在里中之里，属虚，为里之寒热错杂证。若厥阴体质阴虚热化者，可见性急易怒、控制情绪能力较差，发病易表现为头晕目眩，头胀头痛，或胃脘灼热疼痛，自觉气上撞心等证，即后世之连梅汤证、一贯煎证、百合乌药散证。若厥阴体质阴虚阳郁者，平素控制情绪能力较差，易怒，发病易表现为咽干口燥，头晕眼花，耳鸣，烘热汗出，失眠健忘，腰膝酸软等证，即后世之镇肝熄风汤证、天麻钩藤饮证。若厥阴体质阳虚寒化者，可见神疲乏力、性急易躁，发病则表现为头晕眼花、虚烦不宁、头痛耳鸣、腰膝酸冷，甚至出现面红如妆、时时汗出、四肢厥冷等危证，即后世之潜阳汤证。

总而言之，六经理论从《易经》到《内经》《难经》的发展过程中，就已具备了量、位、时、势等认识论的概念。并且又包含了脏腑、经络等形质概念。仲景引用三阴三阳理论，又将功能活动的概念赋予了三阴三阳，并把疾病不同阶段的不同表现也用六经统一起来，从而使三阴三阳成为一个形、名、用、象相互渗透、相互结合的综合概念。因此，探讨仲景三阴三阳六经理论的实质，就必须从形、名、用、象等四个方面去认识，才能得出一个完整的、具有说服力的结论。

六经的实质究竟是什么呢？六经既含有脏腑、经络的形质的概念，又含有气化等功能活动的概念，还含有病证、证候概念，同时又含有位、量、时、势等认识论的概念，是一个形、名、用、象结合的多面体。以此来认识六经，则诸种有关六经实质的假说，都含在其中，因为在历代近百种的六经实质假说中，无非是认识论、物质基础、功能活动、病证分类四大类，都各从一个或两个侧面去说明其实质，因而不免具有局限性。

《伤寒论》条文，文简意赅，辞义深奥，历代注家，不乏其人。对于"三阴三阳"的理解和"三阴三阳"的病理概念，认识也未趋一致。笔者认为，"三阴三阳"病的证类，是人体在致病六淫的作用下引起的"三阴三阳"之相关的脏腑气化、经脉以及阴阳、营卫、气血、津精失调的综合体现，不能孤立地看待，更不能简单地理解为"经脉"之病。

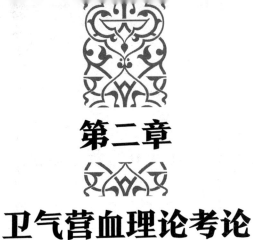

第二章

卫气营血理论考论

众所周知，卫气营血辨证由清代温病医家叶天士所创立。叶氏参考《内经》《难经》《伤寒论》《金匮要略》以及前人有关卫气营血的理论，根据温热病病机的发生、转归的演变规律，结合其自身的临床实践，将营卫气血理论引申发挥，形成了温热病的卫气营血辨证体系理论。自卫气营血辨证形成起，该理论体系引起了诸多纷争，尤以清末至民国为甚，其中有肯定者，有非议者。故本文首先对营卫气血理论的源流进行梳理，尤其是对《内经》《伤寒论》中有关营卫气血的理论进行总结，并结合历代医家对卫气营血理论的论述，介绍质疑卫气营血理论中的相关问题。其次，辨明伤寒六经辨证与卫气营血辨证之间的关系，提出卫气营血统属于六经的观点。

第一节　卫气营血源流

卫、气、营、血均源于水谷精微。卫为水谷之浊气，又曰悍气；营为水谷之清气，又曰精气；血由营气泌化津液入脉而成；气则是五脏六腑之气，尤其是肺气，宗气为积于胸中推动血行、司呼吸之气。此乃营、卫、气、血的基本概念。《内经》有关卫、营、气、血的理论，是历代医家相关理论的基础，论中对营卫气血的产生、变化、状态、功能等均有较为详细的论述。现将有关内容总结如下。

一、卫气

1.《内经》有关卫气的论述

《素问·痹论》：卫者，水谷之悍气也，其气剽疾滑利，不能入于脉也。故循皮肤之中，分肉之间，熏于肓膜，散于胸腹。

《素问·疟论》：卫气者，昼日行于阳，夜行于阴，此气得阳而外出，得阴而内薄……

《灵枢·卫气》：其浮气之不循经者，为卫气。

《灵枢·本脏》：卫气者，所以温分肉，充皮肤，肥腠理，开阖者也。又曰：卫气和则分肉解利，皮肤调柔，腠理致密矣。

《灵枢·胀论》：卫气之在身也，常然并脉循分肉，行有逆顺，阴阳相随，乃得天和，五脏更始，四时循序，五谷乃化。

《灵枢·口问》：卫气昼日行于阳，夜半行于阴。阴者主夜，夜者则卧。

《灵枢·大惑论》：夫卫气者，昼日常行于阳，夜行于阴，故阳气尽则卧，阴气尽则寤。

《灵枢·邪客》：卫气者，出其悍气之慓疾，而先行于四末分肉皮肤之间，而不休者也。昼日行于阳，夜则行于阴，常从足少阴之分间，行五脏六腑。

《灵枢·营卫生成会》：卫气行于阴二十五度，行于阳二十五度，分为昼夜，故气至阳而起，至阴而止。

《灵枢·卫气行》：黄帝问岐伯曰：愿闻卫气之行，出入之合，何如？岐伯曰：岁有十二月，日有十二辰，子午为经，卯酉为纬。天周二十八宿，而一面七星，四七二十八星，房昴为纬，虚张为经。是故房至毕为阳，昴至心为阴，阳主昼，阴主夜。故卫气之行，一日一夜五十周于身，昼日行于阳二十五周，夜行于阴二十五周，周于五脏。是故平旦阴尽，阳气出于目，目张则气上行于头，循项下足太阳，循背下至小指之端。其散者，别于目锐眦，下手太阳，下至手小指之间外侧。其散者，别于目锐眦，下足少阳，注小指次指之间。以上循手少阳之分，侧下至小指之间。别者以上至耳前，合于颌脉，注足阳明，以下行至跗上，入五指之间。其散者，从耳下下手阳明，入大指之间，入掌中。其至于足也，入足心，出内踝下，行阴分，复合于目，故为一周。是故日行一舍，人气行一周与十分身之八；日行二舍，人气行三周于身与十分身之六；日行三舍，人气行于身五周与十分身之四；日行四舍，人气行于身七周与十分身之二；日行五舍，人气行于身五周与十分身之九周；日行六舍，人气行于身十周与十分身之八；日行七舍，人气行于身十二周在身与十分身之六；日行十四舍，人气二十五周于身有奇分与十分身之二，阳尽于阴，阴受气矣。其始入于阴，常从足少阴注于肾，肾注于心，心注于肺，肺注于肝，肝注于脾，脾复注于肾为周。是故夜行一舍，人气行于阴脏一周与十分脏之八，亦如阳行之二十五周，而复合于目。阴阳一日一夜，合有奇分十分身之四，与十分脏之二，是故人之所以卧起之时有早晏者，奇分不尽故夜。又曰：卫气之在于身也，上下往来不以期。

《灵枢·卫气行》：水下一刻，人气在太阳；水下二刻，人气在少阳；水下三刻，人气在阳明；水下四刻，人气在阴分。水下五刻，人气在太阳；水下六刻，人气在少阳；水下七刻，人气在阳明；水下八刻，人气在阴分。水下九刻，人气在太阳；水下十刻，人气在少阳；水下十一刻，人气在阳明；水下十二刻，人气在阴分。水下十三刻，人气在太阳；水下十四刻，人气在少阳；水下十五刻，人气在阳明；水下十六刻，人气在阴分。水下十七刻，人气在太阳；水下十八刻，人气在少阳；水下十九刻，人气在阳明；水下二十刻，人气在阴分。水下二十一刻，人气在太阳；水下二十二刻，人气在少阳；水下二十三刻，人气在阳明；水下二十四刻，人气在阴分。水下二十五刻，人气在太阳，此半日之度也。从房至毕一十四舍，水下五十刻，日行半度，回行一舍，水下三刻与七分刻之四。大要曰：常以日之加于宿上也，人气在太阳。是故日行一舍，人气行三阳行与阴分，常如是无已，天与地同纪，纷纷盼盼，终而复始，一日一夜，水下百刻而尽矣。

《灵枢·邪客》：地有泉脉，人有卫气。

《灵枢·岁露论》：风府无常，卫气之所应。又曰：至其月郭空，则海水东盛，人气血虚，其卫气去……

《灵枢·禁服》：审查卫气，为百病之母。

《灵枢·上膈》：卫气不营，邪气居之。

2. 卫气的化生·运行及生理功能

卫气出于下焦（禀赋先天），充养于中焦（脾胃），宣发于上焦（肺）。卫气也是由水谷精微所化生，其性慓疾滑利，有"温分肉，充皮肤，肥腠理，司开阖"的作用。其运行的基本规律：一是行于脉外，在躯体"行于四末分肉皮肤之间而不休"，在脏腑"熏于肓膜，散于胸腹"；二是"日行于阳，夜行于阴"，即白天运行布散于头面、躯干、四肢等体表部位，夜晚则蕴藏和运行于体内脏腑。卫行于脉外和营行于脉内，是指其主要循行而言。卫气也行于脉中，如《灵枢·动输》曰："营卫之行也，上下相贯，如环之无端。"张景岳则说："卫中未必无营，营中未必无卫。"喻昌更是强调"营中有卫，卫中有营"，故卫之于营均行于表分，是有一定道理的。

关于卫气运行的次序，《灵枢·卫气行》有两种说法：一是平旦人醒之时，卫气由目从阴转阳，同时分别行于三阳，由上向下运行至手足指端而进入阴分，再返回于目为一周。如是昼日共行二十五周。夜晚卫气行于阴，从足少阴经传注于肾，继而心、肺、肝、脾，复还于肾为一周。如是夜间亦行二十五周。二是卫气白天在阳经上的循行次序，从太阳到少阳到阳明而入阴分，然后转入太阳而循环往复，夜晚的循行则与前者相同。对此二者孰是孰非，后世看法不一。其实在《灵枢·胀论》"卫气之在身也，常然并脉，循分肉，行有逆顺，阴阳相随，乃得天和"这段论述中，我们就可以看出，卫气还有与营气偕行于十二经脉这样一种次序，而且既能随营顺行，又能随营逆行。所以对卫气循行次序的理解，不能仅局限于《灵枢·卫气行》中所提出的两种，应意识到不同部分的卫气有不同的循行次序。

关于卫气运行速度周次及与时间的关系，《内经》认为："日行一舍，人气行于身一周与十分身之八"，因此，"卫气之行，一日一夜五十周于身，昼日行于阳二十五周，夜行于阴二十五周，周于五藏。"此与《灵枢·营卫生会》"卫气行于阴二十五度，行于阳二十五度，分为昼夜"及《灵枢·五十营》"营周不休，五十而复大会""气行五十营于身，水下百刻，日行二十八宿"等说法是一致的。《内经》中伯高认为："水下一刻，人气在太阳；水下二刻，人气在少阳，水下三刻，人气在阳明；水下四刻，人气在阴分……"。若按此法计算，则一昼夜卫气仅行二十五周左右。显然，卫气运行如营气运行一样，也有许多难明之义，均有待于进一步研究。

由上可见，卫气作为人体的一种营养性物质，卫出于下焦，充养于中焦，宣发于上焦。卫气昼二十五周行于阳，夜二十五周行于阴，阳入于阴则寐，阳出于阴则寤。且卫行脉外，营行脉中，"营卫之行也，上下相贯，如环之无端"，"营中有卫，卫中有营"（如图2-1-1所示。摘自秦建博士学位论文《卫气营血辨证理论的临床应用研究》）。因此，在《内经》中卫气作为一种营养物质，不是定位之标识，即便用于定位标识，也不仅仅走于表分，而且可行于阴分。而在温病卫气营血辨证中，卫气只主表。在此不敬地问一下：是《内经》服从于叶天士，抑或是叶天士服从于《内经》乎？

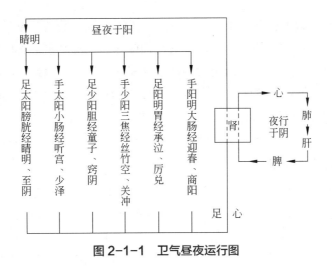

图 2-1-1　卫气昼夜运行图

《内经》作为经典理论，其地位是不可动摇的。经典之所以为经典，是因为其具有典范性、权威性。古今中外，各个知识领域中那些典范性、权威性的著作，才称为经典。尤其是那些重大原创性、奠基性的著作，更被单称为"经"，如道德经、论语、圣经、金刚经。有些甚至被称为经中之经，位居群经之首，比如中国的《易经》、佛家的《心经》、医家的《黄帝内经》《伤寒杂病论》等，方有此殊荣。经典若可随意改变，则"爹非爹，娘非娘"，数祖而忘典去了。

更重要的是，六经所属脏腑在体表均有经筋（《灵枢·经筋》）、皮部（《素问·皮部》），且各与其在外之形体、官窍均有所合。因此，六经均可在体表受邪，岂独"肺主卫""卫主表"乎？

3.《伤寒论》中的六经卫表证

六经在表俱有分部，故均有卫表病证。现就《伤寒论》六经卫表证，概述如下：

（1）太阳卫表证

太阳主表，外邪侵袭，卫气奋起抵抗，太阳表证较其他五经的表证更为典型易见，故容易让人产生六经只有太阳有表证的误解。太阳表证的本证主要有太阳中风、太阳伤寒、表郁轻证三种证型，在太阳病篇作为主要部分论述。

（2）阳明卫表证

六经营卫有强弱之别，六经感邪不可囿于一日太阳、二日阳明的死板传递。另外，尚有"直犯""直中"等感邪途径，这势必影响六经营卫的调和，出现营卫失调的表证。营卫除宣发于上焦外，尚且充养于中焦（脾胃），胃为卫之本，阳明胃主肌肉，故风寒邪气直犯（不经太阳经）阳明，形成阳明表证。据其脉证不同，也有阳明表虚、表实证之分。如《伤寒论》原文234条"阳明病，脉迟，汗出多，微恶寒者，表未解也，可发汗，宜桂枝汤"，此条是阳明经感受外邪的表证。恶寒是表证之主症，所以说"表未解也"，有表未解的恶寒症状，才"可发汗"。阳明病本应有汗，"汗出多"是胃气抗拒外邪不断迫津外泄所致。因汗出多影响脉势，故见脉迟，"脉迟"是对太阳表虚证的"浮缓"而言。表证自汗，故宜桂枝汤。若见"阳明病，脉浮，无汗而喘者，发汗则愈，宜麻黄汤"（原文235条）。234条是指敷布于肌肉的阳明表气受风寒所致，故自汗出；235条的阳明表证是胸中阳明之表气受风寒抑郁，故见"无汗而喘"。"脉浮"是表脉，当有恶寒发热的表证；表证无汗，故宜用麻黄汤发汗。只不过此种情况临床见之很少，正所谓"恶寒一日必自罢""万物所归无所复传"，反见阳明气分热者多。

（3）少阳半表半里

少阳居半表半里，其外合于腠理。若平素腠理不固，风寒外邪可直犯少阳，亦可因太阳误治伤正，邪气内陷而致。如《伤寒论》97条"血弱气尽，腠理开，邪气因入，与正气相搏，结于胁下，正邪分争"可证。结合原文和临床可以见到少阳中风、少阳伤寒。如264条云："少阳中风，两耳无所闻、目赤、胸中满而烦者，不可吐下，吐下则悸而惊"。265条云："伤寒，脉弦细、头痛发热者属少阳……"。

三阴表证来路有二：一是风寒直中三阴，"直中"必定以正气虚弱为前提。当风寒侵袭三阴时，病邪每每尚未入脏，故仍以表证为主；二是三阴病变过程中，阳气来复，病邪由脏还腑，由阴出阳，由里出表。此时原来被掩盖的营卫不和病机重新出现，故三阴表证之治，仍不离调和营卫。

（4）太阴卫表证

太阴病篇276条云："太阴病，脉浮者，可发汗，宜桂枝汤"，为太阴表证。此条继274条叙太阴表证的证治，其治法同太阳中风证。本条举脉略证，故引起医家的争论。其实"脉浮者"可发汗，是针对太阴里虚寒的脉证不甚。今示"脉浮者"目的有二：一是脉浮主表，不言表证的具体证候可视为省文；二是"浮脉者"主病机向外。结合"可发汗，宜桂枝汤"一句，推之应有恶风、四肢烦痛、脉浮缓等脉证。另外，与278条"伤寒，脉浮而缓，手足自温，系在太阴"互参，言风寒直中太阴，势必有太阴表证亦兼有太阴里虚寒证，但太阴里虚寒证不甚，如脉势缓慢，恶风头痛，身不发热而手足自温、腹满、时腹痛、呕吐等证。其治可先表后里或先里后表二种治则，这两种治则主要依据临床脉证而定。若太阴表证明显，太阴里虚寒证不急不重（如无下利益甚），当先桂枝汤治表，表解里和；反之，先里后表，以太阳病篇第163条的桂枝人参汤证可据，这是临床常见的证治原则。

（5）少阴卫表证

少阴病篇301条云："少阴病，始得之，反发热，脉沉者，麻黄细辛附子汤主之"。言少阴阳虚，风寒直中少阴，称为少阴表证，以条文中"反发热"可据。少阴本无发热，今发热故加一个"反"字，言恶寒发热、无汗等症意在其中，故为本条之辨证要点。"脉沉者"有两个内涵：一是示少阴里虚寒证存在；二是少阴表证与太阳表证（脉浮）有别。区别在于外有风寒表证，内有少阴里虚寒，故以"反发热，脉沉者"一症一脉作为少阴表证辨证的着眼点，治宜温阳解表法。

但表证重者,麻黄附子细辛汤主治;轻者,麻黄附子甘草汤治之。从严格意义上讲,此两张方都属于少阴表证,不属于太少两感。因太少两感属于合病的一种特殊形式,即两经或两经以上同时发病,应该侧重于治疗太阳或少阴为主。

(6)厥阴卫表证

厥阴表证有或无,历来争议颇多,众说纷纭,持厥阴无表证者亦不少。明代张景岳则认为厥阴同样有表证,如原文351、352条:"手足厥寒,脉细欲绝"、"其人内有久寒者",此皆系平素营血不足又感寒邪(直中),导致血脉运行不畅,故仲景首冠"手足厥寒",其义深也。"脉细欲绝",营血亏虚。恶寒、骨节疼痛意在其中。虽内有久寒而尚未出现寒热错杂或蛔厥证,故仍以桂枝汤随证化裁,名为当归四逆汤,可视为厥阴表证。此外,原文372条:"下利,腹胀满,身体疼痛者,先温其里,乃攻其表,温里宜四逆汤,攻表宜桂枝汤",此条首冠"下利腹胀满",言脾肾两虚,寒湿阻滞。"身体疼痛者"为表证,推之,尚有其他表里之见证,此为仲景以"一症概其余"的文法。尽管有表证,但里证为急,治宜先里后表,治里以四逆汤,治表以桂枝汤。此乃表里同病的治疗大法,临证尚须细辨表里先后缓急,灵活施治。此条亦为厥阴表证。

此外,三阴病变过程中,阳气来复,由里出表的三阴表证,在《伤寒论》中亦有详尽记述。如第274条:"太阴中风,四肢烦疼,阳微阴涩而长者,为欲愈";第290条:"少阴中风,脉阳微阴浮者,为欲愈";原文327条:"厥阴中风,脉微浮为欲愈,不浮为未愈"。这些脉证仍属风寒直中而发病的。若邪气胜直中脏腑(太阴脾、少阴心肾、厥阴肝),凸显的是三阴里虚寒证,而三阴表证暂时被掩盖,但当病邪欲解、阳气来复时,余邪与营卫相争所出现的营卫不和病机,其表证则显现出来,仲景称为"中风"。

综上所述,六经俱有营卫,风寒侵袭,营卫首当其冲,六经皆有解外(表)之大法,故六经皆有卫表证是确属无疑的。

4. 温病学中的卫表证

值得指出的是,温病学中有关对卫表证的表述,确实存在不当之处。如肖相如对叶天士《温热论》和吴鞠通《温病条辨》中温病初期的相关论述进行研究,认为其温病初期不是表证,而是邪热犯肺的肺热证。现就其有关内容,引述如下:

(1)表证的定义

表证是伤寒的初起阶段,《伤寒论》中的太阳病即为表证。太阳病的提纲证是"太阳之为病,脉浮,头项强痛而恶寒"。文中提到的脉浮、头项强痛、恶寒都是表证的常见临床表现,但其中只有"恶寒"具有特异性,即只有"恶寒"才是表证的特征性表现。脉浮、头项强痛等也常见于表证,但不属于表证的特异性表现。也就是说,虽然这些表现常见于表证,但并不仅仅见于表证。所以,判断是不是表证的关键是"恶寒"的有无,即所谓"有一分恶寒,必有一分表证"。

研究表证，必须首先研究"恶寒"。"恶寒"的形成机理是寒邪束表，卫气被遏，卫气不能发挥"温分肉"的功能所致。因为寒性收引、凝滞，所以才能束缚肌表，郁遏卫气。也就是说，只有寒邪侵袭肌表，才能束缚卫气，才能导致恶寒，才能导致表证。因此，我们可以给表证下一个定义，可表述为：表证是寒邪侵袭肌表，束缚卫气所导致的临床证候。根据这个定义，临床上不可能有其他原因导致的表证，特别是不可能有所谓的"风热表证"。

（2）表证的性质

根据上述表证的定义分析，表证的病因是寒邪侵袭肌表，损伤卫气，故其性质属寒，按八纲辨证归类为表证、寒证、实证。

（3）表证的分类

根据是否"汗出"将表证分为表实证和表虚证，即太阳中风和太阳伤寒，亦即桂枝汤证和麻黄汤证。如第2条说"太阳病，发热汗出，恶风，脉缓者，名为中风"；第3条说"太阳病，或已发热，或未发热，必恶寒体痛，呕逆，脉阴阳俱紧者，名为伤寒"。

（4）表证的兼夹证

表证可以单独存在，也可以和其他证候相兼出现，如兼里热、兼水饮、兼阳虚等。根据临床表现进行判断，以表证为主的兼夹证，其中中风的兼证如桂枝加葛根汤证、桂枝加附子汤证、桂枝去芍药汤证、桂枝加厚朴杏子汤证、桂枝去芍药加附子汤证、桂枝加附子汤证、桂枝新加汤证等；伤寒的兼证如葛根汤证、大青龙汤证、小青龙汤证等。表证和其他经病的兼挟证即表证和其他经病相兼出现，如柴胡桂枝汤证即是中风和少阳病的兼挟证，桂枝人参汤证即为中风和太阴病的兼挟证，麻黄细辛附子汤证即为伤寒和少阴病的兼挟证等。

（5）表证的治法

根据《内经》"其在皮者，汗而发之"的原则，表证的治法为发汗解表。伤寒表实证用麻黄汤，中风表虚证用桂枝汤。表证和其他证候的兼夹即表里同病，其治法应遵循表里先后缓急的原则，这在《伤寒论》中有充分的体现。一般而言，表里同病以表证为主，里证不急不重者，应先解表，或以解表为主；里证急重者则应先治里，或以治里为主。如106条桃核承气汤所主治的蓄血证，因为蓄血不急不重兼有表证时要求先解表；124条抵当汤所主治的蓄血证，因为蓄血急重，即使有表证也要先治蓄血。

（6）温病初期不是表证

《伤寒论》第6条为太阳温病提纲，原文指出："太阳病，发热而渴，不恶寒者，为温病"。这条原文与第1条的规定是矛盾的，按照第1条的规定，凡是太阳病都应该恶寒，而第6条是"不恶寒"。一般认为，本条的"不恶寒"当释为 微恶寒"，其理由有二：一是第1条明确指出"太阳之为病，脉浮，头项强痛而恶寒"，温病也是太阳病，初期也应该在太阳，既然是太阳病就应该恶寒，但是为了与伤寒、中风区别，就从寒热的程度来考虑，伤于寒则恶寒重而发热轻，伤于热则发热重而恶寒轻；二是现在的《温病学》教材将温病分为卫、气、营、血四个阶段，温病的初期阶段是卫分证，但卫分证不是表证，表证当有恶寒。因为温病的感邪途径是从口鼻而入，不经过肌表，所以无表证。叶天士说"温邪上受，首先犯肺"《温病条辨》上焦篇第2条"凡温病者，始于上焦，在手太阴"。说明温病初起，病位在肺，是热邪犯肺，不是表证，这与《伤寒论》第6条"太阳病发热而渴，不恶寒者为温病"相符。

温病的卫、营、气、血，实为气分和血分两个层次，其中卫属气的初期轻证，营归血的初期轻证。卫，并不是表证。

《温热论》曰："肺主气属卫，心主血属营"，"盖伤寒之邪留恋在表，然后化热入里。温邪则热变最速，未传心包，邪尚在肺。肺主气，其合皮毛，故云在表。在表初用辛凉轻剂，挟风则加入薄荷、牛蒡之属；挟湿加芦根、滑石之流。或透风于热外，或渗湿于热下，不与热相搏，势必孤矣"。其所谓卫分证和表证，其实是肺热证。因为肺有主表、外合皮毛的功能，所以也可以称为表证。表证，即卫分证的治法是初用辛凉轻剂，现在一般认为辛凉轻剂指的是桑菊饮，从组方来看，桑菊饮实为清热宣肺之剂。

叶天士紧接着说："前言辛凉透风，甘淡驱湿，若病仍不解，是渐欲入营也"。显然，入营应该是从气分传入，不可能从所谓的"卫分"越过气分而到营分。叶天士接着又说："营分受热，则血液受劫，心神不安，夜甚无寐，或斑点隐隐，即撤去气药"。明确指出了前面说的"在表初用辛凉轻剂"是"气药"，而不是解表药。这一点从后面还可找到证据。在辨舌时，叶天士又说："再论其热传营，舌色必绛。绛，深红色也。初传，绛色中兼黄白色，此气分之邪未尽也，泄卫透营，两和可也"。既然"气分"之邪未尽，治法怎么说成是"泄卫"呢？足见在叶天士的心目中，"卫"和"气"是一个概念，而这个概念的实质是我们现在所说的"气分证"的概念。我们现在把"卫分证"和"气分证"分开来，把"卫分证"定义为"表证"，这并不符合叶天士的本意。

《温病条辨》上焦篇第4条曰："太阴风温、温热、瘟疫、冬温，初起恶风寒，桂枝汤主之。但热不恶寒而渴者，辛凉平剂银翘散主之"。温病初起有恶寒的是兼有表证，应根据表证和肺热的轻重来选择治法，表证为主的应先用桂枝汤解表，肺热为主兼有轻微的表证则用银翘散原方，没有恶寒则应去掉银翘散中的解表药荆芥、豆豉。银翘散证是邪热在肺的轻证，比银翘散证再轻一点就是桑菊饮证，比银翘散重的就是白虎汤证，这就是所谓的辛凉轻剂、平剂、重剂的意思。温病初起可以兼有恶寒的，但恶寒不是温病本身的表现，是肺热兼表证，为表里同病，其治疗仍应遵循《伤寒论》表里、先后、缓急的原则，而不应将恶寒和温病初期的表现混为一谈，显然吴鞠通没有弄明白这个道理。

（7）所谓其他"表证"的处理原则

①**风热表证**：实为热邪犯肺兼表证。临床表现为发热，微恶风寒，无汗或少汗，头痛，咳嗽，口微渴，苔薄白，舌边尖红，脉浮数。关键在于有无"微恶风寒"，无则为热邪犯肺，有则为热邪犯肺兼表证。治法宜清解肺热，兼表证者佐以解表。方用银翘散去荆芥、豆豉，或桑菊饮；兼表证可用银翘散原方。

②**暑湿表证**：叶天士说"夏暑发自阳明"。暑温初起即见阳明气分热盛证，没有表证；有恶寒则是暑湿兼表。临床表现为发热，微恶寒风，汗少，肢体酸重或疼痛，头昏重胀痛，咳嗽痰粘，鼻流浊涕，心烦口渴，或口中粘腻，渴不多饮，胸闷泛恶，小便短赤，舌苔薄黄而腻，脉濡数。治宜清暑化湿，有恶寒者兼以解表。方药：有恶寒者用新加香薷饮加杏仁、滑石、薏仁、通草等；不恶寒者则去香薷。

③**湿温表证**：实为湿热证兼表证。临床症状为恶寒少汗，身热不扬，午后热象较显，头重如裹，身重肢倦，胸闷脘痞，苔白腻，脉濡缓。治法：无恶寒者宣气化湿；有恶寒者兼以解表。方药：无表证者用三仁汤；兼表证者可用藿朴夏苓汤。藿朴夏苓汤芳香化湿兼有解表功效，就是因为方中用了藿香、淡豆豉。

④**秋燥表证**：实为津伤肺热证兼表证。临床表现为发热，微恶寒风，头痛，少汗，咳嗽少痰，咽干鼻燥，口渴，苔白舌红，右脉数大。治法：若无微恶寒，则清宣肺热、养阴润燥即可；有微恶寒则宜兼以解表。方药：无表证者用桑菊饮加沙参、麦冬、梨皮、花粉之类。有表证者可用桑杏汤加荆芥、防风之类，或直接在前方的基础上加荆芥、防风之类。

（8）解表法的混乱始于温病学派

温病学派出现之后，中医解表法开始混乱起来。强分风寒表证和风热表证，以"发热"和"恶寒"之轻重来区分表证之寒热；将银翘散、桑菊饮划分在解表之列等，使学术界无所适从。如在1985年10月版的《中医内科学》教材第41页关于"感冒"的结语中说："临证寒热二证。宜分辨清，不能误治，如偏寒偏热俱不明显，可予辛平轻剂"。不仅寒热没辨清，就连表证也不能准确治疗了。

随着温病学派的兴起，中医外感热病逐渐分成伤寒、温热两派，而且温热派占主流地位，大多数人认为外感热病是温病多伤寒少，多温少寒成为流行观念，甚至逐渐演变成了有温无寒之局面，如今放眼全国，辛温解表药仅剩两三种而已。如果说仅就温病而论，初期用银翘散、桑菊饮是正确的，要是将银翘散、桑菊饮证和表证并列，从而去辨表证的寒热，就是混乱的开始。因为在观念上的多温少寒，甚至有温无寒，又将麻、桂之剂畏如虎狼，怕犯"负薪救火"的错误，所以，凡是外感热病初期，多从温治，恒以银翘散、桑菊饮治之。多谓"江南无正伤寒"，麻桂之剂束之高阁，太阳伤寒证用银翘散、桑菊饮者时有之。看一看临床上还有多少医生用麻黄汤？看一看治疗感冒还有多少医生辨证？……这些应该能说明一些问题。难怪曹颖甫先生在用麻黄汤治好伤寒后说"谁说江南无正伤寒哉？"

二、气

1.《内经》有关气的论述

《灵枢·决气》：上焦开发，宣五谷味，熏肤，充身泽毛，若雾露之溉，是谓气。

《灵枢·脉度》：气之不得无行也，如水之流，如日月之行不休，故阴脉荣其脏，阳脉荣其腑，如环之无端，莫知其纪，终而复始。其流溢之气，内灌脏腑，外濡腠理。

《灵枢·海论》：膻中者，为气之海也。

《灵枢·玉版》：人之所受气者，谷也。

《灵枢·五味》：黄帝曰：营卫之行奈何？伯高曰：谷始入于胃，其精微者，先出于胃之两焦，以溉五藏，别出两行，营卫之道也。其大气之抟而不行者，积于胸中，命曰气海，出于肺，循喉咽，故呼则出，吸则入。

《灵枢·邪客篇》：故宗气积于胸中，出于喉咙，以贯心脉，而行呼吸焉。

《灵枢·刺节真邪》：宗气留于海，其下者注入气街，其上者走于息道。

《灵枢·营卫生会》：黄帝曰：愿闻营卫之所行，皆何道从来？岐伯曰：营出于中焦，卫出于下焦。

《灵枢·卫气》：五脏者，所以藏精神魂魄者也。六腑者，所以受水谷而行化物者也。其气内干五脏，而外络肢节。其浮气之不循经者为卫气；其精气之行于经者，为营气。阴阳相随，外内相贯，如环之无端，亭亭淳淳乎，孰能穷之。然其分别阴阳，皆有标本虚实所离之处。

《灵枢·营卫生会》：黄帝问于岐伯曰：人焉受气？阴阳焉会？何气为营？何气为卫？营安从生？卫于焉会？老壮不同气，阴阳异位，愿闻其会。岐伯答曰：人受气于谷，谷入于胃，以传与肺，五脏六腑，皆以受气，其清者为营，浊者为卫，营在脉中，卫在脉外，营周不休，五十而复大会。阴阳相贯，如环无端。

《灵枢·邪客》：营气者，泌其津液，注之于脉，化以为血，以荣四末，内注五脏六腑，以应刻数焉。

《灵枢·本脏》：卫气者，所以温分肉，充皮肤，肥腠理，司开阖者也。

《灵枢·刺节真邪》：黄帝曰：余闻气者，有真气，有正气，有邪气，何谓真气？岐伯曰：真气者，所受于天，与谷气并充身也。又：正气者，正风也。

《灵枢·离合真邪论》：真气者，经气也。

《灵枢·五味》：天地之精气，其大数常出三入一，故谷不入，半日则气衰，一日则气少矣。

《素问·六节藏象论》：气合而有形，因变以正名。又曰：天食人以五气，地食人以五味。五气入鼻，藏于心肺，上使五色修明，音声能彰。

《素问·生气通天论》：阳气者，精则养神，柔则养筋。又曰：阳气者，若天与日，失其所则折寿而不彰，故天运当以日光明。是故阳因而上，卫外者也，又曰：

故阳气者，一日而主外，平旦人气生，日中而阳气隆，日西而阳气已虚，气门乃闭。

《素问·痹论》：阴气者，静则神藏，躁则消亡。

《素问·方盛衰论》：雷公请问：气之多少，何者为逆？何者为从？黄帝答曰：阳从左，阴从右；老从上，少从下。

《素问·气交变大论》：善言气者，必彰于物。

《素问·脉要精微论》：夫精明五色者，气之华也。

《素问·五脏生成篇》：诸气者皆属于肺。

《素问·阴阳应象大论》：天气通于肺，地气通于嗌。

《素问·调经论》：肺藏气。

《素问·五脏别论》：故五气入鼻，藏于心肺。

《素问·病能论》：夫食入于阴，长气于阳。

《灵枢·阴阳清浊》：黄帝曰：愿闻人气之清浊。岐伯曰：受谷者浊，受气者清。清者注阴，浊者注阳。浊而清者，上出于咽；清而浊者，则下行。清浊相干，命曰乱气。黄帝曰：夫阴清而阳浊，浊者有清，清者有浊，清浊别之奈何？岐伯曰：气之大别，清者上注于肺，浊者下走于胃。胃之清气，上出于口；肺之浊气，下注于经，内积于海。黄帝曰：诸阳皆浊，何阳浊甚乎？岐伯曰：手太阳独受阳之浊，手太阴独受阴之清，其清者上走空窍，其浊者下行诸经。诸阴皆清，足太阴独受其浊。

《素问·痹论》：卫者，水谷之悍气也，其气慓疾滑利，不能入于脉也，故循皮肤之中，分肉之间，熏于肓膜，散于胸腹。

2. 气的分类、化生及生理功能

《内经》中论述了八十余种气，上及天文，下穷地理，中至人事，内容非常广泛。但如由博返约，归纳综合，大致可分为自然界之气、人体生理之气、病邪之气、药物之气四类。自然界之气，包括天地之气、四时之气、五行之气；生理之气，包括精气、神气、真气、正气、大气、宗气、血气、中气、营气、卫气、清气、浊气、阳气阴气、人气、五脏之气、血脉之气、肌肉之气、骨气、筋膜之气、头角之气、耳目之气、口齿之气、胸气、腹气、筋气、经气、络气、腧气、谷气、五气；病理之气，包括外感六淫、七情伤气、厥气、逆气、乱气、疟气、痹气、毒气、恶气、淫气、暴气、肥气；药物之气，包括四气五味等。

由此可见，《内经》把气作为人体内外环境的物质基础，将自然界以至于人体所具有的一切物质及其动力皆命之曰气。具体的命名方法主要有"以名命气"即"因变以正名"（如阴阳之气、天地之气、六淫之气、宗气、营气、卫气）和"以气命处"即"得脏而有名"（如心气、肺气、血脉之气、头角之气）两种形式。本文所指之"气"是指极其精微而运动着的物质，人体由物质之气所构成，生命活动功能由物质之气的运动变化所产生。现概述如下：

人体气之来源有二：一是禀受于先天之真气，故《灵枢·刺节真邪》说："真气者，所受于天"。二是来源于后天，如"五气入鼻，藏于心肺"，指后天纳入自然之清气；"人之所以受气者，谷也"，指后天摄入饮食水谷精微之气，所以说"天食人于五气，地食人以五味"。人体禀受先天之真气，又得后天五气五味所生化之精微的补养而生成生命活动所需要的气。

天之五气属阳，地之五味属阴。人体得五气五味阴阳之气的充养，在活动变化中产生生命活动功能。这种生命活动功能，在脏腑称为脏腑之气，在经络称为经络之气。脏腑经络之气充沛，生命活动就健旺。如《灵枢·五阅五使》就说五官的功能是五脏之所使，《素问·脉要精微》则说：两目神采、面部五色都是内脏精气之外华，从而说明气是物质与功能的统一。这种物质与功能相统一的气，在人体主要有以下四种。

（1）真气

又称精气，后世称元气，赖先天精气所化生，得后天脏腑精气的滋养，籍三焦气化，通达一身，能温熙脏腑，通行经络，激发精血津液的化生，约摄精血津液的藏泄，固护躯体，防御外界的损伤，为生命活动力量的源泉。

（2）宗气

由水谷精微之气，与吸入自然之清气相合而成，积于胸中，能贯心脉而行呼吸，上出喉咙与自然大气相交通，下注气街，促进经气运行，如《灵枢·刺节真邪》说："宗气不下，脉中之血，凝而留止"。血脉靠宗气的宣通鼓动而运行，畅达周身，所以谓之宗气，有宗主一身之气的作用。

（3）卫气

卫气是水谷精气之慓悍滑疾部分，行于脉外，弥漫浮散于周身，外循皮肤之中，分肉之间，内熏于肓膜，散于胸腹。《灵枢·卫气》说："浮气之不循经者，为卫气"。卫气有护卫肌表，温养脏腑，调节体温，抗御邪气之功（前文已述，从略）。

（4）营气

营气为水谷精微之气所化，来源于中焦脾胃，行于脉中。营气有滋养作用，外能荣四肢，内能养五脏六腑。还有分泌津液、化生血液的功能（后文详述，从略）。

体内之气一刻不停地运动着，如水之流，如日月之行，但气的运动有规律的。《灵枢·阴阳清浊》说："受气者浊，受谷者清。清者注阴，浊者注阳。浊而清者，上出于咽，清而浊者，则下行。……气之大别，清者上注于肺，浊者下走于胃。胃之清气，上出于口；肺之浊气，下注于经，内积于海"。说明吸入之气与水谷之气在体内不断地运动变化而分别清浊，随脏腑气机变化的升降出入，以散布周身而营代谢（图 2-1-2、图 2-1-3）。

另外，《内经》提及到精气，精是构成和维持生命活动的根本物质。

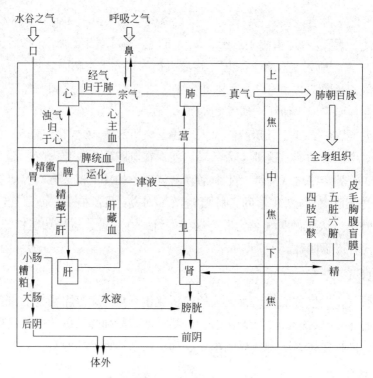

图 2-1-2　卫气营血生化过程图

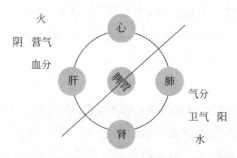

图 2-1-3　黄元御五脏阴阳营卫气血一气周流图

《素问·金匮真言论》谓"夫精者，身之本也"。它大体包括："常先身生"之精和肾精（主要为生殖之精），通常称为"先天之精。""呼吸精气"和"食气入胃，散精于肝……淫精于脉""饮入于胃，游溢精气""营卫者，精气也"中的精气或精，是指人体吸入自然界的清气和饮食中的精微物质，通常称为"后天之精"；"肾者主水，受五脏六腑之精而藏之"的精，是指脏腑之精气；"两精相搏斗谓之神"的两精，是指不同属性的阴阳精气；"汗者，精气也"，是指汗乃水谷精微之所化；"阴阳离决，精气乃绝"的精气，乃指人体的精、血、津、液和气。先天之精或肾精乃是后天之精或其他脏腑之精的基础和原动力，后天赖先天摄纳、扶助而化生，先天赖后天补养而成长。精的主要功能有三：一是主生殖与生长发育；二是生脑髓，是思想意识的物质基础；三是精化元气。

由此可见，广义之精含精、血、津、液，是人体生命活动的基本物质和动力；狭义之精为肾精，主生殖发育、生脑髓、化元气、舍志，是先天之本、真气之根。

3.《伤寒论》有关气的内容

《伤寒论》中同样有论述到气的内容。现将《伤寒论》中"气"的病变，归纳如下：

（1）太阳病气分病变

①**气虚**：太阳气虚，则卫外不固，邪气乘虚而入而发病。《伤寒论》第2条："太阳病，发热，汗出，恶风，脉缓者，名为中风。"第13条"太阳病，头痛，发热，汗出，恶风，桂枝汤主之"，即是其例证。另如第64条"发汗过多，其人叉手自冒心，心下悸，欲得按者，桂枝甘草汤主之"。第118条"火逆下之，因烧针烦躁者，桂枝甘草龙骨牡蛎汤主之"等，则又为太阳病误治后所致的心气虚病变。

②**气寒**：太阳气寒的病变是太阳气虚病变进一步发展而来，由气虚而致阳也虚，多因误治而来。如《伤寒论》第20条"太阳病，发汗，遂漏不止，其人恶风，小便难，四肢微急，难以屈伸者，桂枝加附子汤主之"。第29条"伤寒脉浮，自汗出，小便数，心烦，微恶寒，脚挛急，反与桂枝，欲攻其表，此误也。得之便厥，咽中干，烦躁吐逆者，作甘草干姜汤与之，以复其阳"。第163条"太阳病，外证未除而数下之，随协热而利，利下不止，心下痞鞕，表里不解者，桂枝人参汤主之"。第91条"伤寒，医下之，续得下利清谷不止，身疼痛者，急当救里；后身疼痛，清便自调者，急当救表。救里宜四逆汤，救表宜桂枝汤"，即是例证。

③**气实**：指气分的实质性病变。太阳气"实"（邪气盛则实）的病变，包括"气郁""气滞""气逆"三个类型，多因风寒外束、太阳经气不舒，或因误治而邪气内陷、气机受阻所致。

A. 气郁

《伤寒论》第3条"太阳病，或已发热，或未发热，必恶寒，体痛，呕逆，脉阴阳俱紧者，名伤寒"。第35条"太阳病……，无汗而喘者，麻黄汤主之"。第38条"太阳中风，脉浮紧，发热恶寒，身疼痛，不汗出而烦躁者，大青龙汤主之"。第40条"伤寒，表不解，心下有水气，干呕，发热而咳，或渴，或利，或噎，或小便不利，少腹满，或喘者，小青龙汤主之"。此即太阳气郁的病变，乃风寒外束，太阳经气郁滞不利而然，故治宜发表解郁。

B. 气滞

《伤寒论》第66条"发汗后，腹胀满者，厚朴生姜半夏甘草人参汤主之"，是汗后脾虚气滞者；第149条、154条、155条、157条、158条等五泻心汤之证治，是误下后邪陷气滞而成痞者；第134条"太阳病，脉浮而动数，浮则为风，数则为热，动则为痛，数则为虚。头痛发热，微盗汗出，而反恶寒者，表未解也。医反下之，动数变迟，膈内拒痛，胃中空虚，客气动膈，短气躁烦，心中懊憹，阳气内陷，心下因硬，则为结胸，大陷胸汤主之"。若不结胸，但头汗出，余处无汗，剂颈而还，小便不利，身必发黄"。及小陷胸汤、三物小陷胸汤之证治，是有形只滞于胸腹而成结胸者。另如第152条"太阳中风，下利呕逆，表解者，乃可攻之。其人漐漐汗出，发作有时，头痛，心下痞硬满，引胁下痛，干呕短气，汗出不恶寒者，此表解里未和也，十枣汤主之"等，也属于气滞性病变。上述各种病变，虽表现类型不同，但大多为太阳病误治邪陷，气机为之阻滞所形成，因而治疗上都采取理气导滞的办法。

C. 气逆

《伤寒论》第18条"喘家作，桂枝汤加厚朴杏子佳"。第74条"中风发热，六七日不解而烦，有表里证，渴欲饮水，水入则吐者，名水逆，五苓散主之"，此太阳病之兼气逆者。第75条"发汗后，饮水多必喘，以水灌之亦喘"，第65条"发汗后，其人脐下悸者，欲作奔豚，茯苓桂枝甘草大枣汤主之"，第67条"伤寒若吐、若下后，心下逆满，气上冲胸，起则头眩，脉沉紧，发汗则动经，身为振振摇者，茯苓桂枝白术甘草汤主之"，第117条"烧针令其汗，针处被寒，核起而赤者，必发奔豚，气从少腹上冲心者，灸其核上各一壮，与桂枝加桂汤，更加桂二两也"，第161条"伤寒，发汗，若吐，若下，解后，心下痞硬，噫气不除者，旋覆代赭汤主之"等，则为太阳病误治而气逆者。

D. 气热

太阳病气热病变，主要为温热病邪感于太阳经气分者。如《伤寒论》第6条"太阳病，发热而渴，不恶寒者，为温病"。第27条"太阳病，发热恶寒，热多寒少，脉微弱者，此无阳也。不可发汗，宜桂枝二越婢一汤"即是。其次，如第63条"发汗后，不可更行桂枝汤。汗出而喘，无大热者，可与麻黄杏仁甘草石膏汤"，第34条"太阳病，桂枝证，医反下之，利遂不止，脉促者，表未解也，喘而汗出者，葛根黄芩黄连汤主之"等，则为太阳病误治邪陷变热者。

（2）阳明病气分病变

①**气虚、气寒**：阳明气虚、气寒的病变，即胃肠虚寒性病变。《伤寒论》第191条"阳明病，若中寒者不能食，小便不利，手足濈然汗出，此欲作固瘕，必大便初硬后溏。所以然者，以胃中冷，水谷不别故也"，第194条"阳明病，不能食，攻其热必哕，所以然者，胃中虚冷故也。以其人本虚，攻其热必哕"，第226条"若胃中虚冷，不能食者，饮水则哕"，第243条"食谷欲呕，属阳明也，吴茱萸汤主之"等，即其辨证论治也。

②**气热**：阳明气热，主要指阳明经热炽盛而言，其证治有在上、在中、在下之分。上焦气热，热扰阳明里中之表，虚烦懊憹的，治以栀子豉汤；中焦气热，大热、大渴、大汗、脉洪大的，治以白虎汤；下焦气热兼阴虚水停的，治以猪苓汤。

③**气滞**：阳明气滞的病变，主要指燥屎内结、邪热阻结胃肠而致气机阻滞不

通的证候，其中燥、实、坚者，治以调胃承气汤；痞、满、实者，治以小承气汤；痞、满、燥、实俱全者，则治以大承气汤。

④气郁：主要表现为湿热或寒湿郁阻于胃肠的发黄。《伤寒论》第236条"阳明病，发热汗出者，此为热越，不能发黄也。但头汗出，身无汗，齐颈而还，小便不利，渴引水浆者，此为瘀热在里，身必发黄，茵陈蒿汤主之"，第261条"伤寒，身黄发热，栀子檗皮汤主之"，第262条"伤寒，瘀热在里，身必黄，麻黄连轺赤小豆汤主之"，是湿热郁蒸发为阳黄的证治。第259条"伤寒，发汗已，身目为黄，所以然者，以寒湿在里不解故也，以为不可下，于寒湿中求之"，第195条"阳明病，脉迟，食难用饱，饱则微烦，头眩，必小便难，此欲作谷疸。虽下之，腹满如故，所以然者，脉迟故也"，是寒湿郁阻，发为阴黄的证治。

⑤气逆：阳明胃肠的气机上逆，有寒、热、虚、实的不同。《伤寒论》第243条"食谷欲呕，属阳明也，吴茱萸汤主之。得汤反剧者，属上焦也"，是虚寒之气上逆的证治；第242条"病人小便不利，大便乍难乍易，时有微热喘冒，不能卧者，有燥屎也，宜大承气汤"，是实热内阻之气上逆的证治；第397条"伤寒解后，虚羸少气，气逆欲吐者，竹叶石膏汤主之"，是虚热之气上逆的证治。

（3）少阳病气分病变

①气热：少阳气热以口苦、咽干、目眩为主症。《伤寒论》第263条"少阳之为病，口苦、咽干、目眩也"，第264条"少阳中风，两耳无所闻，目赤，胸中满而烦者，不可吐下，吐下则悸而惊"，第172条"太阳与少阳合病，自下利者，与黄芩汤。若呕者，黄芩加半夏生姜汤主之"，即是对少阳气热的辨证论治。

②气郁：《伤寒论》第96条"伤寒五六日，中风，往来寒热，胸胁苦满，嘿嘿不欲饮食，心烦喜呕，或胸中烦而不呕，或渴，或腹中痛，或胁下痞硬，或心下悸，小便不利，或不渴，身有微热，或咳者，小柴胡汤主之"，即少阳枢机不利、气机郁结的正治法。另如第146条"伤寒六七日，发热微恶寒，支节烦疼，微呕，心下支结，外证未去者，柴胡桂枝汤主之"，第147条"伤寒五六日，已发汗而复下之，胸胁满微结，小便不利，渴而不呕，但头汗出，往来寒热，心烦者，此为未解也，柴胡桂枝干姜汤主之"，则又是对少阳气郁兼太阳表邪及少阳气郁不能化水的证治。

③气滞：主要表现为少阳病兼胃肠燥结不同者。如《伤寒论》第103条"太阳病，过经十余日，反二三下之。后四五日，柴胡证仍在者，先与小柴胡。呕不止，心下急，郁郁微烦者，为未解也，与大柴胡汤下之则愈"，第104条"伤寒十三日不解，胸胁满而呕，日晡所发潮热，已而微利。此本柴胡证，下之以不得利；今反利者，知医以丸药下之，此非其治也。潮热者，实也。先宜服小柴胡汤以解外，后以柴胡加芒硝汤主之"，即少阳气滞燥结不通的证治。

④气逆：少阳气逆的病变，在少阳气分病变中表现较为普遍，无论虚实寒热皆可有之。其主要症状是呕逆胁满，如上述之气热、气郁、气滞等，无不兼有气

逆的证据。另如《伤寒论》第149条寒热错杂、痞满呕逆的半夏泻心汤证，第173条上热下寒、腹痛欲呕的黄连汤证，则尤属少阳气逆的典型的证治。

（4）太阴病气分病变

①气虚寒：气虚寒证，是太阴病的主要证候。《伤寒论》第273条"太阴之为病，腹满而吐，食不下，自利益甚，时腹自痛。若下之，必胸下结硬"，第277条"自利不渴者，属太阴，以其脏寒故也，当温之，宜服四逆辈"，第386条"霍乱，头痛发热，身疼痛，热多欲饮水者，五苓散主之；寒多不用水者，理中丸主之"等，皆太阴虚寒的辨证论治。

②气郁：太阴主湿土之气，太阴气郁的病变，有湿热气郁、寒湿气郁两个方面。湿热气郁者，发为阳黄；寒湿气郁者，发为阴黄，其证治同阳明气郁。

③气滞：太阴气滞，即脾实可下之证。《伤寒论》第279条"本太阳病，医反下之，因尔腹满时痛者，属太阴也……大实痛者，桂枝加大黄汤主之"，即为其例。

④气热：《伤寒论》第278条"伤寒脉浮而缓，手足自温者，系在太阴，太阴当发身黄。若小便自利者，不能发黄"。即为太阴气热的病变。

（5）少阴病气分病变

①气虚寒：即通常所说的"心肾阳虚"证。《伤寒论》第282条"少阴病，欲吐不吐，心烦，但欲寐，五六日自利而渴者，属少阴也。虚故饮水自救。若小便色白者，少阴病形悉具。小便白者，以下焦虚有寒，不能制水，故令色白也"，第323条"少阴病，脉沉者，急温之，宜四逆汤"，第317条"少阴病，下利清谷，里寒外热，手足厥逆，脉微欲绝，身反不恶寒，其人面色赤，或腹痛，或干呕，或咽痛，或利止脉不出者，通脉四逆汤主之"，第315条"少阴病，下利，脉微者，与白通汤。利不止，厥逆无脉，干呕烦者，白通加猪胆汁汤主之"。以及少阴诸死证等，皆属其例。

②气郁：少阴气郁，有寒热、虚实之辨。其属虚属寒者，如《伤寒论》第305条"少阴病，身体痛，手足寒，骨节痛，脉沉者，附子汤主之"，第301条"少阴病，始得之，反发热，脉沉者，麻黄附子细辛汤主之"，第302条"少阴病，得之二三日，麻黄附子甘草汤微发汗，以二三日无里证，故微发汗也。"即是少阴气虚寒，以致水湿或风寒之邪郁阻于筋脉骨节或肌肤皮腠之间而为患者。其属热属实者，如第313条"少阴病，咽中痛，半夏散及汤主之"，第318条"少阴病，四逆，其人或咳，或悸，或小便不利，或腹中痛，或泄利下重者，四逆散主之"，即属客寒外闭、少阴阳气内郁为患者。

③气滞：指少阴热炽或阳复太过，或阳明应下失下，以致水竭土燥、屎结气滞者。《伤寒论》第320条"少阴病，得之二三日，口燥咽干者，急下之，宜大承气汤"，第321条"少阴病，自利清水，色纯清，心下必痛，口干燥者，可下之，宜大承气汤"，底322条"少阴病六七日，腹胀不大便者，急下之，宜大承气汤"，

即其辨证论治。

④气逆：多见于虚寒性病变。《伤寒论》第 324 条 "少阴病，饮食入口则吐，心中温温欲吐，复不能吐。始得之，手足寒，脉弦迟者，此胸中实，不可下也，当吐之。若膈上有寒饮，干呕者，不可吐也，当温之，宜四逆汤"，第 309 条 "少阴病，吐利，手足逆冷，烦躁欲死者，吴茱萸汤主之"，即虚寒之气上逆的病变。又第 297 条 "少阴病，下利止而头眩，时时自冒者，死"，第 299 条 "少阴病六七日，息高者死"，则为肾气虚脱而上逆的死证。

⑤气热：《伤寒论》第 319 条 "少阴病，下利六七日，咳而呕渴，心烦不得眠者，猪苓汤主之"，第 311 条 "少阴病二三日，咽痛者，可与甘草汤；不差，与桔梗汤"，即少阴气热病变的证治之例。

（6）厥阴病气分病变

①气虚寒：主要表现为肝阳不足、心包火衰。《伤寒论》第 340 条 "病者手足厥冷，言我不结胸，小腹满，按之痛者，此冷结在膀胱关元也"，第 366 条 "下利脉沉而迟，其人面少赤，身有微热，下利清谷者，必郁冒汗出而解，病人必微厥。所以然者，其人面戴阳，下虚故也"，第 353 条 "大汗出，热不去，内拘急，四肢疼，又下利厥逆而恶寒者，四逆汤主之" 等，皆是对厥阴气虚寒的辨证论治。

②气郁：厥阴气郁的病变，主要因心包火郁，肝气不能条达而致。临床表现为上热下寒、寒热错杂、阳热内郁等证型。《伤寒论》第 326 条 "厥阴之为病，消渴，气上撞心，心中疼热，饥而不欲食，食则吐蛔，下之利不止"，第 338 条 "伤寒脉微而厥，至七八日肤冷，其人躁无暂安时者，此为脏厥，非蛔厥也。蛔厥者，其人当吐蛔。今病者静，而复时烦者，此为脏寒，蛔上入其膈，故烦，须臾复止，得食而呕，又烦者，蛔闻食臭出，其人常自吐蛔。蛔厥者，乌梅丸主之，又主久利"，第 357 条 "伤寒六七日，大下后，寸脉沉而迟，手足厥逆，下部脉不至，咽喉不利，唾脓血，泄利不止者，为难治，麻黄升麻汤主之"，第 379 条 "呕而发热者，小柴胡汤主之" 等，皆属于厥阴气郁病变的范畴。

③气滞：厥阴气滞，有寒有热。《伤寒论》第 355 条 "病人手足厥冷，脉乍紧者，邪结胸中，心下满而烦，饥不能食者，病在胸中，当须吐之，宜瓜蒂散"，第 356 条 "伤寒厥而心下悸，宜先治水，当服茯苓甘草汤，却治其厥。不尔，水渍入胃，必作利也"，乃气滞不行，寒痰冷饮内阻的证治。第 374 条 "下利谵语者，有燥屎也，宜小承气汤"，第 335 条 "伤寒一二日至四五日，厥者必发热。前热者，后必厥，厥深者热亦深，厥微者热亦微。厥应下之，而反发汗者，必口伤烂赤"，则为燥热内结、气机阻滞的证治。

④气逆：厥阴气逆，由肝气上逆所致。《伤寒论》第 108 条 "伤寒，腹满谵语，寸口脉浮而紧，此肝乘脾也，名曰纵，刺期门"，是肝气逆而乘脾的病变；第 109 条 "伤寒，发热，啬啬恶寒，大渴欲饮水，其腹必满；自汗出，小便利，其病欲解，此肝乘肺也，名曰横，刺期门"，是肝气逆而乘肺的病变；第 359 条 "伤寒本自寒下，

医复吐下之，寒格，更逆吐下。若食入口即吐，干姜黄芩黄连人参汤主之"，第378条"干呕吐涎沫，头痛者，吴茱萸汤主之"等，是肝气逆而乘胃的病变。另外，如"呕而发热""哕而腹满"及"蛔厥"之吐蛔，也无不与肝气上逆有密切关系。

⑤气热：《伤寒论》第350条"伤寒脉滑而厥者，里有热，白虎汤主之"，第375条"下利后更烦，按之心下濡者，为虚烦也，宜栀子豉汤"等，即厥阴气热的病变的证治。

从上论述可以看出，六经所属脏腑均有气分病变。因此，根本不用再去篡改经文，离经叛道、标新立异地创造卫气营血辨证。卫气营血在《内经》《伤寒论》等经典理论中属于营养物质。六经病变可以引起卫气营血发生病理变化，即六经三阴三阳所属脏腑内含的卫气营血等营养物质可因病变而发生寒热、虚实、表里之改变，但不会引起六经所属脏腑病变部位的变化。六经既然已能够标出卫气营血之病理变化，那么就无必要再用所谓的"卫气营血辨证"来解释疾病的病变部位。若非要把人体正常的营养物质（卫气营血）强改为病变部位，那么在理论上是难以成立的。

4. 温病学中气分证必须结合脏腑辨证

卫气营血辨证中除卫分证及营分证、血分证外，其余均为气分证。如新世纪版《温病学》教程说："气分证是指温邪入里，未传入营血分，影响人体的生理功能所出现的一类证候类型。其涉及范围较广，包括肺、胃、脾、肠、胆、募原、胸膈等。因此，气分的临床表现随病变部位，证候类型的不同而有差异"。其紧接着说"气分证症候虽然复杂多样，但有其共同特点，多见壮热，不恶寒，反恶热，汗多，口渴喜饮，尿赤，舌红，苔黄，脉数有力等临床表现"。实际上，卫气营血辨证，即使有共同的表现，仍须结合脏腑辨证，才能解释疾病发生的具体部位及病机证候表现。

易峰曾对清代温病脏腑辨证进行了研究。结果表明：在清代，温病的辨证在卫气营血辨证和三焦辨证出现后依然具有明显的脏腑特征，仍以脏腑辨证为主体，该时期的脏腑辨证较之前朝已经有了很大的改观，更加贴近于临床实践，对于疾病的诊断，以及用药的指导都更加精细明确。卫气营血辨证和三焦辨证，虽然都反映了温病由表入里，由轻而重的发展变化过程，但只有和脏腑辨证结合起来才算完整。现就其内容，引述如下。

（1）温病的传入途径与脏腑有关

温病以温热之邪为主要发病因素，温邪侵袭人体之后，会直接侵犯人体的脏腑部位，叶天士就明确提到："温邪上受，首先犯肺，逆传心包"。叶氏此论不离脏腑，清晰明了。温邪从人体的口鼻感受之后，肺首先被侵犯，这也是卫分证形成的原因。这种邪气侵犯途径并非叶氏首创。吴又可在《瘟疫论·原病》中说："凡人口鼻之气，通乎天气"。他将这种从口鼻而入的途径称为"天受"，叶氏所言"上受"包含了这一感邪途径。在温病中有一部分病种就是以肺经为病变中心的，如风温、秋燥等。故叶氏所谓"温邪上受，首先犯肺"，不仅阐明了外感温邪的感邪途径，更为重要的是明晰了其首先侵犯的脏腑病位所在。另外一种温病感邪重要途径是从皮毛而入，这其实和伤寒病的卫表证雷同，都是皮毛失固，外邪与卫气相争的结果。除此之外，温病的感邪途径还有许多，历代医家都有自己的见解和论述，具体到不同的病种又各具差异。如《诸病源候论》就提到："有外邪恶毒之气，随食饮入五脏，沉滞在内，流注于外，使人肢体沉重，心腹绞痛，乍瘥乍发，以其因食而得之，故谓之食注"。"食注"即由外感湿热邪毒，从口而入，侵犯中焦脾胃所致。"鼻气通于肺，口气通于胃"，即外邪可从鼻而入，侵犯肺系；或从口而入，侵犯胃肠。由此途径而感的温病主要包括湿温和湿热痢等湿热性疾病，此观点乃后世薛生白所创以脾胃为主要病变中心之湿热辨证的滥觞。另外，温病中的伏邪温病，是与新感温病相对应的一类疾病。伏邪温病代表性的观点有以下几种：王叔和的邪伏肌肤说、巢元方的邪伏肌骨说、叶天士的邪伏少阴说以及俞根初的邪伏膜原与少阴说。然而伏邪温病总不离乎脏腑立论，尤以肺、肝、胆、肾为著。

（2）温病的传变也不离脏腑

温病的传变途径有纵横两种，代表性的辨证理论—卫气营血辨证和三焦辨证就是这两种方式的表达。卫气营血辨证将病程按照浅深轻重分为卫气营血四个不同的层次，逐层递进和深入，在此过程中体现了疾病的传变顺序和规律。卫与气本身就是以脏腑的生理功能活动为主的两个概念，而随着病势的加重，病位的深入，病变就可波及多个脏腑的实质功能，故卫气营血体现的温病传变途径是横向过程中各个脏腑的相应病变，如果脱离了脏腑，卫气营血就无所依附。同样，三焦辨证是从另外一个角度，即纵向来表述温病的传变途径，《温病条辨》中所指的"始上焦，终下焦"。三焦所属的各个脏腑的不同病机变化和证候，也标志着温病发展过程中的不同阶段。其传变一般而言，是从上焦手太阴肺开始，向中焦阳明转变，邪热于此即可淹留而至胃热亢盛或热结肠腑，亦可传入心包；若病邪不去，就会传入下焦肝肾。整个传变是纵向的由上至下，每个病理阶段皆与脏腑相联系。在某些特殊病邪的作用下，传变会背离一般规律而有不同表现。如外邪初犯人体，可越过手太阴肺，而直接陷入手厥阴心包或足厥阴肝。然而无论如何传变，总的趋势是向下的，而且都没有脱离相关脏腑病变。从另一个方面来说，三焦辨证其实就是脏腑辨证，只是这种脏腑辨证主要是运用于温病的领域之内，有着自身的适用范围和传变规律而已，和内伤杂病所沿袭的脏腑辨证是可以相互借鉴和相互为用的。通过分析温病学中最为重要的两种辨证体系，可以发现在温病的传变过程中，无论纵横或上下，最终都要结合具体的脏腑部位和脏腑病变来论述，脏腑依然是辨证中最为核心的要素。

（3）温病中各脏腑之间的关系，体现了"脏腑辨证"的核心所在

脏腑之间的关系主要包括脏与脏之间的关系及脏与腑之间的关系两种。五脏之间的关系，从五行的角度来说是五行生克，即主动和被动的关系。但五脏之间的关系不仅仅局限于五行关系，而且在不同的条件下会有灵活的变通，五脏中也并没有何者为尊，何者为中心的固定模式。六腑和五脏之间的关系主要表现为表里相合，腑为阳，脏为阴，相应的脏腑关系就有脾与胃相表里，肺与大肠相表里，心与小肠相表里等等。六腑中有一个特殊的腑即三焦，历来有"孤腑"之称，与之相对应的"心包"并非五脏之一，即便是在对待三焦为何物的问题上，历来都无定论，但从其功能的角度来看，三焦主要依赖于其所涉及的各个脏腑，很多时候是通过作用在五脏来体现的。具体到温病方面，脏腑之间的关系又呈现出自身的特色，其主要包括以下两个方面：

①脏与脏之间的关系：以秋燥的燥伤真阴证为例，此证的病机中涉及的五脏关系主要是肺与肾之间的关系，肺与肾一为主气、一为主水，是水与气的关系。"肺为水之上源"，水液只有经过肺气的宣发和肃降方能输布到全身；肾主水液，肾阳的气化又可以升降水液，因此肺肾二脏直接关系到人体水液代谢的正常与否。同时两者的阴液又可以相互资生，称为金水相生。肺阴虚可损及肾阴，而肾阴虚则不能上滋肺阴，从而导致肺阴虚，最后可致肺肾两虚。而秋燥中的燥伤真阴证即本于此。秋燥病邪在下焦，真阴耗伤，昼凉夜热。肾阴耗伤后，津液不得上承以润泽肺阴，故口渴干咳。在此例中所运用的是卫气营血辨证，但是在病机和治法的表述中，都是着眼于脏腑的，主要是围绕肺肾二脏而展开，略及肝脏的病变。

②脏与腑之间的关系：仍以秋燥为例，比如肺燥肠闭证为肺有燥热、液亏肠闭，肺与大肠相表里，肠道因之失于濡润，传导失司，则见便秘腹胀。肺合大肠，肺气肃降，有利于大肠的传导，反之大肠腑气的通畅，也有利于肺气的肃降。事实上，肺与其他腑均有关联，如《素问·咳论》曰："五脏六腑皆令人咳，非独肺也。"说明肺与六腑是有关联的。

综上所述，温病中疾病的证治分型虽以卫气营血和三焦这两种层次来划分，但具体细分到每一个层次的证候都是从脏腑角度入手的，表现的都是脏腑功能活动失常导致卫气营血发生了病理变化，脏腑之间的关系也是紧扣其本体所对应的脏腑病位以及对其他脏腑的影响来论述的。因此，完全可以把卫气营血理论中的气分证归纳到六经理论的气分病变之中。另外，温病学中气分证有其共同特点，六经理论中的气分病变同样有其共同特点。六经气分病变不仅有气热实证，而且有气寒实证、气寒虚证；不仅有气滞证，而且有气郁证、气逆证。故六经理论中的气分病变较之卫气营血中的气分证，其内容更丰富，论述更详实。因此，完全可以把温病引起的卫气营血病理变化，归纳到六经三阴三阳所属脏腑的营卫气血辨证中去，这也是温病卫气营血理论对六经理论所作的应有贡献。

三、营气

1.《内经》有关营气的论述

《灵枢·营卫生会》：黄帝曰：愿闻营卫之所行，皆何道从来？岐伯答曰：营出于中焦，卫出于下焦。又曰：营卫者，精气也。

《灵枢·卫气》：五脏者，所以藏精神魂魄者也。六府者，所以受水谷而行化物者也。其气内干五脏，而外络肢节。其浮气之不循经者为卫气；其精气之行于经者，为营气。阴阳相随，外内相贯，如环之无端，亭亭淳淳乎，孰能穷之。然其分别阴阳，皆有标本虚实所离之处。

《灵枢·营卫生会》：黄帝问于岐伯，曰：人焉受气？阴阳焉会？何气为营？何气为卫？营安从生？卫于焉会？老壮不同气，阴阳异位，愿闻其会。岐伯答曰：人受气于谷，谷入于胃，以传与肺，五脏六腑，皆以受气，其清者为营，浊者为卫，营在脉中，卫在脉外，营周不休，五十而复大会。阴阳相贯，如环无端。

《灵枢·邪客》：营气者，泌其津液，注之于脉，化以为血，以荣四末，内注五脏六腑，以应刻数焉。

《灵枢·营卫生会》：中焦亦并胃中，出上焦之后，此所受气，泌糟粕，蒸津液，化其精微，上注于肺脉，乃化而为血，以奉生身，莫贵于此，故独得行于经隧，命曰营气。

《灵枢·营气》：黄帝曰：营气之道，内谷为宝。谷入于胃，乃传之肺，流溢于中，布散于外。精专者，行于经隧，常营无已，终而复始，是谓天地之纪。故气从太阴出，注手阳明，上行注足阳明，下行至跗上，注大指间，与太阴合；上行抵髀，从脾注心中，循手少阴，出腋下臂，注小指，合手太阳；上行乘腋出颛内，注目内眦，上巅下项，合足太阳，循脊下尻，下行注小趾之端，循足心，注足少阴；上行注肾，从肾注心，外散于胸中。循心主脉出腋下臂，出两筋之间，入掌中，出中指之端，还注小指次指之端，合手少阳；上行注膻中，散于三焦，从三焦注胆，出胁注足少阳；下行至跗上，复从跗注大趾间，合足厥阴，上行至肝，从肝上注肺，上循喉咙，入颃颡之窍，究于畜门。其支别者，上额循巅下项中，循脊入骶，是督脉也，络阴器，上过毛中，入脐中，上循腹里，入缺盆，下注肺中，复出太阴。此营气之所行也，逆顺之常也。

《素问·痹论》：荣者，水谷之精气也，和调于五脏，洒陈于六腑，乃能入于脉也，故循脉上下，贯五脏，络六腑也。

2. 营气的化生、运行及生理功能

营者，营养也。"营气者，泌其津液，注之脉中，化以为血，以荣四末"。营者营运也。"凡刺之理，经脉为始，营其所行，制其度量"。营者营守也，营垒也。"冬脉如营"。《中西医汇通精义》则补充说："营者血也……血守于内，如兵家之安营，故曰营气。"因此，《内经》认为：营气为水谷精微之气所化，来源于中焦脾胃，行于脉中。营气具有滋养作用，外能荣四肢，内能养五脏六腑，且能化生血液、分泌津液。

明代汪机对营卫之气论述较为精详。他认为："分而言之，卫气为阳，营气为阴；合而言之，营阴不禀卫之阳，莫能营昼夜利关节矣。"汪氏重视营气，提

出营气亦有阴阳之分，补阳便是补营之阳，补阴亦即补营之阴。其师朱丹溪之学，且兼东垣之法，擅长使用参芪补营之气。

《灵枢·邪客论》曰："五谷入胃也，其糟粕，津液，宗气，分为三隧。故宗气积于胸中，出于喉咙，以贯心脉，而行呼吸焉。营气者，泌其津液，注之于脉，化以为血，以荣四末，内注五脏六腑，以应刻数焉。卫气者，出其悍气之慓疾，而先行于四末分肉皮肤之间，而不休者也。"从卫、营、血三者的循行来看，其关系密切。《灵枢·营卫生会》曰："人受气于谷，谷入胃，以传与肺，五脏六腑，皆以受气，其清者为营，浊者为卫，营在脉中，卫在脉外，营周不休，五十度而复大会，阴阳相贯，如环无端。"营卫并行不悖，一日一夜五十周于身，于夜半会合于内脏，称为"合阴"。故《伤寒论》在论述卫气病时，常涉及营病，如"营弱卫强""卫气不共营气偕和"等。如有"营卫不和""营弱卫强"的桂枝汤证，有"营气不足、血少故也"的桂枝新加汤证等。

综上所述，营气之理论源出于《内经》，历代医家未有不宗其义者，仲景、天士焉能例外？故可认为：营分病证之理论源于《内经》，列证候于伤寒，立病位于温病的。仲景《伤寒杂病论》乃"撰用《素问》《九卷》《八十一难》"，结合临床实践，最先将《内经》的营气理论，运用于分类病证以指导治疗。如有明言"营卫不和""营弱卫强"的桂枝汤证，有"营气不足、血少故也"的桂枝新加汤证等。

后世的伤寒注家也有进一步的发挥。如喻嘉言提出："风伤卫，寒伤营，风寒两伤营卫"，并分别以麻黄汤、桂枝汤和大青龙汤为主方，形成了伤寒表证营卫三纲鼎立之说；叶霖则修正其说："谓风伤卫，寒伤营者非也。其实寒伤卫，风伤营耳……寒者，太阳之本气也。太阳之阳，发于至阴，而充于皮毛，是皮毛一层，卫所居也，卫阳虚，招外寒。致皮毛闭塞而无汗，故曰寒伤卫也。风在六气，属厥阴肝木，厥阴主营血，血虚则招外风。夫营血虽与卫气偕行，而究之皮毛一层，为卫所司，肌肉一层，为营所宅，风入肌肉中，而营不守卫，是以卫气泄而自汗出，故曰风伤营也。况仲景无汗用麻黄，明是治卫气之药，有汗用桂枝，明是和营血之药，安得淆混哉"（《难经正义》）。

营分证候立名位于温病，至清代以叶天士为代表的温病学家，在禀承《内经》基本理论和仲景分证方法的基础上，将营卫气血的证治分类，发展到极致，立"卫分、气分、营分、血分"之专名，形成了卫气营血辨证理论。后世不少医家认为其补充了伤寒论六经辨证之不足，笔者则不以其为然。

因"营气"是作为人体的一种营养物质，不是病位概念。营气病变是指疾病引起营气的异常病理变化，而在卫气营血理论中则把"营气"因疾病发生的病理变化强改"营分"为病理位置的改变，用于说明疾病变化殃及了以营气异常为特征标志的病理层次。其理论根本不明白：是外邪导致了六经所属脏腑内含的营气发生了病理改变，而不是营气的病理改变引起了六经所属脏腑的病位变化，故六经所属脏腑皆有营气病证。

从历史衍变来看，《伤寒论》中六经皆有营卫气血的理论。叶氏在《温热论》

中也有"辨营卫气血虽与伤寒同，若论治法则与伤寒大异也"之明文，其自身也间接地表达了温病运用营卫气血理论与《伤寒论》是一致无二的。也就是说，无论是伤寒还是温病，其辨证分类的病理基础是同源于《内经》中营卫气血这些生理性营养物质的，只是因为病因属性和六经三阴三阳体质的不同，导致同样的营卫气血发生了状态各异的病理变化，因而证治类型也就各有异象罢了。

3.《伤寒论》中营气病变及营卫关系

现就《伤寒论》和温病学中营气病变及营卫关系的相关论述，概述如下：

（1）太阳病证：

①**麻黄汤证**：太阳风寒外束，卫营郁滞，以卫分为主；麻黄为君，宣卫为主。

②**桂枝汤证**：太阳风寒外袭，营弱卫浮，以营分为主；桂枝为君，通营为主。

（2）阳明病证：

①**葛根汤证**：阳明风寒，卫营郁遏，卫分为主；麻、葛为伍，宣卫升气。

②**桂枝加葛汤证**：阳明风寒，营卫不和，营分为主；桂、葛为伍，和营升津。

（3）少阳病证：

柴胡桂枝汤证：少阳风寒郁热，外涉营卫；营气同病；柴桂为君，达气和营。

（4）太阴病证：

①**桂枝附子汤证**：太阴卫气不足，寒湿外痹；卫气相兼；桂附同用，助气行卫。

②**桂枝新加汤证**：太阴营气不足，风寒留恋；营气相兼；倍芍加参，益气和营。

③**小建中汤证**：太阴营虚感寒，表里同病；营损及气；倍芍加饴糖，温养气营，以御外寒。

（5）少阴病证：

①**麻黄附子细辛汤证**：少阴风寒外束，卫阳不振，卫分为主；麻附同用，行卫温阳。

②**半夏散及汤证**：少阴凉燥外束，营阴不畅，营分为主；桂夏同用，通营散结。

（6）厥阴病证：

①**麻黄升麻汤证**：厥阴风寒郁热，卫气伏郁；卫分及气；麻黄升麻，发卫升气。

②**当归四逆汤证**：厥阴血虚感寒，营脉凝滞；营分及血；桂枝当归，温营行血。

由上可见，六经皆有营卫表证，营卫之表又各有不同，营病脉中，卫病脉外，浅深各有所意。

4. 温病学中有关营气病证

从营气运行于经脉、充养于肌肤腠理之生理，不难理解其异常的病变也当以表证为常。这一规律，在《温病条辨》的证治内容中也有体现，现择其要者，举例说明如下。

（1）风热袭营发疹—银翘散去豆豉加细生地丹皮大青叶倍元参汤证

主证：发热不恶寒，口微渴，咽红而痛，肌肤起红疹，高于皮肤，抚之碍手，或略瘙痒，舌边尖红，脉不缓不紧而动数。

病机：身现红疹，咽红而痛，均是风热阳邪扰于营分脉络之症状，风热外袭，蒸灼营阴，卫阳亢越，则发热而不恶寒，热初伤津则口微渴。营分受热，鼓舞血络，充盈于表，故舌质仅是边尖略红。至于其脉象，则是风热外袭的常见表现。本证虽然也是营卫都有牵涉，但其重心在营。

治法：辛凉解表，透疹清营。

方药：金银花、连翘、荆芥、牛蒡子、薄荷、竹叶、芦根、细生地、牡丹皮、大青叶、玄参、生甘草。

（2）风温外犯营卫失和—银翘散证

主证：发热，微恶风寒，口微渴，咽红或兼痛，舌边尖红，脉浮数。

病机：本证病机和银翘散去豆豉加细生地牡丹皮大青叶倍元参汤证比较，方有类似而不典型。即比较而言，其风热之中风势尚胜而热势尚轻，故未形成典型营热入络的发疹现象，仅仅是表现在较显露之处的咽部充血而痛，舌边尖红。而发热，微恶风寒，脉浮数是风热外犯营卫兼有之症。

治法：疏风清热，透营宣卫。

方药：金银花、连翘、竹叶、荆芥、淡豆豉、牛蒡子、薄荷、芦根、桔梗、生甘草。

（3）风热挟湿，上壅咽喉（喉痹）—银翘马勃散证

主证：喉阻咽痛，视之形肿色暗红或伴有滤泡。脉寸浮偏旺，或一部反沉。

病机：风热挟湿，从上而受直犯咽喉经脉，局部脉络壅滞，故以喉阻咽痛为主症。邪犯关乎营气苗窍，可不影响肌肤卫气，故见咽喉红肿，而未必有突出的寒热。风热扰营，血络充盈，则咽喉视之色红，若红而兼暗，则是营分挟湿，其伴有滤泡，也为湿毒使然，若热偏重者，则自觉痛甚而干。病处上焦，故寸脉应浮，风热偏胜则兼旺，湿郁偏甚则反沉。

治法：辛凉宣窍，透营化湿（辛凉微苦法）。

方药：金银花、连翘、马勃、射干、牛蒡子。

（4）风火化燥伤营（喉痹）—翘荷汤证

主证：咽喉干痛，视之色红，口苦，唇干鼻燥，或伴有干咳少痰，喜食瓜果凉饮，舌苔少津，脉寸浮。

病机：本证机理与银翘马勃散证同属温邪上犯清窍（喉痹），由于致病原因有别，故而引起的症状和病机也同中有异。即邪从上受，直入咽喉营分虽同，但风火相兼，则极易伤津化燥，故表现出咽喉红痛而干，以及口苦唇鼻干燥等苗窍失润的现象。

治法：辛凉宣窍，透营润燥。

方药：连翘、薄荷、桔梗、生甘草、焦栀子、绿豆皮。

（5）风引伏暑，内陷心营—加减银翘散证

主证：初起发热微恶风寒，继后发热而不恶寒，口渴心烦，咽红略痛，或咳，甚者时作昏狂、谵语，舌红边尖甚，苔白，脉细弱数。

病机：本证的产生，乃阴虚之体，受暑内伏，因新凉外加而引动伏暑，内外相引，则邪气过卫直传心营。卫分新感，则初起现发热微恶风寒，伏暑内动则热势抬头而但热不寒，暑喜伤津则势必作渴，暑喜伤心则神扰心烦。或邻及肺气则不利而咳；暑热扰营，轻者仅及咽喉而咽红作痛，重者扰及心包，时扰神明则间现昏狂谵语。脉细为阴虚之体，脉数为暑热所迫，脉弱乃营气受伤。

治法：透营达卫，兼养营阴。

方药：连翘、金银花、玄参、麦冬、犀角、竹叶。

（6）温邪传营，初入血分—清营汤证

主证：发热不恶寒，身热夜甚，心烦躁扰，甚或时有谵语，发疹不止，斑点隐隐，咽燥口干而反不甚渴，舌质红绛苔薄或无苔，脉细而数。

病机：本证既然是"温邪传营"，则似当不在此讨论，但由于清代温病学家对营、血病变的混淆，以致一直误解到今，不得不于此再作申说，以使读者醒目。其实温病学家（特别是吴鞠通）所提出的营分表邪未必全解，犹可求冀部分邪气外透而解，故治疗上，在主体凉血清热的同时，仍可配以辛凉轻透之品，使部分邪热借从营分还出于表，达到表里分消之效。否则，若温邪已全入血分，则直当以犀角地黄汤咸寒凉血为治。

治法：凉血清热，佐以透营。

方药：犀角、生地黄、玄参、竹叶心、麦冬、丹参、黄连、金银花、连翘。

5. 温病学中有关营气论述的析疑

必须指出的是现行温病教材对"营分证治"有相当的错误认识。现择其要者，就现行教材温病营分病证之正误，概述如下：

（1）现行教材营分证内容没有紧扣营气的生理病理基础

从生理而言，营行于脉中，卫行于脉外，携伴互用，共同施用于体表而统属于太阳；营气在内，则主要入心归脾而化生血液，藏于肝脏，独立作用较少。因而，在病理上，邪犯营气，自然也以体表病证为主，若入里影响营气，因多与心血受扰伴行，较少有独立表现。故现定的温病营分病证，显然是由气入血的中间地带，是里证，这与营气侧重在表的生理病理难以联系，与《伤寒论》的"营卫不和"之表证也难以汇通。

（2）现行教材"营分证"证候特点与"血分证"只有量之差，而无质之异

热入营分的主要依据有舌绛、口反不甚渴、身热夜甚、斑疹隐隐、时有谵语、

脉细数。但其中的四大主症"舌绛、口反不甚渴、身热夜甚、脉细数"均与"热入血分"类同，可以说是热入营血的共同特征，只能用于与气分的鉴别。虽然近代医家有以"舌绛"候营分，"深绛"候血分（如郭谦亨《温病述评》），但这与热入血分的轻重又有何区别？而"时有谵语、斑疹隐隐"仅通过"时有""隐隐"的程度差异，与血分证的"神昏谵语""斑疹显露"加以鉴别，并无质的差异，若以此作为"营分证"和"血分证"的鉴别之点，与血分热证的轻重比较，实在显得苍白无力。

（3）现行教材"营分证""血分证"的证治亦常混用

其对"营分证""血分证"的证治也常混用如《温病条辨》（上15）条、（中20）条对"热在营中""邪在血分"均用清营汤治疗。"太阴温病，寸脉大，舌绛而干，法当渴，今反不渴，热在营中也，清营汤去黄连主之"和"阳明温病，舌黄燥，肉色绛，不渴者，邪在血分，清营汤主之"。不少温病家或把血分热证直称为营分证。对营、血分证概念之模糊，由此可见一斑。如薛生白《湿热条辨》："湿热证，上下失血或汗血，毒邪深入营分，走窜欲泄，宜大剂犀角、生地、赤芍、丹皮、连翘、紫草、茜根、银花等味。"条文无论从症状或从用药，都无疑归属血分，但却习称营分（查遍其全文，竟无一处有"血分"之称，更可证明这里的"营分"当与血分无异）。对营血分证的治法也常混用或合称，如《温热论》："若舌绛而干燥者，火邪劫营，凉血清火为要。"而清营汤虽有金银花、连翘"透营转气"，但主打药物仍是犀角、生地黄，与犀角地黄汤主法无异。

从上正反两方面可以得出：俗称的温病"营分证"（清营汤证）缺乏独立的证治分类意义，实有类于血分轻证。故许多现代医家（如金寿山）认为"营分证"和"血分证"仅有程度轻重不同而实质相似。《中医外感热病学》也认为："一般说来，营分证和血分证无明显的界限"，郭谦亨则直言"营分证是温热毒邪进入血分的轻证"。

（4）现行教材对叶氏卫气营血关系命题的误解

叶天士在表达卫气营血关系时，提出了"卫之后方言气，营之后方言血"的命题，但并未明言营在气之后，而后世则根据前两句的排比关系和论治有"入营犹可透热转气"之说，下意识地补入了"气之后方言营"的命题。其实，叶氏所依据的是"营卫为气血之标，气血为营卫之本"的生理关系，很自然地确定了卫与气、营与血之间在病理上的浅深关系，但营与气之间，则存在着较为复杂的关系。由于温病气分，主要以病在肺胃胆肠为主，而营行于经络的部分，较之此气分则较浅，而营注于心脾的部分，则较之此气分则更深。因此，只有病及心脾之营者，才"犹可透热转气"，如黄连、竹叶之属；但若病在经络者，则应力求"透营转卫"为是，如金银花、连翘、牛蒡子之类。这才符合中医因势利导、就近达邪的治疗法则。

因此，即使承认"营分"之划分，营分受邪，其病证也有偏表、偏里之分。以清营汤为代表的"营分证"，实乃温热之邪由营分偏里而初及血分之证，不是营分的独立病变。而真正独立、并能与"卫分"相对待的"营分"偏表者当另有其方证。

《伤寒论》六经理论认为：卫属气，卫得气之化源，气得卫之助运；营归血，营得血之滋养，血得营之化生。营卫布行于外，卫得营之濡养，营得卫之推动，病多主表；气血贯充于内，气得血之载存，血得气之温煦，病多主里。营居卫之后，为表中之里；气居血之前，为里中之表。卫属气主表，卫之后方言气；血为营之本，营之后方言血。卫居最浅，病主最表；血居最深，病主最里；营可由脉归心，病则由表及里；气则由中达上，病则由里及表。总之，风寒外袭，侵犯人体，营卫气血的浅深关系为：卫—营—气—血。

6. 伤寒与温病营分病证的对应关系

依据营卫气血理论同源于《内经》、分证于伤寒、立名位于温病的历史关系，伤寒与温病的营分病证，其内在实质自然是统一的。伤寒的"营分证"是风寒阴邪外袭偏表之营气所主的层面，温病的"营分证"则是温热阳邪外袭偏表之营气所主的层面，两者是同一病理改变（而不是病位层次改变）和不同病因病机的结果，有着遥相呼应的关系，部分举例对照如下：①风温外犯，营卫失和之银翘散证—风寒外袭，营卫不和之桂枝汤证。②风热袭营，发疹—银翘散去豆豉加细生地丹皮大青叶倍元参汤证—风寒伤营身痛不休，桂枝新加汤证。③温热过营，初入血分，清营汤证—风寒由营及血，寒凝血脉，当归四逆汤证。④温热气营两燔加减玉女煎汤证—风寒由营及气，营气两伤，小建中汤证。

因此，无论伤寒还是温病，外感之邪侵犯人体都遵循生理之营卫主外、气血主内的层次分布，并大致产生卫、营、气、血的病理传变趋势，但因其六经三阴三阳所属脏腑的病因病机不同，其辨治之法也就温凉各异了。

7. 伤寒与温病营分病证的统一性

根据《内经》营卫气血理论，伤寒与温病，其营分病证的内在实质应是统一的。伤寒的"营分证"是风寒阴邪入侵偏表之营气层面，温病的"营分证"也应是温热阳邪入侵偏表之营气层面，两者是六经三阴三阳所属脏腑同一病理变化层次（而不是病位层次改变）、不同病因病机的结果，应当有遥相呼应的逻辑关系。也就是说，无论伤寒还是温病，外感之邪侵犯人体，都遵循生理之营卫主外、气血主内的层次分布，大致产生卫、营、气、血的病理传变趋势。不过，由于三阴三阳体质及病因病机之不同，辨治之法也就温凉各异了，这才符合《温热论》中"辨营卫气血虽与伤寒同，若论治法则与伤寒大异也"的完整表述。

由此可见，营气作为人体基本的生理性营养物质之一，既有其独立的生理功能和病理变化，也有其相对独立的证候类型与证治体系。营气生成于中焦、运行于经脉而统属于太阳，有营养周身、畅通血脉、营守卫气、化生血液、藏舍意念五大功效。其辨证以表证为主，而兼涉里证。

关于营气病变的浅深位置，应该从叶天士"卫之后方言气，营之后方言血"之后紧接着有"辨营卫气血虽与伤寒同，若论治法则与伤寒大异也"之明文中，间接证明其运用营卫气血理论与《伤寒论》是一致无二的。也就是说，无论外感伤寒还是温病，均以营卫主表、气血主里。卫为表中之表，居于最外；血为里中之里，居于最里；营则为表中之里，主表而较易兼里（如清宫汤证）；气为里中之表，主里而兼有偏表也（如栀子豉汤证）。

8. 伤寒温病中营卫气血的关系

伤寒和温病在营卫气血理论上的关系错综复杂，江西中医学院原院长姚荷生曾就营卫气血中的表里关系作了明确的表述。现归纳其论点如下：

（1）论外感伤寒还是温病，均以营卫主表，气血主里。卫为表中之表，居于最外，血为里中之里，居于最里；营则为表中之里，主表而较易兼里（如清宫汤证）；气为里中之表，主里而间有偏表也（如栀子豉汤证）。

（2）卫气营血的内传关系，既有"卫之后方言气，营之后方言血"一途，也有"卫之后也言营，营之后也言气"一途。

（3）卫气营血的兼涉关系，则卫营相兼、卫气相兼、气营相兼、气血相兼、营血相兼必皆有之。如卫营的银翘散证与桂枝汤证，卫气的麻杏石甘汤证与小青龙汤证，气营的玉女煎汤证与小建中汤证，气血的清瘟败毒饮证与升麻鳖甲汤证，营血的清营汤证与当归四逆汤证等，皆可为证。

总之，此对伤寒与温病有关营气病变的理论沟通与证候分类，有助于系统理顺整个营气病变的证治框架，若能进一步结合临床实践，印证其辨证论治的可行性，将对重新认识卫气营血理论起到关键性的作用，也必将对中医外感热病辨证纲领的寒温沟通与内外统一产生重要的影响。

四、血

1.《内经》有关血的论述

《灵枢·决气》：中焦受气取汁，变化而赤，是谓血。

《灵枢·营卫生会》：中焦亦并胃中，出上焦之后，此所受气者，泌糟粕，蒸津液，化其精微，上注于肺脉，乃化而为血，以奉生身，莫贵于此。

《灵枢·痈疽》：中焦出气如露，上注溪谷，而渗孙脉，津液和调，变化而赤为血，血和则孙脉先满溢，乃注于络脉，皆盈，乃注于经脉。

《灵枢·本脏》：是故血和则经脉流行，营复阴阳，筋骨劲强，关节清利矣。

《灵枢·五味论》：咸走血，多食之，令人渴，……血与咸相得则凝。

《素问·五脏生成篇》：诸血者皆属于心。

《素问·调论经》：肝藏血。又曰：血气者，喜温而恶寒，寒则泣不能流，温则消而去之。

《素问·五脏生成篇》：故人卧血归于肝，肝受血而能视，足受血而能步，掌受血而能握，指受血而能摄。

《素问·脉要精微论》：血者神气也。

《素问·八正神明论》：血气者，人之神。又曰：天温日明，则人血淖液而卫气浮，故血易泻，气易行；天寒日阴，则人血凝泣而卫气沉。月始生，则血气始精，卫气始行；月郭满，则血气实，肌肉坚。

《素问·离合真邪论》：天地温和，则经水安静；天寒地冻，则经水凝泣；天暑地热，则经水沸溢，卒风暴起，则经水波涌而陇起。

《素问·四时刺逆从论》：冬者盖藏，血气在中，内著骨髓，通于五脏。

2. 血的化生、运行及生理功能

血者，脉道中流动的血液也，是组成形体和维持生命活动的重要物质。

血在胚胎发育过程中由精气所化生，即《灵枢·天年》所说的"血气已和，荣卫已通，五脏已成，神气舍心，魂魄毕具，乃成为人。"既生之后，由中焦脾胃运化水谷精微而来，故云："中焦受气取汁，变化而赤，是谓血。"水谷精微所化生得精气、营气、津液渗入血脉皆能转化为血，如"营气者，泌其津液，注之于脉，化以为血""津液和调，变化而赤为血"，《张氏医通》说："气不耗，归经于肾而为精，精不泄，归精于肝而化清血"，血由营阴、津液、精气转化而成。《内经》还说："心生血"，王冰注说："心之精气，生养血也。"心阳能促进血的化生和运行，故认为心有生养、运行血脉之功。

血有濡养一身的作用。《内经》说："血和则经脉流通，营复阴阳，筋骨劲强，关节清利""肝受血而能视，足受血而能步，掌受血而能握，指受血而能摄。"说明形体官窍受血的营养才能发挥正常的生理功能。又说："和调于五脏，洒陈于六腑。"说明脏腑皆赖血的滋养。血除营养之外，对人的生命活动还有以下作用：

血能载气，血与气都是水谷精微所化生，《灵枢·营卫生会》说："营卫者精气也，血者神气也。故血之与气，异名同类焉。"然血与气的功能属性不同，血属阴能载气，气属阳能帅血，气血是相互依存的。另外，《内经》说："宗气积于胸中……以贯心脉"，表明气贯通血脉，与血相合，而相互依存，随血脉而布达周身。故《灵枢·本脏》又说："血和则经脉流行，营复阴阳。"气属阳，血属阴，阳有鼓动温化之功，故气能促进血的化生、运行与调摄，所以有血喜温而恶寒之论。同时，血又为气的物质基础，血与气互依互用地存在。

血能舍神，神赖血的舍藏以彰其用。故称"血气者人之神""血者，神气也"。周学海解释说："五神者，血气之性也"。虽然气精血津液都是生成神的物质基础，但气血最为重要。

伤寒、温病在论述营血时对血的病理变化均作了详细论述，现概述如下。

3.《伤寒论》中论述的血分病变

（1）太阳病血分病变

太阳病系足太阳膀胱经、手太阳小肠经及膀胱、小肠外感邪气引起气化失常的病变。因太阳为六经之藩篱，主司卫气，故虽六经皆有卫气，但以太阳卫证最多。太阳血证虽少，但仲景仍有论述，邪热入于太阳腑，瘀热互结出现的"太阳蓄血证"便是太阳病血证的证候之一。同时仲景在论中强调了太阳血分病变治疗时的法则及注意事项。

《伤寒论》第 106 条说："太阳病不解，热结膀胱，其人如狂，血自下，下者愈。其外不解者，尚未可攻，当先解其外。外解己，但少腹急结者，乃可攻之，宜桃核承气汤。"即是太阳病邪自卫到气而扰及血，表现为尿血或便血、谵语发狂等血证表现。"其外不解"为太阳卫证未解，意为太阳卫证未解，当先治其卫证；卫证解后，再治血证。这与本条热方入血，血证尚不重有关。若血分病重，则不受此限制。第 124 条说："太阳病六七日，表证仍在，脉微而沉，反不结胸，其人发狂者，以热在下焦，少腹当硬满，小便自利者，下血乃愈。所以然者，以太阳随经，瘀热在里故也，抵当汤主之"，表明即使卫表证仍在，但脉已不浮而沉，其人已有明显"发狂"等神志异常，说明以血分之里证为主，故直接以治血分为主。

对于太阳病邪在气分还是邪在血分的辨别，主要在原文第 125、第 126 条中。如第 125 条："太阳病，身黄，脉沉结，少腹硬，小便不利者，为无血也。小便自利，其人如狂者，血证谛也，抵当汤主之。"这条一则说明身黄可因气分湿热而成，也可因血分有热而成；另外则表明在太阳病中，若病及膀胱腑，在气分则有小便不利，在血分则小便利，是太阳病在气在血的区别之一。第 126 条再次强调这一点，原文称："伤寒有热，少腹满，应小便不利，今反利者，为有血也，当下之，不可余药，宜抵当丸。"可见，太阳病"少腹满"多膀胱气化不利之气分病，应小便不利，但需注意鉴别邪热入于血分之太阳膀胱蓄血证。

值得指出的是，《伤寒论》中还对在太阳病发展及治疗中易入血分的不同体质特点进行了论述。如第 84 条曰："淋家，不可发汗，发汗必便血。"说明平素下焦湿热体质者在太阳卫分证时，若过于辛温发汗则易入血分。第 19 条曰："凡服桂枝汤吐者，其后必吐脓血也。"同时说明了平素中焦湿热者在太阳卫分证时，若过于辛温发汗也易入血分，但此证当是阳明湿热体质之人，病初在太阳，用辛温药后虽于太阳卫分病有益，但药辛温之气使其阳明血分受病，故现吐脓血之表现。

另外，仲景还提到了营血虚者外感时的治则，如第 50 条："脉浮紧者，法当身疼痛，宜以汗解之。假令尺中迟者，不可发汗。何以知然？以荣气不足，血少故也"，第 58 条："凡病，若发汗、若吐、若下、若亡血、亡津液，阴阳自和者，必自愈。"此两条者说明若存在营血不足，即使有太阳卫分证，也不能径直辛温发汗。如许叔微在《伤寒论九十论》中认为：此时当先以归芪建中汤之类补足营血，再予麻黄汤之类的辛温发汗药解太阳卫分。仲景还给出了血虚外感强发汗的后果，即第 87 条："亡血家，不可发汗，发汗则寒慄而振。"

由上可见，《伤寒论》对太阳血分证的论述主要为太阳膀胱蓄血证，以"泻热逐瘀"为治疗大法，方选桃核承气汤或抵当汤（丸）。若卫与血同病时，视血证轻重而治法不同。若血证轻微可先以治卫为主，若血证较重则需先治血。湿热体质之人不可轻用辛温发汗药，犯之易入血分。营血虚者不可强以辛温发汗，犯之则阴阳大虚，寒慄而振，甚则阴阳离绝。因此，太阳病是外感病的初始阶段，常以卫证为主。部分患者可因邪气迅速化热入里而侵入血分，出现瘀热互结的太阳血分证，表现为神志异常症状。这种由太阳卫气入营血的病变过程是太阳自身变化，与叶天士所说的"温邪上受，首先犯肺，逆传心包"虽为相似，实则有异。

（2）阳明病血分病变

阳明病系阳明胃肠腑及手足阳明经外感邪气后引起的一组气化功失常病变。阳明因其多气多血，胃和大肠均以通为用、以降为顺，又因阳明居中属土，邪中阳明，在卫分时间较短，故以气血分较多。如《伤寒论》第 183、第 184 条所述："问曰：病有得之一日，不发热而恶寒者，何也？答曰：虽得之一日，恶寒将自罢，即自汗出而恶热也"，"问曰：恶寒何故自罢？答曰：阳明居中，主土也，万物所归，无所复传。始虽恶寒，二日自止，此为阳明病也。"因此，阳明以气分热实证为主，故极易伤及营阴，甚则侵入血分。

阳明病血证主要为邪热入于胃和肠腑，热甚伤及肠络，或在胃肠本有瘀血，热入之后，瘀热互结。如《伤寒论》第 237 条："阳明证，其人喜忘者，必有蓄血。所以然者，本有久瘀血，故令喜忘，屎虽硬，大便反易，其色必黑者，宜抵当汤下之。"此条为阳明气分，热入于血分，按仲景言当是患者阳明胃肠旧有瘀血，热入瘀热互结而成。其"喜忘"，应为"狂证"之始也。《灵枢·癫狂》曰："狂始生，先自悲也，喜忘、苦怒、善恐者，得之忧饥，治之取手太阳、阳明，血变而止，及取足太阴、阳明。"可见，阳明蓄血有"喜忘"之表现，但若邪热不去，亦可变为狂证。

第 257 条："病人无表里证，发热七八日，虽脉浮数者，可下之。假令已下，脉数不解，合热则消谷喜饥，至六七日不大便者，有瘀血，宜抵当汤。"第 258 条："若脉数不解，而下不止，必协热便脓血也。"上述 2 条与第 237 条合作一处看，当是论述了阳明气分热盛、侵入血分的证候及治法、转归。"病人无表里证"，即已无卫表证，仅是阳明热盛之气分里证；"脉虽浮数"，不是卫表，而是里热亢盛，可按阳明腑实热证以攻下法治疗。但若已经攻下，病仍不解者，是气分之热侵及血分。患者可表现为以下两个方面：一为阳明气分热之"消谷喜饥"，二为肠中蓄血而"喜忘"。其与《素问·调经论》："血并于下，气并于上，乱而喜忘"之意颇为相近。若仅为热与肠中旧有之瘀血相结可不大便；若热盛更伤肠络，血可外溢，则大便虽硬反易排，但色必黑；若下后热仍不解，则极易热伤肠之血脉使血流溢，则"协热便脓血"也。

另外，第 202 条"阳明病，口燥，但欲漱水，不欲咽者，此必衄"，与第 227 条："脉浮发热，口干鼻燥，能食者则衄"，均是由阳明气分热盛津伤而入血分，此为阳明经络受灼，血溢而为衄。结合《灵枢·经脉》"胃足阳明之脉，起于鼻之交頞中，旁纳太阳之脉，下循鼻外"。《伤寒论·伤寒例第三》"尺寸俱长者，阳明受病也，当二三日发。以其脉挟鼻，络于目，故身热、目疼、鼻干、不得卧"，说明足阳明胃经脉循行于鼻，阳明气分热盛，则多见鼻干；若热盛入血分，则易致鼻衄。

由上可见，阳明血证是由气分热盛扰动血分而引起的，大致与《温热论》卫气营血辨证中的营血证相似，这也是叶天士借用孙思邈《千金要方》中犀角地黄汤之由来。孙氏犀角地黄汤原用于伤寒温病应发汗而不发汗之阳明蓄血发狂及动血证，而不是叶氏编出来的所谓营血证之专方。

阳明病血分证仍有经腑之别，在经者多见鼻衄，在腑者多见便血。若但见鼻衄，尚未入腑，是仍以气分热盛为主，当以白虎汤益以清热凉血药治疗。叶天士自己也知道热在阳明可以动血，故在《临证指南医案》中说："热蒸于水谷之湿，齦血衄衄，纳谷如昔，治在阳明"，治以"熟地、知母、石膏、元参、牛膝"，此与张景岳治疗肾虚阳明胃火旺的玉女煎几无差别。若为阳明血热互结在下焦，与太阳蓄血病机相似，故均以抵当汤泄热逐瘀为法。若热灼肠之血脉协热便血，恐需参以"大黄黄连泻心汤"泻热止血方可。

（3）少阳病血分病变

少阳病为邪入少阳，影响到胆腑、三焦及少阳胆经、三焦经气化失司的病变。少阳为"阳气始生"，《素问·血气形志篇》云："少阳常少血多气"，故其病变表现多在气分；又因少阳主枢机，其气易郁，故少阳病多现三焦枢机不利及气郁化火之表现。但必须指出的是，少阳病的病机特点，正是因其"少血多气"之故。如《伤寒论》第 97 条曰："血弱气尽，腠理开，邪气因入，与正气相搏，结于胁下。正邪分争，往来寒热，休作有时，嘿嘿不欲饮食。脏腑相连，其痛必下，邪高痛下，故使呕也，小柴胡汤主之。服柴胡汤已，渴者属阳明，以法治之。"因此，少阳病虽以气分为主，但在一些平素血气不足者，更易影响到血分。

《伤寒论》共有三条"热入血室"，原文论述了在经期或经后感受外邪时的临床表现及治法，由此可窥邪入少阳血分之一端。如第 143 条言："妇人中风，发热恶寒，经水适来，得之七八日，热除而脉迟身凉，胸胁下满，如结胸状，谵语者，此为热入血室也，当刺期门，随其实而取之。"第 144 条："妇人中风，七八日续得寒热，发作有时，经水适断者，此为热入血室，其血必结，故使如疟状发作有时，小柴胡汤主之。"第 145 条："妇人伤寒发热，经水适来，昼日明了，暮则谵语，如见鬼状者，此为热入血室，无犯胃气及上二焦，必自愈。"

从"热入血室"三条文参合来看，妇人经水已来、甚至经水适断，均为经行而"血弱气尽，腠理开"，此时感受风寒外邪，极易侵犯少阳，且正值血气流溢，故易入血分，所以除了"寒热往来、胸胁下满"等少阳证表现之外，尚有"谵语"，甚至有"如见鬼状"等神志改变。仲景云"其血必结"，是血与热结也。因病在少阳血分，而"肝主藏血"，又"少阳与厥阴互为表里"，故病在少阳，血与热结，极易入厥阴。故一则以小柴胡汤解少阳之热，另一则刺厥阴肝之募穴"期门"以开其血结。因其发热、谵语为邪在少阳、热入血室而致，并非太阳之表或阳明实热，故不可以汗下等法更伤气血。

另有第216条："阳明病，下血，谵语者，此为热入血室，但头汗出者，刺期门，随其实而泻之，濈然汗出则愈。"此条"热入血室"由阳明病发展而来，当是阳明血分实证经攻下之后出现便血，此时阳明热实虽有所解，但血已亏虚，已非阳明之"多气多血"而转入"多气少血"之少阳，"谵语"当出现在便血之后，故曰"热入血室"。从其治法来看，刺期门以泄少阳厥阴血结之法，而非以攻下法，则知病在少阳血分。

因伤寒多为寒邪入里化热而入血分，温病则是温邪入里而入血分，故虽同为热入血室，治法则略有区别。叶天士在《温热论》中说："仲景立小柴胡汤，提出所陷热邪，以参枣扶胃气，……惟虚者为和法；若邪热陷入，与血相结者，当宗陶氏小柴胡汤去参、枣，加生地、桃仁、楂肉、丹皮或犀角等。"可见，叶天士自己也认为，若病在少阳血分为主而气分邪少者，仍当在小柴胡汤基础上加生地、桃仁、丹皮、犀角等凉血散血药，则可作为对仲景治疗少阳血分证的补充。

（4）太阴病血分病变

《伤寒论》太阴病篇仅涉及太阴脾脏及脾经的病变，是因为手太阴肺的病变大多在太阳病篇论述。究其原因则是风寒之邪从皮毛而入，最先影响太阳卫分，太阳卫气不利，皮毛开合失司，故可影响到肺气的宣降；或外邪引动内饮，上犯于肺方出现咳喘；或表闭肺气郁而化热而见喘促。总因其邪从太阳卫分而来，故放入太阳病篇论述。温病卫气营血理论及三焦辨证则认为温热邪气从口鼻而入，直接犯肺，肺气失宣而卫气不利，其化热也速，故吴鞠通在《温病条辨》中仿仲景文曰："凡病温者，始于上焦，在手太阴。"而《金匮要略》在论述肺痿证治时说："热在上焦者，因咳为肺痿"，又说："肺痿，吐涎沫而不咳者，其人不渴，必遗尿，小便数，所以然者，以上虚不能制下故也。此为肺中冷，必眩，多涎唾，甘草干姜汤以温之。"说明太阴肺病以三焦论则为上焦，但从其治疗来看，则以温太阴脾阳之甘草干姜汤治疗。而仲景在治疗太阴肺病咳嗽时多以"中焦虚寒，寒饮内生"立论，其常以"干姜、五味子"治咳即为明证。故结合《金匮要略》相关论述及后世温病学家的研究，认为手太阴肺病补入六经辨证太阴病篇较为合适。另按《伤寒论》原文，则足太阴脾之病变仍为太阴病之主要内容。因此，太阴病血分证当从手太阴及足太阴两部分分析。

①**足太阴血分病变**：《伤寒论》太阴病篇原文未提及明显的太阴血分病变，但"桂枝加芍药汤"及"桂枝加大黄汤"两方均涉及太阴脾络之营血不和，虽然

无明显出血之表现，但有脾之络脉瘀阻之"大实痛"表现，故可视为寒邪入于太阴血分而出现的血瘀实证。另外，《金匮要略·惊悸吐血下血胸满瘀血病脉证治》篇治"吐血不止"的"柏叶汤"及治疗"下血，先便后血"的"黄土汤"均为太阴脾阳虚而不统血引起的血证，也可看作足太阴血分虚证。

②手太阴血分病变：《伤寒论》原文中未提手太阴肺血分病变，但《金匮要略》中则有提及。如《肺痿肺痈咳嗽上气病脉证并治》在论述肺痈发病时曰："寸口脉微而数，微则为风，数则为热；微则汗出，数则恶寒。风中于卫，呼气不入；热过于荣，吸而不出。风伤皮毛，热伤血脉。风舍于肺，其人则咳，口干喘满，咽燥不渴，多唾浊沫，时时振寒。热之所过，血为之凝滞，蓄结痈脓，吐如米粥。始萌可救，脓成则死。"说明风热由营卫而入，进而伤及血脉。但若是由卫影响及肺，则但咳喘、唾浊沫及振寒，病尚属轻浅易救；若邪热由营入血，蓄结痈脓，吐如米粥，则病深难治，甚则死不救。可见，仲景当时已申明在风热邪气侵犯人体时，卫气营血均可受到不同程度的干扰。因为此条所论主要为热邪侵及太阴肺之血脉，导致血热互结为病，故可视为手太阴肺血分病变证。

（5）少阴病血分病变

少阴病是邪入少阴影响到心肾及手足少阴心肾两经卫气营血功能的病变。肾藏精，内含真阴真阳，为作强之官，主前后二阴，司二便；足少阴肾经"属肾，络膀胱；其直者，从肾上贯肝膈，入肺中，循喉咙，挟舌本；其支者，从肺出络心，注胸中"。心藏神，主神明，为君主之官，主血脉；手少阴心经"起于心中，出属心系，下膈，络小肠；其支者，从心系，上挟咽，系目系；其直者，复从心系却上肺，下出腋下"。故少阴病，邪及血分可见尿血、便血、咳血，甚则自口鼻、耳目而出。

《伤寒论》少阴病血分证有寒热之别，一般认为《伤寒论》详于寒而略于温，故多从寒立论。如第306条："少阴病，下利，便脓血者，桃花汤主之"，第307条："少阴病，二三日至四五日，腹痛，小便不利，下利不止，便脓血者，桃花汤主之。"此二条均为少阴病"下利便脓血"，从桃花汤药物组成看，以赤石脂、干姜、梗米温阳涩肠固脱。一般认为，桃花汤为少阴阳虚滑脱之便脓血而设，如钱天来在《伤寒溯源集》中曰："桃花汤，非湿热暴利、积多气实这所宜，盖所以治阴寒虚滑之剂也。"王子接在《绛雪园古方选注》中则曰："桃花汤，非名其色也，肾脏阳虚用之，一若寒谷有阳合之致，故名。"郑钦安在《伤寒恒论》中更是直言："桃花汤乃治少阴虚寒下利的方，若湿热下利者，断乎不可。"但也有人认为桃花汤为少阴热邪盛证，如吴谦在其《医宗金鉴》中说："少阴寒邪，多利清谷；少阴热邪，多便脓血，日久不止，关门不固，下焦滑脱矣"，认为"用干姜少许，其意不在温而在散火郁"。也有结合第308条"少阴病，下利，便脓血者，可刺"来解释，认为刺法是通瘀泻热，当与桃花汤合用，则桃花汤不致过于涩滞而留邪。但总的来说，从桃花汤方剂组成看，赤石脂、干姜及梗米均为温药，若为热邪，用一两味温药佐制尚可，断不会全方均为温热药。此方证即便有热，亦是少阴阳虚，阳气运行不利而致的局部郁热，但从全局来看，仍是阳虚滑脱、阳不摄血之血分证。

第294条："少阴病，但厥无汗，而强发之，必动其血。未知从何道出，或从口鼻，或从目出，是名下厥上竭，为难治。"此条属寒、属热之争论也颇多。方有执、程知、秦之桢、吴谦等均认为是强发少阴热邪为病，如吴谦在《医宗金鉴》中说："此条申明强发少阴热邪之汗，则有动血之变也。少阴病脉细沉数，加之以厥，亦为热厥。"但更多认为系少阴阳虚，强发其汗而致动血。如柯琴言"阳气不达于四肢，故厥。厥为无阳，不能作汗而强发之，血之与汗，异名同类，不夺其汗，必动其血"。黄元御则认为："汗生于血而酿于气，譬之釜水沸腾，气蒸为露也。少阴病气虚血寒，但有厥逆而无汗，而强发之，必动其血。血之所以不上溢者，气敛之也，气根于水，强发其汗，泄其阳根，卫虚失敛，营血失统，上走七窍。"郑钦安则曰："少阴病，厥亦已重矣，无汗则幸矣。而强汗之，是逼阳于外，血即不动亦动矣。"唐容川在《伤寒论浅注补正》中明言："解但厥无汗为里热，非也。使果是里热而又动血，是上下皆热，施治不难措手。此云难治者，以下厥本是阳虚于下，阳下陷而不升，则卫气不能达于肌腠，故无汗。明言卫气不外达则无津气，不得有汗也。而医者乃强发之，则肌腠间既无津气，只有营血独被其劫必动，而上出，是为阴血竭于上也。下厥当用热药，上竭又当凉药，相反相妨，故为难治。"故此条当是少阴阳虚于下，强于发汗动血而上出。虽其血上出为有热，但其本为少阴阳虚。

仲景在第293条明言热邪入于少阴血分为病。论曰："少阴病八九日，一身手足尽热者，以热在膀胱，必便血也"，则明确为少阴热邪入血分证。其治疗可参考少阴水热互结下焦之猪苓汤。

由上可见，仲景在少阴病篇论及血分证时，涉及寒热两个方面。足少阴肾为水火之脏，可因阳气不足而寒化，也可因阴液虚衰而热化；手少阴心虽为君主之官，当君火以明，但其主血脉，必与营血相关。故病在少阴易有寒热之变，而邪入少阴血分亦复如此。

（6）厥阴病血分病变

厥阴病为肝脏、心包及足厥阴肝经、手厥阴心包经的病变。因肝主藏血，故病入厥阴多血分病变。厥阴为一阴，值阴尽阳生之时，故其阳气或因不足或因亡而表现为阴寒，或升发太过而表现为阳热。厥阴肝体阴而则用阳，且内寄相火，故总在阴血不足的基础上，或寒盛或热盛，或寒热错杂。厥阴病所属脏腑经络功能及其气化特点决定了厥阴病多营血证。《伤寒论》中论寒邪较多，对热邪致病也有论述，但对手厥阴心包相关病变论述较少。其未及之处在后世温病学家的著作中有详细补充，故万友生教授曾撰文曰"欲识厥阴病，寒温合看明"，从其文中可见温病学派相关理论对《伤寒论》进行了有益补充。因此，这也是后世温病学对《伤寒论》继承和发展所作的应有贡献。

《灵枢·经脉》："肝足厥阴之脉，……挟胃，属肝，络胆，上贯膈，布胁肋，循喉咙之后，上入颃颡，连目系，上出额，与督脉会于巅；其支者，从目系下颊里，环唇内；其支者，复从肝别，贯膈，上注肺。"从其经脉络属及脏腑之间关系来看，厥阴病阳气为邪气所郁则化热，若上攻则为易伤咽喉，若下迫则易伤肠络，还有热郁伤肺者。

如第334条原文："伤寒先厥后发热，下利必自止。而反汗出，咽中痛者，其喉为痹。发热无汗，而利必自止；若不止，必便脓血。便脓血者，其喉为痹。"此条说明厥阴阳郁化热，若上攻则咽痛喉痹，若下迫则便脓血。

第341条："伤寒发热四日，厥反三日，复热四日。厥少热多者，其病当愈；四日至七日热不除者，必便脓血。"本条通过发热与厥时间长短的对比，说明厥阴阳发太过，郁而化热，下迫肠道而为便脓血。

第357条："伤寒六七日，大下后，寸脉沉而迟，手足厥逆，下部脉不至，咽喉不利，唾脓血，泄利不止者，为难治，麻黄升麻汤主之。"此乃厥阴阳气被寒邪闭郁而化热，上犯及肺及喉咽，故现"喉咽不利，唾脓血"之表现。

由上可见，《伤寒论》厥阴病篇对血证的论述，主要是厥阴阳郁化热上犯下迫而致。通常认为，在对厥阴热邪下迫大肠而出现的便脓血证，仲景以白头翁汤治之；而邪热上犯而出现喉痹、唾脓血者，多以麻黄升麻汤治之。

（7）六经生理与血分病变的关系

《伤寒论》六经病均可有血分证表现，而且对不同的六经病血分证的表现、治法、禁忌等均有较为详细有论述。需要注意的是，因为伤寒六经各自有其不同的生理特点，因而决定了它们在发病时各自有其不同的特点。总的来说，其各自不同的特点如下：

①**太阳为三阳，病变涉及膀胱、小肠及其经络**：太阳气化，布散卫气至周身肌腠肤表；膀胱气化，布散津液，使"水津四布，五经并行"。若在外邪影响下，膀胱腑及其经络气化功能失司，一则卫气失常，另一则津液停蓄。故在太阳病，最多见卫分之寒热证及气分之水饮证。因卫行脉外、营行脉中，故卫分证常影响营阴的功能，甚至使营阴虚损而为病。若邪气深入化热与下焦之瘀血相结，则为入于血分。

②**阳明为二阳，病变涉及胃、大肠及其经络**：阳明胃为水谷之海，五脏六腑皆禀气于胃。《灵枢·邪客》篇说："五谷入于胃也，其糟粕、津液、宗气，分为三隧。故宗气积于胸中，出于喉咙，以贯心脉，而行呼吸焉。营气者，泌其津液，注之于脉，化以为血，以荣四末，内注五脏六腑，以应刻数焉。"五脏六腑、十二经脉、四肢百骸之气血营卫皆从胃之运化补充，水谷运化后的糟粕则随胃肠道排出体外。故阳明多气多血，且居中属土，因而邪中阳明，在卫分时间较短，以气血分较多。阳明以气分热实证为主，故极易伤及营阴，甚则入于血分。阳明病血分证，主要为邪热入于胃肠腑，热甚伤及肠络；或患者本在胃肠中有瘀血，热入之后，瘀热

互结。

③少阳为一阳，病变涉及胆、三焦及其经络：少阳因其为"阳气始生"，且"少血多气"，故其病变表现多在气分；因其主枢机，其气易郁，故少阳病多现三焦枢机不利及气郁化火之表现。少阳易枢机不利及气郁化火，正是因为其"少血多气"的特点，即"血弱气尽，腠理开，邪气因入，与正气相搏，结于胁下"。虽然少阳病以气分为主，但在一些平素血气不足之体，则易气郁化火而入血分。《伤寒论》及《金匮要略》中论述"热入血室"的条文，即是热入少阳血分的典型表现。

④太阴为三阴，病变涉及脾、肺及其经络：手太阴肺主气、司呼吸，其气既主宣发又主肃降，以通调百脉，其合皮毛，故手太阴肺之病变多在气分及卫分，病深亦可入于血分，如前文所述肺痈之咳唾脓血等。足太阴脾之阳气主运化水谷、运化水湿，以其为三阴，故少见阴虚之病而多气分病，但脾又统血，故亦可及血分，如黄土汤证。另外，脾脏阳虚而寒凝，亦可影响及相应血脉，其导致血不周流，亦可视为血分病变。

⑤少阴为二阴，病变涉及心、肾及其经络：心主血脉，主神明。《难经·三十五难》："《经》言：心营，肺卫，通行阳气，故居在上。"故叶天士谓："肺主气属卫，心主血属营"，以营与血可分不可离。心又为君主之官，且为君火，其阳气推动营血周流全身，故在少阴心病多营血分病。心以营血为体，以君火为用，故营血病，多伴见心火亢盛或虚衰的表现，前者如黄连阿胶汤证，后者如炙甘草汤证等。肾寓真阴真阳，为水火之脏，主藏精，司二便。故病入少阴肾，亦可见阳气不足或营阴亏虚两方面病变。邪以寒为主，则易阳虚寒盛，甚则阳亡外越，应急以回阳救逆为主，如四逆汤类；邪以热为主，则易营阴耗伤，正所谓"热邪不燥胃津，必耗肾液"，治疗当以滋养肾阴为法，如加减复脉汤等。少阴肾病可有血分病，或阳虚滑脱而便血，如桃花汤证；或热入下焦伤及血络而尿血，如猪苓汤证等。

⑥厥阴为一阴，阴尽阳生，病变涉及肝、心包及其经络：因其为一阴，多营血衰少之证；又为一阳，阳气易虚也易郁。故在厥阴病，多以营血虚为病变根本，视邪气与阳气盛衰不同，而有寒热之变，或寒热错杂并见，但都极易入于营血分。故病在厥阴多营血分病变，在寒盛阳衰之时，尚不明显；若在热盛之时，则极多动风、瘛疭及血证表现。《伤寒论》以寒邪中人为主，故在厥阴病多以寒盛阳衰为主，其热多为厥阴一阳郁而生热，病及血分，主要是厥阴阳郁化热上犯下迫而致。如有厥阴热邪下迫大肠而便脓血的白头翁汤证，还有邪热上犯而唾脓血的麻黄升麻汤证等。后世温病学派为热入厥阴作了极为有益的补充。

4. 温病学中论述的血分病变

（摘自规划版教材《温病学》）。

（1）血分实证

包括血热动血、血热动风（热极生风）和气血两燔（肺热吐衄）和气血两燔（暑燥疫）等证。

①血热动血

主证：身热夜甚，躁扰昏狂，或吐血、或衄血、或便血、或尿血、或妇女非时经血，量多色紫，或发斑，斑色紫黑，舌质绛紫而干，脉数。

病机：本证乃血分热炽，热邪动血之候热邪深入阴分，耗伤血中津液，夜间阳气入里，阴不制阳，故身热夜甚血热扰心，神不守舍，心神外越，故躁扰昏狂。热邪灼伤血络，迫血妄行，使血不循经，溢出脉外，即为血热动血，见之于临床，则发为各部位之出血如上部血络损伤（阳络伤），则见吐血衄血；如下部血络损伤（阴络伤），则见便血、尿血、妇女非时经血；如血溢于肌肉，瘀于皮下，则发斑。因血热津伤，血液浓稠，故各部位所出之血及发斑均呈紫黑色，其舌质亦绛紫而干，脉数则为热邪鼓动，血行加速之征。

斑乃血热动血而发，其血由肌肉之脉络溢出，瘀于皮下，故又称"肌衄"。因足阳明胃主肌肉，故前人有"斑发于胃""斑发阳明""斑发于肌肉"之说。斑之形态是：形如大豆或联结成片，斑斑如锦纹，不高出皮肤，拂之不碍手，压之不退色，属皮下紫癜。因其血已溢出肌肉，瘀血在血络之外，平铺于皮下，故一般不高出皮肤，拂之不碍手。若出血面积小而散在，则形如大豆，若出血量多且面积大，则斑联结成片，甚或大片分布而如锦上花纹。因其瘀血在脉外，以手压之皮下瘀血无退回之路，故压之不褪色。应当说明的是，若出血量少，发斑初起亦可呈点状分布，称为"斑点"，其形有似疹点，但其不高出皮肤，且压之不褪色，二者以此鉴别。若出血量多，且反复出血，斑呈"饼搭"之状，则可高出皮肤，拂之碍手，但其瘀血面积大而呈片状分布，不再呈点状，且压之不褪色，亦与疹大不相同。总之，斑与疹之鉴别，以压之褪色与否为其要点。

治法：凉血散血。

主方：犀角地黄汤（《温病条辨》）。

②血热动风（热极生风）

主证：高热神昏，躁扰谵狂，头晕胀痛，四肢抽搐，颈项强直，角弓反张，甚则四肢厥逆，发为痉厥，舌质干绛，脉弦数。

病机：血热炽盛，故见高热。血热扰心，心神外越，则神昏谵语，狂躁不安。血热上窜，气血上涌，清窍壅塞，则头晕胀痛。肝藏血而主筋，筋赖肝血以滋荣，肝血热而灼筋，热灼筋孪，筋脉拘急，则四肢抽搐，颈项强直，角弓反张。热邪内炽，气血内聚以抗邪，阳气内闭而不达于四末，故四肢厥逆。舌质干绛，为血热耗血，津伤血稠之象。脉数乃血热之兆，脉弦，则为筋脉拘急之征。本证虽有阴伤，但因其根本在于血热炽盛，故其动风称为"热极生风"，属"实风"。本证若发生在暑温病中，又有"暑风"之称。"痉厥"一词，在温病中较常用。痉，是指四肢抽搐，颈项强直，角弓反张之动风。厥，有两种涵义：一为"肢厥"，指四肢厥逆；二为"昏厥"，指神志昏迷。可见，痉与厥二者本非一证，但因在温病过程中二者往往并见，故常痉厥并称。

治法：凉肝熄风。

主方：羚角钩藤汤《通俗伤寒论》。

③气血两燔，肺热吐衄（暑瘵）

主证：高热口渴，头目不清，心悸烦躁，神识昏蒙，咳嗽气促，甚则咳喘胸闷，气急鼻煽，咯吐痰血，或骤然吐衄，甚则口鼻涌血，面色紫黑晦暗，舌质绛紫，脉沉细而数，或虚大而芤。

病机：本证乃暑热邪气犯肺，由气分窜入血分，气血两燔之候。暑热内盛，消灼津液，故身热口渴。暑热上蒸，清窍不利，则头目不清。暑热扰心，则心悸烦躁，神识昏蒙。暑热迫肺，肺气上逆，故咳嗽气促，甚则咳喘胸闷，气急鼻煽。肺热则灼液成痰，血热则灼伤肺络，迫血上溢，故随咳喘而咯吐痰血，甚则骤然吐衄，口鼻涌血。暑热壅肺，肺气闭塞，则气血壅滞；血热灼津，则血液粘滞凝结，故面部紫黑晦暗，舌质绛紫。本证既见吐衄，又见面色紫黑晦暗，乃既有血热动血而血外溢，又有血热耗血而血瘀之象。血液既溢且瘀，其证之危重可知。若暑热内盛，吐衄失血而气血虚，则脉沉细而数；若暴然吐衄而大失血，血脉空虚，气失血之束敛而浮动，则脉虚大而芤。

本证与"痨瘵"病位均在肺脏，均有咯血见证，二者有相似之处，故名"暑瘵"。但二者并非一证，其病因、病机、临床表现与治疗均不相同。本证为急性热病，乃外感暑热内犯于肺，热迫血溢，气血两燔之候，多发于暑期，病程短热势高而来势急，病情凶险危重。痨瘵则为慢性传染病，四季皆可发生，常伴低热盗汗、五心烦热、干咳少痰、咯痰带血等见症，病程长而病势缠绵。

治法：清肺透热，凉血散血。

主方：犀角地黄汤合银翘散（《温病条辨》）。已用过表药者，去豆豉、芥穗、薄荷。

④气血两燔，热毒充斥（暑燥疫）

主证：高热大汗，大渴饮冷，咽痛唇肿，甚则面肿，头痛如劈，骨节烦痛，腰如被杖，喘急气粗，四肢厥逆，神昏狂躁，或昏闷无声，四肢抽搐，颈项强直，或吐血或衄血，或便血或尿血，或发斑，呕吐泄泻或大便秘结，腹部作痛，小便短赤，舌肿质绛紫起芒刺，苔焦燥，脉洪大而数或沉数有力或沉伏。

病机：本证乃暑燥疫毒邪气内侵脏腑，外窜经络，气血两燔，热毒充斥周身表里上下之候热毒充斥，蒸腾津液，热炽津伤，则大渴饮冷，小便短赤，舌苔焦燥热毒上攻，气血上壅，故咽痛唇肿，甚则面肿，舌肿起芒刺。热毒上攻清窍，气血逆乱，则头痛如劈；热毒走窜骨节经络，壅滞不通，则骨节烦痛，腰如被杖；热毒迫肺，肺气上逆，故喘急气粗；邪盛于里，气血内聚以抗邪，正邪激争，气血内闭，阳气不达于四末，故四肢厥逆；热毒上扰，心神失常，故神昏狂躁或昏闷无声；热毒灼肝，肝热筋挛，则四肢抽搐，颈项强直；热盛动血，则可见各部位出血；热毒犯胃，胃气上逆，则作呕吐；热毒下迫大肠，逼迫津液下渗，可致泄泻；热毒伤津，大肠燥热，亦可见大便秘结；热壅肠道，气血阻滞不通，则腹部作痛；血热耗血，血因热瘀，故舌质色绛紫；若里热蒸腾，则脉洪大而数；若热毒壅滞，气血内闭，则脉沉数有力，甚则沉伏。

治法：清气凉血，泻热解毒。

主方：清瘟败毒饮（《疫疹一得》）。

（2）血分虚证：包括热盛阴伤、真阴耗损、亡阴脱液、邪伏阴分等证。

①热盛阴伤、心肾不交

主证：身热口干，齿燥唇焦，心烦躁扰不寐，舌质绛苔薄黄，脉细数。

病机：本证乃温热邪气炽盛而阴液大伤，心火旺于上、肾水亏于下之候，病位在手足少阴，即吴鞠通所谓："少阴温病，真阴欲竭，壮火复炽"之证。在生理状态下，心火下交于肾，以温化肾水不寒；肾水上济于心，以制约心火不亢；心肾相交，水火既济，维持脏腑功能活动之动态平衡。温热邪气上助手少阴心火，下劫足少阴肾水，使心火亢于上而不下交于肾，肾水亏于下而不上济于心，导致心肾不交。火愈炽而阴愈伤，阴愈亏而火愈炽，势成恶性循环；热炽阴伤，故身热口干，齿燥唇焦；心肾不交，邪热扰心，阳不入阴，故心烦躁扰不寐；舌质绛脉细，为阴液大伤，血中津亏之兆；舌苔黄、脉数乃热邪炽盛之征。其证候虽呈虚实夹杂之象，但其真阴大伤，心肾不交，证以虚象为主，渐趋亡阴之势已显。

治法：清热育阴，泻南补北。

主方：黄连阿胶汤（《温病条辨》）。

②真阴耗损

主证：身热夜甚，手足心热甚于手足背，口干唇焦，心悸不宁，神倦欲眠，甚则神昏，或耳聋舌强，舌质绛而干，脉虚大或迟缓结代。

病机：本证乃温热病后期，邪气深入下焦，损伤肝血肾精，而致真阴耗损，虚热内生，邪少虚多之候。真阴亏损，阴不制阳，故身热；因其邪少虚多，乃阴虚而生内热，故一般呈低热。夜间卫阳之气入于里，则阴不制阳更甚，故其身热夜甚于昼。阴分之虚热必循阴经而发散于外，而腧穴即虚热外散之途径。手厥阴心包经之劳宫穴在手心，足少阴肾经之涌泉穴在足心，阴分虚热由手、足心腧穴外散，故手足心热甚于手足背。阴亏而津不上承，故口干唇焦。真阴亏而肾水不能上济于心，心阴大亏，心失滋养而拘挛、悸动不宁，神失所养，则神倦欲眠，甚则神昏。肾精不能上荣于耳，故耳聋；心阴不荣于舌，则舌失所养而舌体强硬謇涩。舌面干燥舌质绛，则为真阴亏损，血液浓稠之兆。血中津液大伤，脉道空虚；津不敛气而气独浮越，则脉象浮大，按之空虚，几近于芤。本证亦可见脉象迟缓结代，并非阳气不足，鼓动无力所致，乃真阴亏损，脉中阴亏，血液干涸浓稠而瘀结，血行涩滞艰难而流动迟缓，甚至时行时止之征。

治法：滋阴清热，养血复脉。

主方：加减复脉汤（《温病条辨》）。

③亡阴脱液

主证：形体消瘦，皮肤干皱，唇焦舌萎，目陷睛迷，齿燥色如枯骨，齿上积垢，

或呃逆声微，两颧红赤，手足蠕动，甚或瘈疭，心中憺憺大动，甚则心中痛，神
昏嗜睡，四肢厥逆，大便秘结，小便短赤甚或点滴不出，舌质绛无苔，脉细促或
微细欲绝。

病机：本证是温热邪气耗伤肝血肾经，导致真阴大亏，周身津枯液涸，而成
亡阴脱液之危重证候。津枯液涸，肌肤失于濡养，故形体消瘦，皮肤干皱，唇焦
舌萎。肝开窍于目，肾精上注瞳仁，肝血肾精大亏，目失滋荣，故目眶塌陷，目
睛迷离，甚则瞳孔散大。肾主骨生髓，齿为骨之余，肾精不能滋养于齿，故齿燥
而色如枯骨；津液枯竭，胃气败绝而失其降浊之功，浊气上熏，则齿垢积聚。胃
气败绝，虚气上逆，则呃逆声微。齿枯积垢与呃逆声微，是先后天俱已败绝之象，
临床不可等闲视之。真阴大亏，孤阳无制而上浮，则两颧红赤。肝阴亏则筋失濡
养而拘急，遂呈水不涵木，虚风内动之象，轻则手足蠕动，甚则瘈疭；因其为虚证，
抽搐徐缓而无力，与热极生风之实证抽搐频繁有力者表现不同，临床应注意鉴别。
津枯液涸，阴血亏损，心阴与心气俱虚，心失所养而拘急挛缩，故心中憺憺大动，
甚则心中痛；神失所养，则神昏嗜睡。亡阴脱液，经脉枯涸，血涩气滞，脉气不畅，
阴阳气不相顺接，阳气不达于四末，故四肢厥逆。津枯液涸，大肠干燥，则大便
秘结；小便乏源，故短赤甚或点滴不出。舌质绛无苔，乃津枯而血稠之兆。脉细促，
即细数而结代，细主阴亏，数主内热，结代则为亡阴脱液。津枯血稠，血行艰涩，
时行时止之征。脉微细欲绝，则是血液枯竭，脉中空虚之象。因本证乃津枯液涸，
周身阴液尽失之危候，故名"亡阴脱液"。

治法：滋阴养血，潜阳熄风。

主方：二甲复脉汤、大定风珠（《温病条辨》）。喘加人参，自汗者加龙骨、人参、
小麦，悸者加茯神、人参、小麦。

④邪伏阴分

主证：夜热早凉，热退无汗，能食形瘦，精神倦怠，舌质红少苔，脉细略数。

病机：本证乃温热病血分证后期，邪热大多已解，而阴液未复，余邪未净，
深伏阴分之候。夜热早凉，是指夜间低热，清晨即退，昼日不发热，这是因为人
体卫阳之气昼行于表，夜入于里，阴分本有伏热，阳入于里则阴不制阳，故入夜
则身热；清晨则卫阳之气由里出表，故热退身凉。因邪不在表，其身热虽退，而
邪热仍伏阴分，不从表解，故热退无汗。邪在阴分而不在脾胃，故饮食能进。但
邪热内伏，水谷精微被其所耗，不能充养肌肤，故虽能食而形体消瘦。正气不充，
功能低下，故精神倦怠。舌质红少苔，脉细略数，均为余热内伏，阴液被耗之象。
本证热邪虽不重，但深伏阴分，消耗阴液，损伤正气，往往缠绵难解。

治法：养阴透热。

主方：青蒿鳖甲汤（《温病条辨》）。

综上所述，温病血分证共有血分实证四型、血分虚证四型。除血分实证之血
热动血、血热动风确属血分证，其余两型气血两燔（暑瘵、暑燥疫）勉强可算血
分证，而血分虚证四型其实根本不属于血分证，而属于阴分证（邪伏阴分、亡阴

脱液、热盛阴伤而心肾不交）或真阴耗损证。倘若邪热阴分，阴分受伤，则以清热为主，养阴为辅，其与血有何关联；亡阴脱液，当大补阴津、收敛止脱为务，其与补血又何联系；真阴耗损，当滋真阴清虚热，与养血复脉又何干系。由此可见，卫气营血辨证理论中的血分辨证，血之与阴不分、液之与血不分、真阴之与血不分，简直是模糊不清，混淆概念。

刘雪堂也认为叶氏之卫气营血辨证，层次含混。刘氏指出叶氏刻意求新，不惜斩源截流，另立门户，创卫气营血四层论，欲与《伤寒论》六经相对峙。不过洞悉六经旨趣者，无不知四层论之不可凭信。六经是将伤寒病分为六个层次，浅深昭著，阵线分明，每个层次的病位病机，清晰可见，经证腑证，历历可辨。由于经腑相连，脏腑相通，往往出现犬牙交错的奇观，如未离太阳，已入阳明；病在少阴，反见太阳的发热证等。虽头绪纷繁，但只需按六经辨证，无不尽在掌握之中。且六经各有特征，以热型而论：有发热恶寒；往来寒热；不恶寒，但恶热；厥热往复；反发热，日晡热等之不同，都已成为千古绝唱。故六经不仅是外感病辨证的指南，也是内伤杂病不可或缺的辨证法。温病是广义伤寒之一，反而舍此他图，以此指导临床，难免网漏吞舟之鱼。

《内经》营卫气血的概念是：在脏腑则曰气，在经络则为卫；在脏腑则曰血，在经络则为营。"营卫即经络之气血……论外感则曰营卫，以邪从外入也，论内伤则曰气血，以邪自内生也（胡天雄《素问补识·调经论》）"。可见，血之与营，气之与卫，是不可截然分割的。一身之中，外而躯壳，内而脏腑，营卫气血，同居共处，有如万叠云山，无所不在，无所不包，又怎能剖列为四层呢？所以要从客观上找出四组各具规律和特征的证状，是不可能的，有的只是一鳞半爪。

只有章虚谷这位笨伯，才会去做连叶氏本人也做不出来的事：在注中补出四条证状，但一见便知是人工造出来的，而不是从病情发生与发展中获得的规律。如云："发热而微恶寒者，邪在卫分，不恶寒而恶热，小便色黄，已入气分矣。"微恶寒只是或然证，而且消失于指顾之间，而小便黄则是与病俱来，至愈方休。可见，卫气二证，并无区别，是一路货而强标两个型号。又云："若脉数舌绛，邪入营分，若舌深绛，烦扰不寐，或夜有谵语，已入血分矣。"脉数是贯彻温病的全过程，并非营分所独有。以血分论，邪既入血分，自然是血热沸腾，而不是死水无澜，难道脉不在当数之例！至于烦扰不寐或谵语，亦不必待舌绛转深而呈现。缘舌之绛与深绛，议是颜色上浓淡之分，以此论病情之轻重则可，以之论病邪之浅深，则似不可信。可见营血本为一个证候群而强分为二，不可分而强分之，势必陷入诡辩论。由此可知，叶氏的证状学是一团糟，谁也无法挽救。主要糟在卫气营血不能客观地反应出四层证状。

叶氏谓："肺主气属卫，心主血属营"，是四者不能分属四脏，仅为心肺二脏而已。依此而论，外则名为四层，内则仅为两层，为何路子越走越窄！这是叶氏自毁框架，无异宣告四层论为乌有。更有甚者，温神为何老是"调情"于心肺二脏，而不及其他呢？凡此种种，都近于滑稽可笑。叶氏还大书曰："辨营卫气血虽与伤寒同……"其实四层论与六经辨证毫无共同之处，只是叶氏自知四层论的根基不牢，试图挂靠《伤寒论》，以示有据而已。

叶氏卫气营血四层论与吴氏上中下三焦论，一纵一横，各立门户，互相称雄温坛。可骇怪的是：至今学界，两存其说，各溢以美。一句话：横直有理！可是医学是科学，不是战国时代纵横家的弹簧舌，说合纵则合纵之，说连横则连横之。血肉之躯的病理变化，自始至终存在着一条无法矫造的客观规律，不能说扁就扁，说圆就圆，何况血肉之躯也承受不了这样的纵横驰骋！怎样才能使苍生免遭纵横蹂躏之苦，是学界应予严重关注的时候了。

5. 温病血分辨证必须结合脏腑辨证

卫气营血辨证必须结合具体的五脏六腑，才能真正辨清外感热病的具体部位。现就卫气营血、三焦与脏腑之关系概述如下：

（1）温病的病理变化与脏腑之关系

温病的病理变化表现为人体脏腑（分则为三焦）所内涵的卫气营血的病理变化及其实质损害。因此，温病的发生与相关脏腑关系十分紧密。叶天士在《温热论》中提出："温邪上受，首先犯肺，逆传心包。肺主气属卫，心主血属营"，即指出在卫则多犯肺经，营分血分则易扰心包。再如《温热论》第7条云："再论气病有不传血分，而邪留三焦，亦如伤寒中少阳病也"，第10条："再论三焦不得从外解，必致成里结。里结于何，在阳明胃与肠也"，第9条："在阳旺之躯，胃湿恒多；在阴盛之体，脾湿亦不少"，第26条："若舌白如粉而滑，四边色紫绛者，瘟疫初入膜原"等，均指出气分证可在三焦、阳明胃、阳明大肠、太阴脾等脏腑。对于营血分证的论述，在《温热论》中也涉及了胃、肾、肝、心包等脏腑。如第14条："纯绛鲜色者，包络受病也"，第17条："舌绛而有碎点，白黄者，当生疳也，大红点者，热毒乘心也"等。受《温热论》篇幅所限，所言较为笼统，所论卫气营血辨证较概括，然亦多分脏腑。

三焦统括上焦心（心包）肺、中焦脾胃、下焦肝肾，因而三焦病变与脏腑关系更为密切。吴鞠通提出："温病由口鼻而入，鼻气通于肺，口气通于胃。肺病逆传，则为心包。上焦病不治，则传中焦，胃与脾也。中焦病不治，即传下焦，肝与肾也。始上焦，终下焦。"故上、中、下三焦病变，多与具体脏腑相关。

正因如此，温病辨证多由卫气营血与三焦辨证相结合，上焦证主要包括肺经证候（肺卫、气及营血分证候）、心包证候（热闭心包之心营证候、湿热酿痰蒙闭心包属气分）；中焦证包括太阴脾（气分湿热困脾）、阳明胃（阳明气分热炽）、阳明大肠（湿阻大肠、阳明腑实、湿热积滞搏结肠腑等气分证候以及邪伤肠络等血分证）；下焦证包括少阴肾证候（真阴亏损、阴虚火旺等）和厥阴肝证候（阴虚动风等）。

由此可见，卫气营血辨证及三焦辨证与脏腑辨证是密切相关的，在具体的辨证过程中，以卫气营血及三焦为纲，以脏腑为目，从而明确特定病程阶段的证候病机。

（2）温病治则治法与脏腑辨证相关

温病学治则包括卫气营血治则与三焦治则。叶天士在《温热论》中提出卫气营血治则："在卫汗之可也，到气才可清气，入营犹可透热转气……入血就恐耗血动血，直须凉血散血。"其论述极为概括，然在具体证治中，则强调脏腑病机，如第5条云："若斑出热不解者，胃津亡也，主以甘寒……或其人肾水素亏……必验之于舌。如甘寒之中加入咸寒"，此处表明胃津亡者主以甘寒，肾水亏者佐以咸寒以先安未受邪之地。又如第19条："再舌苔白厚而干燥者，此胃燥气伤也，滋润药中加甘草，令甘守津还之意。舌白而薄者，外感风寒也，当疏散之。若白干薄者，肺津伤也，加麦冬、花露、芦根汁等轻清之品，为上者上之也。"指出白苔当分其脏腑病机，舌苔薄白而干，则邪在表而兼肺津伤，故治以疏解中入麦冬、花露、芦根汁等轻清上焦，滋而不腻之品以清滋肺津。若白厚而干燥者，则又有胃津伤，其治在滋润之品加甘味之甘草以守中气、复津液，即甘守津还之法。

吴鞠通在三焦辨证的基础上，根据三焦所属脏腑的功能特点及病邪特征，提出三焦治则："治上焦如羽（非轻不举），治中焦如衡（非平不安），治下焦如权（非重不沉）。"邪在上焦，为肺与心包病变，治当轻清上浮，不可滥用苦重之剂；中焦在阳明胃肠与太阴脾，其证候多邪热壮盛，治当平其亢厉，或者湿热为患，当权衡湿热轻重主次；下焦肝肾，多为真阴亏损或虚风内动，治当厚味滋填真阴或重浊潜镇，以滋阴熄风。

在《温病条辨》上、中、下三焦篇中，吴氏以三焦为纲，脏腑为目，具体论述了常见温病的证治。如上焦篇第4条："太阴风温、温热、瘟疫、冬温，但热不恶寒而渴者，辛凉平剂银翘散主之。"指出肺卫风热证候，治以辛凉平剂银翘散。又如中焦篇第1条："脉浮洪躁甚者，白虎汤主之；脉沉数有力，甚则脉体反小而实者，大承气汤主之。"指出阳明温病当分阳明胃、大肠之不同，阳明胃热炽盛者，治以辛寒清气之白虎汤，而阳明大肠之腑实则治以苦寒攻下之大承气。及至下焦则病多归于肝肾，出现阴虚动风者，治以滋阴熄风，如下焦篇第78条所述："燥久伤及肝肾之阴，上盛下虚，昼凉夜热，或干咳，或不咳，甚则痉厥者，三甲复脉汤主之，定风珠亦主之。"

另外，在现代温病学教材中，归纳常用治法十类，每一类下又多根据脏腑病机不同进一步分类，如和解祛邪法治疗邪在半表半里证候，若邪热夹痰湿郁于少阳，治以清泄少阳；若邪热夹痰湿阻于三焦，而致三焦气化失司者，治以分消走泄；若湿热秽浊郁伏膜原，则治以疏利透达膜原。又如温病主要治法滋阴生津法，肺胃阴伤者，治以甘凉濡润；津枯肠燥者，治以甘寒、咸寒；温邪劫灼肝肾真阴，治以甘寒、咸寒、酸寒之品滋填真阴，即根据病机所涉及脏腑不同而选用相应治法方药。由此可知，温病治法的确立也是建立在脏腑病机的基础之上的。

综上所述，温病学辨证论治的核心卫气营血辨证及三焦辨证与脏腑关系具有极为密切的关系，其实质为温病发生发展过程中脏腑功能失常及实质改变，具体表现为六经所属脏腑的卫气营血不同阶段的证候类型。也是就说，外感热病引起的卫气营血（或三焦）病理变化，其实就是引起了六经三阴三阳所属脏腑内含的卫气营血发生了病理变化，其病理变化的位置在六经三阴三阳所属脏腑而不在卫气营血本身，卫气营血本身是生理性营养物质，因其所在脏腑的病变而发生了病理变化。因此，完全可以把外感热病引起的营卫气血的病理变化归纳到六经所属脏腑中去，而不必把作为人体生理性营养物质的卫气营血，强改为卫气营血的病理位置发生了改变，因为这种做法与《内经》《难经》《伤寒论》等中医经典理论是完全相悖的。

第二节　卫气营血（三焦）辨证析疑

　　卫气营血作为人体的生理性营养物质，其理论出自《内经》和《难经》。《伤寒论》把外感热病引起的卫气营血病理变化列于六经三阴三阳所属脏腑的证候之中；卫气营血辨证则把外感热病引起卫气营血的病理变化，修改为卫气营血的病变位置与层次之概念。外感热病寒温之争也正因于此，由金元时期寒温之争开始，到有清一代以来因卫气营血（三焦）辨证的创立而出现了百家争鸣的状态。笔者因才学浅疏，不敢对温病学派狂加评论，现借柴中元《热病衡正》中有关对卫气营血（三焦）辨证发生争议的流派，论述如下。

一、对卫气营血（三焦）辨证发生争议的流派

1. 对卫气营血（三焦）辨证发生争议的肇始期

　　著名中医学家姜春华教授曾在《热病衡正》序中云："叶天士《温热论》起首曰'温邪上受，首先犯肺，逆传心包'，系误解明人袁体庵之论所致，袁氏本谓四时之邪各有所犯，春曰风温首先犯肺，夏秋冬之邪即各有所犯，不必上受犯肺，袁氏立辛凉轻剂，亦以其在上之温邪，非泛指四时之病，叶氏误为泛治一切温热之法，此所以流毒甚广。"

　　其实，最早对叶天士卫气营血辨证进行批评的是清代徐大椿。徐氏对叶氏最为不满者为"治疟禁用柴胡"及治热入血室之亦摒弃柴胡，徐氏评说："热入血室，柴胡汤为主方，此千古不易之定法，而此老偏不用柴胡汤，其治疟亦从不一用，口口声声推崇仲景，惟柴胡汤则视之如仇，专与相背"，"历古相传之定法，敢于轻毁，即此一端，其立心不可问矣"。又说："医者之学问，全在明伤寒之理，则

万病皆迩。而《临证指南》竟以偶尔受寒之小疾，充作伤寒一大法门，则平日所习何书？所治何疾耶？"徐氏的这些批评，对后世抨击叶派之医家很有影响。后人谓伤寒治法，至天士而失传；叶派对仲景之学，实乃阳奉而阴违，凡此种种，均滥觞于徐氏（《徐批临证指南医案》）。

至元和陆九芝出，则对叶吴之学，进行了激烈的抨击。究徐氏之于叶氏，尚属于评批，而陆氏之于叶氏，已纯属乎驳斥。陆氏之世，叶吴之学风行，用药轻淡，滋阴泛用，撤热不力之陋习，已经蔚然成风，时弊叠出，民受其害。陆氏在《世补斋医书·脉有力无力说》中录有一案："里门某姓一独子，年才冠，新婚，病伤寒中之温证，表热不退，里热已成，阳明之脉浮大而促，葛根芩连证也，热再盛，则白虎、承气证也，医执病在上焦，不犯中焦之见，用辛凉轻剂，药不及病，越日更医，方且防其劫津，用滋润之元参、麦、地，谓是养阴退阳，或又防其昏厥，用疡科之脑、麝、珠、黄，谓是清宫增液，药不中病，病不待也。未几，大医来诊其脉，出语人曰：迟矣，迟矣，脉无力，而重按全无，明日即防脱矣，尚作何等病观耶？病家习闻夹阴之说，病适留恋增重，悉如所言，意本以虚为疑，乃大叹服。参、芪并进，手写熟地炭、生地炭，口中则议投姜、附，临行诵盲左之言曰：虽鞭之长，不及马腹，而明日果然。"

陆氏目睹这种时弊，因奋笔著《续苏谈防其说》等文，对此痛加驳斥。若依陆氏之经验，伤寒温病，凡其热已潮而又大烦大渴，昏沉谵妄，目中不了了，睛不和，或循衣摸床，撮空理线，或扬手掷足，恶闻人声，或口噤龄齿，背反张，卧不着席，此时如不急用大承气下其燥屎，则阳实劫阴，津枯液竭，热极生风，危在旦夕。但由于当时医风，习用轻清，常杜撰阴虚恋邪之名，泛用清宫开窍、养阴退阳之法。"置承气三方于不问，始则以豆豉、豆卷之不足以发表者，耽搁三日，继以生地、石斛、麦冬、元参之滋腻留邪者，又三日，而后犀角、珠黄、至宝、紫雪之类，将未入心包之邪，一举而送入心包，迨心包洞开，燥屎仍在，阴之将竭，事不可为，终之以一服去五味之生脉散，或一服去姜桂之复脉汤"。后人章巨膺说陆氏这样"描写时医黔驴之技，皆系实录"。因章氏亦亲身经历了此种时弊，故与陆氏，虽不同时，但身有同感，叶派药法末流之弊之久，于斯已见一斑。

略晚于陆氏，温热派著名医家柳宝诒，对叶吴之学也很有异议。柳氏不但说叶香岩治温病之法失之肤浅，批评叶派废六经而不讲，对吴鞠通犹痛加惩创，说其"温病必始于上焦手太阴云云，悖谬为尤甚"。柳氏还通过节录他人之说，抨击吴鞠通"肆改原文，捏为圣训""诬圣误世"。柳氏以伏气发温为重点，探微抉隐，质疑问难，发表了自己独特的学术见解，对后世影响不小。

柳氏在其《温热逢源》中，论伤寒则谓"正伤寒病，南方不多见。即间有之，亦鲜重症"；论疫病则谓："即吴又可之所论，实则仍属伏气居多"，由于吴氏"将伏气化温之病，概行抹煞"，"遂将当时所见之病，无论其为伏温，为瘟疫，一概谓之疫邪。不责己之分辨不清，反疑《黄帝内经》冬伤于寒之语力不确，其才识

外感热病六经寒温统一证治纲要

粗疏,横肆武断,亦未免不自量矣",故他有《辨正吴又可瘟疫论各条》一篇之撰作。柳氏认为:此不独吴氏如此,诸家之论温,多有"疫邪伏邪牵合为一",误伏邪为疫邪之失。论温病则谓:"就温病言,亦有两证:有随时感受之温邪,如叶香岩、吴鞠通所论是也;有伏气内发之温邪,即《内经》所论者是也"。但"近人专宗叶氏,将伏气发温之病,置而不讲。每遇温邪,无论暴感伏气,概用叶氏辛凉轻浅之法,银翘桑菊,随手立方;医家病家,取其简便,无不乐从。设有以伏气之说进者,彼且视为异说,茫然不知伏气为何病。嗟乎!伏温是外感中常有之病,南方尤多,非怪证也。其病载在《内经》《难经》《伤寒论》诸书,非异说也。临证者,竟至茫然莫辨,门径全无,医事尚堪问哉!"

约与柳氏同期的有雷少逸,著有《时病论》一书,内中有一篇"伤寒书统治六气论",究其内容,也是为驳斥叶派观点而作。又莫枚士《研经言》中有"驳《临证指南》二条",谓"温热类,以神昏为心包络病,考古说神昏属阳明,见于《素》脉解厥逆及《金匮》中风等篇,而《灵》经脉篇释心包络经是动所生病,无神昏不知人说,则叶氏之于经学可知也"。莫氏认为:此为"徐灵胎所未及驳者,而误人也亦不浅"。

略晚于雷氏者,有绍兴名医何廉臣。何氏初习仲景之学,继从樊开周游学,于叶派之学颇有研究,但出以问世,效者固多,尤有不效者,乃出门访道,遇名医辄相与讨论,觉无所得而返,后与赵晴初切磋时病治法,颇有启迪。何氏之学术成就主要在于外感方向。何氏晚年,于叶派学说,也常有批评。何氏对时医"于古书全不讲求,专奉叶氏《临证指南》为金科玉律,依样葫芦"之风气,很为不满。何氏认为:温病新感少,伏气多。卫气营血的辨证方法,只对新感温病尚可适用,又何以可辨一切之感证哉!故其治宗六经成法而加以变通。何氏说:"温热病只讲三焦,不讲六经,此属妄言;仲景之六经,百病不出其范围,岂以伤寒之类,反与伤寒截然两途乎!叶案云温邪吸自口鼻,此亦未确,仲景明云伏气之发,李明之、王安道俱言冬伤于寒,伏邪自口内而发,奈和以吴又可《瘟疫论》混牵耶!"何氏曾将叶吴学派的四层三焦辨证法,与俞根初的六经辨证法,仔细作了比较,认为"远不逮俞氏发明六经之精详,包括三焦而无一遗憾"。何氏治学,主张崇实黜华,以实用为原则,故善于采撷寒温二派之所长,并不完全摒弃叶派药法,加之从学樊开周时,专从叶法,自号印岩,以及批评叶派,较为温和等原因,故竟至被有些人误当作为叶派中人。其实何氏在学术上除了倡伏火之说,主张寒温一统,主张崇尚六经等,这与叶派有着原则上之区别,故为绍派伤寒之中坚,而不能隶属于温热派。

绍兴派名医中,对叶派学说有批评者,尚有近代名医杨则民。民国时期,杨氏在浙江中医专门学校任教时,于校友会年刊上亦有批评时医用轻灵法之文发表。杨氏说:"近世医家用药多主轻灵,视使用经方如犯大辟,不论急性热病、慢性热病,设病人体力尤强者,其入手数方,大抵以轻灵剂与之,幸而病愈,即自傲能以轻药愈大病,薄使用经方者为未达于理,观其所用,为'轻透络热''轻解气热''辛凉发表''宣通肺胃'诸药，无不作用轻微，经方家因斥为'医不好病药不死人'之无聊剂，其病愈为自愈，而非药愈。"杨氏认为：轻灵剂"惟病轻者可用，""惟病轻者有效，体力壮健者有效，若遇重病而予此种清轻疏通之剂，不仅迁延时日，直养痈遗害耳"。杨氏又说："吾友徐君究仁谓时令病轻证，其人体力强，本可自然治愈，虽发热恶寒头痛胸闷，与重病初期症状相似，但只用轻通疏宜之品数味，灵其气机，可随手愈，荆芥、薄荷固可清热，桑叶、菊花、大豆卷、丝瓜络无不可以清热而愈病，旨者斯言，得此中三昧矣。"杨氏还认为："解热剂如大豆卷、丝瓜络、西瓜翠衣、竹叶、荷叶、莲子心、灯心诸药，既非芳香，亦无作用，石斛、茅根、芦根等仅粘浆汁而稍有甜味，其不足以解热治病，尚待言哉，此等药仲景方中所不收，顾近人竟于此大发议论，不曰轻清透气，即曰轻清透络，此真庸人自扰矣。当急性热病细菌发挥其作用时，而谓用此等药即可解热，人其谁信"，"其人体强，自然疗能，由自救之结果而一旦解热，或病原体受生体抗毒素之防御而不能发挥势力，则其病亦瓦解，是其病之解除，非由此种药物之作用也明矣，医者不知自返，竟贪天之功为己功，因而推及此种药物医治之效能，其说之无当，亦明矣"。

总而言之，杨氏认为：轻灵剂不足以治大病，若重病因以轻灵剂予之，可以无过而使用，其立心尚足问乎？杨氏治医，向无门户之见，"以为医者天职，在能愈病，使经方而有益治疗，固当遵用，轻灵剂而有效病体，顾可薄视乎者，设存门户之见，药非轻灵，即为失叶法薪传，用必经方，斯为仲景信徒，不悟轻病与大方，是为牛刀割鸡，重病而予轻剂，是为以卵敌石，二者皆不可也"。这正是绍派对寒温之争所持之态度，但以上所引，反映了杨氏对叶派药法的批评，这也是十分明显的。

与杨氏同时期者尚有寿守型、徐究仁等人。寿氏在与杨氏同期的校刊（第六期）上发表了《我对中国医学之认识》一文，文中有"清代医学更趋衰落的原因"一节，谓："叶天士派的轻清方法，使医生技术上退化不少"。徐究仁在《伤寒究三焦温热参六经之我见》一文中，除了对"温热病只究三焦，不讲六经，此是妄言"说表示赞同，并指出："今之时医，每囿于寒温之畛域之见，不肯一用经药，苟遇此等证（暑温等热病），仍用桑菊银翘等温病套方以为治，于是治之而无功，治之而益剧，虽不死于药，实死于贻误病机耳，医者之大患，莫此为甚。"这显然也是对叶派药法之批评。

2. 对卫气营血（三焦）辨证发生争议的登峰造极期

从陆九芝对叶氏卫气营血辨证进行激烈的抨击，后来一直发展到恽铁樵对叶吴学派的猛烈抨击。恽铁樵对叶吴之抨击，是由历史条件所造成的，不能纯粹看作是文人相轻之结果。恽氏当世之时，消灭中医之逆流，其势汹汹，而中医界有些人却在散布"仲景学说已经过时"的错误观点，这与废止派攻击《伤寒论》，在客观上起到了异曲同功的作用。废止派的猖狂进攻、叶吴学派对仲景学说的曲解，以及当时中医界严重的党同伐异的不良风气，使恽氏深恶痛绝。这种环境，使得恽氏在论战中不可能平心静气地来讨论学术。因此，恽氏之《群经见智录》尚是应战之作，其《伤寒论研究》已含挑战意味，而《温病明理》确已不乏骂詈。

恽氏对中医不会灭亡这一点，具有坚定的信念。他说："谓中医将灭亡者，杞人忧天而已"。但他很看不起叶吴学派，恽氏认为叶派之流一方面散布怀疑《伤寒论》的谬论，一方面"惟恐中医被取缔，妄欲结乌合之众以为党，以与潮流相抗，而号于众曰：吾欲保存国粹，彼等野狐禅之医学，岂是国粹，亦安有保存之希望"。恽氏说医家误治屡屡，覆辙相寻滔滔，皆叶吴王三家之造孽，惟叶派之流毒已如此，所以必须将其黑幕揭破。在《温病明理》一书中，恽氏就是这样地边批驳边呵斥，他甚至说吴鞠通既不懂得六经又不懂得三焦，创为谬说，致杀人千万，是投畀豺虎而不足辜蔽者。这样子的攻击和排斥叶派，真可谓是达到了登峰造极的地步。

恽氏对废止派的反击与对温热派的驳斥，不加区别，一律猛烈攻击和排斥，在学术争论中发生这种情况，这是时代造成的局限性，如从历史演变的角度来看，不必为此而深责这位杰出的中医理论家，相反，在身处荆棘的环境中，恽氏不但站在与废止派论战的最前列，为捍卫中医学作出了贡献，而且不怕"群起而排之"。甚至在受守旧派医家及有力者所忌，终至遭到函授学校一度被迫停办的挫折之后，仍然坚持自己的学术观点，而且不屈不挠，急流勇进，于1933年重新开办函授医学事务所，这种既无立足之地，亦决不随俗浮沉，违心佯狂的精神，应予高度评价。

恽氏著二十二种书，其中《伤寒论研究》《热病学》等都是论外感热病之专著，而《温病明理》一书，专以攻排叶吴之学为主眼，故为研究抨击叶派医家学术观点的重要著作之一。此书虽主要是采撷陆九芝之说来表明自己的意见，但不乏引伸发挥之处，故其学术价值，虽在《温病论衡》之下，却远在《温热辨惑》之上。

恽氏两次创办函授学校，从学者甚多，影响很大，故形成一个恽氏学派。其门人则以徐衡之、章巨膺两人较为著名。徐氏为武进人，曾与姚若琴主编《宋元明清名医类案》，并与章次公共同编纂了《章太炎先生医论集》，徐氏曾为《温病明理》写序，序文之抨击叶吴学说，亦颇激烈。章巨膺对叶吴之攻排，其用力之勤曾不略亚于其师。章氏也认为："今日医学晦盲否塞之现状"，是"天士、鞠通始作俑，王孟英、章虚谷之徒，复从而铺张扬厉"所造成，所以他紧紧跟随其师恽氏，有《温热辨惑》之撰作，此书通过融裁陆、恽诸氏之说，来表明自己的意见，属课徒教学之作，学术上新见解不多，但提出"用下药须有下证"，"伤寒下不嫌迟，温病下不嫌早说，不可迷信"，亦具有卓见。

与恽氏同时而对叶派亦作攻击和排言者，尚有嘉定张山雷。张氏《湿温病古今医案平议》一书，主要是因为感到《温病条辨》一书之论"湿温"，看似"罗罗清疏，言之成理，然总是凭空拟议，悬想仿佛"，"窃恐执死法以治活人，枘凿方圆，格格不入，贻误亦必不小"，所以他选择治案，推阐原委，欲为学子立一临床实验之正鹄而撰此书。书中对叶派之抨击，字里行间，每有可见。如在醴公治曾某案的平议中，说："谵语神昏，本属热灼脑髓，扰乱神经""若以叶派诸公处此，必谓逆传心包，犀角、地黄、玄参、知麦、牛黄、至宝之属，俯拾即是，乃演成扯谈之。所谓防其痉厥，防其外闭内脱，而无一不痉厥闭脱，随呼随应，时医名手，八九皆然。"又如在治田芝祥一案后说："……神志已糊，脑神经已受熏灼，醴泉所谓热入营络，侵犯心主宫城，尚是叶派欺人之语，在今日已知是通套空话，不必再污笔墨。"又如丙寅九月十五日甲医初诊一案，在丙医八诊后之平议中，认为：今日见证，是"热邪充斥三焦，深入灼阴之明证，乃至此则想出养阴二字，则又叶派杀人之绝妙好手也"。他说此等方案"本无可取，然姑存之而备论其谬，以告初学，俾知惊惕，亦是一法"。现其上议，可知其持论与陆九芝同。此与"自叶氏《温热论》，以'首先犯肺、逆传心包'八字提纲，遂若温热为病，非肺即心，非心即肺，竟将阳明最多最重要之证，略而不言，一见神昏，必从心包主治"，以至宝、犀黄、生地、玄参等庞杂乱投为惯技，助纣为虐，终至不可救药云云，亦可互为印证。

由此抨击攻击和排斥叶吴之学的流派，由陆九芝、恽铁樵、张山雷等已基本形成，该派在与叶派卫气营血（三焦）辨证的学术论争中，由砥定巩固而加深加广，流泽方长。

二、争议卫气营血（三焦）辨证流派的析流

1. 争议卫气营血（三焦）辨证流派的别开生面期

恽铁樵之后，学术争鸣与门户之间的互相攻讦，已夹杂在一起，竟成了中医界迄今未能完全荡除之恶习。但学术上的质疑诘难，也在深入发展。

迄山阴祝味菊出，其对卫气营血辨证之批判，有了新的见解。如论温邪引起温病说之非，说贯中西，发前人所未发，开始触动叶氏卫气营血理论之根本。祝氏早年悬壶成都，为四川名医，后到上海，独树一帜，形成一个以温补为特点的祝氏学派，被中医界公认为仲景一脉之后劲。

祝氏初到上海时在1927年，据其自云：彼时沪上医家，多属叶派。自视因医风与之不同，初不敢孟浪悬壶，"于是虚心下气，待诊于名医朱某之门，凡三阅月，深佩其机巧莫测，料变若神，然病者往往由轻而重而死，医者逐步料到，而不能挽其死。由辛凉解表、甘淡驱湿，而致透热转气、清营散血；由宣化湿浊、滋阴清热，而至涤痰开窍、平熄肝风，医者逐步做到，而总不能弭其变，挽其死，于是爽然若失，默然深感名医之所以成名医者，在于料病识变，而不在于劫病救变"（见《伤寒质难》）。

基于此现实，祝氏对叶派医者大为不满，他猛烈抨击这种时弊说："彼时医

处方，以轻灵为通俗，以寒凉为平稳，侈言病变，予谋卸过，伪作谦和，过示审慎，用药惟轻，用术惟精，煦寒问暖，若有同情，成则居为已功，败则诿诸天命，可以欺妇孺，骇庸俗，乌足以受大命。"又说："彼时俗之医，习用轻清，幸而得手，已令延期，每见不药可愈之病，一候又一候，必欲令其邪正俱惫而后休，贪天之功，以为已有，皆造孽之徒也。"批评叶派医者，采用这样措词，真可谓是恽氏学派之遗风。

但祝氏之攻讦是由于愤慨，因彼时叶派中人，排斥异己，亦颇为失当。如1929年，有徐某弟患感证甚剧，先由叶派医者治疗，全谓热入心包，主用清宫之类，因治不见效，病家改延祝氏，祝氏予麻桂、姜附之类，一剂后未见转机，病家心焦，复延叶派名医，谓已为祝氏误治，不可救药，辞不治。病家于悲痛中觅祝强归，露怨尤祝氏意，祝氏悉情后，因学验丰富，胆识过人，乃一力承担，处方无更只字，先后服六剂而告愈（此事详载于《伤寒质难》）。从这一例子来看，叶派中人，因笃信己学，竟有轻率攻击和排言他医若是者，祝氏受到这样攻击，在著述中有愤愤之词，应当说是情有可愿的。但现在时代已经不同，医者若仍因学术观点之异，继续互相攻讦，就只能加深门户之见和助长党同伐异之风，给振兴中医事业带来损害，这一点仍值得现在中医界的注意。

据《温病明理》记载，恽氏之世，时医已多"崇拜天士为医圣，谓鞠通《温病条辨》，可以与仲景《伤寒论》分庭抗礼"。这说明中医不但曾有人把仲景当偶象来崇拜，也早有人把叶天士作为偶象来崇拜。所以姜春华教授说："我们不要把叶氏当作偶象来崇拜，不要把他治疗温病的经验当作顶峰。"这无疑是正确的。在这一问题上，祝氏不迷信权威的态度是很为可取的。祝氏论伤寒以五段代六经，足以说明他崇尚仲景学说而不泥于仲景学说。对于叶桂，他说："天士亦人也，人尽有智也，焉知今人之不昔若也。"当然，这话在崇拜叶氏为医圣的人看来是狂妄。但祝氏认为："学说之演变不已，往往昨是而今非，后生可畏，安知来者之不如昔耶。"又说："苟能融会中西，探索真理，不通则已，通则豁然开朗，如登泰山之顶而望日出，气象千万，彼金元诸家，直足底浮云耳。"这种见解，在执着成见，拒绝新知，以仲景或天士为医圣，拜倒于古人脚下，为已有知识束缚住自己的思想，而听不得不同意见的人，是根本不敢想象的。

祝氏医著中《伤寒质难》一书，很有学术价值，此书新见解不少。内中"太阳伤寒关于温热病之分辨"一篇，实为诘难批评叶氏学说之专篇。总的来说，祝氏认为叶派之学不可盲从，《温热论》瑕疵很多，吴鞠通、王孟英辈推波助澜，以为叶氏之温热，足以拮抗仲景之伤寒，实则疵谬矛盾，不胜枚举。《伤寒质难》系祝氏口述，由其弟子陈苏生老笔录，写于1944年，刊行于1950年，是一本以师生问答形式汇录的研讨外感热病之专著，文笔畅茂，论理精湛，且参西说中，不乏创见。

又沪上儿科名医徐小圃，原亦时方医者，后因其子伯远病危，时沪上叶派中名家及西医均束手，经祝氏一力承担而治愈，徐氏受此影响，后亦转变医风，成为祝派中之佼佼者。其子伯远、仲才俱受业于祝氏，徐仲才教授后执教于上海中医学院。祝派门人尚多，如沪上名医如江克明、王绍基、王九峰等俱属之。

与祝氏同时而极力攻击、排斥叶派者，尚有江肖山、孔庆莱。孔氏因身弱多病，改行钻研医学，后为名医陈道隆之徒。孔氏对徐灵胎十分推崇，贬吴瑭则颇烈，孔氏在其所著《近代医派论》中说："徐氏以天纵之资，道德高隆，聪明正直，品才学识，卓绝千秋，上承道统，下启后人，乃民族精神之所寄，盖数百年中第一人也。"孔氏对叶派中人则大加贬斥，他说："妄人吴鞠通者，荒谬绝伦，荡无廉耻，窃人余唾，以著《温病条辨》，人以迄名，其学则如通如不通，有通有不通，或通或不通，忽通忽不通，其人本无足取，其说本无足录，时逢末劫，其书盛行，昏庸之徒，以其简陋而易学也，唯然宗之，视为兰台秘笈，竟谓歧黄至理，尽于此矣，病家既趋之惟恐不及，盖夫斯日益骄横，心高气傲，几目病人为无物。"孔氏甚至说："红羊兵祸，不过十年，鞠通之祸，直百年而未已。"故他大骂鞠通，说他是"医门败类"，并认为其学之流行，实为黎民之厄运，他为了贬斥其学，故特著《鞠通发挥》一书。此外，孔氏对王孟英，亦加攻排，他说："同时有王孟英者，挥文弄墨，似是而非，比于鞠通，似觉稍胜一筹，然亦百步与五十步之间耳。"因他对孟英开口阴虚，动笔寒凉，十分不满，故又"著《孟英问难》以辨之，盖以其似是而非，误人实深，故不自觉其言弗也"。他还认为陆九芝之抨击叶吴，虽然鹤立鸡群，但力量不足，故收效亦微，又因曲高和寡，他"慨余风已杳，痛后继无人"。故有上述二书之撰作，但因未尝印行，仅以手抄本流传，故影响不大。

在《医界春秋》杂志上，熊寥笙老在致余无言书中亦云据其治疗经验，以叶派药法治湿温，疗效不好。熊老乃近现代医林之耆宿。

近代著名思想家章太炎对叶派卫气营血理论也持批评态度，他在杭州中医专校讲课时，曾抨击叶派，说："近代叶派之流，于病状尚未说明，先以五行之谈为铺张，则直是油腔滑调矣！"其实，叶氏写案，比较朴实，其言五行者虽多，但侈谈者实少，后世学叶氏的人不能获其神髓，徒在字面上著力，以五行之谈为铺张，好象邯郸学步，这固然是一个为章氏抨击的原因。但章氏对五行学说持批判态度，故其论如上，其实章氏全盘否定五行，是不正确的。但章氏之论湿温，对叶吴提出悬牛头卖马脯、名不符实的批评，言前人所未言，语颇精深，他指出：湿温之名，首见于《难经》，然尚未志其症状，迄《脉经》始补充之，嗣后《活人书》《本事方》皆以之为据，但后人竟以脉证完全相异之病，"强赋以湿温之名，叶桂倡之，吴瑭以来附之，众口雷同，牢不可破。夫病之治疗，古今或容有异，若以病状定病名，此不能违古而妄更，叶吴之湿温，可谓悬牛头卖马脯矣。"此论对后人之抨击叶派，很有启迪。

在对叶派卫气营血（三焦）辨证的抨击中，如此别开生面之论，陆九芝、恽铁樵之后，殊不多见。因祝味菊、章太炎诸氏之诘难叶派，不因循陆、恽等人已谈过之旧说，故可称为诘难叶派之别开生面期。

2. 争议卫气营血（三焦）辨证流派的祗定期

陆九芝抨击叶派卫气营血（三焦）辨证，尚不过措词较为激烈。恽铁樵与废止派大论战，彼此常谩骂，寒温之争夹杂其中，由此而掀起互相攻讦之风，到诘难叶派期尚颇有陋习。但再依次而降，排异攻讦渐转为注重说理，学术争鸣之风气逐渐趋向正常。

民国至中华人民共和国成立初期，时逸人之论寒温，虽对吴鞠通等有批评，但措词平允，重在说理，且一分为二，字里行间没有以诋訾泄愤为快之气氛，这样讨论学术，值得我们效法。时氏治学，以善于博采众长称，他认为：对古代开始怀疑，而后深入钻研，获得收获，"学术界的生机在此。如果专一崇古信古，以为古人天生上智，企不可及，毕生钻研，祗做到食古不化而已，有什么进步可说？"这说法是很正确的。时氏著有《中国时令病学》《时氏处方学》等书。时氏在《中医伤寒与温病》一书中对叶派有微词，他认为："《温热论》经章虚谷、王孟英捧场，俨然认为谈温病者特出的宗派，"其实此书的缺点也不能忽略。

时氏对首先犯肺说，持有异议，并认为鞠通说九种温病都始于上焦、在手太阴，是固执叶氏的错误理论，所以有与实际脱节的舛误。时氏认为叶氏"伤寒多有变证，温病在一经不移"云云，亦是千里之失。对《温病条辨》而言，时氏说其长处有三，缺点居六。如"（一）他将温病发展到瘟疫方面，将经中所载'历大至，民善暴死'等等尽皆列入，即吴又可所说戾气，亦都尽量包括。（二）关于外感伏气等，亦都具备，并无成见。（三）认识到四季气候变迁能影响人体健康，把环境气候变动和体质有连带的关系，亦都分别说明"。这是他的长处。至于缺点则有："（一）伤寒温病，性质相同，经过亦大致相同，硬要分别为病在三焦，未免牵强。余认为三焦之说，仅可认为病证经过之次序，如第一期、第二期之类。吴氏疑为凡病温者在手太阴，祗说到外感初起有呼吸器病的一部分，如外感初起并无呼吸器的症状，一概认为在手太阴，未免无的放矢。（二）用桂枝汤治温病初起，亦觉不妥。可以说是用桂枝汤，必然引起高热，后用白虎汤来退热，即使幸而获效，已成焦头烂额，以后用三甲复脉，专翕大生膏之类，酿成严重危候，鞠通不能辞其责任。（三）误服桂枝汤后，是否须用白虎汤，须以症状为主；如不能分析病情，只以白虎汤来塞责，亦未能认为满意。（四）温病中包括风温、温热、瘟疫、冬温四种，立一法以统治，亦觉尚待研究。（五）温病初起，桑菊、银翘力量太轻，白虎力量太重，太过不及都不适宜。《伤寒论》中麻杏石甘汤、葛根黄连黄芩汤都可借用，吴氏计不及此，未免所见不广。（六）湿温初起，有表邪为多，藿香正气加减用之，颇少捷效。吴氏惟先用三仁汤，亦未能认为满意。"总之，时氏认为《温病条辨》是缺点多，优点少。他认为吴氏继承了叶氏的遗产，便狂妄地欲与仲景对立，这是不对的。但此书不是专为批评叶派学说面撰写，以上所论，不过书中所偶及，故尚不足为此之代表作。

与时氏同期的代表性之作，当推谢诵穆的《温病论衡》一书。此书措词并不激烈，但说理精湛，批评叶派很显力量，的确具有"绝叶吴之根株，捣叶吴之巢穴，斫叶吴之根本"的作用。因为谢氏通过严密论证，抓住了批评叶派学说最为关键的一点，这就是"'温邪上受，首先犯肺'之温病，考其症状，在叶天士之前，并不称为温病"。而叶派以漠不相关之前贤学说为甲盾，以《内经》《难经》、仲景为护符，将前人的温病，与自己杜撰的温病，扰在一起，弄得如油入面，不可复别，反而使本来已比较复杂的温病学说，变的更加复杂了。因为伤风、肺胀等呼吸器病，本来并不称温病，叶氏混称之后，就从此凭空揽入温病范畴。谢氏认为：为了有利温病学说之整理，"不应当承认其为温病，当屏之温病范围之外"。

谢氏认为叶派学说理论上错误很多，治疗上措施不力，时医盲从，所以必须衡正。又鉴于陆九芝的抨击叶派，属于支支节节的铲除，一句一章之芟削，故仅成对抗之势，而并未扼叶吴之要害。谢氏为了彻底荡平叶吴之壁垒，认为必须抓住根本问题，来"推翻叶吴之温病"，所以有《温病论衡》一书之撰作。谢氏还说：医者用不着为此而杞人忧天，因为"推翻叶氏之温病，仅为推翻温病学说过程中之一部分，决非推翻温病学说之全体"，而"芟此赘疣，则温病学说之整理，或将厘然有序"。这样批评叶派，因为抓住关键不放，显得很有力量，又因《温病论衡》分析入理，确是动摇了叶派学说之根本。此外，《温病论衡》中关于温病当定肺胃二系、伏气之说为无稽等论说，虽多系秉前人之说而发挥之，但说理之精详，表述之清楚，可谓是青出于蓝而胜于蓝了。

至此，对叶派学说之批评，可谓已由谢氏而祗定。

第三节　卫气营血（三焦）辨证剖析

前文论述了卫气营血的实质和卫气营血辨证理论的内涵，并进一步阐明了伤寒与温病俱有卫气营血的病理变化。因此，伤寒温病在理论上是可以沟通的。但伤寒温病之争源远流长，相互之论争也最为激烈。谢诵穆曾云："温病学说之派别极多，不仅叶吴等数家而已。古代发挥温病之学说，多有在叶吴之外者，叶吴之温病，不过温病学说之一部分，尚不足为全体温病学说之代表。"但现今在谈及清以后中医之于外感热病时，开口叶薛，闭口吴王，竟好象只存在叶吴一派！历史证明，要推动科学事业的发展，宜"百家争鸣"，忌"独尊儒术"。无论何时何地何一领域，凡由一家一派之学长期在学术上占统治地位，弊病极多。中医学自不例外，"百家争鸣"，则医道中兴；"独尊儒术"，则思想僵化，这是必然的规律。

现本着学术探讨的目的，就卫气营血（三焦）辨证之论述剖析如下。

一、卫气营血（三焦）辨证中温病的概念

温病作为外感热病，其所包含之疾病，当宜一一辨析，以求彻底之明了。现以有清一代以来叶天士、吴鞠通、陈平伯、王孟英诸书中所包含的温病，就他们的温病论理论进行求实。在研究温病者，以温病只有叶派，仿佛叶派即足为温病之代表时，故宜标举叶派以外之温病，以正其观念。若已知此，则专取叶派学说，作单独之剖析，亦无所不可也。在此非讥谈叶派者也，乃求事理之真相而已。

叶天士《温热论》中将病因统称温邪，中段出一湿温。吴鞠通《温病条辨》列温病之大纲凡九，为风温、温热、瘟疫、温毒、暑温、湿温、秋燥、冬温、温疟。王孟英《温热经纬》有内经伏气温热、仲景伏气热病篇、仲景外感热病篇、叶香岩三时伏气外感篇、陈平伯外感温病篇、余师愚疫证条辨，其范围至为广泛。研究时须将《内经》、仲景、余师愚等一律撤去，则叶氏之真面目可水落石出，而发问论点亦有归宿，不至于泛滥无所归。现将诸书所包含之疾病，结合现代医学之病名，罗列如下（摘录谢诵穆《温病论衡》）。

1. 风温（肺炎）

叶氏《幼科医案》曰："风温者，……治在上焦。肺位最高，邪必先伤，……俗医见身热咳喘，不知肺病在上之旨。"又曰："先受温邪，继为冷束，咳嗽痰喘最多。……夫轻为咳，重为喘，急则鼻掀胸挺。"

《温病条辨》曰："太阴温病，脉浮大而芤，汗大出，微喘，甚至鼻孔扇。"

陈平伯曰："风温证，身热痰咳，口渴神迷，手足瘈疭，状若惊痫，脉弦数者，此热劫津液，金囚木旺。"

此乃风温肺炎之剧期也，可热传心包也。温邪犯肺之轻者，或为时行感冒，或为常见之咳嗽，非属温病之范畴。

2. 湿温（肠伤寒）

《温病条辨》曰："头痛恶寒，身重疼痛，舌白不渴，脉弦细而濡，面色淡黄，胸闷不饥，午后身热，状若阴虚，病难速已，名曰湿温。"午后发热，乃午后热度升高，此今之肠伤寒热型也。

3. 发疹伤寒

发疹伤寒，为著名传染病之一。在发病后约第五日，生蔷薇疹，始自下腹，继及肩背，蔓延胸部，次及上肢，自前臂屈伸两侧，以致手背，在下肢则延及足背，大腿前侧，发疹最弱，颜面则或有或无，疹色淡红，帽针头大，属充血斑，压则退色，其后变出血斑，带污红色，加压亦不退色，故有血斑伤寒之名。血斑之外，

有带青红色小斑，以及大小不一之皮肤与皮下组织之出血斑。

《温热论》曰："春夏之间，湿病俱发疹为甚。……若斑色紫，小点者，心包热也。点大而紫，胃中热也。黑斑而光亮者，热胜毒盛，虽属不治；若其人气血充者，或依法治之，尚可救。若黑而晦者必死。若黑而隐隐，四旁赤色，火郁内伏，大用清凉透发，间有转红成可救者。若夹斑带疹，皆是邪之不一，各随其部而泄。"此条必有发疹伤寒在内。

《临证指南医案》曰："伏气热蕴三焦，心凛热发，烦渴，遍体赤斑，夜躁不寐，两脉数搏。"此发疹伤寒也。

4. 烂喉丹痧（猩红热）

《温热逢源》曰："又有一种烂喉丹痧，此于伏温之中，兼有时行疫毒，发热一二日，头面胸前稍有痧疹见形，而喉中已糜烂矣。"烂喉丹痧即猩红热，柳氏以此病为伏温外穿血络。

5. 湿温痉病（脑脊髓膜炎）

《湿热条辨》曰："湿热证三四日即口噤，四肢牵引拘急，甚则角弓反张，此湿热侵入经络脉髓中。宜鲜地龙、秦艽、威灵仙、滑石、苍耳子、丝瓜络、海风藤、酒炒黄连等味。"角弓反张，大抵为今之脑脊髓膜炎所致。

6. 丹毒

《临证指南》曰医案："近日面颊肿胀。……况头面咽喉结邪，仿李东垣普济消毒饮意。"

按：此即大头瘟，为丹毒证状之一。

陈平伯曰："风温证，身热咳嗽，口渴胸痞，头目胀大，面发泡疮者。"

7. 霍乱

《温病条辨》曰："湿伤脾胃两阳，既吐且利，寒热身痛，或不寒热，但腹中痛，名曰霍乱。"此即旧说所谓霍乱。惟有腹中痛一证，实为今之急性胃肠炎，非温病之属。

《温病条辨》又曰："卒中寒湿，内挟秽浊，眩冒语绝，腹中绞痛，脉沉紧而迟，甚则伏，欲吐不得吐，欲利不得利，甚则转筋，四肢欲厥，俗名发痧，又名干霍乱。"

8. 痢疾

《温病条辨》曰："湿温内蕴，夹杂饮食停滞，气不得运，血不得行，遂成滞下，俗名痢疾。故称重证，以其深入脏腑也。"《湿热条辨》又曰："湿热内滞太阴，郁久而为滞下。其证胸痞腹痛，下坠窘迫，脓血稠粘，里结后重。"

9. 疟疾

古以温疟为温病之一。其证为骨节疼烦，时呕，其脉如平，但热不寒，名曰温疟。实际上此是一种热性病，并非疟疾。即《内经》疟论中所说之疟大部分亦非真正之疟疾，特冒疟疾之名而已。

10. 中暍

中暍或称中暑，以其多病于暑令，而暑气为病也。西医当作日射病，以道路往来，受日射而晕仆者多也。然工作于热度极高之处，亦往往患此，则日射二字，微嫌弃其隘矣。此病在《条辨》《经纬》中皆有之，不一一列举。

11. 温毒蛤蟆温（耳下腺炎）

《温病条辨》曰："温毒咽痛喉肿，耳前耳后肿，颊肿，面正赤，或喉不痛，但外肿，甚则耳聋。"此今之流行性腮腺炎是也。

12. 黄疸

温病伤寒俱有黄疸，然温病发黄者极多，热性病经过中往往有此。

13. 伏暑湿温胁痛（肋膜炎）

《温病条辨》曰："伏暑，湿温胁痛，或咳，或不咳，无寒，但潮热，或竟寒热如疟状。"原注云："暑湿温，积留支饮，悬于胁下，而成胁痛之证甚多"云云。此肋膜炎也，乃风温肺炎波及肋膜，因之而续发肋膜炎。

总之，在叶氏所说之温病中，至少含有上述若干种病。为明晰起见，自宜将各种病一一分列，以为诊断治疗之标准。重订病名，最低限度须规定其证状及诊断之要点，使病名之定义有限制，则一病数名之弊，一扫而空。

叶氏温病中所包含之温病，均以今之肺炎、肠伤寒等为骨干，尤注重于肺之一系。故《温热论》以温邪犯肺为纲领作第一章。叶氏之肺系温病，实则不应列为温病，因其所谓之肺系疾病 大部分为今之上呼吸道急性感染、急性支气管炎，即便风温肺炎仅仅涉及而已，且在《临证指南医案》中所举例之风温肺炎案，竟然治疗半年才痊愈。

外感热病之病名，至今论述不清，其原由为伏气与新感之病因说，伤寒和温病时行之比较，以及寒温理论实质之间等问题的存在，有一不决则此悬案之解决，仍有滞碍。

二、卫气营血（三焦）辨证中温病的病因

伏气、新感为温病之两大原因。《素问》云："冬伤于寒，春必病温"，认为温病是发生于春季的外感热病，为后世伏气温病学说奠定了基础。仲景《伤寒论》和《伤寒例》详细论述了伏气温病的症候和治疗。诸医学名家均宗仲景和《伤寒例》的伏气温病说，认为伏气温病只发于春季，初起无恶寒表证，属里热外发型热病，是广义伤寒的一种类型，治当清泄里热，无须发表。

伏气温病说源远流长，影响深广，但至清代卫气营血、三焦辨证时，"温病"一词的含义已发生了很大变化；伏气变为新感；里热外发变成由表入里；初起烦渴、不恶寒变成发热恶风寒；仅发于春季变成可泛发于四季；直清里热变为发汗解表。这种演化经历了漫长的历史阶段，使广义伤寒与现代广义温病，在病证上难以区别，在治疗上势必重叠。这种演化也是寒温论争旷日持久的主要原因。

叶天士以温邪为发病之因，认为"温邪上受，首先犯肺"。吴鞠通则不仅明确表示温病初起有恶寒表证，而且其所论温病包括冬温、春温、风温、湿温、秋燥、温毒等四时众多温病和热病。实际上，吴鞠通的四时六淫邪气所引起的诸多温病已将仲景之前广义伤寒的内容囊括无遗，取而代之了。

关于伤寒与温病在病因学上的区别，时逸人认为："以恶寒轻而发热重、口渴者，为温病；反之，恶寒重而发热轻、口不渴者，为伤寒。"众所周知，伤风（感冒）的辨证，大体上分为风寒感冒与风热感冒两型，前者习惯上称为小伤寒，后者则称为小风温。寒温之判的依据，主要就是从症状来分析，也就是看其是恶寒重于发热、口不渴，还是发热重于恶寒、口微渴（当然，从脉象的浮紧、浮数等方面，还可以有一些区别）。伤寒家遇风寒型感冒，说这是由寒邪所引起，故称为小伤寒，故治疗主以辛温解表；温热家遇风热型感冒，说这是由温邪所引起，故称为小风温，故治疗主以辛凉解表，这样辨证论治，俱未有误。但从病因学角度来看，说风寒型感冒的病因是寒邪（阴盛则寒），说风热型感冒的病因是温邪（阳盛则热），这种认识，忽视了人体的三阴三阳体质的偏盛偏衰（阴虚则热，阳虚则寒），从果溯因，凭藉主观，把病因与机体互相作用的反应，全归之于外因，实际上是不正确的，而且也是不统一的，如雷少逸就认为风温、春温等都是由寒邪内伏所引起。

伤风是外感病之一，《景岳全书·伤风》论证的第一句话就是："伤风之病，本由外感"。时逸人则进一步指出："凡内热重之素因（体温增进），如受外感，必患温病；内热轻之素因（体温衰减），如受外感，必患伤寒，阅者勿易其言"。辨证求因的"证"，本是病原体与机体互相作用的反应，恂如时氏言，则伤风感冒之所以有寒热两型之表现，决定的因素主要是内因而不是外因，这与瘦人多火、肥人多湿，主要决于机体的素因，似是同样的道理。

三、卫气营血（三焦）辨证中温病的传入途径及部位

卫气营血（三焦）辨证认为，温病的传染途径是从口鼻而入的。叶天士说："温邪上受，首先犯肺。"继后吴鞠通说："凡病温者，始于上焦，在手太阴"；"温病由口鼻而入，自上而下，鼻通于肺，始于手太阴"；"伤寒由毛窍而入，自下而上，始足太阳"。以上论述，总在严格区别寒邪与温邪在病因和传入途径上的要点：寒为阴邪，寒伤形，从皮毛而入，首犯是足太阳膀胱经；温为阳邪，热伤气，从口鼻而入，首犯手太阴肺经。

恽铁樵则在其《温病明理》中针对吴鞠通"凡病温者，始于上焦，在手太阴"的观点时，驳斥了温风伤肺之说。恽氏列举了四点理由来加以驳斥：（一）《内经》说邪风伤人皆始于皮毛。皮毛并非言肺之合，而是言躯体之外层。今言口鼻入，由里出外，则这种温病必须在《内经》"凡热病"三字范围之外而后可。（二）既言从口鼻入，鼻固通于肺，邪从口入伤脾，又与上焦何涉。（三）经云：天之邪气感人则害人五脏，此言不治皮毛，即有害五脏之可能。若以从口鼻入应伤五脏解之，于《内经》无征。（四）寒风从毛窍入，温风从口鼻入之，况论出无稽，纯属杜撰。恽氏据此认为："温病从口鼻入之说，亦不成立。"他诘难吴鞠通说；"既认定温病从口鼻入，温邪是由里达表，何以第一方却用仲景之桂枝汤，岂非自相矛盾之甚哉！"

冉雪峰则在其《冉注伤寒论》中指出："或谓伤寒从皮毛入，温病从口鼻入，此是绝对错误的。寒不可与温混，温亦不可与疫混，疫从口鼻入，六淫从皮毛入，若谓风寒暑湿，俱从皮毛入，而温独不从皮毛入，岂复有理由可说。"冉氏认为温邪既由外入内，未有不涉及三阳三阴者，故寒温大法虽异，而六经原理可借鉴。

四、卫气营血（三焦）辨证中温病初犯部位的病机证治

温为阳邪，由口鼻而入，故其初犯病位为手太阴肺经。因肺居上焦，开窍于鼻，外合皮毛，主气属卫，与人体在表的卫气相通，也可理解为主一身之表，故温邪外侵，必先犯手太阴肺经出现表证。如《温病条辨》第 3 条："太阴之为病，脉不缓不紧而动数，或两寸独大，尺肤热，头痛，微恶风寒，身热自汗，或不渴，而咳，午后热甚者，名曰温病。"其病理机制如下：

"脉不缓"说明非太阳中风，不浮紧则又非太阳伤寒；动数脉即脉来浮数有力，因属新感，必兼浮象；"两寸独大"是因两寸候上焦，大脉即浮数有力，是新感温病初起之脉象，以两寸脉象为典型突出；"尺肤热"说明温病初起时即有较重的里热在肺经，是温病特征之一。热邪在上焦肺经，上炎于头部，可见头胀痛，但一般初起多不太重。因肺主气属卫，外合皮毛，热邪犯肺，则不能气化，气为阳，与温邪相合化热最速，故见身热较甚。肺气郁里不能畅达于表，故见有短时微恶风寒，继而但热不寒。又因"日中而阳气隆"，积热旺于子午末时分，故并见"午后热甚"。肺经热盛而皮毛开泄，则见"自汗"。上焦热盛伤津，则见"口渴"，若初起伤津尚不重，也可"或不渴"。温邪滞肺，致肺气不利，可见"咳嗽"。此外，一般新感温邪，多见舌尖边红，苔薄白。

由于温邪先犯上焦手太阴肺经卫分，治法当辛凉透邪，清肃上焦。叶氏"在表初用辛凉轻剂，挟风则加入薄荷、牛蒡之属"，此即"在卫汗之可也"。"汗之"即指清解在上焦肺经的温邪，使之向外而去，而非指发汗之法解除表邪。华岫云"辛凉开肺，便是汗剂"即是。治方多用银翘散、桑菊饮之类。银花、竹叶、薄荷、

芥穗合为辛凉轻清透邪，使肺经温邪向外透达，而不犯发汗之戒；淡豆豉既能外散透邪，又可启少阴津气上升，配合散邪而不伤阴；桔梗、牛蒡、芦根直入肺经。芦根生津保液，连翘微苦寒，轻浮入肺清热。诸药相配，符合辛凉透邪、清肃上焦治则。

谢诵穆认为"温邪并不都先犯肺"。在《温病论衡》中，谢氏明确将温病划成肺胃二系，他认为："论温病者，必当定肺胃二字为关键。"而"'温邪上受，首先犯肺，逆传心包'，此十二字仅为犯肺温病之纲领，决不能包括湿温等胃系温病"。但叶派中人竟以此"十二字为温病纲领，于是胃系温病之起病，不由于犯肺者，亦一律以此十二字兼统之，于是胃系温病初起之病因病理治疗诸说，一律凭空割去，另冠以肺系之证治，此真俗语之所谓张冠李戴，最后则胃系温病中期末期，亦皆以肺之药治之，而治疗之绩，遂不可问。此种流弊，无形中蔚为风气，流行于时医之腕底"。谢氏认为陆九芝抨击叶吴之学，正是如此。

叶吴学说之论温病，谓初起在上焦手太阴，确有肺胃不分之弊，是错误的理论。现在一般认为"流脑"属"春温""风温"范畴，"乙脑"属"暑温"范畴；流行性出血热、钩端螺旋体病等也属温热病范畴。但我们知道：诸如"乙脑"、流行性出血热、钩端螺旋体病、肠伤寒等这一类温热病，根本就不是首先犯肺的。而且对于属于呼吸道传染病的"流脑"，"首先犯肺"之说，也不及张景岳"鼻通于脑，毒入脑中，则流布诸经，令人相染矣"之说为合理。叶吴所说之温病包括甚广。然上述疾病，除了"流感"等呼吸系疾病是首先犯肺外，象疟疾、痄腮、黄疸、中暑、痢疾等，这些病也是极少首先犯肺的。因此，将"首先犯肺"等十二字，视作肺系温病之纲领尚可，若说成是温病之纲领，那无论如何也是说不通的。

五、卫气营血（三焦）辨证中温病的传变规律

《温热论》开宗明义就提出了"温邪上受，首先犯肺，逆传心包"之说，吴鞠通又宏其义而敷扬之，谓："凡病温者，始于上焦，在手太阴"。嗣后这一论点就为该派所公认，并成为当今之通论，如作为全国统一教材的《温病学》也是如此。对于温病之传变，叶氏认为："大凡看法，卫之后方言气，营之后方言血。在卫汗之可也，到气才可清气，入营犹可透热转气，如犀角、玄参、羚羊角等物，入血就恐耗血动血，直须凉血散血，如生地、丹皮、阿胶、赤芍等物。否则前后不循缓急之法，虑其动手便错，反之慌张矣。"

时逸人对此指出：若外感热病果真都是"温邪上受，首先犯肺"，则"或透风于热外，或渗湿于热下，不与热相搏，势必孤矣"，则病不应再加重而"逆传心包"矣。何以会"辛凉散风，甘淡驱湿，若病仍不解，是渐欲入营"？原因不外两个：一是病本不关肺而以治肺方药治之，无的放矢；二是杯水车薪，病重药轻，所以主观上希望风与热相离，病即向愈，而客观上从卫入气、入营入血，

仍然步步加重。说明叶氏治温病，亦常事与愿违，惟彼不自知，故仍以"首先犯肺"立说以诲人。惜乎！被王孟英等奉为圭臬之《温热论》，竟开首即错，此客观之事实，无庸为贤者讳。

关于温病、伤寒之传变规律，无论是"顺传""逆传"，还是"传经""再经""越经""直中"（见图 2-3-1），均与其六经所属脏腑营卫气血的虚实相关。柳宝诒受《难经·五十八难》"温病之脉，行在诸经，不知何经之动，各随其邪所在之经而取之"的启发，他在《温热逢源》中认为伏气温病的发病规律为：温病之脉，行在诸经，不知何经之动也，当随其虚处而发。笔者认为：无论温病之脉，还是伤寒之脉，抑或内伤杂病，均行在诸经。诸经所属脏腑之营卫气血的虚实，不仅是温病、伤寒的发病之处（当随其虚处而发），而且也是温病、伤寒的传变之处（当随其虚处而传）。

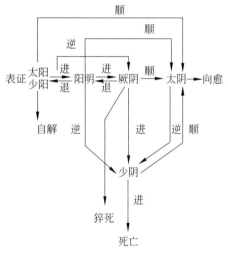

图 2-3-1 六经传变图

六经所属脏腑营卫气血的偏盛偏衰，形成了三阴三阳之体质，"阴虚则热，阳虚则寒"，是温病、伤寒发病的内在因素，何况六经所属脏腑营卫气血偏盛偏衰所产生的内生五气（风、寒、湿、燥、热）与痰饮、瘀血可内伏于里，隐而不发为伏邪，也可对疾病的产生影响。外在的天之六气、地之五气因运气气化失常（亢则害，承乃制），六气变为六淫，"阳胜则热，阴盛则寒"是温病、伤寒发病的外在条件，况且六淫之感人也，可引而不发，藏于体内为伏气，若遇新感，则感而就发，"天地人合一"，决定了外感热病的寒温走向及其传变规律。

六、卫气营血（三焦）辨证剖析小结

必须指出的是，尽管我们罗列了《温热论》和《温病条辨》中诸多错误之处，但叶吴之创新精神还是值得肯定的。《温热论》和《温病条辨》仍有不少可贵的经验与一定的贡献，这也是不可否定，但它毕竟不是没有瑕疵的天书。其可议之处在于对中医学根本性问题上背离了脏腑经络的整体理论，而片面强调卫气营血与三焦，从而将六经与卫气营血对立起来，将三焦与脏腑孤立起来，这是必须加以澄清的。对古人著作，我们的原则是批判地继承，但历来注解《温热论》《温病条辨》的诸多医家，从来不言其书中之失。这样，客观上造成了全盘吸收，甚至可以说是囫囵吞枣了，又由于统一教材等诸多原因，使扬稗之作，殊难得见，故略论其失，以便继承与发展。

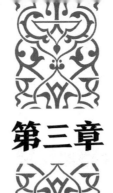

第三章

外感热病寒温统一考论

外感热病寒温之争，历史源远流长，在此期间形成了成熟的伤寒学说与温病学说，并在此基础上出现了伤寒学派及温病学派。两派之间的争论，经久不衰。伤寒派某些人对温病学说大为不满，认为温病派标新立异、离经叛道，责难他们治病"轻描淡写、不负责任"，甚至说他们制造疾病，并且将他们诅咒为"牛鬼蛇神"。温病派有些人也对伤寒派持否定态度，认为伤寒派墨守成规、拘泥古方是"教条主义者"，说"江南无真伤寒""古方不可以治今病"等。随着时代的不同变迁，五运六气对人体产生的影响也会不同，人们的思维方式、社会环境、性格心态、生活习惯、生活方式也会因此而发生改变，这些复杂因素当然也会导致疾病趋向复杂化。至清代中期，当伤寒、温病分立的局面愈演愈烈之时，伤寒、温病对于治疗日趋复杂化的疾病，其局限性亦日益显露出来，因此而出现了一大批医家及著作，试图将两者融为一体，以更好地解决临床问题，外感热病寒温融合的理论体系应运而生。随着"寒温统一论"的提出、中医外感热病学的建立，关于寒温融合的新的理念也随之涌现出来，一批寒温融合医家的出现，逐渐形成了寒温融合理论的派系。

第一节 外感寒温统一源流考论

伤寒与温病之间的关系究竟如何，历代医家的不同观点使人感到非常困惑。现就外感热病的源流以及历代医家关于寒温不同的论述进行探讨，以便能详辨伤寒和温病的异同，明确两者在病因、病机、病位、辨证体系、理法方药等方面的区别和联系，从而对伤寒与温病有一个更加深刻的理解和认识。

一、秦汉时期寒温合论，统称外感热病

1.《内经》奠定了外感热病理论基础

（1）伤寒为病因，"寒"字当作"邪"

《素问·热论》曰："人之伤于寒也，则为热病""今夫热者，皆伤寒之类也。"又曰："人之伤于寒也，则为病热，热虽甚不死"。显然，此处之"寒"字，当作"邪"字看。如中西惟忠云："伤寒也者，为邪所伤害也。谓邪为寒，盖古义也，故寒也者，邪之名也，而邪之伤害人最多端矣"。程郊倩在《伤寒论后条辨》中云："寒字，则只当得一邪字看。"任应秋教授进一步附会阐释为："释寒为邪，最见于《孟子·吉子》中'吾退而寒之者至矣'"。这"寒"字就同于"邪"，"邪"当然包括"风、寒、暑、湿、燥、火"，也就是说《内经》以伤寒（伤邪）为一切外感热病的病因，而"热病"作为外感热病的总称，在当时是有其临床实践基础的。

《史记·扁鹊仓公列传》记录名医淳于意验案的"诊籍"中记载了有关热病的医案：齐中御府长信因落水感寒而得病，见"暴汗，脉少衰"等症，淳于意诊为"热病"，用汤液火齐逐热而愈。该医案对病因病机、病证的认识与《素问·热论》一致。并记载有《脉法》曰："热病，阴阳交者死"等文字，说明在当时的医籍中对热病已有较深的认识与论述。

《素问·生气通天论》又提出了"冬伤于寒，春必病温"等八句，后世称为伏气温病的概念，并提出了温病、暑病以及两感、寒热、热中等病证名。此外，《素问·水热穴论》《灵枢·热病》等篇还提出了热病的针刺法。总之，《内经》阐述了外感热病发生发展的一般规律、主要证候表现及治疗等，为外感热病奠定了理论基础。

（2）伤寒热病的病机

关于伤寒热病的原因，《素问·水热穴论》云："帝曰：人伤于寒而传为热，

何也？岐伯对曰：夫寒盛则生热也。"王冰释曰："寒毒薄于肌肤，阳气不得散发，而内怫结，故伤寒者反为热病。"《素问·玉机真脏论》又云："今风寒客于人，使人毫毛毕直，皮肤闭而为热，当是之时，可汗而发也。"可见王冰对此作出的解释与《内经》之意大致相同，同时《内经》还提到了可汗而发也的治法。《素问·生气通天论篇》："体若燔炭，汗出而散"，也有类似的说法。

（3）伤寒热病的辨证

《素问》进一步论述了伤寒热病不同证型的辨证方法，如《素问·热论》将伤寒热病不同阶段的不同表现，分为六经形证、脏腑经络分证和皮肌骨寒热分证三种辨证方法。

①六经分证：《素问·热论篇》：伤寒一日，巨阳受之，故头项痛，腰脊强。二日阳明受之，阳明主肉，其脉挟鼻，络于目，故身热，目疼而鼻干，不得卧也。三日少阳受之，少阳主胆，其脉循胁络于耳，故胸胁痛而耳聋。三阳经络皆受其病，而未入于藏者，故可汗而已。四日太阴受之，太阴脉布胃中，络于嗌，故腹满而嗌干。五日少阴受之，少阴脉贯肾，络于肺，系舌本，故口燥舌干而渴。六日厥阴受之，厥阴脉循阴器而络于肝，故烦满而囊缩。三阴三阳、五脏六腑皆受病，荣卫不行，五藏不通则死矣。其不两感于寒者，七日巨阳病衰，头痛少愈；八日阳明病衰，身热少愈；九日少阳病衰，耳聋微闻；十日太阴病衰，腹减如故，则思饮食；十一日少阴病衰，渴止不满，舌干已而嚏；十二日厥阴病衰，囊纵，少腹微下，大气皆去，病日已矣。

《内经》将外感热病划分为六个阶段即以六经分证，并认为外感热病按照一定的顺序传变。首先是三阳经受邪，太阳经先传，依次传入阳明经，再传至少阳经。三阳经传遍之后，邪会转入三阴经中。于是在第四日，邪气传入三阴经，也按一定顺序传递，先入太阴经，再传入少阴经，最后至厥阴经。但无论三阳经的病变，还是三阴经的病变，其表现出的临床症候，皆与其所在经脉循行路线密切相关。

若无"两感于寒"这样的危证，六日后病情就会逐渐减轻，邪气仍按上述的顺序，依次传出，从第七日开始太阳经病情减轻，一直到第十二日厥阴经病情减轻，邪气全部离去后，病就痊愈。若出现"两感于寒者，病一日，则巨阳与少阴俱病，则头痛，口干而烦满；二日则阳明与太阴俱病，则腹满身热，不欲食，谵言；三日则少阳与厥阴俱病，则耳聋，囊缩而厥。水浆不入，不知人，六日死"。

《内经》还提出了外感热病的治疗原则："帝曰：治之奈何？岐伯曰：治之各通其藏脉，病日衰已矣。其未满三日者，可汗而已；其满三日者，可泄而已。"

②五脏热病辨证：《素问·刺热篇》曰：肝热病者，小便先黄，腹痛多卧，身热。热争则狂言及惊，胁满痛，手足躁，不得安卧；庚辛甚，甲乙大汗，气逆则庚辛死。刺足厥阴、少阳。其逆则头痛员员，脉引冲头也。心热病者，先不乐，数日乃热。热争则卒心痛，烦闷善呕，头痛面赤，无汗；壬癸甚，丙丁大汗，气逆则壬癸死。刺手少阴、太阳。脾热病者，先头重，颊痛，烦心，颜青，欲呕，身热。热争则

腰痛，不可用俯仰，腹满泄，两颔痛；甲乙甚，戊己大汗，气逆则甲乙死。刺足太阴、阳明。肺热病者，先淅然厥，起毫毛，恶风寒，舌上黄，身热。热争则喘咳，痛走胸膺背，不得大息，头痛不堪，汗出而寒；丙丁甚，庚辛大汗，气逆则丙丁死。刺手太阴、阳明，出血如大豆，立已。肾热病者，先腰痛骺疫，苦渴数饮，身热。热争则项痛而强，骺寒且疫，足下热，不欲言，其逆则项痛员员澹澹然；戊己甚，壬癸大汗，气逆则戊己死。刺足少阴、太阳。诸汗者，至其所胜日汗出也。……诸治热病，以饮之寒水，乃刺之；必寒衣之，居止寒处，身寒而止也。

此辨证方法是根据五脏划分的，分别为肝热病、心热病、脾热病、肺热病、肾热病。五脏热病各自所表现出的不同证候，与其所在之脏的功能以及脏腑经络的循行部位密切联系。在治法上，根据症状先辨别是何脏之热，然后选取其所在脏腑经络上的穴位，采取针刺治疗。

③皮肌骨分层寒热辨证：《灵枢·寒热病篇》云：皮寒热者，不可附席，毛发焦，鼻槁腊，不得汗，取三阳之络，以补手太阴。肌寒热者，肌痛，毛发焦而唇槁腊，不得汗，取三阳于下，以去其血者，补足太阴，以出其汗。骨寒热者，病无所安，汗注不休，齿未槁，取其少阴于阴股之络；齿已槁，死不治。骨厥亦然。骨痹，举节不用而痛，汗注、烦心，取三阴之经，补之。

《内经》以发病表现"寒热"的特点命名外感热病，并称为"寒热病"。此种辨证方法，依据寒热病由浅至深的发展过程，以皮、肌、骨之寒热分为三个层次进行辨证。此辨证方法看似有些简单，但其对毛发唇齿的荣枯特别重视，对出汗的情形也格外关注。由此可见，其已经意识到热病过程中人体阳气与津液存亡的重要性。

《内经》中关于热病的三种辨证方法，是比较原始的，治疗上甚至没有提出方药，但从其理论和方法上看给后世带来不少启发，有其积极的意义。如华佗对热病的脏腑辨证，就是依据《内经》五脏热病辨证发展而来。

④创立伏气温病理论：

A. 提出"故邪留而未发"的伏气理论，并明确指出邪伏的部位

《灵枢·五变》云："百疾之始期也，必生于风雨寒暑，循毫毛而入腠理，或复还，或留止，……奇邪淫溢，不可胜数。"《内经》认为百病的发生都是由于六淫外袭，病邪或传变或内停留滞的结果。《灵枢·贼风》认为，有些人"不离屏蔽，不出空穴之中，卒然病者"的原因，是"此皆尝有所伤于湿气，藏于血脉之中，分肉之间，久留而不去，……其开而遇风寒，则血气凝结，与故邪相袭，则为寒痹"；有些人没有受到外邪的侵袭而突然发病的机理是"此亦有故邪留而未发，因而志有所恶，及有所慕，血气内乱，两气相搏"所致。《内经》明确提出了病邪"留止""久留而不去""故邪留而未发"的伏气理论，并指出邪伏的部位有腠理、分肉、血脉、骨（《灵枢·岁露论》）、肾（《素问·疟论》）等不同。所谓"故邪"，即伏气，前者从时间而言，后者以病机而论。此外，《灵枢·论疾诊尺》以及《素问·生气通天论》《素问·阴阳应象大论》还认识到，人体受到四时之气的侵袭，不一定即刻发病，要经过一段"邪气留连"才能发生，说明了四时之气皆可内伏而致病。后世伏气温病四时皆有的理论均源于此。

B. 运用伏气理论，初步阐释伏气温病发病机理

《灵枢·岁露论》认为，某些春季热病的发生和流行，是由于冬季"虚邪入客于骨而不发于外，至其立春，……万民又皆中于虚风，此两邪相搏，经气结代者矣"，解释了春季发生热病流行的机理。认为伏气温病是由伏藏于骨里的"虚邪"被新感的"虚风"所引发，实开新感引动伏气之先声。《素问·疟论》认为温疟的发生，是由于"得之冬中于风，寒气藏于骨髓之中，至春则阳气大发，邪气不能自出，因遇大暑，脑髓烁，肌肉消，腠理发泄，或有所用力，邪气与汗皆出，此病藏于肾，其气先从内出之于外也"。明确指出了春天热病流行和温疟发生都是由冬季感受外邪，病邪内伏于体内某一部位，不即发病，直至来年春季或夏季，病邪或为新感引动，或因正气虚而自发，其发病的途径是由内而发于外。归纳《内经》伏气温病理论为：这种感邪之后引而不发，病邪伏留于体内某一的部位，逾时而由里外发，或为新感引动，或为正虚自发，且有病情较重的发病特点。

《内经》创立的伏气温病理论，为后世温病学的发展奠定了理论基础。晋代医家王叔和的"伏寒化温"论和"邪伏肌肤"说，隋代巢元方的"邪伏肌骨"说，明代吴又可的"邪伏膜原"说和清代柳宝诒等推崇的"邪伏少阴"说等，皆从《内经》中引申发展而来，丰富了伏气温病理论的内容，为温病的治疗提供了新方法，开辟了新途径。伏气温病理论至今仍有效地指导着中医的临床，且在治疗一些热性病方面越来越显示出其独特的诊治优势和发展潜力。

2.《难经》扩充伤寒范围，首创"肺邪入心为谵语妄言"之说

（1）扩充伤寒范围

《难经·五十八难》曰："伤寒有五，有中风，有伤寒，有湿温，有热病，有温病，其所苦各不同。"除了提出伤寒、热病、温病外，《难经》还增加了中风、湿温及寒热病的概念，并论述了上述病证的临床表现。至此产生了伤寒为外感热病总称的观点。《难经》将《素问·热论》病因之"伤寒"阐发为病名之"伤寒"，丰富和发展了外感热病理论，对后世医家产生了很大影响。《难经》将《素问》所论外感热病的病因（伤于寒，寒即邪）作为一种病名来确立，并作为外感热病的代称，而将"热病"作为"伤寒"中的一种病证，其结果是使"热病"与"伤寒"均有了广义与狭义的双重涵义。如《难经·四十九难》提出了中风、伤暑、饮食劳倦、伤寒、中湿五邪。伤寒为五邪之一，这种广义与狭义之伤寒理当明辨。这也是后世伤寒与温病争论不休的重要原因之一。

（2）描述温病脉象，印证《内经》伏气温病

《难经》云："温病之脉，行在诸经，不知何经之动也，各随其邪所在之经而取之。"《难经》对温病脉象的描述则十分含糊，不免让人产生疑惑，而对中风、伤寒、湿温、热病的脉象进行明确详细描述。

要理解这段话，必须结合《内经》来理解这句话。《内经》言"冬伤于寒，春必温病"，明确温病为伏而后发的疾病，因此其伏邪会随气血"行在诸经"之中，及至满足一定的条件邪气才发而为病。"不知何经之动也"，即说其邪发病本无固定之处，必然也无一定之脉象。只有待其既发之后，才能"各随其邪所在之经而取之"，亦即仲景所谓"观其脉证，知犯何逆，随证治之"之意。

（3）首创"肺邪入心为谵言妄语"之说

《难经·四十九难》云：有正经自病，有五邪所伤，何以别之？然，忧愁思虑则伤心；形寒饮冷则伤肺；恚怒气逆，上而不下则伤肝；饮食劳倦则伤脾；久坐湿地，强力入水则伤肾，是正经之自病也。何谓五邪？然有中风，有伤暑，有饮食劳倦，有伤寒，有中湿，此之谓五邪。假令心病，何以知中风得之？然，其色当赤。何以言之？肝主色，自入为青，入心为赤，入脾为黄，入肺为白，入肾为黑。肝为心邪，故知当赤色。其病身热，胁下满痛，其脉浮大而弦。何以知伤暑得之？然，当恶焦臭。何以言之？心主臭，自入为焦臭，入脾为香臭，入肝为臊臭，入肾为腐臭，入肺为腥臭，故知心病伤暑得之当恶焦臭。其病身热而烦，心痛，其脉浮大而散。何以知饮食劳倦得之？然，当喜苦味也。何以言之？脾主味，入肝为酸，入心为苦，入肺为辛，入肾为咸，自入为甘，故知脾邪入心，为喜苦味也。其病身热而体重嗜卧，四肢不收，其脉浮大而缓。何以知伤寒得之？然，当谵言妄语。何以言之？肺主声，入肝为呼，入心为言，入脾为歌，入肾为呻，自入为哭，故知肺邪入心，为谵妄语也。其病一身热，洒洒恶寒，甚则喘咳，其脉浮大而涩。何以知中湿得之？然，当喜汗出不可止。何以言之？肾主液，入肝为泣，入心为汗，入脾为涎，入肺为涕，自入为唾，故知肾邪入心，为汗出不可止也。其病身热而小腹痛，足胫寒而逆，其脉沉濡而大。此五邪之法也。

《难经》认为外感热病是为五邪所伤，五邪"有中风，有伤暑，有饮食劳倦，有伤寒，有中湿"。文中指出伤寒"其病身热，恶寒，甚则喘咳，其脉浮大而涩"。若出现"谵言妄语"，即"知伤寒得之"。因为"肺主声，入肝为呼，入心为言，入脾为歌，入肾为呻，自入为哭，故肺邪入心为谵言妄语也"。显然《难经》继承了《内经》的"形寒饮冷则伤肺"，认为"伤寒"即是伤肺，又肺主声，入心为言。若出现"谵言妄语"，则说明"肺邪入心"。此"肺邪入心为谵言妄语"的说法，后被元代王好古所遵从，而清代叶天士"温邪上受，首先犯肺，逆传心包"的理论即来源于此，所不同的是：《难经》所说的是寒邪伤肺，叶天士认为的是温邪犯肺。

3.《伤寒例》广"伤寒"之义，首创时行说

（1）广《内经》伤寒范围

《伤寒例》作者是谁，自明以来，聚讼不断，本书不作探讨，重要的是《伤寒例》继承了《内经》外感热病理论，并在此基础上扩充了伤寒范围。如《伤寒例》

引用了《阴阳大论》，认为"春气温和，夏气暑热，秋气清凉，冬气冷冽"为"四时正气之序"，人"伤于四时之气，皆能为病"。而于四时之气中，独重伤寒，"以伤寒为毒者"，因"其最成杀厉之气也"。强调人们应注意避寒防寒以免伤寒，"冬时严寒，万类深藏，君子固密，则不伤于寒。触冒之者，乃名伤寒耳""从霜降以后，至春分以前，凡有触冒霜露，体中寒即病者，谓之伤寒也"。

然而伤寒不但冬时有，一年四季也无时不有。赵永生认为"九月十月，寒气尚微，为病则轻；十一月十二月，寒冽已严，为病则重；正月二月，寒渐将解，为病亦轻。此以冬时不调，适有伤寒之人，即为病也""三月四月，或有暴寒，其时阳气尚弱，为寒所折，病热犹轻；五月六月，阳气已盛，为寒所折，病热则重；七月八月，阳气已衰，为寒所折，病热亦微"。伤寒范围之广可见一斑。

《伤寒例》又将伤寒分为两类，基本上继承了《内经》的相关内容，"中而即病者，名曰伤寒"，即《内经》中"今夫热病者，皆伤寒之类也……人之伤于寒也，则为病热"的热病；"从立春节后，其中无暴大寒，又不冰雪，而有人壮热为病者，此属春时阳气发于冬时伏寒，变为温病""不即病者，寒毒藏于肌肤，至春变为温病，至夏变为暑病。暑病者，热极重于温也。是以辛苦之人，春夏多温热病，皆由冬时触寒所致，非时行之气也"，即《内经》中的伏气温病"冬伤于寒，春必温病""凡病伤寒而成温者，先夏至日者为病温，后夏至日者为病暑"，不同在于"先夏至日"变成了"春""后夏至日"变成了"夏"，在具体的时间上有些许差别但本质是一致的。

（2）首创时行说，认为冬温之毒与伤寒大异

《内经》的伤寒成温为"非时行之气"，《伤寒例》则首创"时行"之说，认为"时行"具有一定的传染性和流行性。其曰："春时应暖而反大寒，夏时应热而反大凉，秋时应凉而反大热，冬时应寒而反大温，此非其时而有其气，是以一岁之中，长幼之病多相似者，此则时行之气也。"

《伤寒例》又对"时行""非其时而有其气"的成因作了进一步的解释，认为"气候亦有应至而不至，或有未应至而至者，或有至而太过者，皆成病气也"。更举了两个疾病为例具体说明之，"其冬有非节之暖者，名曰冬温。冬温之毒，与伤寒大异，冬温复有先后，更相重沓，亦有轻重，为治不同""从春分以后，至秋分节前，天有暴寒者，皆为时行寒疫也。……其病与温及暑病相似，但治有殊耳"。值得注意的是冬温，孙辉等认为《伤寒例》强调了非节之暖、冬温之毒与伤寒大异，非是伤寒而是伤温，为治亦不同。而时行寒疫与伏寒而成之温病、暑病，虽然在病因与时间上一致，但在治疗上则有区别。

（3）提出伤寒复感异气为病

伤寒之后，"若更感异气，变为他病者，当依后坏证病而治之"。举例而言，"若脉阴阳俱盛，重感于寒者，变成温疟。阳脉浮滑，阴脉濡弱者，更遇于风，变为风温。阳脉洪数，阴脉实大者，更遇温热，变为温毒，温毒为病最重也。阳脉濡弱，

阴脉弦紧者，更遇温气，变为瘟疫。以此冬伤于寒，发为温病，脉之变证，方治如说"。

可见，温疟、风温、温毒、瘟疫等各种热病皆由伤寒之后复感各种异气所致。至于治疗"当依后坏证病而治之"，即是仲景所说的"此为坏病……观其脉证，知犯何逆，随证治之"之意。

综上所述，《伤寒例》在总体上与《内经》《难经》是一脉相承的，只是把两者的理论进行了更加详细具体的探讨，同时也提出了新的概念，如"时行"。虽然《伤寒例》认为四时之气皆能为病，但受《难经》影响较大，特别重视伤寒的因素，认为四季都有的伤寒，温病、暑病、时行寒疫、温疟、温毒、风温、瘟疫等都与伤寒有关，唯一与伤寒大异的就是冬温，值得我们注意。

4.《伤寒论》创立六经理论，确立了外感热病的辨证论治体系

（1）"伤寒"是对一切外感热病的总称

《素问·热论》云："今夫热病者，皆伤寒之类也。"《难经·五十八难》云："伤寒有五：有中风、有伤寒、有湿温、有热病、有温病。"《肘后方》云："贵胜雅言，总呼伤寒，世欲因号为时行。"《千金方》引《小品》云："伤寒雅士之辞，天行瘟疫是田舍间号耳。"《外台秘要》引许仁则论天行病云："此病方家呼为伤寒，而所以为外感病之总称者，盖寒为天地杀病之气亘于四时，而善伤人，非温之行于春，暑之行于夏各旺一时之比，是以凡外邪之伤者尽呼为伤寒。仲景所以命书名只取于此而已。"由上可见，"伤寒"一词从先秦至东汉都是对一切外感热病的总称谓。

仲景在《伤寒论·序》中说："余宗族素多，向余二百。建安纪年以来，犹未十稔，其死亡者，三分有二，伤寒十居其七。"从其伤寒死亡率之高，可知仲景所言之"伤寒"必是广义伤寒，而非狭义伤寒。仲景又说"感往昔之沦丧，伤横夭之莫救，乃勤求古训，博采众方，撰用《素问》《九卷》《八十一难》《阴阳大论》《胎胪药录》，并平脉辨证，为《伤寒杂病论》合十六卷，虽未能尽愈诸病，庶可以见病知源，若能寻余所集，思过半矣"。《素问》《九卷》即是《内经》，《八十一难》即为《难经》。由此可知，仲景的理论是来源于《内经》和《难经》的。《内经》将伤寒作为一切外感热病的病因，《难经》将伤寒作为五种外感热病的统称。既然仲景遵照《内经》《难经》旨意，其《伤寒论》之"伤寒"自然应是广义伤寒，但并不能说《伤寒论》中包括了所有的外感性病证，正如其自言的"虽未能尽愈诸病"，确实限于其时代背景及个人经历，仲景书中所论述的，只能是其本人所接触到的有限外感病的一部分，至于其没有接触过的疾病当然不会涉及其中。

（2）创立六经理论，确立了外感热病辨证论治体系

仲景的《伤寒论》是中医史上的奠基之作，它奠定了中医辨证论治的理论基础，揭示了外感热病发生发展以及诊断治疗的一般规律。《伤寒论》中的伤寒不是狭义之伤寒，而是指广义伤寒，其中当然包括了温病与热病，书中有大量内容是关于温热病变的辨证论，并且理法方药俱备。现将《伤寒论》外感热病六经提纲，概述如下。

①太阳经提纲：太阳之为病，脉浮，头项强痛而恶寒。太阳病，发热，汗出，恶风，脉缓者，名为中风。太阳病，或已发热，或未发热，必恶寒体痛，呕逆，脉阴阳俱紧者，名曰伤寒。

按：太阳以寒水主令，外在皮毛，卫护周身，为六经之统帅，故其脉浮。风寒外袭，则皮毛闭塞，此经先病。其经起两目之内眦，自头下项，行身之背，挟脊抵腰，由外踝而走小指。风寒外束，经脉不舒，故头项、腰脊、骨筋疼痛，其脉连于督脉之风府穴，在头后，其窍常开，风寒伤人，皆由风府之穴入，传之太阳。肝司营血，行于经络；肺司卫气，行于皮毛；而皆统于太阳。风则伤卫，寒则伤营，营卫感伤，太阳所以病也。太阳本病中风，以桂枝汤主之。伤寒以麻黄汤主之。风寒两感，以桂枝麻黄各半汤，桂枝二麻黄一汤主之。中风而内有火郁，以大青龙汤、桂枝二越婢一汤主之。伤寒而内有水郁，以小青龙汤主之。表已解而内燥，以白虎汤，白虎加人参汤主之。表未解而里有湿，以五苓散、茯苓甘草汤主之；表退而热结血分，以桃核承气汤、抵当汤（丸）主之。

②阳明经提纲：阳明之为病，胃家实也。伤寒三日，阳明脉大。阳明外证，身热，汗自出，不恶寒，反恶热也。病虽得之一日，恶寒将自罢，即自汗出而恶热也。阳明居中，主土也，万物所归，无所复传。始虽恶寒，二日自止，此为阳明病也。伤寒发热无汗，呕不能食，而反汗出濈濈然者，是转属阳明也。

有太阳阳明，有正阳阳明，有少阳阳明。太阳阳明者，脾约是也。正阳阳明者，胃家实是也。少阳阳明者，发汗利小便已，胃中燥烦实，大便难是也。太阳病若发汗，若下，若利小便，此亡津液，胃中干燥，因转属阳明，不更衣，内实，大便难者，是名阳明也。本太阳病，初得病时，发其汗，汗先出不彻，因转属阳明也。病患烦热，汗出则解，又如疟状，日晡时发热者，属阳明也。脉实者，宜下之。脉浮虚者，宜发汗。

按：阳明从燥金化气，其经在太阳之次，肌肉之分，起于鼻之頞，挟口环唇，行身之前，下膈挟脐，循胫外，由足跗而走大指。阳明为三阳之长，太阳经病不解，营卫内郁，二日必传阳明之经。阳气盛满，故脉大而身热。若腑阳素实，则自经入腑，表热里传，里热则桂麻解表之法，更为承气攻里之方。仲景立阳明之法，专为入腑者设，非第二日阳明之经病也。

按：阳明病，太阳经证未罢，中风仍以桂枝汤主之，伤寒仍以麻黄汤主之。太阳未解，而将入阳明，以桂枝加葛根汤主之。太阳未解，而已入阳明，以葛根汤主之。二阳表未解，而里有郁，以葛根加半夏汤主之；表解而里热，以调胃承气汤主之。表解而里微实，以小承气汤主之。表解而里大实，以大承气汤主之。里实而津竭，以蜜煎导方、猪胆汁方主之。里实而脾约，以麻仁丸方主之。里实而血瘀，以抵当汤主之。

按：阳明与太阴为表里，阳盛则阳明司权，太阴化燥，而入胃腑。阴盛则太阴当令，阳明化湿，而传脾脏。人之本气不一，有胃实者，有胃虚者，胃实入腑则燥热，而宜凉泄。胃虚传脏则湿寒，而宜温补。大小承气之证，胃之实者；五苓、四逆之证，胃之虚者；实者是为阳明病，虚者名为阳明，而实则太阴也。人知胃实者之无所复传，不知胃虚者之动入三阴、传变无穷也。则承气三汤，可以生人于胃实，可以杀人于胃虚，未可混施也。阳明虚证，里寒而水盛，以四逆汤主之。里寒而土虚，以吴茱萸汤主之。里有积湿，以五苓散主之。里有虚热，以栀子豉汤主之，白虎加人参汤主之。里有湿热，以猪苓汤主之。里有燥热，以白虎汤主之。里有瘀热，以茵陈蒿汤主之。

③**少阳经提纲**：少阳之为病，口苦、咽干、目眩也。

按：少阳从相火化气，其经在阳明之次，其脉之分，起目锐眦，循耳下项，自胸贯膈，由胁里出外踝，循足跗而走无名指。病则经气壅迫，不能顺降，故胸痛胁痞；相火上炎，故口苦咽干；阳气升浮，是以目眩；浊气充塞，是以耳聋。病位在二阳之里，三阴之表，阳盛则热，阴盛则寒，故往来寒热。其为三阳之经，阳气方长，故其脉弦细。伤寒中风，一日太阳，二日阳明，三日则传少阳。然三日少阳，而不入阳明之腑、太阴之脏，则无少阳诸证。六日经尽，汗出表解，不能自解则以麻黄桂枝发之，大小柴胡不必用也。若内传脏腑，外连少阳之经，然后显少阳诸证，其始得不必三日，其病解不必六日，大小柴胡之的证，于太阳之麻桂无关矣。

按：少阳经本病，经气郁遏，表里不和，以小柴胡汤主之。太阳经证未罢，而遂入少阳，以柴胡桂枝汤主之。太阳病未解而表实，以麻黄汤主之。少阳病已具而里虚，以小建中汤主之。太少合病，而自下利，以黄芩汤主之；若呕者，黄芩加半夏生姜汤主之。表未解而里实，以大柴胡汤主之。表已解而里热，以调胃承气汤主之。妇人热入血室，以小柴胡汤主之。

④**太阴经提纲**：太阴之为病，腹满而吐，食不下，自利益甚，时腹自痛。若下之，必胸下结硬。

按：太阴以湿土主令，其经起足大趾，循内踝入腹，上膈，挟咽喉，而连舌本。太阴为三阴之长，太阳经病不解，营卫内郁，而阳明，而少阳，四日必传太阴之经。若脏阴素旺，则不拘何日，自经入脏。入脏则必须温里，解表不能愈矣。仲景立太阴以及少阴之篇，皆入脏之里病，非四五六日之经病也。太阴病，表寒未解，仍以桂枝汤主之。表未解而里寒急，先以四逆汤主之，后以桂枝汤主之，表已解而里有实寒，以四逆汤主之。里有寒而上有虚热，以黄连汤主之。表未解而里虚，以桂枝加芍药汤主之。表未解而里实，以桂枝加大黄汤主之。表寒郁而内生湿热，以茵陈蒿汤主之。表湿郁而内生瘀热，以麻黄连翘赤小豆汤主之。表里俱有瘀热，以栀子柏皮汤主之。

⑤**少阴经提纲**：少阴之为病，脉微细，但欲寐也。

按：少阴从君火化气，其经起足小趾，走足心，循内踝，贯脊上膈，入肺中，循喉咙而挟舌本。太阳经病不解,自表传里,以致阳明、少阳、太阴,五日则传少阴之经。但传少阴之经,不入少阴之脏,此阳不衰,阴亦非盛,阴盛则自经而入于脏,不化气于君火,而化气于寒水。盖少阴一气,水火同宫,病则水盛而火负,故有癸水之寒而无丁火之热,阳亏阴旺,死灰不燃,是以脉沉细而好寐,身倦卧而恶寒也。少阴病,表里俱寒,以麻黄附子细辛汤、麻黄附子甘草汤主之。里寒而水盛,以四逆汤主之。里寒而土败,以附子汤主之。里热升而咽痛,以甘草汤、桔梗汤主之。里阴逆而咽痛,以半夏散及汤主之。咽痛而生疮,声不出,以苦酒汤主之。咽痛而胸满心烦,以猪肤汤主之。里寒而土虚,以吴茱萸汤主之。里寒而水泛,以真武汤主之。里热而有湿,以猪苓汤主之。里热而有郁,以四逆汤主之。里寒而阳微,以通脉四逆汤主之。里寒而脉绝,以白通汤主之。里寒而无脉,呕烦,以白通加猪胆汁汤主之。里寒而下利脓血,以桃花汤主之。里热而液耗,以黄连阿胶汤主之。里热而水涸,以大承气汤主之。

⑥厥阴经提纲:厥阴之为病,消渴,气上冲心,心中疼热,饥而不欲食,食则吐蛔,下之利不止。

按:厥阴以风木主令,其经起足大趾,循内跗,由内踝过阴器,抵小腹,上胸膈,布胁肋,循喉咙之后,连目系,与督脉会于巅。太阳经病不解,日传一经,以至阳明、少阳、太阴、少阴,六日传于厥阴之经,六日经尽矣。若但传厥阴之经,不入厥阴之脏,则经尽表解,自能汗愈。缘营卫郁遏,经脉莫容,既无内陷之路,自然外发也。此虽传厥阴之经,而厥阴之厥热、吐利诸证,则概不发作。其诸证发作者,是脏病,而非经病也。入脏则出入莫辨,吉凶难料。阴盛则内传,而传无定日。阳复则外解,而解无定期。阴盛则为死机,阳复则为生兆,厥热胜负之间,所关非小也。

按:厥阴病,里寒而吐蛔,以乌梅丸主之。表寒而里虚,以当归四逆汤主之;若内有积寒,以当归四逆加吴茱萸生姜汤主之。里寒而宜吐,以瓜蒂散主之。里寒而有水,以茯苓甘草汤主之。里寒而厥逆,以四逆汤主之,里寒而阳郁,以通脉四逆汤主之。里寒而上虚,以吴茱萸汤主之。里寒而上有浮热,以干姜黄连黄芩人参汤主之。阳回而里热下利,以白头翁汤主之。阳回而里热有燥屎,以小承气汤主之。阳复而里生烦热,以栀子豉汤主之。

5. 华佗之伤寒由表及里,提出"胃烂发斑"之说

华佗之伤寒,主要体现在《千金要方·伤寒》中,孙思邈记载了华佗有关外感热病的学术思想。华佗论外感热病不以六经为依据,而以人体由表及里的部位作为辨证的纲领。他提出了"伤寒始得一日在皮""二日在肤""三日在肌""四日在胸""五日在腹""六日入胃"的观点。同时提出了伤寒、时行、虚烦、发斑等不同病证名。他对"胃烂发斑"的病机论述,后世叶天士论温亦宗其说。华佗还在治疗方法上确立了汗、下、清及外治等新方法,并且创立了许多方剂。

二、晋唐时期寒温争鸣初露端倪

1. 王叔和明确划分伤寒温病，首开"风伤卫．寒伤营"之说

西晋王叔和对已散失不全的《伤寒杂病论》进行收集整理和重新编次，使《伤寒论》得以保存并流传后世。他《伤寒例》注中指出："中而即病者，名曰伤寒；不即病者，寒毒藏于肌肤，至春变为温病，至夏变为暑病。"其中描述了伤寒、温病、暑病等十余种外感热病的病证。还提出"冬温之毒，与伤寒大异。……为治不同"，可见，此时已明确将伤寒和温病划分开来，并且对其病因及治疗有了新的认识；并首次提出"风伤卫、寒伤营"等观点，这些都对后世学者产生了深远的影响。

2.《肘后备急方》病名混乱，启辛凉解表．凉营透发之端

东晋葛洪提出了运用辛凉解表法治疗伤寒及时行温病，他在《肘后备急方》："治伤寒及时气行温病及头痛、壮热脉大，始得一日"的方剂中，一用辛平的葱豉汤、一用辛凉解表的葛根、豆豉。同时出现了表里同治和早用寒凉的倾向，如用栀子仁、黄连、黄柏、大黄、豆豉、葱白治伤寒及时行温病。期间也提到运用凉营的方法，如治疗发斑用黑膏（方用生地、豆豉二味为主）以凉营透发。

《肘后备急方·治伤寒时气温病方第十三》云："伤寒、时行、瘟疫，三名同一种耳，而源本小异。其冬月伤于寒，或疾行力作，汗出得风冷，至夏发，名为伤寒；其冬月不甚寒，多暖气，及西风使人骨节缓堕受病，至春发，名为时行。其年岁中有疠气，兼挟鬼毒相注，名为温病。如此诊候相似，又贵胜雅一言，总名伤寒，世俗因号为时行。道术符刻言五温亦复殊，大归终止是共途也，然自有阳明、少阴、阴毒、阳毒为异耳。"

"贵胜雅言，总名伤寒，世俗因号为时行"，即是说用好听的、优美的、不粗俗的话来说，总称为"伤寒"，若黎明百姓的话就直呼为"时行"。虽也承认总名之伤寒"源本小异"，但仍说"伤寒、时行、瘟疫，三名同一种耳"，即把伤寒、时行、瘟疫（温病）当作是同一种病来看，认为"诊候相似"，只是叫法不同，所以并不加以区分。

其实从此篇目题名"治伤寒时气温病方第十三"来看，明显已将伤寒、时气、温病三者并列相称，一视同仁，并且开篇即言："治伤寒及时气温病，及头痛，壮热脉大，始得一日方，……"把伤寒、时气、温病混在一起处方治疗，完全不作区分。如其后云："又伤寒有数种，人不能别，令一药尽治之者，若初觉头痛，肉热，脉洪起，一二日，便作葱豉汤，用葱白一虎口，豉一升，以水三升，煮取一升，顿服取汗。不汗复更作，加葛根二两，升麻三两，五升水，煎取二升，分再服，必得汗，若不汗，使加麻黄二两，又用葱汤研米二合，水一升，煮之。少时下盐豉，后内葱白四物，令火煎取三升，分服取汗也。"

由此可知，到东晋时葛洪对于伤寒的认识已发生了一些变化。虽然"伤寒"

的概念与之前的说法不尽一致，但若从广义伤寒的角度来看，也是可以理解的。"时行"的概念也与以前的有细微差别，开始出现了"伏温"之说。"温病"也非过去所说的"温病"，变成了"瘟疫"的代称。总的来说，仍把"伤寒"作为总名，可见在当时"伤寒"依旧是深入人心的。但葛洪认为伤寒、时行、瘟疫（温病）是同一种病而不加区别，则与其本人的认识有关。而之所以出现这些病名概念上的混乱，正说明了葛洪不注重细分病名，而是统一称为伤寒，并根据症状辨证施治，这是对仲景《伤寒论》思想继承的体现。

3.《诸病源候论》外感病分设诸候论，继承伏寒伏温之说

隋代巢元方《诸病源候论》将诸多外感病分设"伤寒诸候""热病诸候""时气诸候""温病诸候"加以论述。如《诸病源候论·卷七·伤寒诸病上·伤寒候》："经言：春气温和……病无少长，多相似者，此则时行之气也"，此论引自《伤寒例》中的《阴阳大论》。后接着"夫伤寒病者，起自风寒……骨节烦疼，当下之则愈"，此为王叔和对华佗伤寒学说的阐述，只个别字有出入。其次为引用《素问·热论》。最后为伤寒诸候，如"伤寒发汗不解候""伤寒取吐候""中风伤寒候""伤寒一日候""伤寒二日候""伤寒三日候""伤寒四日候""伤寒五日候""伤寒六日候""伤寒七日候""伤寒八日候""伤寒九日已上候"等，这些都是对仲景《伤寒论》六经证治的阐发。

《诸病源候论·卷九·时气诸病·时气候》："时行病者，是春时应暖而反寒……其病与温及暑病相似，但治有殊耳"，亦出自《伤寒例》。其后"然得时病，一日在皮毛，当摩膏火灸愈……热不得泄，亦胃烂斑出矣"，则完全是华佗伤寒学说的翻版，只有个别文字有所出入。然而无论是华佗还是王叔和、孙思邈、王焘都将此"六部传变"视为伤寒之传变规律，唯有巢元方将此作为时气病来论述。再后面的时气诸候，如"时气一日候""时气二日候""时气三日候"等，均是模仿上述的伤寒诸候。

《诸病源候论·卷九·热诸病·热病候》："热病者，伤寒之类也"，出自《素问·热论》；"冬伤于寒，至春变为温病，至夏变为暑病。暑病者，热重于温也"，出自《伤寒例》；其后"肝热病者，小便先黄。……见赤色者刺之，名曰治未病"，出自《素问·刺热论》；"一曰汗不出，颧赤哕者死……脉虚小者生，硬实者死"，出自《灵枢·热病》。再后的热病诸候，如"热病一日候""热病二日候""热病三日候"等，也都是比照伤寒诸候而作。

《诸病源候论·卷十·温诸病·温病候》仍是引用《伤寒例》与《内经》的内容，其后"温病一日候""温病二日候""温病三日候"等温病诸候也是依照伤寒诸候所作。

巢氏同时继承伏寒伏温之说。如"温病发斑候"云："夫人冬月触冒寒毒者，至春始发病，病初在表，或已发汗、吐、下而表证未罢，毒气不散，故发斑疮。又冬月天时温暖，人感乖戾之气，未即发病，至春又被积寒所折，毒气不得发

泄，至夏遇热，温毒始发出于肌肤，斑烂隐疹如锦文也。"上文既继承了《内经》《阴阳大论》之伏寒化温之说，又继承了《肘后备急方》《小品方》之伏温为病之说。

4. 孙思邈推崇伤寒论，开创"方证同条，比类相附"研究方法

唐代孙思邈开创了"方证同条，比类相附"的研究方法，揭示了伤寒六经辨证论治的规律，这种研究方法首开方证比类研究之先河，也为其他多种分类研究方法提供了借鉴。另外，孙思邈特别推崇太阳病桂枝、麻黄、青龙三法，这一观点被明代方有执、喻嘉言等发挥为"三纲鼎立"之说，成为错简重订派的主要观点，因此具有开创之义。

孙思邈以伤寒统称外感热病，进一步扩展其范围。如《备急千金要方》将外感热病的内容统一放在"卷第九·伤寒上"与"卷第十·伤寒下"，明显是以广义伤寒来统称外感热病的。而且此广义伤寒比《难经》之"伤寒有五，有中风，有伤寒，有湿温，有热病，有温病"的范围更大，包括的病种更多。不仅包括了《伤寒论》中的痉病、湿病、暍病、伤寒、中风、温病、风温、霍乱、阴阳易等，还包括《金匮要略》杂病中的百合病、狐惑病、阴阳毒、疟病等。可见，孙思邈所见仲景之《伤寒杂病论》是没有分开的，而且进一步扩充了疫病、热毒、斑出、豌豆疮、毒肿、温疟、溪毒等外感温热性疾病。这使广义伤寒的范围得到了更进一步的扩展，又一次当仁不让地成为外感热病的总称。

三、宋金元时期伤寒温病逐渐分化，寒温之争进一步加剧

1. 韩祗和首创辛凉解表.辛凉清解之法

韩祗和认为伤寒乃阳郁为病,由此创立了辛凉解表治法。他在《伤寒微旨论·伤寒源篇》中云："夫伤寒之病，医者多不审察病之本源，但只云病伤寒，即不知其始阳气郁结，而后成热病矣。"又云："寒毒薄于肌肤，阳气不得散发而怫结，故伤寒反为热病也"，由此便得出结论："伤寒之病本于内伏之阳为患也。"此论与王冰所说颇为相似，王冰在注《素问·热论》"人之伤于寒也，则为病热，热虽甚不死"句时，释曰："寒毒薄于肌肤，阳气不得散发，而内怫结，故伤寒者反为病热。"由此可以明显看出二人在学术上的继承关系。

韩祗和在论述伤寒时，不被寒邪之病因束缚，而是更多关注于发热之证侯，认为阳郁成热才是伤寒热病的症结所在，为其辛凉解表的治法提供了理论上的依据，也发刘河间"伤寒六经皆是热"之先声。另外,他还阐述了伤寒和中风的脉象，认为两者都是在浮数脉象的基础之上兼有或紧或缓的脉象，以此证明热才是伤寒的本质。其治疗当然是用辛凉而忌辛温，目的在宣散体内所郁之热。因此，韩祗和对仲景辛温解表之方均弃而不用，其所用者皆为辛凉解表和辛凉清解之品，如柴胡、薄荷、葛根、桔梗、前胡、石膏、知母等，正与其理论相符合。

2. 庞安时重六经脏腑辨证，大量应用清热解毒药

庞安时的《伤寒总病论》虽冠名为"伤寒总病论"，但仍认为温病属广义伤寒之范畴。书中多论温热之证，并专门论述了温病、热病、湿病、风温等证。病证分类则根据《千金方》之论，将温病分为"青筋牵证""赤脉攒证""黄肉随证""白气霾证""黑骨温证"；治疗方面，认为温病与狭义伤寒"死生不同，形状各异，治别有法""伤寒汗下尚或错谬，若将温病作伤寒而行汗下者必死"，认为风温宜取足厥阴木、手少阴火，温毒专取手少阴火，温病取手太阴金，湿温取足少阴水、手少阴火，随邪之所在之经而取之。"是故先知经络脏腑受病之所，可举万全"。由此可见，庞氏辨治温病，承袭了仲景六经脏腑辨证论治方法，但在治疗温病的用药方面较仲景有所突破，庞氏集晋唐以来运用凉药的经验，大量应用清热解毒之品，如石膏、大青叶、栀子、生地、丹皮、羚羊角等。

3. 朱肱首次提出温病有恶寒表证，创清营凉血·开窍熄风之法

朱肱首次提出"春月伤寒，谓之温病"，可有恶寒表证。如《伤寒类证活人书·卷六》："问曰：夏至以前，发热恶寒，头疼，身体痛，其脉浮紧，答曰：此名温病也。春月伤寒，谓之温病。冬伤于寒，轻者夏至以前发为温病，盖因春温暖之气而发也。"可见，朱肱所谓的温病即是发生于春月的伤寒，在证候上与冬季伤寒也无区别，仅仅是因为发生在春节而不是冬季就认为其为温病。朱肱首次提出"温病有恶寒表证"的观点，与《内经》等经典理论关于温病的观点相悖，而与清代温病学的观点一致。新感温病之说应始于此，不过朱肱仍谓春月伤寒，即感受寒邪发病，此与后世新感温病为春感温邪而发有所区别。

《伤寒类证活人书》云："论伤寒、伤风、热病、中暑、温病、温疟、风温、瘟疫、中湿、湿温、痓病、温毒之名，天下之事，名定而实辨，言顺则事成，又况伤寒之名，种种不同。"朱肱认为，伤寒为外感热病的总称。在《伤寒百问》中，朱肱对于温热病的表里虚实热证（尤其是阳毒证）提出了一系列有效的治疗方法，如升麻汤证、知母葛根汤证、瓜蒌根汤证、柴胡石膏汤证、连翘饮证、三物黄芩汤证、栀子大青汤证、黄连解毒汤证、犀角地黄汤证、紫雪证、八物麦门冬汤证等。朱肱提出的泄卫清气法补充了《伤寒论》的不足，其所创立的清营凉血、开窍熄风法则填补了《伤寒论》的空白，为后世温病学说的发展起了积极地推动作用。

4. 郭雍认为春季所发皆为温病，提出自感温病之说

郭雍在《伤寒补亡论·卷十八·温病六条》中说："若夏暑成疫，秋温成疫，冬寒成疫，皆不得同治，各因其时而治之。况一岁之中长幼疾状相似者，即谓之疫也。如疟痢相似，咽喉病状相似，赤目相似，皆即疫也。皆谓非触冒自取之，因时行之气而得也。"这种疫气说，既不同于《素问》"五疫"之经典说，也不同于《伤寒例》"非其时而有其气"的时行说，不仅丰富了疫病学说，也为吴又可《瘟

疫论》的疫气学说提供了借鉴。

郭雍《伤寒补亡论》在吸取了前人温热病学说的基础上，将温病分为三种，并提出了新感温病学说。他认为温病"其治法与伤寒皆不同。……然春温之病，古无专治之法，瘟疫之法兼之也"。三种温病，由于病情轻重和发病特点不同，其治法当有别于伤寒，而可用治瘟疫之法兼治之。

郭雍认为春季发病皆为温病。如《伤寒补亡论·卷一·伤寒名例十问》："《难经·五十八难》曰：伤寒有五：有中风，有伤寒，有湿温，有热病，有温病是也。何以一病而有五名也？雍曰：其病皆伤于寒，其为病皆热则一也。然而有五名者，因四时之变气而言也。冬有风寒二证，故冬为中风，为伤寒。春为温病。夏为暑病，亦曰热病。秋为湿温。此皆重感于四时之气，故异其名也。总而言之，则皆曰伤寒曰热病。"可见，郭氏仍然继承广义伤寒之说的。

郭雍认为，一般医家认为温病只有一种是不对的。《内经》《伤寒例》的"伏寒温病"是温病；朱肱所说的"春月伤寒，谓之温病"，即春时感受温气或时行疫气而发的也是温病。可见，只要发于春季的都是温病，此即郭雍对温病学说的发展。

《伤寒补亡论·卷十八·温病六条》："或曰：春时触冒自感之温，古无其名，何也？曰：假令春时有触冒自感风寒而病，发热恶寒、头痛、身体痛者，既非伤寒，又非疫气，不因春时温气而名温病，当何名也？如夏月之疾，由冬感者为热病，不由冬感者为暑为暍，春时亦如此。"

由此可知，无论朱肱还是郭雍都认为伤寒局限在冬季，而对于春时感受风寒，其病证与冬时无异，却硬将其命名为温病。这种以发病季节命名温病而不从临床辨别证候来划分伤寒与温病的观点，为伤寒与温病关系的复杂化埋下了伏笔，也为后世称"伤寒"只在冬季提供了先例。此种观点与仲景"观其脉证，知犯何逆，随证治之"的辨证论治思想，完全相违。不同的是，朱肱仍然认为温病的病因为寒，只是发在春月，因此称为温病。而郭雍则此基础上加入了自感温气之说，温气作为温病的病因，由此逐渐被人们广泛接受。

5. 刘完素提出"六淫皆从火化"之说，为寒凉派开山之祖

刘完素继承《内经》理论，极力主张变革仲景理法方药，提出了"六淫皆从火化""五志过极皆化火"的观点。"六淫皆从火化"，是指刘完素对于风、寒、湿、燥四气在病理变化过程中皆能产生火热病证的论述，为后世对刘完素学术思想的概括，也是刘完素火热论的重要部分。如言风，"风木生热，以热为本，风为标，言风者，即风热也"。言湿，"湿病本不自生，因于火热怫郁，水液不能宣行，即停滞而生水液也。凡病湿者，多自热生"。言燥，"燥金虽属秋阴，而其性异于寒湿，燥阴盛于风热火也"。言寒，"人之伤于寒，则为病热。寒毒藏于肌肤，阳气不得散发，而内为怫结，故伤寒者反病为热"。由此可见，化火是疾病的主要转归，但其转归的原因就是阳气怫壅闭郁。"郁，怫郁也，结滞壅滞不通畅也"。因而，

他在论述吐酸、转筋、吐下霍乱等病证时，多从"阳气怫郁""怫热郁结""热气怫郁"立论，其说法虽有不同，但其本质皆指气机郁滞不宣。火热为病，《内经》原文为十五种，刘完素则推演为五十六种。风、寒、湿为病，《内经》原文六种，刘完素则推演为二十三种。这二十三种，在他的论点上又多属于热，并增加了"诸涩枯涸，干劲皴揭，皆属于燥"一条。发病数量虽多，而要害则一，这就是刘完素著名论点"六淫皆从火化"的理论依据。

五志化火是指由于精神情志过度刺激，影响了机体阴阳、气血和脏腑生理的平衡，造成气机怫郁，郁久则从阳化热，致火热内生。刘完素在病机上特别强调火热，他不仅从外因角度提出了六淫犯人皆从火化，而且从内因方面亦提出了"五志过极皆化火"的观点。其著《素问玄机原病式》云："五脏之志者，怒、喜、悲、思、恐也……悲，肺金之志也，金本燥，能令燥者火也……战慄，惊恐，悲笑，谵妄歌唱，骂詈癫狂，皆为热也……"

所谓"五志过极"，即是因情志活动过度而影响脏腑气血之运行。刘完素说："五脏之志者，怒、喜、悲、思、恐也，悲作忧。若五志过度则劳，劳则伤本脏，凡五志所伤皆热也"。五志之中，喜为心志，多喜则气散不收，气有余便是火，火扰心神，神志不明，故心火甚则多喜而为癫；怒为肝志，多怒则肝气过旺，则易动肝火，故肝火甚则多怒而为狂；悲为肺志，肺金属燥，悲而气消，故燥结而化火；思为脾志，思则气结，阳气怫郁化火；恐为肾志，肾水衰而心火自盛而成火象。刘完素认为是由于脏腑失于调摄，或久病不解，而致素有虚损，当情志过度，则伐伤本脏，因而斡旋无力，气机不得条达，郁结积滞久而化火，火热反过来又灼伤脏腑，脏腑更虚。可见，悲、思、恐所化之火多为阴虚阳亢之虚火。喜、怒多实，而悲、思、恐多虚。

刘完素把情志内伤疾病的病机也概括到火热为病之中，认为其主要转机也是阳气怫郁。因此，他极力主张用寒凉清热法治疗外感热病，被后世医家称为"寒凉派"开山之祖。他所创立的方剂，如凉膈散、防风通圣散、天水散、双解散等都是效验颇佳的名方，至今仍被广泛应用着。这些在当时是一个重大的创新，对温病逐步脱离伤寒而成为独立学科奠定了理论及实践基础，对后世的伤寒说、瘟疫说、温病说的形成也产生重大影响，故后世有"伤寒主仲景，热病宗河间"之说。

张子和继续发扬河间学说，在《儒门事亲》明确地阐述了伤寒的概念。他认为"春之温病，夏之暑病，秋之疟及痢，冬之寒气及咳嗽，皆四时不正之气也，总名伤寒"。对于伤寒的治疗，张子和提出寒凉亦能发汗，遵从河间以辛凉清剂治伤寒，并认为"天下多故之时"均可应用辛凉之剂。

朱丹溪则在《丹溪手镜·卷之上·时行疫病十一》中提出对不同季节的温病，应选用不同的方剂："春应温而清气折之，责邪在肝，或身热头疼，目眩呕吐，长幼率相似，升麻葛根解肌类也。夏应暑而寒气折之，责邪在心，身热头疼，腹满自利，理中汤、射干汤、半夏桂枝汤也。秋应凉而大热折之，责邪在肺，湿热相搏，民病咳嗽，金沸草散、白虎苍术汤，病疸发黄，茵陈五苓散。冬应寒而温折之，责邪在肾，多病咽痛，或生赤疹，喘咳挛痛，咸羹汤、升麻葛根汤；咽痛甘桔汤、败毒散之类"。

6. 王好古开"温邪上受"之先河，认为谵语发斑多属心肺热盛

（1）提出伤寒邪气可从鼻息入，开"温邪上受"之先河

《素问》虽有"天气通于肺，地气通于嗌""故犯贼风虚邪者，阳受之；食饮不节，起居不时者，阴受之。阳受之则入六腑，阴受之则入五脏"等说法，但在外感热病专篇的《素问·热论》中，却称外感邪气由太阳经传入人体，经阳明、少阳、太阴、少阴、厥阴，渐次深入全身各脏腑经络。《素问》倡此传变途径于前，仲景遵而行之于后，千百年间沿习相传而成定论。

王好古则依据自身临证所见，提出外感热病之邪气可从鼻息而入，开"温邪上受"之先河。《此事难知》卷上："太阳者，腑也，自背俞而入，人之所共知。少阴者，脏也，自鼻息而入，人所不知也。鼻气通于天，故寒邪无形之气，从鼻而入。"另外，《此事难知》卷下："手太阴复主表证却当汗。"肺主一身之气，其合皮毛，外邪从鼻息而入，直犯肺脏，使其气机不畅皮毛孔窍开合不利，成为表证，治之宜宣肺散邪、发汗解表。此说于理甚恰，与临证实际较为相符。

临证确实仅用"太阳主表"之说，难于解释何以桂枝汤有"鼻鸣干呕"；麻黄汤证为何"无汗而喘"；麻黄汤、桂枝汤中为何多是入肺经之药。明初陶华著《伤寒六书》也继承王好古肺主表证之学术见解。吴又可作《瘟疫论》倡疫气由口鼻而入，清代叶天士主张"温邪上受，首先犯肺"，均体现出与王好古在学术上的继承关系。后人有谓"寒邪从皮毛入，须横看；温邪由口鼻而入，须竖看"，强行割裂伤寒与温病，有悖王氏之旨，与临证实际也不相符。

（2）认为谵语发斑多属心肺热盛

《难经·四十九难》论伤寒谵语时云："肺邪入心，为谵言妄语也。"但此说并未引起重视，仲景《伤寒论》继承《素问·热论》六经分证学说，详于足经而略于手经，认为谵语妄言多属阳明实热，燥屎已成，治之当下；或为热入血室之证，主以小柴胡汤或刺期门泄邪，"勿犯上二焦，必自愈"。故未明言与心肺有关。宋代庞安时认为伤寒后期出现神识障碍，为"余毒气在心包络间"所致。

王好古在吸收前人成就的基础上，明确提出伤寒发热谵语为肺表之邪，深传入心所致，而与阳明胃经关系不大。《此事难知·卷上·太阳六传·伤暑有二》："足阳明者，胃也，岂有其言哉！伤寒始自皮毛入，是从肺中来。肺主声，入于心则为言。"此说实发"逆传心包"之先声。

伤寒热病发斑出疹，《素问》、仲景均很少论述，华佗创胃虚热、胃烂斑出之说，对后世影响甚深。华佗说："胃虚热入，烂胃也。其热微者赤斑出，剧者黑斑出。赤斑出者，五死一生；黑斑出者，十死一生。"自此说出，唐宋医家奉为圭臬，未有异说。华氏胃热斑出之证，治用下法。但下之过早则引邪深入，下之过晚即胃烂斑黑，其病机颇难把握，不便于临床运用。

王好古根据临证实际，提出发斑出疹为心肺火热太过所致，为后世解毒泄热

治斑疹之法奠立了理论基础。王氏说"阳证发斑，有下早而发者，有失下而发者，有胃热、胃烂者发者。然得之虽殊，大抵皆邪助少阴心火，入于手太阴肺也，故红点如斑，生于皮毛间耳"。

王氏所论外感热病谵语发斑之病机多属心肺热盛的学术见解，与后世温病邪入营血所见谵语妄言、斑疹隐隐或透露、吐衄之说甚为接近，其发凡起例之功不可磨灭。

四、明代温病理论开始成熟，伤寒范围受到限制，寒温之争自此甚嚣

1. 王安道首分伤寒温病，寒温施治不得相混

元末明初，王安道在《医经溯洄集》中明确指出温病与伤寒发病机理及治疗法则不同："温病不得混称伤寒，因伏热在内，虽见表证，惟以里证为多，法当清里热为主，佐以清表之法，亦有里热清而表自解者""伤寒即发于天令寒冷之时，而寒邪在表，闭其腠理，故非辛甘温之剂不足以散之。……温病、热病，后发于天令暄热之时，怫热自内而达于外，郁其腠理，无寒在表，故非辛凉或苦寒或酸苦之剂不足以解之"，认为温病不得混称伤寒，治疗伏气温病当以苦寒清里为主。又曰："夫伤于寒有即病焉，有不即病焉。即病者，发于所感之时；不即病者，过时而发于春夏也。即病谓之伤寒，不即病谓之温与暑。夫伤寒温暑，其类虽殊，其所受之原，则不殊也。由其原之不殊，故一以伤寒而为称。由其类之殊，故施治不得以相混。"又曰："凡温病、热病，若无重感，表证虽间见而里病为多，故少有不渴者，斯时也。法当治里热为主而解表兼之。亦有治里而表自解者，余每见世人治温热病，虽误攻其里亦无大害。误发其表变不可言。此足以明其热之自内达外矣。"

王安道谓温病之热，"自内达外"，即此一语，对温病的治疗产生了巨大影响。故后世吴鞠通称："至王安道，始能脱却伤寒，辨证温病"，自此温病真正从伤寒的体系中分离出来"。后世言温病，皆谓至刘河间始有温病之治法，然河间但论表热里热之理，其意指伤寒而言。惟安道《溯洄集》，始大张旗鼓，谓伤寒与温病殊类，其施治不得相混。故温病学说之承前启后，安道实为一大枢纽。然安道尚奉仲景，立论多恕辞，与意在罗织、欲与仲景分庭抗礼者，居心不同。

王安道之说，经袁体庵、吴又可、叶天士、吴鞠通、王孟英、薛生白等后世温病家的不断发挥与总结，温病的治法才不再受伤寒理论的影响，尤其是清代叶天士、吴鞠通等温病学家针对温热病著述，形成了卫气营血辨证及三焦辨证等适用于温病辨治的辨证方法之后，温病学派才真正形成了。自此以后，外感热病寒温之争甚嚣尘上。

2. 陶节庵治温病，重辛凉解肌

陶节庵著有《伤寒六书》，流传颇广，影响深远。节庵之治温病，谓当以辛

凉之药微解肌，不可大发汗。陶氏曰："交春分至夏至前，不恶寒而渴者，为温病，用辛凉之药微解肌。……里证见者，用寒凉之药急攻下。若误下之，未必为害，误汗之，变不可言。当须识此，……不与冬时正伤寒同治法，里证治相同"。又曰："交夏至后，有头痛发热，不恶寒而渴者，此名温病。愈加热者，为热病。止用辛凉之药微解肌，不宜大发汗。里证见者，止用大寒之药急攻下。表证不与正伤寒同治法，里证治相同。""交秋至霜降前，有头疼发热，不恶寒，身体痛，小便短者，名温病。亦用辛凉之药加燥剂以解肌，亦不宜大发汗。里证见者，用寒凉药急攻下。表证不与正伤寒同治法"。所谓里证见，急攻下，即温病下不厌早之意。

3. 张凤逵专论伤暑

明初张凤逵著《伤暑全书》一书，提出暑气之毒甚于寒，"暑病"为暑期多种外感热病总称，认为伤寒、暑病证治大不相同。张凤逵以寒暑分因、水火别证，提出暑病当"用辛凉""得寒凉而解，苦酸而收，不必用下"的治疗原则，成为温热病学的第一部专著。

4. 吴又可重视瘟疫，独创戾气学说

明末吴又可著《瘟疫论》，吴氏独创戾气学说，反对六淫致温，谓"春温、夏热、秋凉、冬寒乃四时之常，因风雨阴晴稍为损益，……未必为疫。夫疫者，感天地之戾气也。戾气者，非寒、非暑、非暖、非凉，亦非四时交错之气，乃天地别有一种戾气"。吴又可通过系统而详细的论证分析，否定了寒邪内伏致温的观点。他首次从病因、感邪途径、邪犯部位、初起症见、传变过程、治疗法则和是否传染等方面对伤寒和瘟疫做出全面鉴别，进而在理论体系上将两者区别开来，比较科学地指出瘟疫先表后里、里通表和的治疗原则与伤寒先表后里，先汗后下的治疗原则存在本质区别。

吴又可认为温病与热病、瘟疫等诸名同义，应使之统一，其曰"夫温者热之始，热者温之终，温热首尾一体，故又为热病即温病也。又名疫者，以其延门阖户，如徭役之役，众人均等之谓也。……又为时疫、时气者，因其感时行戾气所发也，因其恶厉，又为之疫病"。吴氏明确提出瘟疫与伤寒有"霄壤之隔"，其性质与伤寒完全不同，提出"三斑、四汗、九传"等独特见解，对瘟疫的病因、病机、治疗等有所创新。吴氏将温病（瘟疫）与伤寒从内涵与外延完全区别开来，使温病成为一门真正独立的学科。后世戴天章、杨栗山、刘奎、余霖等医家从吴又可之说，发展成为温病学中的瘟疫学派。

五、清至民国，温病鼎盛，伤寒复苏，寒温融合兴起，寒温交争激烈

清至民国，出现了大批温病专著和温病学说，形成了历史上颇有影响力的温病学派，如以清代叶天士、吴鞠通为代表的温病学派，他们对于温病的种类、性质、

起病、传感途径、发病过程、诊断手法、辨证论治体系等都有深入的研究。与此同时,伤寒学派也呈欣欣向荣之势,也出现了大批杰出的伤寒学家,如俞根初为代表的寒温融合伤寒学派,他们从病因、发病、感邪途径、发病类型、发病特点、诊断及治疗方面有机的将伤寒及温病结合起来,融会贯通,合成一体。外感热病寒温之争,由此也进入了激烈的交锋状态。

1. 温病学派鼎盛

（1）叶天士创立卫气营血理论

由叶天士口授,其门人笔录整理而成的《温热论》,为温病学理论奠基之作。叶氏曰:"温邪上受,首先犯肺,逆传心包。肺主气属卫,心主血属营。辨营卫气血虽与伤寒同,若论治法,则与伤寒大异也。盖伤寒之邪留恋在表,然后化热入里,温邪则热变最速。"文章开篇就直接论述温病与伤寒的治疗及其传变的不同,其论虽短,但其精辟的阐述了温病的病因、病机、感邪途径、邪犯部位、传变规律和治疗大法,并详述舌苔、验齿之诊法,创立了卫气营血辨证论治体系。

叶天士按卫气营血划分温病病变阶段,以揭示病变浅深、轻重层次,以此作为对温病辨证之纲。同时,按卫气营血确立了温病各阶段的治疗原则,这一原则至今仍在指导着临床。卫气营血理论的建立,也是在前人论述的基础上由叶天士进行了总结而形成的。这一理论出现后使温病的辨证论治自成一体,与伤寒的六经辨证有明显的区别。卫气营血理论能提纲挈领、执简驭繁,与临床实际较为贴近,因而在实际运用中具有一定价值。现就卫气营血辨证的具体内容,概述如下:

卫分:发热微恶寒,自汗或无汗,或汗出热不解,兼有头痛、肢楚、咳嗽、呕恶、口渴、脉浮数、舌苔薄白等。

气分:但热不恶寒,壮热多汗,口渴脉洪数,舌苔黄或黄白相兼。病邪内结肠胃,懊侬呕吐,或有大便秘结,谵语潮热。若汗出热不退,可发白㾦。

营分:心烦不眠,斑疹隐现,舌质红绛,重症则见神昏谵语肢厥等。

血分:外透斑疹,色多紫黑,吐衄便血,或解黑便,热极生风,可有谵语肢厥。

按:《温病条辨》卫分证有"微恶寒"之论述,此"微恶寒"乃阳热内郁,卫气不达于表所致。清代杨栗山在《伤寒瘟疫条辨》中说:"在温病,邪热内攻,凡见表证,皆里热郁结浮越于外也,虽有表证,实无表邪。"此处的"表证"是指"发热恶寒恶风,头痛身痛"等症状,这些症状的发生是由于"里热结滞,阳气不能敷布于外"(《伤寒瘟疫条辨》)所致。赵绍琴认为:"温病初起……始在上焦,虽有寒热,却非表证,故曰在卫(《赵绍琴温病讲座》)。"李士懋则在《中医临证一得集》中亦说:"温邪袭肺,肺气膹郁,卫阳不得宣发敷布,外失卫阳之温煦,于是出现恶风寒一症""卫分证的出现,其本质属肺之郁热。"可见,卫分证属于里热实证,而非表寒之证。

卫气营血的辨证,是以脏腑辨证为基础的。如温病初期多见咳嗽、高热、烦闷、胸痛,继则出现烦躁、神昏、谵语、吐衄等症。咳嗽、高热、胸痛等,属于肺经见症，肺主气，病在气分。神昏、谵语、吐血等属于心包见症，心主血，故病在血分。卫与气，表示的只是深浅程度不同，是同一属性；营与血，也是表深浅，亦是同一属性。若分开来讲，则称卫气营血，若合起来讲，一般则谓之气血。

对于温病的传变规律，叶天士在《温热论》中指出："大凡看法，卫之后方言气，营之后方言血。"此即是言，温邪会循卫气营血层次逐渐深入地发生传变，此为顺传，若邪直接传入营分为逆传。

（2）薛生白以三焦专论湿热病

与叶天士同时代的薛生白所著《湿热病篇》对湿热病的病因、病机、辨证论治作了较全面的系统的论述，创立三焦辨证方法，进一步充实和丰富了温病学内容。

《湿热病篇》是采用六经辨证体系认识湿热病的。具体而言，从证候规律来看，"正局"和"变局"是《湿热病篇》湿热病分证的两大纲领，其中，湿热病的"正局"以太阴、阳明经为生发中心，即"太阴内伤"是湿热病发生的基础，阳明是湿热邪气"所入之门，所受之处"，"内外相引"是《湿热病篇》的重要发病观；在证候上体现出《内经》的三焦辨证分布特征，"变局"则是指在"正局"的基础兼见少阳病、厥阴病、太阳病和少阴病，湿热郁遏相火是出现少阳热郁的关键，肝肾素虚、火气郁闭是出现厥阴风火的前提，病在太阳是湿热邪从表伤的少见形式，病入少阴有寒化、热化两端；从湿热病总体病理特征来看，湿邪郁阻气血，"气钝血滞"贯穿湿热病的始终，是湿热病"正局""变局"产生的内在病理基础。

薛生白以卫气营血为总纲，根据湿热之邪所在不同部位辨证施治，邪在气分，按上、中、下三焦分别立法选药。邪在上焦，有湿热伤肺，湿浊蒙蔽上焦，湿热困阻膜原，邪滞肺络等证；邪在中焦，有湿伏中焦，湿滞阳明等证；邪在下焦有湿热阻于下焦，卫阳暂亡等证。此后吴鞠通著有《温病条辨》，倡导三焦辨证，使温病学形成了以卫气营血、三焦为核心的辨证论治体系。这一系列医籍、一整套温病治疗大法和有效方剂的出现，使温病的辨证与治疗臻于规范完善，温病作为一门独立的学科与伤寒并肩而立。

（3）吴鞠通创立三焦辨证

吴鞠通创立三焦辨证，以上焦（心肺）、中焦（脾胃）、下焦（肝肾）分论温病，与卫气营血辨证一起形成了完整的温病施治体系。吴鞠通对温病概念有了更深的认识，将其由单一疾病扩大为多种温热性外感病的统称，建立以温病为总称的概念体系，如《温病条辨》曰："温病者，有风温，有温热，有瘟疫，有温毒，有暑温，有湿温，有秋燥，有冬温，有温疟。"从起病及传变来说，有"温邪上受，首先犯肺，逆传心包"，"伤寒由毛窍而入，自下而上，始足太阳"，"温病由口鼻而入，自上而下，鼻通于肺，始手太阴"等理论。就病因病机而言，"伤寒阴邪也，阴盛伤人之阳也"，"温热阳邪也，阳盛伤人之阴也"。从辨证治疗方面，"伤寒伤人身之阳，故喜辛温、甘温、苦热以救其阳；温病伤人身之阴，故喜辛凉、甘寒、甘咸以救其阴"，"伤寒一书，始终以救阳气为主。……本论始终以救阴精为主。此伤寒所以不可不发汗，温热病断不可发汗之大较也"。同时注重对舌苔、齿的观察，这些都有效地指导着温病的临证施治，外感热病理论也因此取得了所谓划时代的进展。

（4）王孟英为暑邪正名，阐明温病特点和传变规律

王孟英对六气属性提出了深刻的见解，尤其对暑、湿、火三气认识更深，同时从病因、病机、证候、治疗、预防等方面，论述了时疫霍乱与一般霍乱不同。其书《温热经纬》不仅详细地阐明了温热病的病源、证象、诊断以及治疗原则，而且具体地说明了温热病卫气营血的发展规律，同时认为辨舌苔形色可作为温热病的主要诊断手段。

（5）戴天章广瘟疫论

戴天章继承吴又可瘟疫之说，著有《广瘟疫论》。全书辨时疫与风寒异气，虽书中对"瘟疫""温热"之病名混淆不清，辨伤寒与瘟疫，辨瘟疫之色、气、舌、脉、神，辨传经，辨兼风、寒、暑、痢等兼证，辨夹痰、水、食、郁、血、脾虚、胃虚、亡血、疝、心胃痛、哮喘等夹症，时疫与风寒异气，列汗、下、清、和、补五法及四损、四不足、三复。陆九芝评曰："伤寒之与温热，北山能辨之，而温热之与瘟疫，北山亦混之矣。"

2. 伤寒学派复苏

（1）喻嘉言振兴伤寒学说

喻嘉言之温病观，宗方中行所著《伤寒论条辨》，其论温热分阴阳，治兼寒热。嘉言以仲景之风温，为内经冬伤于寒、冬不藏精之温，其治当从少阴。而以叔和温疟、风温、温毒、瘟疫四种，为不根之谈。喻氏曰："春温之证，《内经》云：'冬伤于寒，春必病温'；又云：'冬不藏精，春必病温'。此论温起之大原也。《伤寒论》云：'太阳病，发热而渴，不恶寒者，为温病。若发汗已，身灼热者，名曰风温。风温为病……再逆促命期'。此论温成之大势也。仲景以冬不藏精之温，名曰风温。其脉阴阳俱浮，正谓少阴肾与太阳膀胱一脏一腑，同时病发，所以其脉俱浮也。发汗后身反灼热，自汗出，身重多眠睡，鼻息必鼾，语言难出，——尽显少阴本证，则不可从太阳为治。"又曰："晋王叔和不究仲景精微之蕴，……为不根之谈。妄立温疟、风温、温毒、瘟疫四变，不思时发时止为疟，疟非外感之正病也。春木主风而气温，风温即是温证之本名也。久病不解，其热邪炽盛，是为温毒，温毒亦病中之病也。至瘟疫则另加一气，乃温气而兼瘟气，又非温证之常矣。"

喻氏别有温证三篇，以"冬伤于寒、春必病温"一例为上篇，以"冬不藏精、春必病温"一例为中篇，以"既冬伤于寒又冬不藏精、至春月同时发病"一例为下篇。喻氏曰："举此三例（指冬伤于寒等三例）以论温病而详其治，然后与三阴三阳之例，先后同符。盖冬伤于寒，邪藏于肌肤，即邪中三阳之谓也；冬不藏精，邪

入阴藏，即邪中三阴之谓也。至于热证，尤为十中八九，缘真阴为热邪久耗，无以制亢阳，而燎原不息也"。又曰："在太阳则寒伤营之证十不一见；在阳明则谵语发斑衄血蓄血发黄脾约等热证，每每兼见。"喻氏谓真阴为热邪久耗，无以制亢阳，此后人所以有滋阴之法；又以谵语等为寒伤营，此即张石顽等所谓入血分。

（2）柯韵伯提出《伤寒论》既可治温病也可治杂病

柯韵伯为清代著名伤寒学家，著有《伤寒论注》《伤寒论翼》和《伤寒附翼》三书，合称《伤寒来苏集》。

①提出阳明为成温之薮：柯韵伯在《伤寒论翼·温暑指归》中指出："寒去而热罢，即伤寒欲解证，寒去而热不解，是温病发见矣。"并提出："夫相火寄甲乙之间，故肝胆为发温之源，肠胃为市，故阳明为成温之薮……若夫温热不因伤寒而致者，只须扶阴抑阳，不必补中益气矣。"

阳明病是里实热证，阳气亢盛是邪从热化最盛的极期阶段，所以不恶寒而反恶热也。但阳明病初起之时也可有恶寒，此为本经自感寒邪而发生的症状，但其恶寒程度比较轻微，时间也很短暂，很快就化热化燥而消失。因阳明以燥气为本，虽受寒邪，亦从燥化，所以不论表里、寒热之证，只要传到阳明，就必然反映出燥气的证候。陆九芝对柯韵伯"阳明为成温之薮"的观点颇为赞同，直言："温病者，阳明也""病之始自阳明者为温，则邪自太阳已入阳明者亦为温。"陆九芝还对一些温病学家的经验方进行了分析，认为皆不外乎是《伤寒论》中的阳明方。如陆氏认为杨栗山治瘟疫十五方"特将僵蚕、蝉蜕之不担重任者加入芩、连、膏、黄方内，使人看似杨氏新方，而又不知不觉已暗将《伤寒论》方参入"。陆氏甚至认为虽然温病学家学说很多，但实际上不过是以他经或他证之名来代替《伤寒论》中的阳明之实而已。

②认为仲景之六经，为百病立法：柯韵伯认为"原夫仲景之六经，为百病立法，不专为伤寒一科。伤寒杂病，治无二理，咸归六经之节制。六经各有伤寒，非伤寒中独有六经也"。《伤寒论翼·卷上》："按仲景自序言作《伤寒杂病论》合十六卷，则伤寒杂病，未尝分两书也。凡条中不冠伤寒者，即与杂病同义。"《伤寒论》"是六经之为病，不是六经之伤寒"。《伤寒论》的"六经提纲"证，也是"六经分司诸病之提纲，非专为伤寒一症立法也。"柯韵伯推测仲景原义说："盖伤寒之外皆杂病，病名多端，不可以数计，故立六经而分司之；伤寒之中最多杂病，内外夹杂，虚实互呈，故将伤寒杂病合而参之，正以合中见径渭之清浊，此扼要法也。"

柯韵伯提出的伤寒与杂病都可用于六经辨证指导治疗，条条是道，足以羽翼仲景伤寒学说，扩大《伤寒论》的指导范围，可为古为今用的典范。

（3）陆九芝宗伤寒之论，正温病之误

①宗伤寒之论：陆氏认为伤寒有五，伤寒包括温病，凡病之为风为寒、为温为热、为湿温者，古皆谓之伤寒。"盖《素问》之言热，言病之概；仲景之言寒，言病之朔。比而观之，自知寒之必化为热，而温之必本于寒。其反援《素问》以

驳仲景者,固不足与议矣";"伤寒者,病之总名也。下五者,病之分证也。伤寒为纲,其目则五:一曰中风,二曰伤寒,三曰湿温,四曰热病,五曰温病。明说伤寒有五种焉"。

　　②正温病之误:陆氏认为温病就是伤寒阳明病。他在《世补斋医书·温热病说》中说:"质而言之,温病者,阳明也""病之始自阳明者为温,即始自太阳而已入阳明者亦为温"。他认为有关温病概念,众说纷纭,莫衷一是,关键在于在病位上离开了阳明,于病因上脱离了寒邪。"每先将温病移入他经,或且移作他证,如弈棋然,直无一局之同者。若喻嘉言移其病于少阴肾,周扬俊移其病于少阳胆,舒驰远移其病于太阴脾,顾景天移其病于太阴肺,遂移其病于厥阴心包,秦皇士移其病于南方,吴鞠通移其病于上焦,陈素中、杨栗山移其病为杂气,章虚谷、王孟英移其病为外感。尤其甚者,则张介宾、张石顽以及戴天章辈,皆移其病为瘟疫,而石顽又移其病为夹阴。娓娓动听,亦若各有一理也者。而不知阳明为成温之薮,古来皆无异说,皆以《伤寒论》阳明方为治。自夫人欲废阳明方,故必先将阳明病移出阳明外"。

　　他否认温病学家所谓逆传心包之说,认为神昏之病,悉属胃家,温病学派"热入心包"的理论实际上是以仲景"热入血室"之条变作"热入心包"之说,以迁就其犀角之用。"按其所以一言心包之故,莫不因乎病有神昏之故? 余先明神昏之为病,以定犀角之宜否。……然而凡属神昏之证,仲景皆系之阳明条下,尚为胃病,而非心病";"夫人病之热惟胃为甚,胃热之甚,神为之昏,从来神昏之病,悉属胃家";"余谓神昏之病原于胃,胃清神乃清,夫藏神者心,摄神者气,胃气一有不清,即不能摄神归舍,是神之昏不昏专在乎胃之清与不清"。又说:"以胃在外,心在内,其病但在胃口而药先开其心窍,势必将未入心包之邪一举而送入心包。"

　　在温病的治疗上,主张要用六经辨证,方用伤寒方,药用伤寒药。陆氏驳斥温病学家废六经,置六经辨证于不顾,他说:"置六经于不问,不知《伤寒论》六经提纲本不独为伤寒而设,废《伤寒论》六经则六经失传,废六经则百病失传。莫一谓《指南》(指《临证指南医案》)所言无关大局也";"温热之病为阳明证,证在《伤寒论》中,方亦不在《伤寒论》外"。其所附温热病选方,方药上多为伤寒方,如葛根芩连汤、栀子豉汤、白虎汤、诸承气汤;兼取其他方,如河间升麻葛根汤、凉膈散、《肘后》葱豉汤等。陆氏驳温热学派不恰当的养阴能引邪深入、延长病程,认为撤其热,即可存其阴,热之不撤,阴即有不可保。云:"温病不撤阳邪,种种变象已露,尚曰救阴是要旨,而一任阳邪之伤阴";"明明一部《伤寒论》长留天地间,其云急去其热,阴始可保,如仲景之白虎、承气汤;小之而去其热,阴即不伤,如仲景之葛根芩连诸方,辛从甘以化阳,苦从甘以化阴,阴阳和而时雨降,顷刻间有嘘枯振稿之能者,概从摒弃,且若恶闻,岂无意乎? "

3. 寒温融合派兴起

　　自清代中期开始,部分伤寒学家开始吸收温病学说发展过程中的成果,并融会贯通，形成了寒温融合派。如绍兴派伤寒学家俞根初的《通俗伤寒论》，其书名虽以"伤寒"名，但其内容却全面搜集论述伤寒温病，尤其是从辨证角度将六经、三焦、卫气营血结合来辨证论治外感疾病，这标志着寒温融合期的开始，寒温融合学派也孕育而生。因这一派别对外感热病的寒温统一借鉴意义最大，故重点介绍如下：

（1）俞根初与《通俗伤寒论》

清代俞根初的《通俗伤寒论》以伤寒统热病，对外感热病的证治倡导寒温统一，并进一步提出了"以六经钤百病，为确定之总诀；以三焦赅疫证，为变通之捷诀"的看法，认为"百病不外六经""病变无常，不出六经之外，《伤寒论》之六经，乃百病之六经，非伤寒所独也"。据此，他把六经假定为机体的六个层次，即"太阳经主皮毛，阳明经主肌肉，少阳经主腠理，太阴经主肢末，少阴经主血脉，厥阴经主筋膜"。又指出"太阳内部主胸中，少阳内部主膈中，阳明内部主脘中，太阴内部主大腹，少阴内部主小腹，厥阴内部主少腹"。把六经与三焦结合起来，病在躯壳，当分六经形层；病在内脏，当辨三焦部位。以六经分证的方法阐述外感百病言其常，以三焦辨治的方法把握瘟疫诸证言其变。

俞根初推崇《素问·六微旨大论》等有关运气的学说，并根据六经气化的理论，以标证、本证、中见证和兼证来归纳六经病证，既有对《伤寒论》原著的继承，又有从临床实际出发，对六经病证的补充。

俞氏以伤寒为外感百病的总名，包罗既广则有大证、小证、新感证、伏气证，有兼证、夹证、坏证、复证。外感非杂病可比，多传变不测，死生在反掌间，故俞氏的辨证特别慎密，从另一个角度对伤寒本证提出有小伤寒（四时感冒）、大伤寒（正伤寒）、两感伤寒、伏气伤寒（肾伤寒、伏阴、伏阳）、阴证伤寒（直中）等，其中以大伤寒为主要内容。对伤寒兼证从病因与主症的角度考虑较多，实际多属温病内容，如伤寒兼风、湿、痧、疟、疫，另立风温、风湿、春温、湿温、热证、暑湿、伏暑、秋燥、冬温、大头瘟、黄耳瘟、赤膈瘟、发斑、发狂、漏底伤寒等。对伤寒夹证从症状或宿疾考虑较多，如夹有食、痰、饮、血、哮、痞、痛、胀、泻、痢、疝、痨等。俞氏认为伤寒最多夹证，其病内外夹发，较兼证尤为难治。凡伤寒用正治法而其病不愈，或加重者，必有所夹而致。故善治伤寒者，又必须兼通杂病。伤寒坏证，专指痉、厥、闭、脱者，以重笃不治者多见。伤寒复证，由劳、食、房、感、怒等引起者多，以症情错综复杂为特点。

基于上述伤寒六经的认识和归纳，可以认为俞氏已不限于《伤寒论》所述，其中融入了大量后世治疗温热病的经验，也包括相当部分杂病证治的经验。

俞氏以六经分传提示传变规律，认为六经是动态的六经，是相互联系的六经，是有一定规律的六经。俞根初提出：六经须分看，亦须合看，总以心中先明六经主病，然后下手乃有六经治法。凡勘外感病，必先能治伤寒；凡勘伤寒病，必先能治阳明。阳明之为病，实证多属于火，虚证多属于水；暴病多属于气，久病多属于血。凡伤寒证,恶寒自罢,汗出而热仍不解,即转属阳明之候,当此之时,无路标风寒暑湿,所感不同,而同归火化。

俞氏认为,若能从六经中悟出阴阳、表里、寒热、虚实、气血、润燥等错综复杂关系,则能得六经的精髓。俞氏提出:伤寒本无定体,中阳溜经,中阴溜腑,惟入阳经气分,则太阳为首;入阴经血分,则少阴为先。传经之病,以阴气之存亡为生死;直中之病,以阳气之消长为安危。凡勘伤寒,首辨六气,次辨阴阳虚实。阴证,必目瞑嗜卧,声低息短少气懒言,身重恶寒;阳证,必张目不眠,声音响亮,口臭气粗,身轻恶热。虚证,必脉细,皮寒气少,泄利前后,饮食不入;实证,必脉盛,皮热腹胀闷瞀,前后不通。

俞氏认为伤寒传变再多,"不越乎火化、水化、水火合化三端。从火化者,多少阳相火证、阳明燥实证、厥阴风热证;从水化者,多阳明水结证、太阴寒湿证、少阴虚寒证;从水火合化者,多太阴湿热证、少阴厥阴寒热错杂证"。以此再来归纳不同传变中的具体方治。

对于伤寒温热的把握,俞根初提出:伤寒新感,自太阳递入三阴;温热伏邪,自三阴发出三阳。惟疫邪吸自口鼻,直行中道,流布三焦。一经杂见二三经者多,一日骤传一二经,或二三经者尤多。俞氏认为凡病伤寒而成温者,阳经之寒变为热,则归于气,或归于血。阴经之寒变为热,则归于血,不归于气。虽感风寒暑湿之邪,病尚不重,重病皆新邪引发伏气者也。惟所伏之邪,在膜原则水与火互结,病多湿温;在营分则血与热互结,病多温热。邪气内伏,往往屡夺屡发,因而殒命者,总由邪热炽盛,郁火熏蒸,血液交凝,脉络窒塞,营卫不通,内闭外脱而死。同样,在热病的传变上俞根初也有变通,这些见解来自临床实践,与他医家的认识基本一致。

(2)何廉臣与《重订通俗伤寒论》

绍兴派伤寒继承人何廉臣以善治热病著称,他对于热病的辨证论治能熔伤寒温病于一炉,对于寒温辨治融合运用尤有独到的经验。他所著的《增订通俗伤寒论》是以俞根初所著的《通俗伤寒论》为底本加按、校勘、补缺而成的。其祖父何秀山首先对《通俗伤寒论》这本书进行了系统研究,并将该书按条分段加以按语,作了阐发补正,传至何廉臣,更以其渊博的知识及丰富的临床经验再次增订,同时将其师樊开周的临证验方补入其中,何氏祖孙对该书进行补充发挥,极大地发挥了绍兴派伤寒与寒温融合的学术思想。何氏认为应把六经与三焦看作相互关系,在辨证应用上相得益彰。何氏认为《伤寒论》的辨证论治,除六经分证外,讲求上、中、下三焦。不过六经于三焦是有主次的,"六经赅全体,亦属生理上的代名词"。其意思是说:六经可以概三焦,三焦却不能概六经。并直截了当地指出:"吴氏条辨峙立三焦,远不逮俞氏发挥六经之精详,包括三焦而一无遗恨。"这是何氏在伤寒温病学上对六经与三焦的总的概念。

另外,何廉臣还重订了《广温热论》一书。陆九芝认为清代戴天章撰写的《广瘟疫论》论温热证明晰精细，"其书明是论温热，而其书则名《广瘟疫论》，余爱其论之精，而惜其名之误，……即为之改题曰《广温热论》"。何氏在陆氏研究的基础上悉心重订，"将原书缺者补之，讹者删之，更择古今名医之良方，而为余所历验不爽者，补入其间，勿使后之阅者，知此书专为伏气温热而设"。可见，何氏发展温病学说之功。此外，何氏还重订了《伤寒指掌》，并讲述改名为《感症宝笺》，书中认为伤寒是热病的总名，书中广泛收集了治疗外感病症的古法与新法，古法悉本《证治准绳》《医宗金鉴》《伤寒来苏集》等，新法则是参照了叶天士、薛生白等的医学经验，可谓是将伤寒与温病融合一体，对外感热病的证治做出重要贡献。

（3）柳宝诒与《温热逢源》

晚清柳宝诒以六经论伏气温病，著有《温热逢源》三卷，注释经义，评论诸家，阐发"伏气温病"，探微索隐，质疑问难，突出了自己独特的学术思想和学术体系，对温病学的发展影响甚大。柳氏认为伏气温病为外感中常有之病，他指出："就温病言，亦有两证。有随时感受之温邪，如叶香岩、吴鞠通所论是也；有伏气内发之温邪，即《内经》所论者是也。"而"近人专宗叶氏，将伏气发温之病，置而不讲。每遇温邪，无论暴感、伏气，概用叶氏辛凉轻浅之法，银翘、桑菊，随手立方；医家病家，取其简便，无不乐从。设有以伏气之说进者，彼且视为异说，茫然不知伏气为何病。嗟乎！伏温是外感中常有之病，南方尤多，非怪证也。其病载在《内经》《难经》《伤寒论》诸书，非异说也。临证者，竟至茫然莫辨，门径全无，医事尚堪问哉！"

柳氏认为，暴感温病由表入里，证发常轻浅；伏气温病从内出外，证发常重险。指出："伏气由内而发，治之者以清泄里热为主，其见证至繁且杂，须兼视六经形证，乃可随机立法。暴感风温，其邪专在于肺，以辛凉清散为主；热重者，兼用甘寒清化。其病与伏温病之表里出入，路径各殊；其治法之轻重深浅，亦属迥异。"时医不知分别，对伏温从少阴初发之证，亦宗"叶香岩之辛凉清解，则失之肤浅矣"。柳氏目击时弊指出："近日医家，不囿于吴又可膜原之说，即泥于吴鞠通三焦之论，而绝不知有少阴伏邪随经发病之理。故遇此等证，便觉毫无把握，轻者迁延致重，重者无法挽救，近年所见不少矣，哀哉！"

柳氏认为伏气温病，邪伏少阴，病因郁寒而化热。他指出："伏气发温之病，惟冬伤于寒故病温，惟冬不藏精故受寒。其所受之寒，无不伏于少阴，断无伏于肌肤之理。其肾气未至大虚者，倘能鼓邪外达，则由少阴而达太阳，病势浅而轻。若肾虚不能托邪，则伏于脏而不得外出，病即深而重"，"如果冬不藏精，别无受寒之事，则其病为纯虚，与温病何涉"。柳氏认为病发自里外达，"冬时伏邪，郁伏至春夏，阳气内动，化热外达，此伏气所发之温病"。柳氏认为"邪伏少阴，随气而动，流行于诸经，或乘经气之虚而发，或挟新感之邪气而发。其发也，或由三阳而出，或由肺胃；最重者热不外出，而内陷于手足厥阴；或肾气虚不能托邪，而烙结于少阴。是温邪之动，路径多歧，随处可发，初不能指定发于何经"。柳氏推崇"《难经》云：温邪行在诸经，不知何经之动。此语空灵活泼，最合病情"。而病势之轻重、浅深，则取决于正虚的程度。

柳氏的伏邪学术思想体现在辨证上重视六经形证以及分辨阴阳逆顺。柳氏认为："凡外感病，无论暴感、伏气，或由外入内，则由三阳而传入三阴；或由内外达，则由三阴而外出三阳。六经各有见证，即各有界限可凭。"柳氏指出："伏温由阴而出于阳，于病机为顺；若病发于阴，而即溃于阴，不达于阳，此病机为逆。"但在其分辨阴阳逆顺时，仍立足于脏腑经络。如云："伏温由少阴而发，外出于三阳经证，内结胃腑，则见阳明腑证，其证虽浅深不一，但由阴出阳，于病机为顺。"

柳氏撰述《伏温由少阴外达三阳证治》《伏温热结胃腑证治》《伏温上灼肺金发喘逆咯血咳脓证治》以及伏温化热内陷厥阴、内陷太阴、郁于少阴、内燔营血、外窜血络、外挟新邪等篇，何经之动，条分缕析，于临床实践颇有参考价值。柳氏认为不论新感伏气，邪居何处，始终掌握病因病机和证候表现为辨证之首要。但在治疗时须注意二个方面：一方面可因势利导，争取邪气或从外解，或从中焦清泄，如清泄疏解肺胃法、芳香理气化湿法等；另一方面则强调保津液、护气阴为第一要着，如增液凉营泄热法、助阴温阳托邪法等。

总之，自《内经》《难经》《伤寒论》以降，历代医籍中有关伏气温病的内容并不鲜见。柳氏对伏温的病因病机、辨证治法论述系统全面，见解深刻精细，分析条理明晰，至此已集温病之大成，形成了伏气温病学说。柳氏生当叶吴温病学说盛行之世，但他根据自身临床实践与思考，别具识见，独树一帜，另辟新境，大倡伏气发温之说，形成温热学派中的一个重要分支，对于中医研究外感热病贡献甚大，应当加以继承和发扬。中华人民共和国成立以来，中医院校温病学教材悉以叶吴之学为宗，反倒成了一言之堂，实不利于百家争鸣和中医学术的发展。柳氏伏温学说从实践中来指导临床实践，对于复杂、重险的外感热病，诸如正气不支、证多兼夹、辨证难明、治疗棘手之证，有其实用意义，其首创助阴托邪之法即是一大贡献。

（4）王松如与《温病正宗》

《温病正宗》为清末民初医家王松如所作。王氏早年在长沙宁乡一带行医，后遨游江汉，悬壶北京。1933 年北京疫病流行，屡起危证，在临床有较深造诣。平素好学深思，博览群书，于温病一门，尤有心得。王氏认为温病起源虽早，但其论庞杂，混淆之处甚多，所以采辑各家之说，加以辨正，取名《温病正宗》。陈熠曾详细评述《温病正宗》，现其要者，介绍如下。

①**正名以立说**：正名之第一问题是正温病之地位。王松如在自序一开始就以"孔子为政，必先正名者，名不正，则言不顺，事不成也"为据，用正名来确立温病学说的地位，他在上篇"学说辨证"第一章温病解释之正误中，首先确定

《伤寒杂病论》是广义伤寒，"《伤寒论》之清降法，即所以治温病"。试图从广义伤寒论来为温病立说提供依据。随即在本章最后又提出"人能宏道，安见后人不可昌明圣学乎！"并批评了恽铁樵的《温病明理》"尽废诸家温病之说，则又未免抹杀一切"。并在上篇第四章温病学说之折衷的最后，针对陆九芝"伤寒一证，至天士而失传；温热一证，亦至天士而失传"的论述，批评指出"孰不知若无当日天士之误，则无后世温病之争，而伤寒、温病均无阐发矣。夫《难经》伤寒有五之伤寒，外感之总称也。《伤寒论》则六淫之全书也。然五种伤寒之中，又有伤寒之目，故伤寒虽有广义，亦有狭义。既有狭义，则伤寒与温病，又未可混而不分也。今日之所谓温病学者，亦非专言温病，乃概暑、湿、燥、火而言，既不悖乎经旨，又能发扬光大，何尝不可与《伤寒论》后先辉映，相得益彰乎！此书虽为正温病之名而作，亦未始非为《伤寒论》进一解也"。王氏在此把温病学说的范围与伤寒之间的区别讲得十分明白，为温病正名有较强的说服力。

正名的第二个问题是温病与瘟疫，这是温病学派内部之争。吴又可认为温病即瘟疫，两者无大的区别。王氏认为吴又可是"不识温者，以温病为病名也"。指出："瘟疫本名病疫，传染病也，按实际均有寒温之别，其流行者瘟疫、温病多，而寒病、寒疫少。瘟疫、温病，是言疫之温者，病之温者也。"所以，他批评吴又可为"后世温病、瘟疫混淆之滥觞"，但同时也肯定了吴又可的功绩，"发明疫邪自口鼻而入，伏于膜原，与夫九传之变，则为治疫之金针，而不容埋没"。

此外，王氏认为伏气与新感也是温病与伤寒的区别之一，"温病、暑病之冬伤于寒而春夏发者，及春夏感邪而秋冬发者，皆谓之伏气，随时感受而即发者谓之新感。新感其邪轻，治之尚易；伏气其邪重，治之较难。故治温病之法不独异于伤寒，伏气与新感亦不可同日而论也"。在温病本身，也应当看到有伏气与新感的不同。

由上可知，温病要成为一个独立的学说，并不断巩固和发展，必须解决二个方面的问题。一方面对外必须明确与伤寒的关系，伤寒狭义论就是对此而言的。王氏认为方中行著《伤寒论条辨》削去伤寒序例的目的，就是要使仲景广义伤寒论一变为狭义伤寒论，"无非欲于温病另辟蹊径"。这种提法也说明了中医学术争鸣和发展一种形式的实质，即每当在理论和文献上出现某些异议时，往往是酝酿着一种变革和突破，正确理解这个问题，对我们具体研究中医某些理论的兴起和发展，有很大的启迪。另一方面，对内还必须通过医疗实践和学术争鸣，统一思想，指导实践，实际上也是一个学说逐渐成熟和完善的过程。如王氏提出瘟疫与温病的区别，新感与伏气的概念，都是这方面的体现。当然王氏由于受王孟英的影响，对吴鞠通的三焦辨证持否定态度，也是温病学派内部保守思想的反映，但通过正名，可从大体上了解温病学说形成和发展的几个重大问题。

②辑要以正宗：王氏在根本上为温病立说之后，便广收前人学说，以辨正古今得失，比较全面地反映了温病学说不断深入和完善的过程。总结起来有三大特点。

A. 收集面广

王氏在上篇"温病真理之探源""温病专书之概论""瘟疫专书之概论"中顺次介绍了有关文献书目百余种，有的还考证其源流，以明其来龙去脉，如《温热论》《湿热条辨》等，都有简明介绍。以后又节选有关文献内容四十余种，每节一段都提纲挈领，立有标题，一目了然。为了解近代温病文献提供了概貌。

B. 异而不弃

内容的弃取，较少受学术观点的影响，如他对吴鞠通混淆温病与瘟疫，以及三焦论治有异议，但他在下篇收录《温病条辨》的内容，仍有"寒温暑湿汗解不同""温热燥证宜保津液""湿证非易治之病""湿温变证极多""秋燥证治"五段。

C. 代表性强

王氏在下篇正宗辑要第一章，以书目为题列十三条，开始先辑录《素问》《灵枢》《难经》《伤寒论》等经典中有关温病的条文，并附各家评注，内容翔实，尤其是《伤寒论》共二十一条，其中有不少是《伤寒论》和《平脉法》的内容，更是引人注目。以后从宋代郭雍的《伤寒补亡论》，一直到清代王孟英的《归砚录》共十种各朝代表著作，以贯温病之脉络，作为通论。第二章为分论，因"学贵自悟，不可拘泥"，所以作者不加论断，所节选者，多为温病学说的创新，以及争议较为激烈的内容。如温邪上受，三焦辨证，新感与伏气，温热与疫邪，瘟温与伤寒，暑、热与火，暍与暑，温热暑各伏气有兼邪，温热燥证宜保津等都属这一类，尤其是对燥湿的证治、温病学说创新较多，论述较详。从其节选的标题看就有"寒温暑湿，汗解不同""风温湿温勿用发表攻里""湿证非易治之病""湿温变证极多""太阴阳明之表受邪湿热居多""湿邪从膜原而入""湿热证阳明必兼太阴""暑湿秽合""秋燥证治""秋燥证治论""新感秋燥论"十一条。其在编排上还把不同意见并立对比，便于读者思考，如"温邪上受解""春温有二"，条下即附陆平一不同观点的评语。其他如张山雷、陆九芝等对叶桂、吴瑭的抨击也节选无遗。使读者阅后，对温病学说发展的大致过程和一些重要的学术观点及相反意见有所了解，以开拓思路，融会贯通。

③辨证以求实：王氏在例言中说："无关实用者，概所勿录"，说明学说的建立必须在实效的基础上。所以《温病正宗》最后的部分是"辨脉""分证"和"附方"，这些都是作者根据自己的经验，辑录各家之说，作为临床辨证论治的准则。其所辑内容多为清代及与王氏同时代人，也反映了温病学说日趋成熟，其条目较为简洁明了。如第三章辨脉，先是提出总纲，然后是温、热、暑、湿、燥各病的辨脉。第四章分症共列春温、风温、热病、暑病、伏暑、湿温、燥温、冬温八症，内容因病而异，条理分明。

4. 其他诸家

如雷少逸著《时病论》以四时为纲、节气为目，总结了外感热病的病种、治法，雷氏列四时之病共七十二种，对外感热病的病名分类寒温并举，治法更是寒温合论，认为"方使人规矩，法令人巧"，提出"以法统方"，以法统伤寒温病之治，如辛温解表法、辛凉解表法等，构建了全新的外感病分类治疗法体系。

另外，为了避免寒温争鸣，清末民初还出现了一批既不以"寒"也不以"温"来命名的外感热病著作。如董废翁《西塘感症》、周岩《六气感证要义》、刘恒瑞《六淫直径》、何廉臣《感症宝笺》、严鸿志《感证辑要》、刘谦吉《伤感合编》、茅钟盈《感证集腋》等，这些医家们在书之命名时尽量避开"伤寒"或"温病"的称谓，内容上力图寒温融合，论述中也避免引起病因上"伤于寒"或"伤于温"的歧义，这也是寒温融合的一个重要现象。

近代由于西医理论大规模的传入，使医家们在外感病方面受到不少启发，他们不再把眼光局限于寒温，而从病原体、致病因子、人体抵抗力等方面和旧说相互印证，也促进了寒温融合的发展，打破了各自为政的壁垒，使得寒温融合成为近代外感病发展的一大趋势。

5. 寒温之争，交锋激烈

与此同时随着温病学派和伤寒学派的成熟，两者之间的学术争鸣日渐激烈，从未停息。伤寒学派与温病学派的争论在于两者的学术体系及治疗方法不同的问题，伤寒学派认为伤寒包括了一切外感热病，温病也包括在伤寒之中，温病附属于伤寒，当时的伤寒学派与温病学派已发展成熟，争鸣异常激烈，以陆九芝攻击最为激烈。

陆九芝强调伤寒治法，他主张万病不出《伤寒论》的范围，温病也包含于《伤寒论》中。陆氏说："凡伤寒有五，传入阳明遂成温病"，又说："温病之病本隶于《伤寒论》中，治温病之方，并不在《伤寒论》外"，同时他还反对温病学派的"伤寒邪自毛窍而入，温病邪自口鼻而入"的说法；反对叶天士"温邪上受，首先犯肺，逆传心包"之说；反对辛凉轻剂之银翘散和桑菊饮。陆九芝说："从来神昏之病悉属胃家。"陆渊雷进一步指出："仆自从师实习以来，遇所稍温热者，未尝一用银翘、桑菊，亦未尝一遇逆传心包之证，有则银翘、桑菊之坏病耳。是知逆传心包，正是辛凉轻剂所造成。"

谢诵穆同样认为对《温热论》评价过高是不恰当的。叶桂的《温热论》被某些治温热之学者，奉为圭臬。谢氏在其《温病论衡》中说："所谓《温热论》者，吴医汇讲刻之，贮春仙馆刻之，拜石山房刻之，种福堂又刻之，王孟英等所视为金科玉律者也，然循其字里行间而核之，则有自相矛盾者，有混杂不清者，凌乱支离，不可卒读，不意歌讴赞美珍同瓖宝之《温热论》，乃如此不堪，彼终身由之而不疑，信之而不违者，亦事理之不可解也"。谢氏指出：《温热论》曰：'伤寒多有变证，温热虽久，在一经不移，以此为辨'，然其后则曰：'三焦不得从外解，必致成里结，里结于何，在阳明胃与肠也'。所谓胃者，在手阳明乎？抑足阳明乎？使为足阳明，其说固无以自存，而既能传胃，则久在一经之说，亦自相矛盾矣。"

观叶吴学派之著作，不可否认，该派中人为了与仲景学说分庭抗礼，确实发了一些刻意罗织、不合事理的议论，如《临证指南》中，谓伤寒先伤阳经，温病先伤肺经。又谓仲景伤寒，先分六经，河间温热，须究三焦。《温病条辨》硬说《伤寒论》只为狭义伤寒而设，只论六气中一气，其余五气概未之及。这一类为安立门户而不顾事实，歪曲仲景学说的说法，其错误是十分明显的，如曲为之释，实在也毫无意义。《温热论》虽然是一部有功于外感热病研究的重要文献，但毕竟是一家之言，且也沾有这种弊病，所以，我们应当客观地来研究它，不应该先存有"《温热论》是正统，其他不同观点的争鸣著作都是左道旁门"这种想法。谢氏敢于直率地指谪《温热论》多疵，这对破除迷信，正确评价古籍，是使人很受启发的。

温病学派则认为伤寒温病是有区别的，两者是相互独立的，《伤寒论》只为冬令受寒即病之伤寒而设，不为温病而设，治伤寒之法不得混治温病。温病学派认为伤寒、温病感邪不同，寒热异气，划然两途，不得相混，并攻击温热药的流弊。如陆秋山在《温热赘言》中说"夫温者暖也、热也，非寒邪之可比也……发表宜辛凉不宜辛热，清里宜泄热不当逐热。自昔仲景不详温热，遂使后人各逞家技，漫无成章。而凡大江以南病温者多而病寒者少，投以发表不远热，攻里不远寒诸法，以致死亡接踵也，悲夫……"

寒温之争的根源在于《伤寒论》之伤寒究竟是广义伤寒还是狭义伤寒，他如邪气的侵入部位、主证治法和传变规律。温病学派认为《伤寒论》仅为外感风寒之邪立论，伤寒从皮毛而入，与从口鼻而入之温病截然不同，故认为伤寒方不能治温病。如叶天士说"辨营卫气血虽与伤寒同，若论治法则与伤寒大异也"，吴鞠通则说"若真能识得温病，断不致以辛温治伤寒之法治温病"。再如《温病条辨》朱彬序说："后汉张仲景著《伤寒论》，其书专为伤寒而设，未尝遍及于六淫也。奈后之医者，以治伤寒之法，应无穷之变，势必至如凿枘之不相入。"伤寒学派则认为，伤寒可赅温病，如柯韵柏在《伤寒来苏集》中认为"仲景之六经，为百病立法，不专为伤寒一科，伤寒杂病，治无二理，咸归六经之节制。"陆九芝更是认为："凡病之为风为寒为温为热为湿者，古皆谓之伤寒……无人知温热之病本隶属于《伤寒论》中，而温热之方，并不在《伤寒论》外者。"又说："置六经于不问，不知《伤寒论》六经提纲本不独为伤寒而设，废《伤寒论》六经则六经失传，废六经则百病失传。"

这种学术百家争鸣，反映了伤寒及温病学术发展的兴旺，外感热病寒温之间不断之争鸣，不仅推动了伤寒、温病学术研究的发展，也推动整个中医学术的进步。

六、中华人民共和国成立至今，温病学一统天下，寒温统一深度融合

蒋氏认为，中华人民共和国成立至今的寒温之争，始于20世纪50年代。1957年，上海著名老中医梁少甫先生为《上海中医药杂志》撰文，题为"对于

伤寒温病之辨惑及金元四大家著作的看法"，推崇吴鞠通的《温病条辨》，倡"热病确不能一律以治伤寒之法治之"之说，由编者发起了一场百家争鸣。不少学者对梁少甫先生之说发表了不同意见的争鸣，归纳其主要论点是：其一，《伤寒论》包括了温病理论，治温病之法已详于伤寒论中，吴氏《温病条辨》只不过是仲师《伤寒论》中温病的发展或发扬而已；其二，只知温病最易伤阴，而一脚踢开伤寒法以治温病，造成误清，过清之弊，反常常见到；其三，只要辨证明确，伤寒法可治温病，温病法可治伤寒，是没有什么泾渭可分的；其四，有些温病，是属于伤寒传变后的产物。……有的则由治伤寒开始专用轻剂塞责，以致病不解于太阳，逐渐化热而转成温病。这些论点，有正确的一面，也不免有偏激之处。考其缘由，症结还在于"伤寒"的涵义，自《内经》始，历代概念含混，极不统一。今均从广、狭二义。广义"伤寒"概指外感热病，温病自在其中。狭义"伤寒"仅指感而即发的外感风寒病。《伤寒论》所论之"伤寒"，即指以六淫为病因的广义伤寒，但从其篇幅来看仍以狭义所指感而即发的外感风寒病为主。今时对伤寒与温病的认识，从概念上逐步得到统一，《伤寒论》与温病学的关系亦趋明朗。中华人民共和国成立至今，学者们从病因病机、临床表现、辨证治法、方药等各个方面，对《伤寒论》与温病学的关系进行了分析比较，展开了热烈讨论。从总的精神来看，意见基本一致，认为《伤寒论》与温病学都导源于《内经》，在学术上是一脉相承的，《伤寒论》是温病学发展的基础，温病学又"羽翼伤寒论"，补充了《伤寒论》略于治温的不足。但对其中的一些论点，还存在一些不同的见解，例如：其一，在病因病机方面，强调感受伤寒与温病之异不在病因而决定于性质，如认为"风寒、风热虽为伤寒、温病的致病原因，但并不是构成伤寒、温病的绝对原因"，而"人身之气"（内因）是主要的，"外邪伤人，必随人身之气而变"，"举凡风、寒、暑、湿、燥、火六淫之邪，皆可为温病的致病原因"，"所以在同一的冬寒季节，其发病情况有的可呈伤寒见证，而有的可呈冬温见证"；强调"因发知受"，认为"伤寒之邪自毫窍而入者，未始不与口鼻有关；温病之邪自口鼻而入者，亦未始不与皮毛有关了；……总当以发病初起，见何经证象，然后即证求因而推论其邪从何处而入，犯于何经络，何脏腑"。其二，在临床表现方面，认为伤寒与温病亦可以转化，如认为"麻黄汤证不解，可变为发热而渴、不恶寒的温病症候，但亦可变为反发热、脉沉细的麻黄附子细辛汤和麻黄附子甘草汤之少阴证"；在辨证方面强调"不能把六经和营卫气血分得太死，不要太拘泥"，"两者可以合起来讲，可以同时用在一个病人身上"。其三，在治疗方面，认为八法的运用不可机械划分伤寒与温病的异同，如伤寒并非只重救阳而不顾"存津液"，温病亦非只顾存阴而不讲护阳，伤寒并非汗不厌早而下不厌迟，温病亦非汗不厌迟而下不厌早等。这些见解强调了伤寒与温病证治的密切关系，值得进一步研讨。

　　有学者对伤寒与温病差异的起源进行了探讨。如有引用物候学来解释，指出刘元素关于"五运六气有所更，世态居民有所变"，即察觉了其间的道理。认为物候的差异"包括了自然气候、病原生物以及人的机体适应性等因素的变化"，并强调"人是其中最活跃的因素",正是"历史的发展,物候的变化,是形成伤寒、温病之间差异的起源",于是得出结论说"由于个体的差异,在古今的热病中,伤寒、温病都存在。但是就总的趋势来说,仲景之时伤寒居多,天士之时温病居多"。也有学者对此提出异议,认为用物候的改变不能圆满说明这个问题,但也认为"古今病原体的改变及人本身免疫学方面的改变倒是应该考虑进去的因素",于此主张从医疗实践的不同来解释,认为"古代医家所处的时代和环境不同,决定了他们医疗实践中所接触的病种存在必然的差异"。两者从不同的角度对伤寒与温病差异的起源进行了探讨,均有可取之处,可为进一步研究的课题。

伤寒与温热学派之争,是历史的产物。从历史来看,是有助于中医学的发展的。近代较多的学者认为,为适应医学发展的需要,有必要将伤寒与温病学说统一起来,建立中医新的外感热病学。吴鞠通著《温病条辨》说:"此书虽为温病而设,实可羽翼伤寒"。《温病条辨》《温热经纬》等都多融合了仲景之说和方药。俞根初的《通俗伤寒论》即采用六经为纲,参用三焦学说论治温病,意欲以伤寒统"外感百病。"雷少逸《时病论》,又欲以"时病"统温病与伤寒。陆渊雷虽对温病学持有异议,但在《伤寒论今释》中亦说:伤寒温病,皆是流行性热病,其病源多为细菌,若论治法,则寒证用温,热证用凉,无论伤寒温病,皆不能违此例,……若斤斤计较于伤寒温病之异名异源异治,未见有当也。说明寒温统一,早已为伤寒与温热学家所关注。中华人民共和国成立初期的学者,则进行了大胆尝试。伤寒名家程门雪说:"十几年前我就主张伤寒、温病合起来……我主张合的动机是为了减少临床门户之见的纠纷。因为热性病发展的某些阶段,很难断定是从伤寒来还是从温病来,伤寒、温病的方剂本可互相通用……所以我认为从实际出发,伤寒温病应合不应分"。为此目的,不少学者提出了统一寒温学说的一些设想,如江西中医学院曾将《伤寒》和《温病学》合编为《热病学讲义》。有的提出了创造新的外感热病治疗学的初步意见。有的提出以八纲为基础,统分为实证(包括表、半表半里、里,以此按寒热、脏腑、气血分型)和虚证(分阳虚、阴虚)的方案。有提出以脏腑为纲,以气血为辨,以八纲为用的方案。有提出分为表证、半表半里证、里证、入营血证、伤阴证、阳虚或亡阳证六大类的方案等。这些尝试,其方向都是正确的。但就其具体方法与内容来说,似均有待进一步研讨。寒温的统一,从今后的发展趋向来看,应当以中医现代化的研究成果为基础,建立在现代科学技术的基础之下。从历史来看,《伤寒论》奠定了中医学的临床医学发展基础,而今天也必须从现代临床角度,通过临床实践进行整理研究,才有可能使《伤寒论》获得新的发展,为实现中医现代化作出贡献。

然而理想很丰满,现实很骨感。如今放眼全中国,大陆地区治疗外感风寒的中成药品牌制剂少之又少,难道仅仅就大陆地区的"风、寒、暑、湿、燥、火"六气中独缺"寒"之一气哉!中华人民共和国成立至今,由于种种历史原因,叶吴之卫气营血辨证和三焦辨证一直占据主导地位,如今言外感热病者必以叶吴之说为圣典,现行中医教材外感热病学亦难逃于此,弃仲景《伤寒论》六经辨证而不言。故从学术发展的角度，在此重点介绍寒温统一的研究，现归纳总结如下。

1. 寒温统一，对象与方法的探索

章巨膺认为尽管伤寒温病有着历史性的纷争，但两者同属外感热病的范畴，"他们讨论的内容都是当时社会最多见的热性病，他们立论的基础同样是辨证论治，他们的思想方法同样是从整体出发的，那么他们的实质精神是一致的"。认为温病学说在"推阐辨证的理论""明确传染病的范畴""丰富诊断的知识""充实论治的方药"等方面都是《伤寒论》的发展，伤寒和温病是一脉相承的，不应该存在矛盾，认为有必要把两者的理法方药连贯起来，统一认识，交互使用，于临床进一步给以科学论证而发挥更大的作用。

丁甘仁对外感热病的研究颇深，他认为治疗外感热病不应该拘泥与伤寒温病两者之间的差别，尝谓"读古人书，自己要有见识，从前人的批判中，通过自己的思考，来加以辨别。并须通过临床实习，接触实际病例，方能心领神会，达到运用自如"。在数十年临床实践中，丁甘仁潜心研究《伤寒论》与温病学说以及六经、三焦及卫气营血辨证方法的运用，他认为两种学说融会贯通，因人制宜，才能获得好的临床效果。这在《丁氏医案》中有很多体现，医案中丁甘仁治疗外感经常是伤寒方与温病方同用，于辨证论治中采取伤寒六经辨证与温病辨卫气营血及主治方药的综合运用。

蒲辅周曾指出："六经、三焦、营卫气血等辨证，皆说明生理之体用、病理之变化、辨证的规律、治疗的法则，当相互为用，融会贯通"。蒲氏认为外邪以寒温之性而分，《伤寒论》详于寒而略于温，温病学说在伤寒的基础上详论其温，有发扬创新，但又多离不开《伤寒论》的理法方药的源泉。《伤寒论》与温病学说两者有机地结合，丰富和扩充了热病的辨证论治内容。

张学文指出伤寒和温病同属外感热病体系，伤寒学说与温病学说是研究论述和防治外感热性病的两大主体，构成中医学术中的重要组成部分。中医界曾出现了所谓"伤寒派"和"温病派"之争。将两者断然分割，从积极角度来讲，这种争鸣认清了伤寒与温病学说的关系，促进了学术的发展。但仔细分析，温病学说在病机、治则、方药运用方面是羽翼于《伤寒论》的，但更是人们对外感疾病认识的深化和提高，应将两者融合，创造出一个新的辨证方法熔六经辨证、卫气营血和三焦辨证为一炉，以有效地指导临床实践。

裘沛然主张"伤寒温病一体论"，认为伤寒为一切外感病的总称，温病属于伤寒范畴，温病的病因、病机及证治大法，早已见于《伤寒论》之中，后世医家对于温病的辨证更为精细，实属祖国医学发展之必然。同时，他认为仲景的六经分证施治体现了经络与肢体、脏腑、营卫气血有不可分割的关系，体现了中医理论的完整性，而叶天士、吴鞠通片面强调卫气营血与三焦，将六经与卫气营血对立，这背离了经络、脏腑的整体理论。因此，他认为伤寒温病不论从病名及辨证方法上都是一体的。

张伯讷以伤寒学说与温病学说的研究对象进行分析，认为伤寒与温病两者均同属于外感热病，两者在理论内容上也同属于阐释外感热病的辨证层次和治疗规律，这成为伤寒学说与温病学说之间能够统一的基础。其次，从中医对外感热病的认识过程来分析，《伤寒论》所阐明的由表及里，由阳入阴，由实到虚等外感热病传变的基本规律，实即温病学说发展的基础。因此，他主张伤寒与温病既是对立又是统一的，两大学派在临床实践中是应统一应用的。

邓铁涛于1955年《温病学说的发生与成长》文中指出："从发展的观点来看，温病派是在伤寒派的基础上向前发展了的，可以看成是伤寒派的发展。但假如认为既然是发展了，便可以一笔抹煞了伤寒派，取消了伤寒派的宝贵的经验—方与法，那也是错误的。同样，认为温病派微不足道，杀人多于救人，而一笔抹煞了温病派数百年来的治疗经验，也是不对的。"

萧敏材认为从外感热病的发展历史看伤寒与温病是热病学发展的连续过程，两者是一脉相承的，温病学说是在《伤寒论》的基础上形成起来的，是《伤寒论》理法方药向前发展的产物，它的产生和发展，使外感热病的辨证论治更趋于丰富和完善。提出两者没有绝对的界线，因此有必要把伤寒与温病的辨证论治体系即六经、卫气营血与三焦统一起来，并提出以八纲辨证来建立外感热病辨证体系的建议。

沈凤阁则认为六经、卫气营血、三焦辨证三者间既有区别，又有联系，既同中有异，亦异中有同，它们的基本病机变化是脏腑、气血的功能失常，因此以气血为辨，八纲为用，用脏腑气血辨证可统一、取代六经、卫气营血、三焦辨证。

时振声提出伤寒与温病是同义语，而不能将两者完全对立，伤寒六经与温病三焦、卫气营血辨证体系这三者有着内在的联系，共同反映了急性热病的规律，有必要将其统一起来，并于教学和临床都应有所体现。

方药中认为伤寒学派与温病学派对急性传染病的病因认识上是一致的，两者在辨病上都继承《内经》的认识，都以风、热、火、湿、燥、寒六淫病为主，在治疗选方用药方面，温病学派继承了伤寒理论，并将《伤寒论》中许多代表方剂，几乎全部纳入三焦、卫气营血辨证论治体系中。

姜建国纠正了六经辨证是非外感病辨证纲领的传统误区，他认为《伤寒论》的六经辨证从实质内容上突破了外感病的范围，而非单纯的外感病的辨证纲领，六经思维最接近中医学的本质，最能体现中医学的特色。他认为寒温统一的实质就是如何处理六经辨证与卫气营血辨证（包括三焦辨证）的关系问题，同时他认为卫气营血辨证最适合统领外感病辨证论治，以创立新的中医外感病学。

郭子光认为伤寒与温病两个学派的论争，在历史上促进了中医学的大发展，但在临床实践当中，结合现代气候环境及生活习惯的改变，发现同一疾病寒温互相渗透，或在不同的阶段表现或寒或温，因此提出对同一疾病时而用伤寒法，时而用温病法，或二者同用，这种方式对治疗一些疑难病证效果更为突出，并认为近现代以来时有"寒温合一"的倡议是一种发展。

李永清认为外感病发生发展变化具有规律性、特殊性与复杂性的特点，加之伤寒六经、温病三焦、卫气营血辨证体系各有其局限性，这使得临床有必要摆脱伤寒、温病的束缚，实现寒温统一，"建立一个统一、完整、开放的外感病辨证论治体系"，这样有利于外感病全面系统的发展。

陈伯庄提出"寒温必须汇通说"，指出由于寒温概念不明确、辨证纲领认识不深邃，初学者易对伤寒温病形成门户之见，但其实三种辨证体系各有其利弊，应该将三者有机结合，互补短长，活法圆机，实现真正意义上的辨证论治。

薛伯寿认为外邪以寒温之性而分，而伤寒、温病、瘟疫学说皆是论述外感热病的，温病、瘟疫学说是在伤寒的基础上的发扬与创新。因此，治疗外感热病必须融会贯通伤寒、温病和瘟疫学说，三者有机结合既能丰富和扩充热病的辨证论治内容，又能提高临床疗效。

朱松生认为伤寒与温病讨论的基本内容都是当时临床最多见的热性病，它们立论的基础同样是辨证论治，它们的思想方法同样是从整体观点出发的，所以它们的实质精神应该是一致的，应该正确对待伤寒和温病学说，从中医临床基础理论上把它们统一起来，扬长避短，尽早地结束伤寒与温病学派之争，建立和完善寒温统一论，使人们能更全面地认识和掌握整个外感病的辨证论治规律，使教学和临床运用更方便。

李洪涛通过对寒温的争鸣历程，认识到寒温合一是学术发展的基本趋势，认为高等中医院校存在着寒温分设学科的不足，论证了外感病学创立的必要性和可行性，提出必须通过确立外感病的概念、构建外感病学的框架来具体实现寒温统一。

孙增涛等通过系统总结历代有关时行热病与寒温理论的文献，从当代中医药治疗流行性乙型脑炎、流行性出血热和传染性非典型肺炎等急性传染病的临床实践，同时根据自己运用中医药治疗传染性非典型肺炎和甲型 H1N1 流行性感冒等急性呼吸道传染病的经验，结合现代医学理论，提出时行热病中"热病不远寒""寒病必发热""寒温相统一"的观点。

何嘉文通过分析外感热病的发病过程与用药认识，阐述了治疗外感热病"寒温统一"的必要性，他认为伤寒与温病两大体系的主要对象均为外感热病，两者分别概括外感热病不同阶段的证候表现及由浅及深、由实转虚的病症规律，其用药也有许多相似之处，因此只有将两者综合观之，才能完整认识外感热病。

2. 寒温统一，辨证与分期的探索

王正直从历史发展的角度阐述了寒温合论的必然性及合理性，他认为有必要总结寒温分论的利弊，以期化三为一，创立一种新的辨证论治法，以适应六淫之邪侵袭的外感病的辨证论治，从而实现祖国医学对外感热病的辨证论治规范化。

蒲晓东根据分析邪正盛衰在外感热病发生发展过程中的地位和作用及其与伤寒、温病的关系，提出以正邪为纲，脏腑气血、六淫为纬，统一外感热病辨证，将外感热病的临床证候分为邪犯卫表证、正邪俱盛证、邪盛正伤证、正气衰竭证、正虚邪恋证五种证候类型。

刘兰林对六经、卫气营血及三焦辨证三种方法进行论证，归并取舍及寒温融会地纳入外感热病证谱的各种证候，提出病期、病性及病位的外感热病"三维辨证"方法，综合分析外感热病的证候与病理，以全面适应外感热病的辨证。其三维辨证方法具体是：辨病期：①表证期；②气分期；③营血期；④正衰期；⑤恢复期。辨病位：①邪在肌表；②邪在半表半里；③邪在脏腑；④其他病位。辨病性：①虚实属性；②寒热属性；③六淫属性；④其他病邪属性。

3. 寒温统一，代表人物

（1）万友生与《寒温统一论》

万友生著《热病学》《寒温统一论》两书，系统论述了热病学的概念、病因病机、证侯、治法、方药，具体构建了热病的辨证论治体系，提出应以表里寒热虚实为纲，以六经、三焦、卫气营血、脏腑为目。具体可分为表寒虚实证治、表热虚实证治、半表半里寒热虚实证治、里热虚实证治和里寒虚实证治。认为这种统一方法，既保持了六经、三焦、卫气营血和脏腑辨证论治各自的局部系统性，又避免了重复，弥补了各自的不足，使热病辨证论治具有共同的整体系统性。其主要内容如下：

①伤寒和温病的病因是可以在六淫的基础上统一起来的：伤寒与温病的病因虽有寒温的不同，但从广义而言，两者的病因包括在六淫之内。伤寒温病的外因包括外五淫毒（外风、外热、外燥、外湿、外寒）及外五疫毒；伤寒温病的内因包括内五淫邪（内风、内热、内燥、内湿、内寒）及内五体质（阳脏热体：心火热质、肝木风质、肺金燥质、阴脏体质、脾土湿质、肾水寒质）。同时还有热病的伏邪也有内外因之分：外因伏邪（指外五淫毒与外五疫毒潜伏于人体内，尚未达到发病程度者而言）和内因伏邪（指内五淫邪潜伏于人体内，尚未达到发病程度者而言）。伤寒与温病的发生多先见表证，也有部分先见里证，亦有先见表里相兼或半表半里证的。其发展过程由于受到邪正力量对比、经络脏腑的表里相通及伏邪和体质的影响，不外由表入里或由里出表，由寒变热或由热变寒，由实转虚或由虚转实。

②伤寒六经和温病三焦、卫气营血的实质是可以在脏腑经络的基础上统一起来的：伤寒六经中的太阳经内属膀胱，故太阳病既有头项背腰强痛等太阳经气不舒之症，又有少腹满、小便不利等膀胱气化不行之症；阳明经内属胃与大肠，故阳明病既有头额眉心连目眶胀热赤痛等阳明经热炽盛之症，又有大渴、腹胀满痛、不大便等胃肠腑热结实之症；少阳经内属于胆，故少阳病有头角掣痛、耳聋目眩、胁胀满痛等少阳经腑之气不舒之症；太阴经内属于脾，故太阴病有吐利不渴、食

不下、腹满时痛等脾脏虚寒之症；少阴经内属心肾，故少阴病有脉沉微细、倦卧欲寐、小便清白等心肾虚寒之症；厥阴经内属于肝，故厥阴病有巅顶头痛、或少腹痛引入阴筋等肝寒收引之症。

温病三焦中的上焦内主肺与心（心包），故多见肺气不利的欲喘与心神不清的昏谵等症；中焦内主胃与脾，故多见脘腹胀满疼痛、呕吐下利或大便秘结等症；下焦内主肾与肝，故多见手足心热、甚则咽干齿黑、耳聋与痉厥抽搐等症。卫气营血中的肺主气属卫，故多见肺卫分的发热恶寒、欲嗽喉痛或肺气分的但热不寒、喘息鼻扇等症；心主血属营，故多见神昏谵语、舌蹇语涩、斑疹、吐衄便血等症。

总之，伤寒六经和温病三焦、卫气营血的辨证在名称上虽然有所不同，在实质上则都是脏腑经络的辨证，可以说是名虽异而实则同。所不同的，只是从狭义的伤寒和温病来说，由于它们的病因有寒温之别，因而病性相反，治法大异而已。但它们又都属于外感病的范畴，是一类病中的两类证，彼此是相得益彰的。

③外感热病寒温统一的辨证方法，可以八纲辨证为基础将六经辨证、卫气营血及三焦辨证融合起来，形成一套新的辨证论治体系：阴阳、表里、寒热、虚实八纲，是外感内伤疾病辨证论治的总纲。其中以阴阳统领表里、寒热、虚实六变。如《医学心悟》在"寒热、虚实、表里、阴阳辨"中指出："至于病之阴阳，统上六字而言，所包者广。热者为阳，实者为阳，在表者为阳；寒者为阴，虚者为阴，在里者为阴；寒邪客表，阳中之阴；热邪入里，阴中之阳；寒邪入里，阴中之阴；热邪达表，阳中之阳"。

《伤寒论》自始至终贯穿着阴阳、表里、寒热、虚实八纲辨证，其中并以阴阳统领表里寒热虚实。一般来说，三阳病多见表、热、实证，但也有里、寒、虚证；三阴病多见里、寒、虚证，但也有表、热、实证。温病三焦和卫气营血的阳明、太阴、少阴、厥阴的证治来看，同样具有表里寒热虚实六变。如表寒虚实证治（太阳表寒实证治、太阳表寒虚证治）、表热虚实证治（卫分表热实证治、卫分表热虚证治）、半表半里虚实证治（少阳证治、少阳兼太阳证治、少阳兼阳明证治、少阳兼三阴证治）、里热虚实证治（温热证治、湿热证治、上焦虚热证治、中焦虚热证治、下焦虚热证治）、里寒虚实证治（上焦寒实证治、中焦寒实证治、下焦寒实证治、太阴虚寒证治、少阴虚寒证治、厥阴虚寒证治）。

（2）董建华与"三期二十一候辨证方法"

董建华通过临床实践，将伤寒与温病熔于一炉，合为一体，吸收"六经"和"三焦"的长处，提出以八纲辨证为基础，选用卫气营血辨证的分析方法，把热性病分为"表证""表里证"和"里证"三期，三期里面再分为二十一个证侯，以指导各种热性病的辨证治疗。三期二十一候温热病辨证法：将急性外感热病分为表证期、表里证期、里证期三个阶段二十一个证候进行辨证，熔寒温为一炉，吸取各种辨证方一法的精华，是外感热病学辨证规范化的重大进展。

董建华三期二十一候的具体内容如下：

①表证期：指病邪尚浅，居于卫分，病位在皮毛，以肺卫症状为主，临床上具体分为表寒证、表热证、秋燥证、表湿证四候。临床治疗以解表宣肺为总则，按其所感病邪之不同，舌象、脉象之差异具体论治。

②表里证期：可分半表半里和表里同病（包括表寒里热、表热里寒）共三候。病在半表半里时，当通达表里，驱邪外出，用和解法。表里同病时宜双解法。

③里证期：是正不胜邪，病邪已经入里。包括气分热炽、热结肠胃、湿热壅肺、湿热困脾、肝胆湿热、膀胱湿热、湿热痢疾、气营两燔、邪热入营、邪热入心、热极生风、阴虚动风、血热发斑、阴竭阳脱十四候。病在气分，出现肺、脾胃、大肠、肝胆等症状，可分别运用清热、生津、通下、利胆、化湿等法；气热入营，则见气营两燔，治宜清气凉营；热在营分血分，出现心、肝、肾症状，可用清营、凉血、开窍、熄风等法；正气虚衰时，益气、回阳、滋阴等法，亦可随证应用。

（3）邓铁涛与外感病辨证统一纲要

邓铁涛一直精心研究中医理论，极力主张伤寒与温病统一辨证论治。从20世纪50年代开始，邓氏认为伤寒、温病各有所长，1955年所写《温病学说的发生与成长》一文中提到应从发展的观点看待伤寒与温病两者的关系，温病学说是伤寒学说的进一步发展，不能认为温病既是向前发展的而抹煞伤寒派，也不能认为温病微不足道而抹煞其数百年来的宝贵临床经验，因此应将两者融合起来，而不能将两者完全孤立开来。20世纪70年代初，邓氏先后发表《外感发热病辨证刍议》《外感发热病的辨证论治》等论文，试图从历史发展、病因、病机、辨证、实践等方面阐述寒温融合完全可以在外感发热病辨证中得到统一，而且能够统一的观点。例如邓氏认为从病机而言，六经、三焦、卫气营血辨证三者都是描述疾病由表及里的过程；主证方面，伤寒化热入里，病及阳明；温病从上焦、卫分入里，病及中焦、气分，三者也是一致的。辨证方法方面，三者完全可以在外感热病的基础上进行统一。并且对于如何统一这个问题，邓氏在1984年编著的《实用中医诊断学》中根据临床报道和自己的临床经验提出了一套可供参考的外感病辨证统一纲要。这个纲要融六经、三焦、卫气营血于一体，阐明了风寒、风温、暑温、湿温、秋燥、冬温、温毒等作为中医外感热病的主体，由表入里、由浅入深的发生、传变过程。

（4）沈凤阁与脏腑气血辨证统一

沈凤阁认为六经辨证的精髓充分体现了八纲的具体运用，卫气营血辨证的要旨是辨病邪之在气在血，三焦辨证的核心是突出了以脏腑为病变中心。三种辨证基本病机变化是脏腑气血的功能失常，因此主张用脏腑为纲、以气血为辨、以八纲为用的脏腑气血辨证统一之。

（5）郭子光以寒温立二纲，结合六经、卫气营血辨证

郭子光认为"寒""温"外感常夹时令之气，且与地域密切相关，春多夹风，夏多夹暑，秋多夹燥，长夏多夹湿，同时根据"六气皆从火化"，认为外感六浮邪气都易化火化毒，耗伤气阴。郭氏认识到现代气候变化很大，人们生活习惯及饮食习惯的改变，因此而造成的疾病通常表现为"寒温合邪""合病并病"等复杂演变，很少出现单纯的风寒、风热之证。因此，郭氏认为辨治外感发热最主要抓住"寒""温"二纲，结合六经辨证与卫气营血辨证，辨清层次深浅和兼夹因素。治疗方面，认同清代陈修园总结《伤寒论》辨治外感热病的精神实质为"存津液"的思想，还有刘完素创立的表里双解的治法，提出应重剂祛邪、顾护津液、莫妄施补涩、服药到位及时阻截邪气传变途径，以免治疗落后于病势。

（6）黄保中与三段诊治论

黄保中认为伤寒学和温病学同属于治疗外感热病的理论体系，两者是源与流、继承与发展的关系，主张"寒温统一论"。他认为伤寒与温病的基本理论实质是建立在阴阳、表里、寒热、虚实和脏腑、气血、经络基础上的；两者所面对的对象是一致的，都是外感疾病包括急性传染性或感染性疾病，初起表现虽因感邪不同有偏寒、偏热之不同，但其病变转归、演变等大致相同；伤寒、温病、湿热、疫毒作为"证"而非"病"，属于外感热病中最常见的证型；伤寒与温病的辨证论治体系是为了说明外感热病的发展规律，伤寒学和温病学是外感热病学之发展过程；两者的治法，不离汗、和、下、消、吐、清、温、补八法；方药应用，温病在伤寒基础上有所发展；如果这样，就可将伤寒和温病合理地一统起来。因此于临床有必要寒温统一。黄氏的"寒温一统论"概念为："外感热病是指感受外邪，以发热为特征，具有一定发展规律的一类疾病，不再以伤寒、温病作为外感热病的总称；伤寒应是以寒证（表寒证、里寒证）为主要表现的外感热病的一种证型；疫毒是指毒火炽盛，充斥于机体上下内外，传染性较强的一类外感热病证型；湿热、温热去其原概念中病因部分，保留其作为证型的概念，取消其属于温病的概念。"

对于外感病的辨证论治方法，黄氏提出"三段诊治论"，主张以八纲的表里为纲，以卫气营血为核心，结合六经、三焦辨证内容，"按照疾病由表及里、由上到下、由轻到重的发展规律，将外感热病的全过程依次划分为邪在表、邪在半表半里、邪入里三个病程阶段。同时针对每个阶段又分为几个不同的证型，邪在表分为风热犯卫、风寒束表、湿邪郁表和燥袭肺卫四个证型，涉及太阳经、卫分和上焦；半表半里者可分为热郁少阳、三焦湿热、邪伏募原三个证型；邪入里者可包括邪在气分、邪入营血分及亡阴、亡阳诸证。每个证型又根据风、寒、暑、湿、温、热、燥、火、疫毒等的不同及病位的不同进行辨治，证型一旦发生转化，辨证方法自然也应当随之改变"。

其他代表人物如戈敬恒认为伤寒、温病的研究对象、辨证论治的方法、用药都是一致的，提出将伤寒温病合为一体，六经、三焦、卫气营血三种辨证方式并存，开设"外感热病学"的思想。

吴银根著有《中医外感热病学》，主张抛开伤寒、温病之间的派系之争，提倡"伤寒温病一体论""寒温合一论"，融汇伤寒及温病。书中全面叙述外感病的形成、病因、病理、诊断、辨证、治疗、调护和预防，分述篇分别从病证（主要是中医外感证候）和疾病（主要是西医急性传染性疾病）两方面阐述了诊断治疗等具体内容，总结历代医家诊洽外感热病的经验，试图给现代中医界提供完整的中医外感热病学体系。

金雪明、胡之璟在 2000 年主编的《简明中医外感病证治》中阐述外感病的定义、分类、病因等，在伤寒与温病学说的指导下，结合六经、三焦及卫气营血辨证方法，提出以胡终翱的"五期辨证法"作为统一的辨证纲领：恶寒表证期、表里同病期、入里化热期、入营动血动风期和阴阳损伤期。

姜良铎从开展多元化的临床和实验研究、热病学研究思路与突破重点等方面阐述了内科热病学的研究优势及存在的问题，提出了未来热病学研究的突破重点在于病毒感染性疾病、难治性自身免疫疾病的中医药治疗以及外感热病的中医药预防方面。

张清源著《中医急性热病学—融伤寒与温病为一家》，认为应该融合伤寒与温病建立中医急性热病学，将六经辨证方法一统三焦及卫气营血辨证方法，并具体阐述了急性热病六经辨治的具体方案，以及结合西医辨病、中医辨证论治提出急性热病的辨证施治。

七、外感热病寒温统一考论小结

综上所述，秦汉时期，外感热病无寒温之分，统称外感热病，《内经》奠定了外感热病理论基础，认为伤寒为病因（"寒"字当作"邪"，伤寒即伤邪），并论述了伤寒热病的发病机理，提出了伤寒热病的辨证，包括六经辨证、五脏热病辨证、皮肌骨分层寒热辨证。《内经》创立伏气温病理论，提出"故邪留而未发"的伏气理论，并明确指出邪伏的部位，运用伏气理论，初步阐释伏气温病发病机理。《难经》扩充伤寒范围，认为伤寒有五（中风、伤寒、湿温、温病、热病），描述温病脉象，印证《内经》伏气温病，并首创"肺邪入心为谵言妄语"之说。《伤寒例》广《内经》伤寒之义，首创时行说，认为冬温之毒与伤寒大异，并提出伤寒复感异气为病。《伤寒论》创立六经理论，确立了外感热病治疗的理法方药，认为"伤寒"是对一切外感热病的总称，仲景创立了六经理论，确立了外感热病理法方药。华佗之伤寒由表及里，提出"胃烂发斑"之说。

晋、唐时期，寒温之争初露端倪，王叔和明确划分伤寒温病，首次提出"风伤卫、寒伤营"之说；《肘后备急方》病名混乱，启辛凉解表、凉营透发之端；《诸病源候论》外感病分设诸候论，并继承伏寒、伏温之说；孙思邈推崇《伤寒论》，开创"方证同条，比类相附"研究方法。

宋、金、元时期，伤寒温病逐渐分化，韩祗和开创辛凉解表、辛凉清解法之先河；庞安时重六经脏腑辨证，大量应用清热解毒药；朱肱则首次提出温病有恶寒表证，首开清营凉血、开窍熄风之法；郭雍发展疫气理论，认为春季所发皆为温病，提出自感温病之说；刘完素提出"六淫皆可从火化"之说，为寒凉派开山之祖；王好古创新补充伤寒理论，提出伤寒邪气可从鼻息入，开"温邪上受"之先河，认为谵语发斑多属心肺热盛。

明代伤寒范围限制，伤寒温病之争自此甚嚣。王安道开创了伤寒与温病的辨别，认为寒温施治不得相混，寒温之争自此甚嚣；陶节庵治温病，用辛凉解肌；张凤逵专论伤暑；吴又可重视瘟疫，独创戾气学说。

清代至民国，温病学派鼎盛，伤寒学派复苏，寒温融合兴起，寒温交争激烈。温病学派处于鼎盛时期，如叶天士创立卫气营血理论，薛生白专论湿热病，吴鞠通创立三焦辨证，王孟英为暑邪正名，阐明温病特点和传变规律，戴天章《广瘟疫论》。由于卫气营血和三焦辨证的确立，外感热病的寒温之争由此一直处于激烈的交锋状态。伤寒学派开始复苏，如喻嘉言振兴伤寒学说；柯韵伯提出《伤寒论》既可治温病也可治杂病，提出阳明为成温之薮，认为仲景之六经，为百病立法；陆九芝则宗伤寒之论，正温病之误。寒温融合派兴起，出现了寒温统一的代表性人物和著作，如俞根初与《通俗伤寒论》、何廉臣与《增订通俗伤寒论》、柳宝诒与《温热逢源》、王松如与《温病正宗》。清代以后治外感热病之学的流派见诸医书者，有叶吴学派，孟河医派，绍派伤寒、恽氏学派、祝氏学派等。一般将上述学派分隶于伤寒学派、温热学派二大支。然以柴中元之见，清以后的外感热病流派，可分为温病派、伤寒派、寒温融合派，三派形成了三足鼎立之势。现择其要者，略述如下：

其一，以叶桂、吴瑭、王士雄、章虚谷等人为一派，近人如金寿山等亦可隶属之。此派尊叶氏为首，故后人称为叶派。叶派之外感热病学术观：谓伤寒先伤足太阳，温病先伤手太阴。认为二者在病因、病理、治法上都截然不同。而外感中除狭义伤寒一证之外，其余全是温热。又谓南方无真伤寒，尽是温热。故其辨证另辟卫气营血、三焦之新径，认为：仲景伤寒先分六经，河间温热须究三焦。处处以示寒温之对峙。因以温病从上而下，伤寒从外而里，故复倡"治上焦如羽，非轻不举"等说，药法亦因之以擅用轻清、重视滋阴。对用辛温燥药如麻桂之类的治外感，每有痛切之戒。并谓柴胡劫肝阴、葛根竭胃汁，对易于伤阴之品，亦绝不轻用。此派以倡言温热著名于医林，治病多自创新方，凡外感热病初起，如桑菊、银翘之类，最多赏用，故被后人称为温热派或时方派。现由于统一作为全国高等医药院校教材的《温病学》，悉以叶吴之学为尊，加上其他一些原因，其影响之大，固已为其他学派所未能及。

其二，以陆九芝、恽铁樵、祝味菊、孔庆莱、章巨膺等人为一派。此派中人，有一共同之点，即是站在叶派对立面来研究外感热病，故对叶派之理论，尤其是对叶派之治术，每多激烈的批评。因崇尚经学，抨击叶吴，为该派学术上之一大特色，故谓"废伤寒则六经失传，废六经则百病失传，莫谓《指南》所言无关大局也"。并谓"伤寒以《伤寒论》为准，温病亦当以《伤寒论》为准"（个别有主张利用六经名词而加以改革者，如祝味菊之五段代六经说）。此派以维护仲景学说著名于医林，而《伤寒论》为废止派攻击之重点，故有些人都是与废止派进行大论战的名将。其治病亦以善用经方称，故又被称为伤寒派或经方派。但现在由于作为全国统一教材的大中专中医讲义，无论是《温病学》还是《伤寒论》，都没有介绍此派的学术见解，各大医刊对该派之学术观极少系统介绍，而介绍叶派学术观以及批判该派中人之文则屡见不鲜，加之此派医家之重要著作，如《世补斋医书》《伤寒质难》《温病明理》《温病论衡》等，在近三十年中，未见再版，加上其他一些原因，故此派之许多学术见解，已日渐为来者所罕知。但此派著作不少，论证严密，观点新颖，治效确凿。众所周知"百家争鸣，百花齐放"，学术方能发展。一家一派之学长期占据医坛所造成的沉闷空气，迟早总有一天要打破，故此派今后之影响，实难预料。

其三，以俞根初、何秀山、何廉臣、曹炳章等人为一派，近贤徐荣斋亦可隶属于其中。此派中人大多厚古而不薄今，既善于继承发扬，也注重吸收新知，对叶派之学虽亦时有微词，但指摘较为温和，立论亦较持平，认为叶派药法亦有可取，仲景之学应当发扬。其在学术上的特点之一是立足于寒温一统，不赞成寒温对立，故在此派之代表性著作《通俗伤寒论》中，其对外感热病之命名，就独具特色，如风温伤寒，春温伤寒，湿温伤寒，热证伤寒，伏暑伤寒，秋燥伤寒，冬温伤寒等，既是温，又是寒，在病名上就反映出了一统寒温之主张。故即此一端，其对寒温之争所持之态度，即可想见。此派认为："伤寒为外感百病之统称。"但"伏气多，新感少""叶氏之论温二十则……吴鞠通之《温病条辨》……立说非不精详，然皆为新感温暑而设，非为伏气温热而言。"但认为叶派清化、清透诸法、治伏火温病，亦有可取，故选方用药，主张崇实黜华，讲究实效，倡言"方求其验，岂判古今，药贵乎灵，何分中外"。此派前人称为绍派伤寒，就其学术观点论，是实实在在的寒温一统派，因该派以讲究实效为原则，故亦可称为求实派。此派寒温一统之主张，潜移默化，已为当今许多学者所继承，且渐有获得中医界一致公认之趋向。张山雷为《增订通俗伤寒论》作序，曾谓何廉臣与"孟英九芝两家，差堪鼎峙成三而无愧色"。其言虽未必着意三派说，然彼时治外感热病流派之按三分鼎足论，势已成矣！

从外感热病的发展史来看寒温之争，实际上与温病学逐步摆脱广义伤寒学的束缚有关。温病学从开拓到形成，经历了四次重大突变。刘河间创立了"六淫皆可化火"之说，认为"六经传受，自浅至深，皆是热证"，结束了伤寒学对温病学的长期统辖，寒温之争随之初露；王安道以"仲景《伤寒论》专为即病伤寒作"之说，压住伤寒学派的抨击，温病学得以独立。明清之际，发展趋势出现两条分支：一是以吴又可为代表的温病学派，主要研究传染性较强的瘟疫；二是以叶天士为代表的温热学派，主要研究传染性较弱的温热。两者相互补充，组成了温病学。

第二节　外感热病寒温纷争原因分析

　　从秦汉至明清逐步演化为成熟的中医外感热病辨治体系，以各个历史时期的代表性著作为标志，创立了中医外感热病六经、卫气营血及三焦辨证理论，三者共同构成了外感热病的辨证方法。但也相应地引起寒温两派的激烈争鸣，伤寒学派主张用六经辨证指导温病证治，温病学派则强调病因有寒温之异，辨证则有六经、卫气营血及三焦之别，从而出现了外感热病寒温理论和辨证方法的分歧。时至今日，寒温分论理论仍在指导着临床外感热病的辨治。现就伤寒与温病纷争原因分析如下。

一、伤寒温病概念之争

1. 关于伤寒温病的名实

　　伤寒与温病的概念，在中医发展史上经历了一个此消彼长的历史更迭过程。伤寒与温病的关系之争，既是概念之争，又是广义伤寒与狭义伤寒之争。伤寒与温病在概念消长更迭的同时已不再是原来的面貌，反映了对疾病认识的不断深入，和对疾病分类不断深化基础上的医学进步。伤寒与温病病名之争，始自《难经》。《难经·五十八难》云："伤寒有五，有中风、有伤寒、有湿温、有热病、有温病。"后人以此为依据，认为《难经》提出了广义伤寒和狭义伤寒的概念，为后世伤寒学派和温病学派的寒温之争埋下了伏笔。伤寒学派认为，温病是依托于伤寒的，《伤寒论》所述的伤寒为广义伤寒，温病学是在《伤寒论》基础上发展起来的，温病也只能说是伤寒病的一个支流。温病学派则认为，温病与伤寒为外感热病的两大类别，病因病机截然不同，概念不容混淆，温病应从伤寒体系中分化出来。如宋代韩祗和在《伤寒微旨论》中提出了"别立方药而不从仲景方"的主张，元末王道安则强调"温病不得混称伤寒"，自此温病开始从伤寒体系中分化出来。到明清时期，温病学的发展更加完备，并创立了卫气营血和三焦辨证，逐渐形成了体系化的温病理论。

　　针对《伤寒论》和温病学对峙的原因，李致重认为这是由于"人们将广义伤寒和狭义伤寒的概念相混淆"。《内经》中所载的"温病""热病"是病名，而"伤寒""伤于寒"则为病因。如《素问·热论》曰："人之伤于寒也，则为热病""今夫热病者，皆伤寒之类也"。又曰："人之伤于寒也，则为病热，热虽甚不死"《难经》

则提出的"伤寒有五"。此"寒"为古文通假字，当作"邪"字看，则"伤寒有五"当作"伤邪有五"解，《伤寒论》也可看作《伤邪论》，"伤寒"（伤邪）即属广义伤寒，也就成了外感热病的总称，"温病""热病"也就理所当然地包括其中。后面的"有伤寒"的"寒"字，为"寒"的本义，即为狭义伤寒。必须指出的是，外感热病依据病因而得者曰"伤寒"，为外感热病的统称；依据病性而得者曰"温病""伤寒"，为具体的病名。只有这样来认识，方能澄清自古以来寒与温对立的模糊认识，方能理顺寒温两派的病名之争。

今人刘涛也认为外感热病必须明确伤寒、温病的概念。他认为长期以来在外感热病中存在着伤寒和温病两种不同的命名方法，对人们在温病概念的内涵和外延的认识产生了一定的影响。多数人依据《内经》"今夫热病者，皆伤寒之类也"的论述，认为伤寒为一切外感疾病的总称，温病隶属于伤寒的范畴，但对伤寒和温病的确切关系却认识不够，影响了对温病本质的认识，使温病的概念不够明确。那么如何确切定义温病的基本概念呢？他认为温病是由感受外界的致病邪气—温邪引起的疾病，其基本特征是具有发热，且热象偏重、易于化燥伤阴等临床表现和病理过程，这与现代医学中病原微生物感染所引起的感染性疾病的临床和病理特征非常相似，据此，可以认为温病的本质与现代医学中的感染性疾病是一致的。而从伤寒的本质而言，其所研究的外感热病也是现代医学中的感染性疾病，因而可以认为两者的研究对象是相同的，都是探讨感染性疾病的发生发展和诊治规律，只是研究的方法和理论不同，伤寒采用六经分证辨治的理论和方法，温病则是依据卫气营血和三焦辨证论治的理论。由于两者的研究对象是相同的，所以对同一研究对象赋于两个名称，必然会带来概念上的模糊不清或混乱，因而必须把伤寒、温病统一于外感热病的概念和范畴中。

倘若以温病侧重于"热"、伤寒侧重于"寒"来划分温病与伤寒的概念，似也不妥，伤寒虽以"寒"来命名，但其涉及的病证并非均为寒证，阳明病证是典型的里热证。现代研究表明，感染性疾病的主要病理变化为病原微生物感染后所致的炎症反应，而发热等一系列"热象"正是机体炎症反应的典型表现。因此，无论是温病还是伤寒，在其病变过程中均是以"热象"为主要的临床表现和病理特征，伤寒除太阳病外，阳明病、少阳病、少阴病热化证、厥阴病厥热胜复证均是以热象为主的，伤寒太阳病虽可表现为寒证，但多属病变早期病邪侵犯肌表的证候，且病程较短，随着病变的发展，卫表之寒邪很快就会入里化热，而表现为热证；伤寒太阴病虽属阴寒之证，但其临床表现和证候特点与内伤杂病更为相符，在外感热病中出现的机会并不太多；少阴病寒化证和厥阴病寒厥证多属疾病危重阶段的证候，如感染性休克等，而这类证候在外感热病的病变过程中为时也较为短暂，出现的机会也不是太多。由此可见，伤寒在其病变过程中的主要病理变化仍是以"热"为主的，以"寒"与"热"的偏轻偏重来区分温病与伤寒，也不太符合疾病的规律。

2. 温病伤寒与伤阴伤阳、热化寒化

现行版十二五规划教材《温病学》仍宗卫气营血辨证和三焦辨证，认为温病是由温邪引起的以发热为主症，具有热象偏重、易化燥伤阴等特点的一类外感急性热病。教材的引申意思是伤寒则由寒邪引起，易伤阳气。然伤寒入里即可化燥化热伤津，白虎、承气辈即为明证。相反地，温邪难道真的不伤阳气吗？在此我们不妨讨论一下温病伤寒与伤阴伤阳、热化寒化的问题。

（1）温病的伤阴伤阳、热化寒化

首先，《温热论》指出："伤寒多有变证，温病虽久，在一经不移。"温病之始，正强邪盛，邪正交争激烈，故热盛火炽，迫津外泄而气随津脱。如暑温病之暑伤津气证用白虎加人参汤，即属此类，诚如《素问·举痛论》所说："炅则腠理开，营卫通，汗大泄，故气泄。"此乃温邪之伤津，液脱而气泄，为其一也。温病久羁气分不解，正虚而邪盛，内陷入营血，热扰心营，热盛迫血，则症见神昏谵语、躁扰不宁、斑疹隐现，甚或吐衄便血，故气随营阴而耗伤，气随血动而外脱。此乃温邪热盛动血而气脱，为其二也。温病热入阳明，燥结腑实，耗气伤阴，症见高热，腹痛便秘，倦怠少气，或见撮空摸床，肢体震颤，目不了了，治宜攻下腑实、补益气阴的新加黄龙汤，即所谓"壮火食气"。此乃温邪热盛伤阴而耗气，为其三也。其次，在温热病中，由于阴津亏耗，由阴损及阳，以及阳气化源匮乏，亦可导致阳气不足。最后，在温热病过程中，过用寒凉或汗下太过，均可导致阳气受伤。因过用寒凉，则能郁遏生气，尤其易伤胃阳。正如清代学者杨存耕所言："近来风气，畏温热而喜寒凉"，每致"胃败不纳，呃逆泄泻，轻病重，重病死，深为扼腕"。温病过汗或误下，亦可导致阳气受伤。因过汗则津液外泄，津泄则阳亦随之而泄。叶天士自己也说："强汗劫津而伤阳。"若误下或过用下法使肠腑洞开，亦可损伤脾阳，导致阳虚。更何况在阴阳俱虚而偏阴虚者，感温邪之后即使出现温病之症象，但一旦辛凉解表或清热解毒，即可从寒而化。吴鞠通《温病条辨》中用桂枝汤治温病，即是阳虚阴盛之人感受温邪后，温邪从寒而化的明证。

关于温病伤阳的原因，刘燕认为其主要有二：一是阴损及阳。《内经》云："重阳必阴，重阴必阳。阴盛则阳病，阳盛则阴病"。热病伤阴，人所众知。然阴津伤甚则化源竭，阳亦无从所生，此为阴损及阳。另外，如津汗同源，汗为心之液，心液亏则心阳亦受损，临床上大汗后见心悸，甚则出现亡阳证即是如此。二是热病失治误治伤阳。如前所述，热病失治耗气自不必多言，然气属阳，气损甚则阳受劫，故阳亦不足以用。临床更有甚者，因患者机体状况，邪正交争情况及水平条件等因素，而致误诊、误治出现病情逆转，正气损伤，阳亦衰微。如吴鞠通所说："汗伤心阳则神昏，下伤脾阳则洞泄。"

关于温病伤阳规律的分析，通常认为温病耗气常见于发病初期或中期。新感温病初起可有短暂的表证，然后迅速入里化热，伏气温病开始即出现里热证。因此，温病早期便出现发热、汗出、口渴等热邪亢盛证候，随之可见壮热、大汗、

烦渴等典型气分证。此期由于正邪交争剧烈，热势较盛，热盛则耗气，同时热邪
炽盛则逼津外泄或暗耗阴液，故气随津脱。伤阳证多见于温病中期及后期。温热
病中期多病机转化的关键时期，此时正气不衰，邪气亢盛，正邪交争势盛。临床
上，如见壮热如焚、体若燔炭、神昏谵语便须警惕，常见因抢救不速，病者很快
出现面色苍白、大汗淋漓、身冷肢厥、脉微欲绝的亡阳证，或阴阳离决证。温病
后期则多由于肝肾亏虚，真阴不足，阴损而及阳，如《温病条辨》之用大定风珠
治阴衰而时时欲脱证，当为此意。

（2）伤寒的伤阴伤阳、热化寒化

后世在《伤寒论》的研究中，提出了"寒化""热化"问题。20世纪80年代
所编《伤寒论》讲义及教材亦多从心肾水火立论，于少阴篇中标明"寒化证治"及"热
化证治"。而有关寒化、热化问题在其他篇中则较少述及，以致长期以来，不少
人把这一病理概念仅局限于少阴病篇，影响了对《伤寒论》全书病机学的正确理解。

所谓寒化、热化实际上是一对病机概念，它是疾病发生或演变过程中出现两
个不同方面的转归，而寒化证、热化证则是由此产生的不同性质的证候表现。寒
化的实质是阳虚阴盛，邪从寒化，故寒化证可见身寒、肢冷、泄泻、舌淡，甚则
厥逆脉微细等；热化的实质是阴虚阳亢，邪从火化，故热化证可见身热、口渴、
心烦、舌黄、腹满、脉数等。三阴三阳中任何一经病变，随着阴阳消长的变化，
均可从热而化，亦可从寒而化，并非少阴病所独有。因此，热化不能仅以肾阳不
足或心肾阴虚、心火独亢来解释。《素问·阴阳应象大论》指出："阴胜则阳病，
阳胜则阴病，阳胜则热，阴胜则寒。"说明了阴阳失调引起的偏盛偏衰，导致了
外感热病寒热不同的病理机转。另外需要明确的是，一般说阳虚多表现为外寒，
阴虚多表现为内热；阳盛多表现为外热，阴盛多表现为内寒。但是在一定的条件
下，也可出现反常的变化。如《灵枢·论疾诊尺篇》说："四时之变，寒暑之胜，
重阴必阳，重阳必阴。故阴主寒，阳主热，故寒甚则热，热甚则寒。故曰寒生热，
热生寒。此阴阳之变也。"故临床中往往见到真热假寒、真寒假热，或高热亡阴，
阳亦随之而脱；吐利伤阳，阴亦随之而竭等情况。

寒化热化的形成原因，取决于：①病邪性质的影响：在六淫为患中，风、暑、
燥、火为阳邪，而寒湿为阴邪，由此而影响着寒化热化的种种类型。如太阳病有
伤寒、中风、温病三种不同类型，伤寒、中风是感受风寒之邪，而温病则为感受
温热之邪，所以初起即易化燥伤津，出现口渴不恶寒的症状（即有恶寒也很轻微）。
同样"痉，"湿""喝"三种病变亦与病邪寒热属性有关。如风寒外感，津液内伤
乃致成痉，内外之湿相合乃成湿痹；而湿病之中又有病邪兼挟，形成湿热、风湿、
寒湿等不同证型；喝病虽为暑热侵袭太阳，可见热化表现，但亦有挟水湿、寒湿
的不同。由此可见不同病邪对寒化、热化均有重要的影响。②体质因素的影响：
外感热病在其发展演变过程中，所表现的寒化、热化两种趋向，常与体质本身的
阴阳盛衰有关。丹波元简曾说："邪既乘入也，随其人阴阳盛衰而为病，于是有

寒热之分焉"（《伤寒论总论·阴阳述义》）。陈修园对此更具体地指出："人之形有厚薄，气有盛衰，脏有寒热，所受之邪，每从其人之脏气而为热化、寒化。今试譬之于酒，酒取诸水泉，寒物也。酒酿以曲蘖，又热物也。阳脏之人过饮之，不觉其寒，第觉其热，热性迅发，则吐血、面疮诸热证作矣；阴脏之人过饮之，不觉其热，但觉其寒，寒性凝滞则停饮、腹胀、泄泻诸寒邪作矣。知此，愈知寒热之化，由病人之体而分也"（《伤寒论浅注·读法》）。如《伤寒论》第68条"发汗病不解，反恶寒者，虚故也。芍药甘草附子汤主之"。第70条"发汗后恶寒者，虚故也；不恶寒但热者，实也，当和胃气，与调胃承气汤"。这两条反映了发汗后的两种不同转归。前者素体阳虚，汗出过多阳外泄，故见反恶寒，具有内陷少阴之趋向。后者阳气素盛之人，汗出过多，胃中津液受伤，故致邪传入阳明，化燥化热。可见，人体阴阳的盛衰是外感热病寒热从化的重要因素。③治疗因素的影响：一般说三阴三阳作为辨证纲领，它本身就提示了三阳多见热证，三阴多见寒证，六经病提纲的主脉主证就明确反映了这一点。如"阳明之为病，胃家实是也""少阴之为病，脉微细，但欲寐也"，都有其自身的特点。但三阴三阳病变不是刻板模式而是动态发展的，外邪犯表，或为表寒，或为表热，可在太阳，或直中少阴；而三阴病本属虚寒，但亦可转化为热，这些都是寒化热化的因素，其中包括了直中、转化、表里相传等途径。

对三阴三阳的寒化热化证进行分析可知，寒化热化的病理表现均可在三阴三阳病中出现。如太阳病"伤寒""温病"实为寒化热化证型。《伤寒论》第3条："太阳病，或已发热，或未发热，必恶寒、体痛、呕逆，脉阴阳俱紧者，名为伤寒。"此为病发于阴，为伤寒表实证。而第6条"太阳病，发热而渴，不恶寒者为温病，若发汗已身灼热者，名风温"。此条为病发于阳，为风热证。阳明病阳气亢盛的白虎、承气证，皆为热化证。而第226条"若胃中虚冷，不能食者，饮水则哕"，则属胃中虚寒，阳气不化而影响食饮（《医宗金鉴》用丁萸理中汤温中降逆）。又如第243条"食谷欲呕，属阳明也，吴茱萸汤主之。得汤反剧者，属上焦也"为中气虚寒，浊阴上逆，故用吴茱萸汤温中补虚降逆止呕。少阳病既有柴胡加芒硝汤和解少阳、兼泻热祛实，又有柴胡桂枝干姜汤和解少阳、温化水饮，前者偏热，后者偏寒。太阴病既有第273条："腹满而吐，食不下，自利益甚，时腹自痛"的里虚寒证，又有第278条正复阳回暴烦下利的由寒化热证。少阴病既有附子汤、真武汤、四逆汤、通脉四逆汤、白通加猪胆汁汤、吴茱萸汤、桃花汤等寒化证，又有黄连阿胶汤、猪苓汤、猪肤汤、甘桔汤、苦酒汤等热化证；厥阴病既有白虎汤、白头翁汤、小承气汤、栀子豉汤等热化证，又有冷结关元证、下虚戴阳证、哕逆腹满证、当归四逆汤证、当归四逆加吴茱萸生姜汤等寒化证等。可见，在分析病机、辨别证候时，要开拓思路全面审察，不仅要辨析已形成的寒化、热化证，还要注意病复趋势，把握寒化、热化从量变到质变的过渡阶段，进行及时治疗。如第20条云："太阳病，发汗，遂漏不止，其人恶风，小便难，四肢微急，难以屈伸者，桂枝加附子汤主之。"太阳病本属阳气旺盛的热病初期阶段，但因过汗卫阳不固而致漏汗，此证提示阳气渐衰，欲从寒化的趋向。若进一步发展，则可形成阳气虚脱的寒化证，故用桂枝汤调和营卫，加附子温经回阳杜其发展。又如第38条大青龙汤证，外有风寒外束之证，内有热不得泄之烦躁，提示化热趋向，故用石膏除里热、止烦躁，此时如对"热化"趋势于不顾，则阳热愈盛，转化而变生它病。由上可知，寒化热化的病理机制贯穿于整个外感热病的过程之中，故不可固守唯有少阴心肾水火，寒热从化之说。

综上所述，寒邪和温邪之为病，或可伤阴，或可伤阳，或可热化，或可寒化，是由内外因素合化决定的。六经所属脏腑营卫气血因偏盛、偏衰所形成的三阴三阳体质，是引起外感热病发病的内在因素。温邪或寒邪的寒化、热化以及伤阴、伤阳，主要取决于人体三阴三阳体质的偏盛，偏衰，而不仅仅在温邪或寒邪之本身。因为内因是事物发展的根本原因，外因邪气是事物发展的重要条件。外邪入侵，首先侵犯六经所属脏腑之虚处（随其虚处而发），脏腑所属之营卫必应之，故初期邪正相争于脏腑在表之营卫（卫属气为表中之表，营归血为表中之里），天人合一则病有寒化、热化之别（阳盛则热，阴盛则寒）。正胜邪则病退，邪胜正则病进，邪气因而入里（随其虚处而入），脏腑之气血必应之，故中后期邪正相争于六经所属脏腑在里之气血（气属阳为里中之表，血归阴为里中之里），邪正相争则病有寒化、热化之分（阴虚则热，阳虚则寒）。正因于此，我们主张以六经三阴三阳所属脏腑营卫气血理论来统一外感热病中的伤寒和温病概念的纷争，这在经典理论中也是有确属证据的。

二、伤寒温病病因之争

研究疾病的首要环节，必须明确病因。研究伤寒是如此，温病也不例外。中医病因学起源于秦汉直至晋唐，伤寒为外感热病总称，病因为六淫邪气说，内含伏气温病；奠基于宋元时期，提出了六淫皆从火化的学说；完善于明清时代，提出了新感学说、非时之气说、戾气说、温热毒邪说等病因学说，直到现代又得到了继承和发展。历代医家对外感热病病因的认识，可谓是众说纷呈，见解各异，引发激烈的学术争鸣，形成外感热病范围内的伤寒和温病两大学派。现行《温病学》教材（普通高等教育"十五"国家级规划教材）在讨论温病病因的时候，介绍了八个类型的病因"温邪"：风热病邪、暑热病邪、暑湿病邪、湿热病邪、燥热病邪、温热病邪、温毒病邪、疠气。对这些病邪，如果换一个角度去看，我们会发现《温病学》教材在这里所讲的，恰恰是吴鞠通《温病条辨》中关于九种温病的病证、病机和疾病转归。明清以来，对于伤寒和温病、《伤寒论》和温病学的关系，常有一种习惯的说法：《伤寒论》讨论的是风寒邪气引起的外感病，温病学讨论的是温热邪气引起的外感病，这个看法完全从邪气的角度去对伤寒和温病作分界。从中医病因、发病和病机的基本观点来讲，这个问题有待进一步讨论。

在中医外感热病发展史上，不同时代的医家对外感热病病因的看法不尽一致，代表性者依次为寒邪说、六淫说、疠气说、温邪说等。最早述及温病病因的是《素问·阴阳应象大论》，其云："冬伤于寒，春必温病。"所言虽极简约，训诂注解则每有拓展，而温病的始发病因为寒邪则是无异议的。此论沿袭至宋代，陈无择继之倡导六淫致温的观点。他说："夫六淫者，寒暑燥湿风热是也……且如温病憎寒发热，不特拘伤寒也，冒风暑湿皆有是证"（《三因方·外所因论》）。其中之所以未提热、燥二者，是因为"暑热一气，燥湿同源，故不别论"（《三因方·六经中伤病脉》）。刘河间则提出了"六淫皆从火化"之说，故此两者可视作对寒邪说的涵盖和扩充。明代吴又可以瘟疫、温病、热病三名同义为前提，据其传染、流行的严重危害性，认为病因并非六淫而是疠气（戾气）。吴又可所著《瘟疫论》谓："夫疫者，感天地之戾气也。戾气者，非寒、非暑、非暖、非凉，亦非四时交错之气，乃天地间别有一种戾气"（《瘟疫论·〈伤寒例〉正误》）。由于"为病颇重，因名之疠气"（《瘟疫论·杂气论》），故疠气致病有其自身特点。吴氏又进一步归纳了疠气致病的特征，认为疠气系指人体感官不能直接察知的细微的物质性致病因子。为确立自己的观点，该书进而指出："春温、夏热、秋凉、冬寒乃四时之常，因风雨阴晴稍为损益……未必为疫"（《瘟疫论·〈伤寒例〉正误》）。不仅"温热之源非伤寒所中"，且"温暖乃天地中和之气，万物得之而发育，气血得之而调和，当其肃杀之令，权施仁政，未有因其仁政而反蒙其害者"，所以"清温寒热总非温病之源"（《瘟疫论·诸家瘟疫正误》）。尤为突出的是责难《伤寒例》"寒毒藏于肌肤，至春变为温病"之说："且言寒毒藏于肌肤之间，肌为肌表，肤为皮之浅者，其间一毫一窍，无非营卫经行所摄之地，即感冒些小风寒，尚不能稽留，当即为病，何况受严寒杀厉之气，且感于皮肤最浅之处，反能容隐者耶？以此推之，必无是事矣"（《瘟疫论·〈伤寒例〉正误》）。通过正反对比论证，断然否定包括寒邪在内的六淫为温病的病因，特别具有开创性价值和意义。时至清初，在寒温争鸣逐渐兴盛的氛围中，叶天士另取与寒邪对峙的温邪立论，其《温热论》开篇即云："温邪上受，首先犯肺，逆传心包。"随后还深入阐述了寒温致病在病机传变和治法等方面的不同。吴鞠通继承叶氏之说，认为："伤寒阴邪也，阴盛伤人之阳也……温热阳邪也，阳盛伤人之阴也"（《温病条辨·上焦篇》）。根据寒温阴阳属性的差异和"阴盛则寒、阳盛则热"的病理机制，势必排斥寒邪致温。必须指出的是，叶、吴二氏以温邪为先导，分别创立的"卫气营血"和"三焦"辨证论治理论体系，被后世广泛应用于临床实践，迄今仍被奉为医界圣典。

问题之一是：规划版教材的温病病因是温邪还是六淫？现行版规划教材在第二章温病概念中首句明言："温病是由温邪引起的以发热为主症，具有热象偏重、易化燥伤阴等为特点的一类外感急性热病。"紧接着在第三章温病的病因与发病中，认为"温病的致病因素主要是四时'六淫'为患，即所谓'外感不外六淫，民病当分四气'……"前后联系，并非仅仅出现从"温邪"到"六淫"的概念置换，而且出现"温邪"与"六淫"并行而立，从而招致温邪是否为温病病因的困惑。因"主要"一词的使用，表明不仅是"六淫"而已，还有"次要"的其他病邪。

这就迫使我们不得不思考：①如果温病的病因既是"温邪"又是"六淫"，两者在形式逻辑上应属外延完全相等的同一关系，否则不能作并行表述，抑或"六淫"之外，又多出"温邪"一淫。但若加肯定，实与中医基本理论相悖，势必难以得到普遍认可。②假设给予赞同，就"六淫"而言，至少需是风寒暑湿燥热（火）皆可引起温病。但现行版规划教材一方面说："六淫中的风热病邪……等都统称为温邪"，以无可辩驳的文字提示六淫与温邪是概念上的属种关系，自我否定温病的病因（既是六淫又是温邪）；另一方面亦未对同属六淫的风寒、寒湿、燥凉等病邪可以致温进行足资征信的论证，更使六淫为温病病因的结论无法确立。至于是否存在除六淫之外的其他病邪，同样未予论及。故所谓"主要"当系强调之辞，似不必多加考析。

问题之二是：温邪概念的内涵和外延如何界定？尽管规划版教材在温病病因的认定上有前后不一的现象，从整体看来仍是温邪。毫无疑问，作为具有规范意义的教材，必须明确温邪概念的定义，借以揭示其内涵，并据此而划定外延，这应该是一门学科的最基本要求。然而令人遗憾的是，该书仅谓："六淫中的风热病邪、暑热病邪、湿热病邪、暑湿病邪、燥热病邪、伏寒化温的温热病邪等统称为温邪。此外，疠气、温毒、疟邪等也具有温热性质，仍属温邪范围"，此系温邪概念外延的划定。究竟何谓温邪，却仍无明确告知。我们只能从以上表述中辗转得知"温热性质"是温邪概念的内涵。也就是说无论哪种病邪，只要具备"温热性质"即属温邪。因此，如何辨识"温热性质"就成为判断温邪的前提条件。但同样令人遗憾的是，规划教材对此仍是未置一词。退而言之，即使不加以推敲地接受这一观点，并同意上述温邪所包括的具体病邪，则应分别讨论其个性特征，同时与所致温病相互对应，才能形成完整的温邪系统。另外，前一版规划教材于此亦有可议之处。例如：①暑湿病邪和疟邪皆为温邪之一，却不像其他温邪那样阐述致病特点。前者仅在讨论暑热病邪"易于兼挟湿邪"时顺带提及，而该邪致病为暑湿和伏暑，单邪引起二病仅此一者，为何不加突出？疟邪则通予忽略。而前一版规划教材《温病学·疟疾》则指出："疟疾的病因是疟邪。疟邪经按蚊传播感染于人。"又说："疟邪常兼风、寒、暑、湿等时令之邪而致病""瘴毒亦是疟邪中的一种。"可见疟邪不是单一病邪，本身亦非特具温热性质，为何归于温邪？由于无法解释疟邪，故现行版规划教材干脆把疟邪去除了。②前一版规划教材先谓"疠气……也具有温热性质，仍属温邪范围"；继云"疠气分为温热性和寒凉性两大类"；而在讨论温热性质的时行疫病所致霍乱病时，又将其分为属热的"暑湿秽浊疫病邪气"和属寒的"寒湿疫疠之气"。前后相继，反复出现"热中再分寒热"，其"温热性质"自然备受质疑。还要关注的是，前一版规划教材将疠气定义为"六淫邪气中具有强烈的传染性，并能引起播散、流行的一类致病因素"。此述，一则表明疠气不象风热病邪等那样是具体病邪，能否同位并列于温邪之下确有疑问；二则将"仍属温邪范围"的疠气归于六淫之中，坚持将温邪与六淫同义使用；三则明示疠气概念的内涵不是"温热性质"而是"传染性"，但传染性并非依赖于性质的寒温，岂非自我否定？至于疠气能否属于六淫及其本身是否具有传染性尚需另行探讨，暂置不论。③关于温毒病邪。首先，据前一版规划教材所述的定义和外延范围，温毒病邪实际是由被"统称为温邪"的风热病邪等致病后蕴结不解转化而成。因此，温毒病邪作为一类病邪的总称，不能与具体的风热病邪等致病因素同位并列。与此类似的湿热时毒（暑湿时毒），也不能与具体的湿热病邪和暑湿病邪等位并列。其次，该书还说温毒病邪致病"能引起流行"，其与疠气一样具有传染性，否则流行无从发生，是否的确如此，理当说明。最后，温毒病邪中仅风热时毒和温热时毒分别引起的大头瘟和烂喉痧，其余诸多时毒可致何种温病？若无，即形同虚设，实在没有提出的必要。

问题之三是：现行规划版教材对病因确认，前后表述是否含糊？在中医理论中，实际上存在两种病因概念：一种是内在主观性病因（审证求因之因），另一种是外在客观性病因（外在客观的六淫、疠气）。如教材在第三章第一节病因中认为："对温病病因的确认，是通过'审证求因'的方法实现的"，即所谓"受本难知，发则可辨，因发可知"。病邪作用于人体而产生疾病，以证候形式反映出来，外在的证候是致病因素与内在脏腑气血相互作用所产生的综合表现。这里的审证求因之因，既是内在主观性病因，也是"天人合一"的综合表现，即天之气、地之气与人之气合化的结果。六淫的寒化、热化有多种复杂的证候表现，寒邪与阴虚阳盛之体也可合化为热证，则教材何以独把伤寒之中的寒邪排除在外；另外，现行规划版教材把内在主观性病因—审证求因之因作为病因和外在客观性病因（六淫）混为一谈，表述模糊。一方面把外在客观性外因当作审证求因之因，如"风热病邪是多发于冬春季节的一种致病温邪"，"暑热病邪是指产生于夏季，……"等；另一方面又把审证求因之因当作外在客观性外因，如"风热犯卫""燥热犯卫"等证候表述中的病因，乃审证求因之因。

外在客观性病因—六淫（及疠气），是历代包括医家在内的仁人志士，依据外界客观存在的六气对人体观感所作出的客观抽象性表达。"中医对于病因的表达，从先秦时期的鬼神致病观开始，直至走出巫术控制，最终形成了关注大宇宙和小宇宙之间紧密关系的病因认识为止，中医病因学经历了从迷信到理性的漫长而艰难的演变，其间既有作为主体类化的病因（即审证求因）认识，也不乏真切可感的实物病因的探索"。这里的"真切可感的实物病因"，即为外在客观性病因，是人们在与大自然的长期斗争中经过"取类比象"而得出的。

六淫、疠气作为外在客观性致病因素，对外感热病的发生具有重要的作用，但不是唯一的决定因素，因此在临床必须加以辨别，否则如盲人摸象，各说各的。这种情况尤其反应在清代中期，直到今日仍在进行无所谓的争辨。现以柴中元在《热病衡正》中"剖析伤风谈寒温—温邪说质疑"和"关于温邪"为例加以说明。

关于病因。伤寒与温病的区别，时逸人认为："以恶寒轻而发热重、口渴者，为'温病'；反之，恶寒重而发热轻、口不渴者，为'伤寒'。"众所周知，伤风（感冒）的辨证，大体上分为风寒与风热感冒两型，前者习惯上称为小伤寒，后者则称为小风温，寒温之判的依据，主要就是从症状来分析，也就是看其是恶寒重于发热、口不渴，还是发热重于恶寒、口微渴（与脉象的浮紧、浮数等）。伤寒家遇风寒型感冒，说这是由寒邪所引起，故称为小伤寒，故治疗主以辛温解表；温热家遇风热型感冒，说这是由温邪所引起，故称为小风温，故治疗主以辛凉解表，这样的辨证论治，俱未有误。但从病因学角度来看，说风寒型感冒的病因是寒邪，说风热型感冒的病因是温邪，这种认识忽视了人体的应激作用，从果溯因，凭借主观，把病因与机体互相作用的反应全归之于外因，实际上是不正确的（而且是不统一的），如雷少逸就认为风温、春温等都是由寒邪所引起。伤风是外感病之一，《景岳全书·伤风》论证的首句就是："伤风之病，本由外感。"时逸人说："凡内热重之素因，如受外感，必患温病；内热轻之素因，如受外感，必患伤寒，阅者勿易其言"（《中医伤寒与温病》）。辨证求因的"证"，本是病原体与机体互相作用的反应，恂如时氏言，则伤风感冒之所以有寒热两型之表现，决定的因素主要是内因而不是外因，这与瘦人多火、肥人多湿，主要取决于机体的因素，似是同样的道理。

现代医学知道伤风的病因是病毒。吴又可曾将肉眼看不见的致病微生物统称为戾气，并认为鸡瘟病鸡，猪瘟病猪，一病自有一病的戾气，戾气因为种类颇杂，故又称杂气。从吴氏的病因学观点来看，伤风的病因是一种伤风戾气。中医称伤风戾气，西医称伤风病毒，中西医叫法不一，然名异而实同。故诚如祝味菊所说："寒温俱非致病之源。"气候之失调，不过是一种诱因，真正的病原是有形的言机之邪，即伤风戾气。但由于戾气致病与气候变化关系很大，气候如适宜于某种戾气繁殖，人就易患某种病；气候如不适宜于某种戾气生存，人就少患或不患这种病。加之伤风又每以冒风淋雨、受寒疲劳等为诱因，在科学不发达、戾气无从见的古代，就难免把诱因当病因，故古人认为伤风的病因是风邪、是寒邪（外因），而"邪之所凑，其气必虚"（内因），内外相合，其病乃作。故伤风治法，除了辛温解表，辛凉解表，又有益气解表、滋阴解表等多种……是因为这都是通过对机体反应状况的分析而用药，并不是依赖能杀灭或抑制寒邪、温邪的药物来取效。也正因为这样审证求因、辨证论治，用之于实践，可以有效，所以将外感病的病因直接归之于寒、暑、燥、湿、风五气的失常，成了历久相传之习惯。然论外感之病因，不能只讲五气，不讲戾气，如果抽掉戾气致病这一重要的中间环节，就难免有误把诱因当病因之失。

关于温邪。柴中元在《热病衡正》中指出：五气失常素称六淫，六淫是寒、暑、燥、湿、风、火。六淫之中，原无温邪之说，但自叶天士倡言"温邪上受"，"温邪"之说，遂大行于世。这样，六淫实际上是变成了七淫。如果说温邪本不在六淫之外（即包括暑邪、火邪而言），则暑邪、火邪、温邪、热邪，名目愈多，概念愈混，内涵重叠，定义混淆，此六淫原只五气，言六淫本已不通，今又添出温邪一项于中医病因学，实无裨益。人体对正常的气候变化，自能适应，若非太热、太寒、太湿、太燥，一般不足以干扰机体的调节及抗病能力，给戾气致病形成有利条件。

温暖的气候于人体最适，决不能像寒、暑、燥、湿、风那样刺激、干扰机体的正常生理活动而引起疾病。故称温为邪，谓"春月受风，其气已温"，"温邪上受"，"温邪夹风"，实比把风寒等诱因当病因的说法更属无稽。温热家所谓由温邪引起的温病，实际上无非是机体反抗戾气产生了应激亢进之表现，故即所谓小风温亦非真由温邪所引起，也非温邪夹风所造成，而实是风载戾气，吸入口鼻，犯肺为病。为病之后，因机体反应亢进，辨证属热，所以判断为"小风温"；如为病之后，机体反应不急亢，辨证属寒，就可以判断为"小伤寒"。 雷少逸鉴于感冒类病大都由冒风受寒疲劳等诱起，故认为风温、春温也是受寒邪所引起。诚如祝味菊所说："叶氏之视温热也，以为实有温热之邪也，以为温热之邪，于法宜用寒凉也。"故"其处方虽有前后缓急之法，而常用清凉，其揆一也。唯其主观以为温邪当凉，故曰：'虽在吴人阳微之体，亦当应用清凉'，明知阳微过清必死，故又曰'清凉到六七分，即不可过于寒凉，恐成功反弃也'。总是立名不正，遂令其言不顺"。祝氏认为：这是叶氏学说中最不可取部分，亟宜正之。惜此书流布不广，其说尚未为人们所注重。

从临床实践来看，由于温热家视外感病中机体应激亢进的热化症状，是病邪性质属温所造成，不是看作戾气与内热重之素因互相作用的机体反应，故不但视麻桂如蛇蝎（认为温邪化热最速，用之犯以温治温之戒），而且畏柴葛如虎（认为温邪最易伤阴，用之犯劫竭阴津之戒），用药自设藩篱，蹄子变窄，遂流于轻清平淡一支。实际上，麻桂、柴葛都是外感解表之要药，虽其温升之性于机体应激亢进及阴虚体质不相宜，但药用群队，方有相制，如果立法不误，只要妥为配伍（如麻黄杏仁石膏甘草汤以麻黄配石膏，一柴胡饮以柴胡配生地，就可用于治热病及阴虚之外感），而其宣郁热、散外邪之力，远非桑叶、薄荷、豆豉、豆卷类所可比。须知治寒则以麻黄配桂枝，治热则以麻黄配石膏，此是先人已效之成法。治阴虚犯感，辟拘经限药之非，以柴胡配生地；治应激亢进，或以柴胡配知、膏（如一柴胡饮），或以羌活合公英（如羌蒡蒲薄汤），则是后人别开生面之活法。然拘于温邪之说者，对麻桂、柴葛类药，常不敢轻用，其危言耸听，竟说："少用一剂柴胡即多活一人性命"，"弃而不用，亦保全性命之一道"（转引自《本草害利》）。其于辛凉之解表药畏之若是，则于辛温之品，可知矣！另外，又每将小风温之治，如桑菊饮，银翘散类之药法，竟移作为一切温病初起之治规，此所以陆九芝有"伤寒一证，至天士而失传；温热一证，亦至天士而失传"之激言也。

三、伤寒温病发病过程之争

外感热病的病因为六淫、疠气，其中六淫所导致的外感热病，因六淫的特性差异而有不同的证候表现。外感热病的发生，必然受到体质因素的影响而产生不同的变化。因此，无论是寒邪或是热邪所导致的外感热病，均可因疾病发生转化，出现相类似的证候。疠气也是一种致病因素，且传染性较强，多由四时不正之气、天行疫病之气而致，导致外感热病的主要病机是外邪入侵人体，正气与之相搏而发热，或因热毒充斥体内而发热。

外感热病的发生，可因六淫特性的差异而有所不同。在六淫之中，以寒邪与热邪所致的外感热病，其证候表现、传变过程、辨证用药与后期证候特点，为寒温之争的主要重点。在外感病初起，寒邪与热邪所形成的证候表现，存在着是否皆有恶寒的疑惑。在《伤寒论》第6条提到"太阳病，发热而渴，不恶寒者，为温病"。针对"不恶寒"，后世诸多医家将其解释为"微恶寒"，认为温病初期，也可以有微恶寒的表现，并且根据"有一分恶寒，必有一分表证"的观点，认为温病在卫分证有恶寒的证候，因此归类为表热证。然而温病的恶寒，又不及太阳中风的恶风，以及伤寒的恶寒之势。因此，感受温热之邪的外感病是否有恶寒的表现，也成为寒温之争的焦点之一。

首先，就病因而言。寒性具有收引、凝滞的特点。故寒邪侵犯肌表，卫气受遏，可使其失去温分肉、充皮肤、肥腠理、司开阖的生理功能，因而导致了恶寒的发生。然而，温病温邪，触犯肌表。但温热邪气，并无收引、凝滞之性质，因而不会造成卫气的闭郁，所以温病"不恶寒"是成立的。此时，外感热病表现特点应为《伤寒论》第182条"身热，汗自出，不恶寒，反恶热也"。

其次，就病位而言。寒邪所致的外感热病，病位在肌表，而热邪所致外感热病，病位不在肌表。根据叶天士与吴鞠通"温邪上受，首先犯肺""凡病温者，始于上焦，在手太阴"的观点，可知温病初起病位在肺，并非肌表，故不应将其归为表热证，其表现当属肺热证。且《温热论》中提到"温邪则热变最速，未传心包，邪尚在肺，肺主气，其合皮毛，故云在表"。故此处的"表"可以理解为相对于气营血分之"里"而言，并非指邪犯肌表的表证。因此，感受热邪，若有恶寒的证候，其可能原因是外感温邪而夹有寒邪，或因内发之温病兼感外寒，以及湿热邪气所致的温病，此时才会出现恶寒的表现。

外感热病的病理变化，可因外邪的特性以及机体的体质、失治误治等因素，而发生从寒而化与从热而化的传变。若感受寒邪，且素体阳虚阴盛者，以寒证为主；若感受寒邪，但素体胃阳旺盛，以及阴虚阳亢与感受热邪者，其传变则以热证的表现为主。但外感热病最后的转归，可分为病愈以及病势恶化两种趋势。

外感热病的后期，或有传变，或未传变，最后因本身正气恢复得以抗邪，或是治疗得宜，病情逐渐好转而病愈。此时患者体温逐渐恢复正常，神清气爽，脉象和缓。然而，在外感热病后期，若因治不及时，可导致伤阴、伤阳以及阴阳俱伤的变证。且无论伤寒还是温病，在整个发病过程中均有伤阳、伤阴与寒化、热化之变。

外感热病可因所感受外邪特性的不同和感邪途径的差异以及体质不同等因素，始得病时初起证候上有着明显的差异，但当进入发病中期时，无论所感之邪为何，其主要表现皆以热势的偏盛和阳明经腑的证候为主，故在此一时期，有许多共同点。外感热病的极期，因热入营血，以动血、神昏为主要表现。外感热病的后期，由于有寒邪伤阳与温邪伤阴的不同发病特点，致使伤寒多以脾心肾的阳虚为主，温病则以下焦肝肾之阴大伤，导致的亡阴失水证为主。但二者之间，可因"阳盛则热，阴盛则寒""阴虚则热，阳虚则寒"的转换，或因温邪兼夹它邪的因素，所以彼此之间可出现互同的证候表现。

将外感热病的病因以狭义的寒温加以分类，外感热病初起时，伤寒为寒邪袭表所致，其主证以外感寒邪的表证为主；温病为温邪从口鼻入，因其主要侵犯肺，故以肺热证为主。但伤寒可因失治或误治以及阴虚阳盛的体质因素，致使邪气入里而化热，故感受寒邪者也可能出现邪热壅肺的麻黄杏仁甘草石膏汤证。而吴鞠通在《温病条辨》上焦篇提出的"太阴风温、温热、瘟疫、冬温，初起恶风寒者，桂枝汤主之。但热不恶寒而渴者，辛凉平剂，银翘散主之"。此条引起后世极大的争议，暂且不论桂枝汤适宜与否，但在《温病条辨》的自注条文提到：恶寒乃因温自内发，风寒从外搏，成内热外寒之证所致。因此，温病可以兼感寒邪而出现表证（笔者认为，此乃温邪与阳虚阴盛之体质合化而出现的从寒而化征象）。所以，外感热病在初起阶段，其病邪性质和主要病位虽然并不相同，但也可因疾病从寒而化、从热而化的转变以及外邪兼夹，而出现相同的病位与病性。

随着病邪的深入，寒邪入里化热，此时伤寒与温病的证候一致，皆以热象为主要特征。因此，外感热病中期都会出现里热炽盛的表现，或因邪阻气机致使气机不利的气郁表现。若邪更深入，则可因热盛而动血，或因热扰心神，出现神志异常，甚至可导致热闭心包等表现。在《伤寒论》中认为热扰心神，多属于阳明的证候，而温病则认为此时热在营血分，但不论导致神昏的病位为何，其主要病理表现皆由里热炽盛所致。

由于寒邪耗伤阳气，且阳虚阴盛者可直中三阴，故伤寒的后期在病理上表现以寒为主，临床上以阳虚证候为主要表现。但若因患者阴虚阳盛致使寒邪化热，以及邪热太盛从热而化，虽伤于寒邪，也可出现热盛动血扰神与阴伤证的证候。如少阴热化证与《伤寒论》第227条"脉浮，发热，口干，鼻燥，能食者则衄"。第210条"夫实则谵语，虚则郑声。郑声者，重语也；直视谵语，喘满者死，下利者亦死"。温病主要由热邪所致，因热邪易耗伤阴液，故多表现为阴虚与热盛动血神昏的证候。但温病也可因邪热内闭、瘀血内阻，或因阳气大伤，热从寒化，或热盛耗气，过用寒凉，最终导致伤及阳气，甚则阳脱。故外感热病的后期，以阳虚和阴虚为主要病理表现，甚者出现阴阳俱虚。

《伤寒论》第6条云："太阳病，发热而渴，不恶寒者，为温病。若发汗已，身灼热者，名风温。风温为病，脉阴阳俱浮，自汗出，身重，多眠睡，鼻息必鼾，语言难出。若被下者，小便不利，直视失溲。若被火者，微发黄色，剧则如惊痫，时瘛疭。若火熏之，一逆尚引日，再逆促命期。"从误治后的病证加以分析，由于误治或失治，致使邪入厥阴。若热入手厥阴心包，则可看到多眠睡、鼻息必鼾、语言难出的证候。若热动足厥阴肝风，则见直视惊痫瘛疭的表现。但对于温病后续的治疗、机理以及传变，仲景并无详细的论述。故温病学家在此一基础上，根据其临床经验，增加了对营血分的认识，而上述的这些证候与温病热入心包、扰动肝风的表现相同。因此，伤寒与温病此时的表现，皆与厥阴经相关。

厥证为厥阴病的主要表现，不论是伤寒还是温病，厥证的主要病位皆以手足厥阴经为主。伤寒的厥证主要表现在厥阴病，而温病的厥证则出现在营血分证时期。而厥证依其属性，可分为寒厥以及热厥二类，热厥为阳盛（热盛）阴虚而致阳盛格阴的真热假寒证，寒厥则为阴盛格阳的真寒假热证。

寒厥者，因阳气虚衰，卫外不固所致，其表现为大汗出（汗出热不退）、内拘急、四肢疼痛、大下利、下利厥逆而恶寒。而热厥者，则因热邪内闭，阳气因内闭不能外达所致，表现为发热、手足厥冷、口渴欲饮、舌红苔黄、指头寒、嘿嘿不欲饮食、烦躁（轻证）；脉滑而肢厥、口渴、汗出（里热未结）；腹满痛、不大便（里热已结）等证候。寒厥与热厥，在伤寒与温病中皆可发生。且不论是寒邪或者热邪，所导致的外感热病，皆可因阴阳气不相顺接，而发生手足逆冷的厥证表现。诚如吴鞠通关于邪入心包、舌蹇肢厥的注文中提到的："厥者，尽也。阴阳极造其偏，皆能致厥。伤寒之厥，足厥阴病也。温热之厥，手厥阴病也。舌卷囊缩，虽同系厥阴现证，要之，舌属手，囊属足也。盖舌为心窍，包络代心用事，肾囊前后，皆肝经所过，断不可以阴阳二厥，混而为一……再热厥之中，亦有三等：有邪在络居多，而阳明证少者……有邪搏阳明，阳明太实，上冲心包，神迷肢厥，甚至通体皆厥……有日久邪杀阴亏而厥者……"然而伤寒与温病之厥，并非仅只有足厥阴病，或为手厥阴病。如伤寒热厥出现烦躁的手厥阴心包表现，在温病也可出现热动肝风足厥阴肝的表现，故手足无绝对之分。且温病可能因阴液大伤，阳无所依，或为阳气大伤而外脱，因此导致寒厥的发生，伤寒也有寒厥与热厥的不同表现，故伤寒与温病之厥并非绝对的不同。

外感热病的后期，除阴阳的不足外，随着病邪的深入，可见到寒厥以及热厥的证候。寒厥以阳伤为基础，热厥则以阴伤为基础，其特征为"厥者必发热，前热者后必厥，厥深者热亦深，厥微者热亦微"。包括伤寒的热厥证与温病的营血分证，主要表现为发热与四肢厥冷并见，依其轻重又可分为发热，手足厥冷，口渴欲饮，舌红苔黄，指头寒，嘿嘿不欲饮食，烦躁的轻证；或为身灼热，神昏不语或昏愦不语，舌蹇肢厥，舌红绛，脉细数或便不通的重证；或为手指蠕动或瘛疭，神倦心悸，身热肢厥，舌干绛而萎，脉虚的动风重证。

综上所述，在外感热病的发病过程中，不论伤寒抑或温病皆是由浅及深，其病因特性虽有不同，疾病初起部位各有差异，外感热病的初期表现也存在些许的差异。但随着疾病的演变，外感热病可以出现相同的病理表现。而疾病的后期，可因外邪特性的不同，以及患者阴阳偏盛偏衰的差异，而有不同的表现，但整体上仍是以虚为主。

外感热病的伤寒温病发病过程之争，多表现在首先侵犯之部位、入里化热化寒、传变规律的各自表述不同，因而产生了巨大争议，而争议的原因仍在于不明白寒邪、温邪与体质之间的寒化、热化，且在发病过程中因伤阴、伤阳的不同，而继续存在病理上的寒化和热化问题。这种情况自清代中期起，直到今日仍在进行激烈的争辩。现就柴中元论"温病不都先犯肺"和"略评吴鞠通'寒温始终不同'"为例，加以详细说明。

①温病不都先犯肺：《温热论》开宗明义就提出了"温邪上受，首先犯肺"之说，吴鞠通又宏其义而敷扬之，谓："凡病温者，始于上焦，在手太阴。"嗣后这一论点就为该派所公认，并成为当今之通论，如作为全国统一教材的《温病学》（南京中医学院主编．温病学，全国高等医药院校试用教材），释"首先犯肺"条之义说："本条为论证温病证治的总纲。条文首先概述温病的发生发展机理。"但众所周知，叶氏之《温热论》，至少是统风温、湿温二者而言。吴氏之所谓温热病，则有风温、温热、瘟疫、温毒、暑温、湿温、秋燥、冬温，温疟九种之多。从现代医学病名来看，叶吴之所谓温病，至少包括了下列一些疾病："流感""脑炎""肠伤寒"肺炎、猩红热、中暑、疟疾、"黄疸肝炎"、腮腺炎、痢疾等。此外，流行性出血热，钩端螺旋体病等，一般也认为属于叶吴所说之温病范畴。按照"南方无真伤寒，都是温热"的说法，叶吴之所谓温热病，包括甚广。然上述疾病，除了"流感"等少数呼吸器病是首先犯肺外，像"乙脑""黄疸肝炎""肠伤寒""出血热"等，根本就不是首先犯肺的。谢诵穆认为温病大体可分为肺系温病与胃系温病二大类，而"温邪上受，首先犯肺，逆传心包，此十二字者……仅为犯肺温病之纲领，决不能包括湿温等胃系温病，以肺系温病之纲领，兼统胃系之温病，谚所谓张冠李戴，泾谓不分也"。祝味菊就《温热论》也说："风行一时，深入人心，以盲引盲，贻误滋多"，"吾人就该篇而论，允宜明辨其瑕瑜而不可盲从也"。余谓《温热论》之不可盲从"首先犯肺"说，最为第一。我们如震摄于天士威名，唯随众喧喝，人云亦云，对此不明辨其是非，竟把它当作为温病初起之普遍规律看，就难免会用治肺之方药，去治与肺无关之热病，这样，能不贻误病机亦几稀矣！又安可望在初起阶段即收截断逆转之效哉！

若外感热病果真都是"温邪上受，首先犯肺"，则"或透风于热外；或渗湿于热下，不与热相搏，势必孤矣"。是病不应再加重，何以会"辛凉散风，甘淡驱湿，若病仍不解，是渐欲入营也"？原因不外两个：一是病本不关肺而以治肺方药治之，无的放矢；二是杯水车薪，病重药轻，所以主观上希望风与热相离，病即向愈，而客观上从卫入气，入营入血，仍然步步加重。说明叶氏治温病，亦常事与愿违，惟彼不自知，故仍以"首先犯肺"立说以诲人。惜乎！被王孟英等奉为圭臬之《温热论》竟开首即错，此客观之事实，无庸为贤者讳。故吾人治外感热病，"不得以首先犯肺，以印定后人眼目"，否则必有"理论与实际脱节的舛误"，"如外感初起，并无呼吸器的症状，一概认为在手太阴，未免无的放矢"。时逸人的这些说法，无疑是正确的。

②略评吴鞠通"寒温始终不同"：《温病条辨》说："伤寒由毛窍而入，自下而上，始足太阳。足太阳膀胱属水，寒即水之气，同类相从，故病始于此。治法必以仲景六经次传为祖法。温病由口鼻而入，自上而下。鼻通于肺，始手太阴。

太阴金也，温者火之气，风者火之母，火未有不克金者，故病始于此，必从河间三焦定论。"意思是说：伤寒是感受寒邪而致，温病是感受温邪而致，二者在病因上有不同；伤寒始于足经，自下而上，温病始于手经，从上而下，二者在病理上也有不同；伤寒分证必按六经定法，温病分证必从三焦定论，二者在辨证上也是有不同。既然病因、病理、辨证等方面都不同，治疗自然亦不同。鞠通认为上述种种之不同，不是初异后同，而是始终对立。所以，他在中焦篇仍然强调"彼此对勘"。我们知道，仲景治阳明病主以白虎、承气，鞠通治阳明病也用白虎、承气。在伤寒化热，传入阳明之后，实际上已没有什么寒温之不同了。但鞠通不承认这一事实，认为仲景之运用白虎承气是治伤寒，而他的运用白虎承气是治温病，他说："伤寒伤人身之阳，故喜辛温甘温苦热，以救其阳；温病伤人身之阴，故喜辛凉甘寒甘咸，以救其阴。"他为了说明阳明病阶段仍有这种区别，所以特地减少大承气汤中厚朴的剂量，并加注指出："厚朴分量不似《伤寒论》中重用者，治温与治寒不同，畏其燥也。"鞠通不但认为在到了同样用大承气汤治疗阳明腑实证的时候，仍有"治寒治温之不同"（厚朴温燥，鞠通认为治伤寒之阳明腑实可以重用，治温病之阳明腑实则不可重用），而且，在外感热病到了末期，邪入少阴，出现癸水受伤、脉见结代的时候，仍有寒温之不同，所以他说：治温病之运用复脉汤，应当"去参、桂、姜、枣之补阳，加白芍收三阴之阴，故云加减复脉汤。在仲景当日，治伤于寒者之结代，自有取于参、桂、姜、枣，复脉中之阳；今治伤于温者之阳亢阴竭，不得再补其阳也"。鞠通之所以制加减复脉汤一方，并减少大承气汤中厚朴之用量，其目的都是为了区别寒温之异治，这种做法，充分地反映出了他"寒温始终不同"的观点。

鞠通在《温病条辨》中曾多次提及《伤寒六书》，并加以抨击，实际上对寒温异同的看法，陶节庵到是对的，而"寒温始终不同"的观点，倒是错的。陶氏认为：寒温之异，在表证不在里证。他说："交春分至夏至前，有头痛发热不恶寒而渴者，为温病，用辛凉之药微解肌。……里证见者，用寒凉之药急攻下。若误下之，未必为害，误汗之，变不可言，当须识此。……治法同表证不与正伤寒同治法，里证治相同"。"夏至后有头疼发热不恶寒而渴者，此名温病，愈加热者为热病，止用辛凉之药解肌，不宜大发汗。里证见者，……急攻下。表证不与正伤寒同法，里证治相同"。"立秋至霜降前，有头痛发热不恶寒，身体痛小便短者，为湿病，亦用辛凉之药，亦不宜大发汗。里证见者，用寒凉药急攻下。表证不与正伤寒同治法"。这是具有一定见地的。伤寒初起见表证时，宜辛温解表以解肌；温病初起见表证时，宜辛凉解肌。所以陶氏说温病表证不与正伤寒同治，寒温二派对这一点很少异议。但对里证是否亦与正伤寒同治，则鞠通与陶氏之见解，是有出入的。实际上，伤寒由太阳而传入阳明，表证罢而里证见，这时与温病不见表证而只见阳明里证者，病机实无二歧，故陶氏温病里证治法与伤寒同的说法是正确的。这一观点，连章虚谷及金寿山氏都表赞同，章氏说："温病初起，治法与伤寒迥异。伤寒传里，变为热邪，则治法与温病大同。"金氏也说："伤寒与温病治法之异，主要在初起见表证时。”所以，鞠通“寒温始终不同”的观点，是难以令人苟同的。

鞠通为了人为地将寒温始终相对立，著书好寒温对峙立论，在《温病条辨·凡例》中，他说：“《伤寒论》六经由表入里，由浅及深，须横看。本论论三焦由上及下，亦由浅入深，须竖看，与《伤寒论》为对待文字，有一纵一横之妙。”实际上也未必。我们知道《伤寒论》的阳明病，有太阳阳明，少阳阳明，正阳阳明之不同，所谓正阳阳明，就是阳明本经自病。而温病的阳明病，也不一定都是先从太阴肺经传来的，如鞠通最崇拜的叶天士，就说“夏暑发自阳明”。鞠通自己也说有“湿热受自口鼻，由募原直走中道”的。所以，同样的外感热病，同样的发自阳明，同样的以白虎、承气为主方，在这种无不同可分处，硬分出寒温异治之不同来，实在是毫无意义的。

鞠通之误，误在不知伤寒六经须分传、中。须知所传俱热、所中俱寒，如果说阳明中寒证以及寒邪直中少阴诸证，与温病的阳明证、少阴证要对看，在这一基础上，说：“伤寒伤人身之阳，故喜辛温甘温苦热，以救其阳；温病伤人身之阴，故喜辛凉甘寒甘咸，以救其阴”，则自无可议。然鞠通不分传中，认为六经诸证，病即热化，邪仍属寒，在到了同样用大承气汤的时候，仍寒温对勘，并减轻厚朴用量以示寒温之异治，这种做法，纯系人为，不合事实。明乎此，则于少阴温病、邪退正虚、脉见结代而需要运用复脉汤时，是否必须去掉参、桂、姜、枣，实大可不必受“寒温始终不同”观念之束缚。须知阴阳有互根之理，热病后期，在邪退正虚，脉见结代之际，心之阴阳每多不足，故仲景复脉养阴养阳，两不偏废。当然，鞠通之加减复脉汤，对于阴伤偏多，并有余热、虚热者，酌加知母之类，固亦合适。但若谓原系伤寒，故复脉可用参、桂、姜、枣，原系温病用复脉即当去此，则大谬。至于鞠通治伤于温者之阳亢阴竭，在热邪尚盛之际，不用大补阴丸、滋阴地黄丸诸法而竟投加减复脉汤之纯补，亦未免过泥于养阴敌阳、壮水制火之说。然凡此之类，不胜枚举。柴中元又另著《温病条辨百误》以详驳之，故此不复多作详述。

四、伤寒温病的证治争议多，方药互补争议少

1. 伤寒温病证治

伤寒三阳病，病邪初起在太阳，属于表证。由于表证可分为表实与表虚二类，因此治法上，伤寒表实以麻黄汤解表发汗，宣肺平喘；中风表虚则以桂枝汤解肌祛风，调和营卫；表郁轻证则使用桂枝麻黄各半汤、桂枝二麻黄一汤、桂枝二越婢一汤小发其汗，使在表之邪随汗而解。对于太阳腑证，则用化气利水的五苓散，以及活血逐瘀泄热的桃核承气汤、抵当汤（丸）。

阳明病的证候，主要为热证与实证，其治法以清热法与下法为主。针对阳明热证初起，热扰胸膈，使用栀子豉汤，以清宣郁热；阳明胃热弥漫，表里热盛，

用白虎汤辛寒折热,若胃热弥漫,气津耗伤则加人参,以益气生津;阴伤水热互结,则以猪苓汤滋阴清热利水。阳明实证以下法为治疗原则,故热盛津伤、津伤化燥成实的阳明腑实证,以三承气汤泄热通腑;若因胃强脾弱,津液偏渗所致的脾约证,则以麻子仁丸润肠滋燥缓通;津枯便结的实证,以蜜煎方或猪胆汁导便。

少阳病主要因少阳枢机不利所致,其病位既不属于太阳之表,又不属于阳明之里,亦非有形实邪阻滞所致,故少阳病不可使用汗吐下法,应以小柴胡汤和解少阳为主。

伤寒三阴病以脾心肾阳虚为主,故对于三阴病的证治,应以温里助阳、散寒通脉为主。太阴病以脾阳虚衰、寒湿不运为主,故应温中散寒、健脾燥湿,轻者以理中汤加减,重者以四逆辈加减。若因脾阳虚寒,湿邪内盛,导致太阴寒湿发黄,则应温中散寒利湿退黄,视寒湿轻重,选用茵陈五苓散、茵陈术附汤以及茵陈四逆汤。少阴病可分为心肾阳虚的寒化证与心肾阴虚的热化证两大证候。对于少阴寒化证,需以扶阳抑阴为主要原则,并根据阴寒内盛程度的差异,以及证候表现的不同,选用四逆汤、通脉四逆汤、白通汤、白通加猪胆汁汤、真武汤、附子汤等方。少阴热化证则以育阴清热为主,黄连阿胶汤为代表。针对少阴经因客热、客寒、虚热上炎所致的咽喉痛,分别使用清热解毒、开咽利喉的甘草汤、桔梗汤、温经散寒、涤痰开结的半夏散及汤,滋润肺肾、清退虚热的猪肤汤。厥阴病的证候种类较多,如木邪乘胃犯脾,寒热相格,脾胃升降失常,上热下寒,正虚阳郁等,均可导致寒热错杂证。故有清上温下、安蛔止痛的乌梅丸,苦寒泄降、辛甘通阳的干姜黄芩黄连人参汤,以及清上温下、发越郁阳的麻黄升麻汤。厥阴寒证中的血虚寒凝者,用当归四逆汤以温经散寒、养血通脉;肝寒犯胃,浊阴上逆者,用吴茱萸汤以温降肝胃、泄浊通阳。厥阴热证肝热迫肠,湿热壅滞,以白头翁汤凉肝解毒、清热止利。对于厥逆证,寒厥者用回阳救逆的四逆汤,热厥者用白虎汤或承气汤。

伤寒热病初愈,可因调养不当或因余热耗伤气阴,而出现瘥后劳复的证候。依据不同的证候,可选用枳实栀子豉汤、小柴胡汤、牡蛎泽泻散、理中丸、竹叶石膏汤等方随证施治。在六经病的传变过程中,由于患者体质差异等因素,尚有许多不同的证型、兼证与变证,故仲景以"观其脉证,知犯何逆,随证治之"为治疗原则。

温病初起的卫分证与伤寒表证不同,温病的卫分证属热,因此清凉之品为卫分证的用药特色。叶天士所提出之"在卫汗之可也",非伤寒的发汗解表之法。温病的"汗之可也",其主要目的并非在于发汗,而在于使闭郁的气机得以宣发,故用药后不一定有汗出的表现。诚如蒲辅周所说"温病最怕表气闭郁,热不得越;更怕里气郁结,秽浊阻塞;尤怕热闭小肠,水道不通"。何廉臣《重订广温热论》提到"发汗法为治温热病之一大法也,其大要不专在乎发汗,而在开其郁闭、宣其气血"。因此,热邪犯肺兼有寒邪而恶寒者,此为肺热兼表寒,治宜清宣肺热兼以解表,可用银翘散原方;若无恶寒者,则宜银翘散去荆芥、豆豉。热邪犯肺,咳嗽明显者，选用辛凉轻剂桑菊饮，以清热宣肺止咳。除上述热邪犯肺之清宣肺热的方法外，由于所感受的外邪的不同，因此有不同的证候与治法。如湿温初起，邪郁肌表，气机失畅者，宜疏化肌表湿邪，方选藿朴夏苓汤。暑邪初起，为阳明气分证，因无表证，可予白虎汤，清暑泄热。夏月伤寒者，为暑湿兼外感寒邪，宜解表清暑，方用新加香薷饮，若无恶寒者可去香薷。燥伤肺津者，宜清热润肺生津，方选桑杏汤，或用桑菊饮加沙参、麦冬、梨皮等；若兼恶寒，则为燥伤肺津，兼有表证，治宜清热润肺生津解表，方用杏苏散。

气分证为邪热入里，里热炽盛，故以寒凉之品清泄里热为重点，使津液得存，避免病情加重而入营血分。清气分热的方法包括清气泄热法、通下逐邪法、和解祛邪法、祛湿清热法等。对于邪热壅肺者，宜清热宣肺，方选麻杏甘石汤。热扰胸膈者，宜透泄邪热、宣展气机，方用栀子豉汤、清心凉膈散。胸膈痰热者，宜小陷胸汤。阳明气分热盛者，清气分之热，方用白虎汤。若见腑实证、或腑实证与他证并见，宜苦寒攻下，方选承气汤；对于气分湿热证，则宜清气化湿，方用苍术白虎汤。温病阳气外脱者，则属气分虚证，宜用甘温辛热之品以回阳固脱，如参附汤。若为津伤气脱者，宜用甘酸甘温之品以补气敛阴，如生脉散。

营分证的用药特点在于凉营养阴，并佐以清热清透之品，使入营之邪能从气分透出而解。对于营分证的用药，宜凉中有透、清中有滋，方选清营汤。热闭心包者亦属营分证候，若为痰热内闭心包，宜清心开窍、清热化痰、辛香透络，如安宫牛黄丸、紫雪丹、至宝丹；若为湿热蒙蔽清窍，宜芳香辟秽、豁痰开窍、清热化湿，如苏合香丸与菖蒲郁金汤。

血分证的用药特点在于凉血养阴、清热解毒、活血化瘀，使血热得清、瘀血得散。若热毒入血，阴伤出血者，宜犀角地黄汤。若下焦蓄血者，宜桃核承气汤；热入血室者，宜小柴胡汤加桃仁、丹皮、犀角等。

温病的发展过程中，可出现动风以及阴液耗伤的证候。动风证可分为热盛扰动肝风与真阴亏虚，虚风内动二者。热扰肝风者，用甘苦酸寒之品，以凉肝解痉、透热养阴，如羚角钩藤汤。虚风内动者，用咸寒酸甘之品，育阴潜阳，滋水涵木，如三甲复脉汤、大定风珠。由于热邪伤阴，因此温病发展过程中，阴液的耗伤最为常见，有滋养肺胃津液、滋补肾阴、增液润肠等方法。

综上所述，伤寒与温病的证治虽各有不同，争议较多，但仍可以统一认识的。前人谓伤寒与温病"其始异，其终同"。其始异：是指伤寒之始宜辛温发汗，温病之始宜辛凉透表。其终同：是指伤寒传至阳明为实热病证，阳明病相当于温病的气分证，两者治法自然可以相同。必须指出的是温病忌汗，如《温病条辨·汗论》曰："温热病断不可发汗"，叶天士在《幼科要略》中备注"夫风温、春温忌汗"。温病学派认为温热之病最易伤津，故忌发汗，但叶天士又云"在卫汗之可也"，此言"汗之"不是发汗之法，而是指通过治疗让病人汗出而热解，即前人所谓"温病忌汗，最喜汗解"之义。故叶天士在《温热论》中又曰："救阴不在血，而在津与汗。"温病的本质为郁热，邪遏气机，阴阳不能敷布津液，或热伤阴，无以作汗。故温病的治疗当以透邪、清热、养阴为主，令邪外达，气机调畅，阳气得以宣发，阴液得以敷布，阴阳调和，方能阳蒸阴化而为汗，是不发汗而发汗也。柴瑞震通过对《伤寒论》的序及条文、方药的解释和剖析，发现《伤寒论》一书所讨论的内容，最主要的应是温热病变的辨证论治部分，认为风寒外感之伤寒是言其始，温热病变则言其终，《伤寒论》实为一部"温病证治"的专著。

2. 伤寒方在温病中的应用

在《伤寒论》太阳病篇方药的应用中，也有以太阳病热化为主的方药。如温邪侵入气分，邪热壅肺作喘者，可予麻黄杏仁甘草石膏汤以清热宣肺平喘。温病瘀热血互结的蓄血证，可用桃仁承气汤或抵当汤清热活血化瘀。《温病条辨》下焦篇"少腹坚满，小便自利，夜热昼凉，大便闭，脉沉实者，蓄血也。桃仁承气汤主之，甚则抵当汤"。热扰胸膈，心烦懊憹者，宜用栀子豉汤以清宣郁热。痰涎壅盛者，予瓜蒂散。《温病条辨》上焦篇"太阴病，得之二三日，舌微黄，寸脉盛，心烦懊憹，起卧不安，欲呕不得呕，无中焦证，栀子豉汤主之"。"太阴病，得之二三曰，心烦不安，痰涎壅盛，胸中痞塞，欲呕者，无中焦证，瓜蒂散主之"。中焦篇"下后虚烦不眠，心中懊憹，甚至反复颠倒，栀子豉汤主之；若少气者，加甘草；若呕者加姜汁"。风温肺胃热壅，下迫大肠，以葛根芩连汤加减；邪热入里与痰相结于胸脘，而为痰热结胸者，以小陷胸加枳实汤清热化痰开结。温病也用桂枝汤，《温病条辨》首条"太阴风温、温热、瘟疫、冬温，初起恶风寒者，桂枝汤主之，但热不恶寒而渴者，辛凉平剂银翘散主之"。其内容虽引起后世的争议，但在下焦篇"温病解后，脉迟身冷如水，冷汗自出者，桂枝汤主之"。此处与《伤寒论》中"病常自汗出者，此为荣气和。荣气和者，外不谐，以卫气不共荣气谐和故尔。以荣行脉中，卫行脉外。复发其汗，荣卫和则愈，宜桂枝汤"，使用桂枝汤小和之，其意义相同。叶天士亦有用桂枝汤治阴虚风温者，《临证指南医案·风温》第十案"某阴虚风温，气从左生，桂枝汤加花粉、杏仁"。

《伤寒论》阳明病的方药在温病中应用最广泛。如温病阳明气分热盛者，用白虎汤清热；津气耗伤者，以白虎加人参汤清热益气生津。《温病条辨》上焦篇"太阴温病，脉浮洪，舌黄，渴甚，大汗，面赤，恶热者辛凉重剂白虎汤主之"。"形似伤寒，但右脉洪大而数，左脉反小于右，口甚渴，面赤，汗大出者，名曰暑温，在手太阴，白虎汤主之。脉芤甚者，白虎加人参汤主之。"热入阳明，见阳明腑实证者，用承气汤攻下热结。阳明温病湿热郁蒸发黄者，方选栀子柏皮汤、茵陈蒿汤，清热利湿退黄。《温病条辨》中焦篇"阳明温病，不甚渴，腹不满，无汗，小便不利，心中懊憹者，必发黄。黄者，栀子柏皮汤主之"。"阳明温病无汗，或但头汗出，身无汗，渴欲饮水，腹满，舌燥黄，小便不利者，必发黄，茵陈蒿汤主之"。

《伤寒论》少阳病的方药在温病中的应用，以小柴胡汤为主，可用于少阳疟证无中热阴伤，寒重而热轻者。《温病条辨》中焦篇"少阳疟，如伤寒证者，小柴胡汤主之"。

太阴病主要以脾阳虚弱、寒湿内盛的证候为主,此点虽与温病的特点不同。但在湿温病中,若因素体脾阳不足,湿邪偏盛时,也可使用理中汤。

《伤寒论》少阴病方药应用虽以少阴寒化为主,但少阴温药在温病的过程中仍有诸多的应用。温病的病程中,可因素体中阳不足,或过用寒凉药,或湿温邪气邪从寒化等因素,因而伤及阳气,导致心肾脾阳气衰微,则可用四逆汤、真武汤等。温病后期,若伤及阳气,导致里虚下利者,可用桃花汤以温阳固脱、涩肠止利。《温病条辨》下焦篇"温病脉,法当数,今反不数而濡小者,热撤里虚也;里虚下痢稀水,或便脓血,桃花汤主之"。温病与少阴病热化者,皆有肾阴虚心火旺的不寐证,可用黄连阿胶汤以滋阴清热、交通心肾。《温病条辨》下焦篇"少阴温病,真阴欲竭,壮火复炽,心中烦,不得卧者,黄连阿胶汤主之"。伤寒少阴病虚火上炎,以及客热导致咽喉的疼痛,与温病的咽痛机理一致,故均可用猪肤汤治疗阴虚咽痛;热邪导致的咽痛,可用甘草汤、桔梗汤;若生疮者,予苦酒汤。《温病条辨》下焦篇"温病少阴咽痛者,可予甘草汤;不瘥者予桔梗汤""温病入少阴,呕而咽中伤,生疮不能语,声不出者,苦酒汤主之"。

《伤寒论》厥阴病方药在温病中的应用,以热证用药为主。湿热下利便脓血者,用白头翁汤以清热解毒止利。若便血不止,导致气随血脱,症见面色苍白、汗出肢冷、体温骤降、脉微细等阳气暴脱证候,此时以益气救阴固脱为主,可予独参汤、参附汤、黄土汤。《温病条辨》中焦篇"内虚下陷,热利下重,腹痛,脉左小右大,加味白头翁汤主之"。下焦篇"噤口痢,热气上冲,肠中逆阻似闭,腹痛在下尤甚者,白头翁汤主之"。温病若见吐蛔者,予椒梅汤,寒温并用,安蛔止痛。《温病条辨》下焦篇"暑邪深入厥阴,舌灰消渴,心下板实,呕恶,吐蛔,寒热,下利血水,甚者声音不出,上下格拒者,椒梅汤主之"。

对于温病后期余热未清,气阴两伤者,可予竹叶石膏汤以清热和胃,益气生津。温病愈后中焦阳虚者,可用小建中汤以建中焦阳气。《温病条辨》下焦篇"温病愈后,面色萎黄,舌淡不欲饮水,脉迟而弦,不食者,小建中汤主之"。

伤寒方药在温病中的应用极其广泛,其应用多以伤寒诸经热化证的用药为主。《伤寒论》虽以外感寒邪的证治为先,但其治疗用药并非详于寒而略于温,故《伤寒论》中诸多寒凉之药均可应用于温病的治疗。事实上,后世对于温病治疗的主方大多在《伤寒论》方的基础上加减化裁而来。在温病的后期,亦可有阳虚之候,故也可使用温药,如桂枝汤、小建中汤及四逆辈类方药。

3. 温病学的方药对伤寒方的补充发展

温病学的许多方药是在《伤寒论》方药的基础上加以变化发展而来,是对《伤寒论》的继承和补充。除此之外,温病学派在对营分、血分病变深入研究的实践中,增加了凉血散瘀、清心开窍、凉血熄风等用药,这是对《伤寒论》的创新和发展。

温病学对于伤寒方的扩展,以承气汤与炙甘草汤为代表。吴鞠通以大小承气汤与调胃承气汤为基础，发展出牛黄承气汤、宣白承气汤、导赤承气汤、增液承气汤、新加黄龙汤。在炙甘草汤的基础上，发展出加减复脉汤、三甲复脉汤与大定风珠等方。由于温病以热盛灼阴、阴伤偏盛为主，故加减复脉汤中，将炙甘草汤去参、桂姜、枣、清酒等温热之品，再加上白芍以滋阴而成。对于炙甘草汤的加减变化，在《临证指南医案》中也有诸多记载。加减复脉汤主要用于心肝肾阴伤的证候，主要表现为低热不退，手足心热盛于手足背，口干咽燥，舌质干绛或枯萎或紫晦而干，或神疲欲寐，耳聋，脉虚大或结代。温病后期，由于真阴耗伤，故应滋阴以复其津液。一甲复脉汤为加减复脉汤内去麻仁加生牡蛎而成，用于下焦温病阴液已伤，但大便溏者。二甲复脉汤为加减复脉汤内加生牡蛎、生鳖甲而成，用于下焦温病真阴耗伤，痉厥将作，以及手指蠕动、虚风内动的证候。三甲复脉汤则为加减复脉汤中加生牡蛎、生鳖甲、生龟板而成，用于真阴耗伤，虚风内动心中憺憺大动者。大定风珠为三甲复脉汤中加五味子、鸡子黄而成，用于真阴大伤引起虚风内动而欲厥脱者。

与此相反，温病的方药也可用于伤寒热化的证候表现。除《伤寒论》原方外，可视具体的证候表现，选用温病的方药予以加减变化。如《伤寒论》第242条"病人小便不利，大便乍难乍易，时有微热，喘冒不能卧者，有燥屎也，宜大承气汤"。此时病人小便不利，乃燥热伤津所致，故见小便短赤、小便不利，此证表现与导赤承气汤类似，只不过导赤承气汤的热象更为明显。且《伤寒论》大承气汤的条文中，提到可能有短气而喘、微喘、喘冒不能卧等证候，乃因阳明燥热壅盛，上迫于肺，肺失宣降所致，与宣白承气汤证相似，故可依据证候的不同表现，加以变通使用。

太阳病阳盛所致的衄血，仲景认为此乃邪随血出，为向愈的机转，若衄后表证仍在者，应依表实表虚的不同情况，分别给予麻黄汤或桂枝汤。《伤寒瘟疫条辨》中提到"太阳病衄血，及服桂枝汤后衄者，为欲解，亦可服犀角地黄汤加茅花"。如此可避免衄后发生热入营血的转变。阳明病热盛亦可致衄血，如《伤寒论》第202条"阳明病，口燥，但欲漱水，不欲咽者，此必衄"。仲景并未提及阳明病热盛致衄的治疗方药，但在《温病条辨》上焦篇提到"太阴温病，寸脉大，舌绛而干，法当渴，今反不渴者，热在荣中也"。故可知此时热在血分，治宜凉血散血，方选犀角地黄汤。

伤寒阳明病与少阳病均有热入血室证，此为热与血结，仲景以刺期门，或用小柴胡汤治之，但也可在小柴胡汤中加入桃仁、红花、丹皮等血分药。如《丁甘仁医案》"诸右，伤寒一候。经水适来，邪热陷入血室，瘀热交结。其邪外无向表之机，内无下行之势。发热恶寒，早轻暮重，神昏谵语，如见鬼状，胁痛胸闷，口苦苔黄，少腹痛拒按，腑气不行，脉象弦数。症势重险，恐在进一步，则入厥阴矣。姑拟小柴胡汤加清热通瘀之品，一以和解疏机之邪，一以引瘀热下行，冀其应手为幸"。叶天士对于治疗热入血室，则不用小柴胡汤，以清血热为主。《临证指南医案·热入血室》两案"沈氏，温邪初发，经水即至，寒热，耳聋，干呕，烦渴饮，见症已属热入血室，前医见咳嗽脉数舌白，为温邪在肺，用辛凉轻剂，而烦渴愈盛，拙见热深十三日不解，不独气分受病，况体质素虚，面色黯惨，恐其邪陷痉厥，三日前已发痉，五液暗耗，内风掀旋，岂得视为渺小之恙？议用玉女煎两清气血邪热，仍有救阴之能。玉女煎加竹叶心，武火煎五分"。"吴氏，热病十七日，脉右长左沉，舌痿饮冷，心烦热，神气忽清忽乱，经来三日患病，血舍内之热气，乘空内陷，当以瘀热在里论病，但病已至危，从蓄血如狂例。细生地、丹皮、制大黄、炒桃仁、泽兰、人中白"。

已故名医程门雪对于伤寒与温病的用药上，也提到"伤寒用石膏、黄芩、黄连清热，温病也用石膏、黄芩、黄连清热，没什么不同。但是温病在伤寒的基础上发展了一个清气热的方法，如金银花、连翘之类；发展了一个凉营清热的方法，如鲜生地、犀角、丹皮、茅根之类。伤寒用下，温病亦用下，不过有轻重早晚之不同。在神昏谵语方面，温病与伤寒就大不相同了。伤寒谵语多用下，温病增补了清心开窍法，如紫雪丹、至宝丹、神犀丹一类方药，是非常可贵的"，"温病偏重救阴，处处顾其津液；伤寒偏重于回阳，处处顾其阳气。救阴分甘寒生津，重在肺胃；咸寒育阴，重在肝肾，更是一个发展。而叶氏的救阴方法，往往从伤寒的反面而来，他用阿胶、生地、菖蒲、童便，也是从伤寒论的白通汤脱胎而来的"。

综上所述，外感热病的辨证，虽分为伤寒与温病两大学派，但在辨证与方药上有许多共同点。第一，两者研究的主要对象都是外感热病。第二，两者都按外感热病的发展阶段来进行分类，高度概括了外感热病不同阶段的证候表现。第三，外感热病的发展规律均为由表入里，由实转虚，或从寒化，或从热化。第四，两者所用的方药有许多相似之处。

在外感热病的发病过程，可出现许多相似的证候，且此类证候无法将其区分为伤寒或温病体系，在临床表现亦无法断定患者最初所感受的外邪为寒邪抑或热邪。《伤寒论》本为外感热病之专书，但其对于外感热病初期与后期的论述中，多以伤于寒者为主，因此对于伤于温、湿、燥等邪，几乎没有论述。随着温病学派的诞生，补充了《伤寒论》的不足。因此，若要全面认识外感热病的辨证与用药，宜将伤寒与温病统一起来，方可完善外感热病的辨证论治体系。

历代医家分别提出各自不同的辨证法来认识和沟通寒温统一的，有的以六经辨证为主，有的以卫气营血辨证为主，或以八纲辨证为主等诸多辨证方法。然而，许多人对于寒温统一的观点褒贬不一。姑且不论以什么样的辨证体系来统一外感热病，但根据上述内容，可以发现外感热病初期，虽因外邪与体质的不同，可产生不同的证候表现。但进入中期与极期时，基本证候都以热盛为主。后期虽有寒伤阳与热伤阴的不同趋势，但二者也可因体质的阴阳偏虚不同，使得伤寒也可出现阴虚的证候，温病也有阳虚的表现。因此，对于外感热病的辨证论治，不可只局限于"寒"或"温"，应将"寒""温"互参，依据病因、病性、病位、病势与证候的不同表现，"观其脉证，知犯何逆，随证施治"。古人云："运用之妙，存乎一心"，即此意也。

五、外感热病寒温纷争原因小结

《医宗金鉴·伤寒心法要诀》云："人感受邪气虽一，因其形藏不同，或从寒化，或从热化，或从虚化，或从实化，故多端不齐也。"因此，外感热病的病因、感染途径、发病部位、发病过程以及证候表现、辨证施治和预后转归，尽管在伤寒温病中有各自的表述，但"邪之所凑，其气必虚"，外邪入侵，寒可化热，热可化寒，邪之所伤也，或伤之于阴，或伤之于阳，此乃内外因素合化所致（此乃伤寒、温病概念与病因争议之处）。邪气外袭，首先侵犯六经所属脏腑之虚处（随其虚处而发），脏腑所属之营卫必应之，故初期邪正相争于脏腑在表之营卫，天人合一则病有寒化、热化之别（阳盛则热，阴盛则寒），此乃审证求因之因与外在客观病因的不同之处（也是伤寒、温病病因争议之处）。正胜邪则病退，邪胜正则病进，邪气因而入里（随其虚处而入），六经所属脏腑之气血必应之，故中后期邪正相争于脏腑在里之气血，邪正相争则病有寒化、热化之分（阴虚则热，阳虚则寒）。外感热病的证候表现，当随邪之所传脏腑而出现表里、寒热、虚实的不同，故伤寒温病的治法用药也各自不同。故《难经》云："温病之脉，行在诸经，不知何经之动也，各随其经所在而取之"，顾松园则云："夫邪之所在，其气必虚，所以伏邪内发，乃随脏腑虚处而发，如水之流行，洼先受之，必审邪发何经，则随证施治"（《顾松园医镜》）。由于伤寒、温病同样可以或从寒化，或从热化，或从燥化、或从湿化，因此其证候也有互同的表现，其治法用药也有相同之处。伤寒、温病中的同中有异、异中有同，给外感热病的寒温统一带来了无限的想象。

下

篇

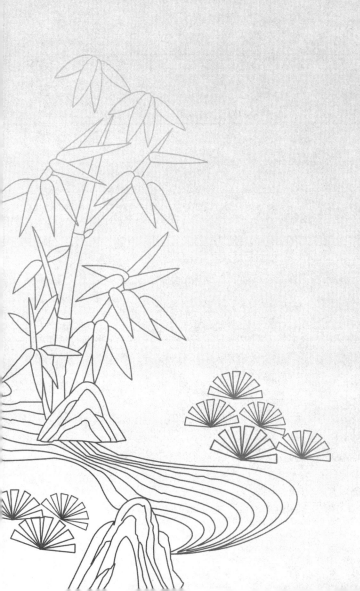

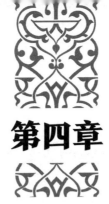

第四章

外感热病六经寒温统一论的构思

伤寒温病本自一家，都是以外感热病为研究对象的。通常认为，六经辨证形成于前，详于寒而略于温；卫气营血及三焦辨证继承于后，详于温而略于寒。这三种辨证方法均为中医学界所公认。但一门学科由两种不同的理论来论述，本身就不符合学科发展的要求。因此，统一外感热病的理论和辨证方法，不仅是中医教学及临床亟待解决的问题，也是继承和创新中医理论值得研究的课题。为此历代医家在各自的理论和实践中进行了有益的尝试，提出了统一中医外感热病辨证方法的诸多见解和措施，但至今仍未形成统一的理论和辨证方法。现就外感热病六经寒温统一中的相关问题，论述如下。

第一节　构建外感热病六经寒温统一论的依据

《三国演义》云：天下大势，合久必分，分久必合。科学发展也是有分有合的。从科学发展的认识论、方法论来看，由原始时期朴素的整体研究，经过近代的分析研究，到现代的系统综合研究，其间有分有合，分析与综合对认识的发展都是十分必要的。外感热病同样也经历了合久必分（秦汉到晋唐的寒温合论，宋元寒温开始分立，明清温病学派奠定，寒温之争日趋激烈），分久必合（清代中期寒温融合初露端倪，到建国至今逐步主张寒温统一）。这种由合到分、由分到合的过程，是中医学发展的必然，"分"是因为"合"不能满足实践的需要，束缚了学术认识的发展。现今提出统一外感热病的理论，也是当代中医学发展的必然，"合"是因为"分"不利于辨证认识的规范化、系统化。事物的发展是螺旋式的上升，如果因循守旧，不准变更，必然对学术产生桎梏作用。中医学对外感热病辨证认识的历史，本身就是在继承与革新中前进的。因此，构建外感热病寒温统一理论，结束历时千年之久的寒温论战，既符合学科发展的内在规律，也贴近于临床实践，因而也具有十分重要的现实意义。

一、外感热病六经寒温统一是学科发展的需要

恩格斯说："只要自然科学在思维着，它的发展形式就是假说。"假说是根据已知的科学原理和科学事实，对未知的自然现象及其规律性所作的推测性说明或假定性的理论解释。在外感热病经历由合到分、由分到合的过程中，伤寒学和温病学及其六经、卫气营血、三焦辨证，为外感热病的诊治作出了不可磨灭的贡献，在中国医学史上占有重要地位。由于各自的实践基础和认识对象不同，故对外感热病（伤寒、温病）证候的概括自然有别。

通常认为，六经辨证主要为伤于寒邪的一类外感热病而设，详于寒而略于温，强调伤正损阳而忽略耗伤阴液，难以概括温病营血分证和下焦温病的虚风内动诸证，对湿温、秋燥等病缺乏系统的观察和完整的治疗。卫气营血、三焦辨证为伤于温邪的一类外感热病而设，详于温而略于寒，侧重于伤正耗阴的一面，对损伤阳气则有所忽视，难以概括六经辨证的三阴证。故彼此不可互相取代，并都不可能从总体上指导外感热病的辨证论治。综观寒温统一辨证的方案，有以六经辨证为主体的，有以卫气营血或三焦辨证为主体的等，各种各样，使人莫衷一是。如

深入分析，则可发现无论是以寒统温还是以温统寒，皆立足于自身，忽视了各自难以克服的局限。并且，很少从伤寒或温病以及六经、卫气营血、三焦辨证中去探讨它们的内在联系，而这正是能否统一寒温辨证的关键。

我们认为，伤寒和温病不过是外感热病中两种不同的理论表述，它们既有不同的区别，又有相同的联系，故完全可以总结出一套寒温统一的理论和辨证方法。两者合之则全，分之则偏。如果说温病学的产生，是随着时代的发展、医疗实践的不断深入以及临床经验的长期积累的结果，那么，伤寒学和温病学的统一则可成为一门完整的中医外感热病学，更是当今历史条件下发展的必然趋势。尽管伤寒与温病有长久的历史纷争，但它们研究的对象都是外感热病，其理论均来自《内经》，均从整体观出发、以脏腑经络、营卫气血为辨证基础，故两者的实质是一致的。从继承和发展的关系来看，六经辨证更能切合中医经典理论，若能以六经特定的结构层次和生理功能特点及病理演变为依据，在六经主证的基础上将温病学理论中的卫气营血、三焦辨证结合在一起，则更能体现外感热病的内在联系，因此也完全符合学科发展的必然趋势。

李永清具体分析了伤寒温病的发病情况，他认为伤寒温病的外邪虽然种类各异，但大多具有首先袭表、与季节、环境密切相关、可单独或夹杂为病、在病程中可互相转化（如寒化、热化、湿化、燥化）等特点。外感热病的发生发展变化，也有一定的规律性、特殊性和复杂性。如冬春时节，易患风寒、风热型感冒及麻疹等肺系病症；夏秋时节，易患湿热、寒湿型感冒及霍乱、黄疸等胃肠、肝胆系病症。南方气候温暖多雨，病易兼热杂湿；北方气候寒冷多风，病易兼寒杂燥。邪从皮毛而入者，易涉经络、关节；邪从鼻入者，易涉清窍与肺、并旁及心（包）营；邪从口入者，易涉肠胃与脾、并旁及肝胆；邪从其他途径而入者，病多迁延难愈。阳热之邪、或阳热与阴浊之邪相杂而以阳热之邪为主所致者，易伤人体的阴液而显火热之象；阴浊之邪、或阴浊与阳热之邪相杂而以阴浊之邪为主所致者，易伤人体的阳气而显寒湿之象。无伏邪、旧疾者，为新感而病轻，多首先袭表；有伏邪、旧疾者，为外邪引发而病重，多表里同病、或以里证为主。外邪侵犯人体后，基本遵循由表及里、由浅入深、由轻到重、由实致虚的规律发展。

由于致病邪气与生活环境不同、人体禀赋强弱有别、治疗是否及时与恰当等相关，其致病性质各有特点。因此，外感病的发生发展变化，又具有特殊性与复杂性。如暑邪为病，即使是初期，也较少出现表证而径见暑热蒸灼的里证，但与阴浊之邪相杂为患，则易引发表证。虽冬春时节，但在高温环境下作业，也可中暑；虽夏秋时节，但因贪凉、近冷，也可伤寒。阳盛之体，虽阴浊之邪为患，也易化热、化燥；阴盛之体，虽阳热之邪为患，也易化寒、生湿。热证过用寒凉之品，也易伤阳而生寒，寒证过用温燥之品，也易伤阴而生热；实证攻伐太过，也易损阴、伤阳而致虚，虚证滋补太过，也易增滞、添郁而致实等。从以上足以看出，外感病学是一个统一、完整、不可分割的理论体系。寒温分离的结果，必然是以偏概全、脱离实际，或丢三落四、顾此失彼。

二、外感热病六经寒温统一理论产生的必要性

　　构建六经寒温统一理论，对外感热病的概念、范围、病名、病因、病位、发病过程、传变规律以及辨证论治和预后转归等方面进行系统论述，准确地反应外感热病的发生发展，揭示它们之间的本质联系，是外感热病学发展的必然趋势。从研究对象来看，伤寒、温病所研究的对象皆为外感热病。从理论来看，伤寒温病的理论都来自《内经》，只是时代变迁、气候变化、社会因素、人文环境等各方面的变化和历代医家认识角度的不同，造成了寒温之纷争。从临床实践来看，尽管温病学家一再强调伤寒与温病的不同，但在其具体应用时却并不都与伤寒相背，两者相似、相同之处很多，无论是从病因、外邪的入侵途径、传变方式、对外感热病的认识及其诊治原则等方面，其基本观点都是一致的。且伤寒和温病在发展过程中，证候可以互相转化，如伤寒可以化热，温邪可以化寒。并且，某些证候很难判断是从伤寒或温病演变而来。叶天士《温热论》和《临证指南医案》中有伤寒方、伤寒法，吴鞠通《温病条辨》中更多地使用了伤寒方，如白虎汤、承气汤、葛根芩连汤、黄芩汤、白头翁汤、黄连阿胶汤等。

　　总之，如将伤寒温病截然分开，既不利于学科发展，也不利于临床实践。外感热病六经寒温统一理论的构建，不仅能全面、客观地阐释外邪的致病特点以及外感病发生发展变化的规律性、特殊性与复杂性，而且能减少各派的门户之见、消除伤寒与温病之间的鸿沟。如能消除伤寒邪从皮毛而入与温病邪从口鼻而入在入侵途径上的差异，统一伤寒"自下而上，始于足太阳"与温病"自上而下，始于手太阴"在传变途径上的不同，以及伤寒发病后按太阳、阳明、少阳、太阴、少阴、厥阴之顺序发展和温病发病后依卫气营血以及上焦、中焦、下焦之次第变化在传变途径上的不同；摒弃伤寒病至三阴为里虚寒和温病病至下焦为肝肾阴虚等门户之见。

　　外感热病寒温统一理论的构建，不仅能解决一些长期困扰中医学的理论难题，而且既能避免过多不必要的重复，又能进一步充实、完善外感病学的。如能解决诸如伤寒用六经辨证，温病用卫气营血、三焦辨证；伤寒太阳主表，温病卫主表、上焦肺主表；伤寒把本不属太阳的内容纳入太阳，温病使本属中焦的内容不能进入中焦；伤寒将半表半里证置于里证之后，温病将半表半里证与里证混为一谈；伤寒将黄疸看作脾胃之病，温病将湿热视为阳热之邪；伤寒使肺难以融入太阴之中，温病将膀胱排除在下焦之外；伤寒将心包置于少阴心肾之后，温病将肝混杂于下焦膀胱与肾之中等一系列长期困扰中医的理论难题。既能避免《伤寒论》与《温病学》自身存在的片面性、局限性、随意性和不确定性，又能为寒湿袭表、湿热蕴于下焦等常见证型进入外感病学体系，提供更为广阔和自由的空间。这样，就能从根本上改变或因片面强调仲景学说的系统性与完整性而不能入围，或因其病证中杂有寒邪而只能作为温病的一种陪衬，或既不能进入伤寒，也难融入温病

而不得不长期徘徊在外感病之外的不正常局面。

总之，外感热病寒温统一理论的构建，不仅能正确地处理继承与发展的辨证关系，而且有利于教学、医疗、科研工作的顺利开展，有利于辨证施治方法的系统化、规范化，有利于外感热病学全面、系统地发展。

三、外感热病六经寒温统一理论构建的可能性

中医外感热病是指感受六淫、疠气等外邪所致的一类急性疾病的总称，是临床上常见的多发病，相当于现代医学内科多种急性感染性和传染性疾病。伤寒温病研究的对象都属于外感热病，一门学科由两种不同的理论来表述，本身不符合学科发展的要求。

我们认为，伤寒温病尽管理论观点不同，但异中有同，伤寒与温病具有同一性。所谓同一性，是指矛盾着的对立方面相互之间内在的、有机的、不可分割的联系。伤寒与温病的证治虽然不尽一致，但它们具有内在的联系，即都是感受六淫、疠气所致；侵入途径相同，均从外而入（口鼻、皮毛）；从发病来看，两者具有一致的时空观，即传变顺序都由表入里、由浅入深，病情由轻到重，病理性质由实转虚；病变部位均脱离不了脏腑经络及其肢体官窍、经筋皮部等范围。病理变化具有共同的物质基础，即外邪侵袭人体后导致的脏腑经络、营卫气血的气化功能失常或实质损害；寒温之间可以互相转化的，因为寒温之邪虽然迥然不同，但病寒病热并不单纯是由邪气所决定的，而是邪正双方相互斗争的结果，因而寒温的矛盾不是不可转化的，伤寒有从热而化者,温病有从寒而化者,病之属寒属热，临床当以脉证为依据，而不会因医生的学术派别而变易。治病之宜清宜温，必以证候为基础，不允许医生作主观决定。一般来说，外感发病初期多表证，中期多里证，后期多虚证。其治法初期多用解表，中期多用清下，后期皆宜补虚扶正。

六经、卫气营血、三焦辨证也具有同一性。各种辨证的目的在于了解疾病的病因、病位、病性，预测传变，归纳证候，为治法提供依据。如辨为太阳伤寒表实证，可知病邪为风寒邪气，病位在肌表，病势轻浅，其证属实。其传变有二：一是经过正确及时的治疗，病从外解；二是失治、误治而病深入里。又如辨为风温卫分证者，可知病邪为风热邪气，病在肺卫，病势轻浅，证属热证实证，或从外解或传入气分。又如辨为阳明温病者，可知病在阳明胃或大肠，其证属实属热，传变可由里达表或深入下焦肝肾。可见，定病邪、定病位、定病性、定传变、定病证是六经、卫气营血、三焦辨证的共同属性。这些共同属性也是外感热病六经寒温统一理论的客观基础和赖以依靠的基本事实。

四、外感热病六经寒温统一辨证体系的内涵与外延

六经辨证的实质上是对疾病不同阶段的综合性认识，它包括了机体正气的盛衰、内外邪气的强弱、机体的反应程度、病情的传变转归趋势以及体现在外表的

各种表像的综合。如何看待六经辨证，一则要把六经辨证看作人体的一个整体，同时又是内外环境的统一；二则是六经的病脉证治和辨证分证，合为六经辨证体系。其内涵则是从思维的角度对疾病的共性的认识，由不同因素组成了辨证方法的实质。

梁华龙等认为，六经辨证的整体观，体现在六经与六气、经络脏腑、营卫气血、气机等方面。六经、六气一体观，就是风、寒、热、湿、燥、火六气作用于经络脏腑后的病理反映，六气理论与六经辨证丝丝入扣。一年四季天之六气合于人身经络脏腑而分为手足三阴三阳，仲景是以阴阳五行、四时六气以及六经运气等古代哲学、自然科学来说明人体经络脏腑之生理功能和病理变化，无不相应着宇宙运行的方位和自然气象之常与变的数理规律。

六经营卫气血一体观，即六经着眼点在阴阳营卫气血的多少及运动变化。只要是以流动的阴阳营卫气血病变为基础的疾病，都可以用三阴三阳辨证来分析、诊断。因为阴阳营卫气血是构成机体与维持机体各种生命活动的基本物质，六经虽有气血多寡的不同，但其病变皆为气、血的病变，气虚、气实、气寒、气热、气滞、气郁、血虚、血热、血瘀等构成了六经的病变本质。

六经脏腑一体观，体现在疾病的传变规律中。由于经脉表里的联系，疾病可以由一脏腑向另一脏腑迁移。经云："经脉者，脏腑之枝叶；脏腑者，经脉之根本。"（《类经》）由于六经辨证贯穿着八纲而连系于脏腑经络，尤其是以脏腑经络生理病理变化为基础，所以六经病证就是脏腑经络病变的具体表现。在经之邪不解，可随经入里，发为腑病或脏病，而脏腑之邪也可出表，发为经证。

六经气机一体观，体现在三阴三阳的运动方式为气机升降，其基本内容是阴升阳降、阴出阳入，并以中土为枢轴，水、火、金、木为轮周的协调运转所体现。升降出入失调则病变发生，升降出入停止，即意味着生命活动的结束，因此，人体生理和病理状态，是气机升降正常和异常的反映。六经经气开、阖、枢的意义，不仅是说明由阳到阴、由阴到阳、由初到盛、由盛到衰，由衰到转的阴阳运转递变过程，而同时应该看到它是一个完整而辨证的整体，有开则有阖，有阖则有开，开阖之间又离不开枢转。所以开、阖、枢乃是说明同一事物的三个方面，彼此各有所主而又不可分离，是一个不可分割的整体。是以开、阖、枢原理说明三阴三阳经络的生理、病理现象，开、阖、枢作用的失调，就必然导致六经病证的发生。

六经病证的发生发展和转归，因人、因时、因地而千差万别，错综复杂，但病因、病性、病位、病时、病势、病证、正邪盛衰等因素，自始自终都从不同角度反映出疾病的本质，若要正确地诊断六经病证，就必须对各个因素进行分析判定，才能够辨识具体的六经病证。

六经辨证体系包括定因分析、定性分析、定位分析、定量分析、定时分析、定势分析、定（病）证分析。如定因分析，包括致病的内因、外因和传变的内因、外因；定性分析，定阴阳之性、表里之性、寒热之性、虚实之性；定位分析，定三阴三阳表里六经及上中下三焦的病位，定脏腑之位，定"热入血室""胸中实"

等具体的病位；定量分析，六经辨证对于量的描述是一种模糊集合式的综合判定，不借助于仪器、化验等手段，以脉象频率快慢、幅度强弱及症状的轻重、范围大小、时间长短等作标准，进行定量分析，使辨证准确率更高；定时分析，是对外感热病的发病时间、传变时间、痊愈时间等进行深入了解，以便指导临床治疗；定势分析，即预测病变趋势，审时度势，投以相应方药，以控制疾病于欲发未发，欲传未传、欲变未变、欲甚未甚之际，或根据症状判断疾病将愈未愈之时而决定治疗宜忌；定（病）证分析，包括病（指外感热病）与辨证的综合运用，对外感热病尤其重要。

六经辨证继承发展了《内经》《难经》的理论，并将其用于临床，结合疾病脉证，进行定因、定性、定位、定时、定量、定势、定（病）证的分析，形成了一个系统而又完整的六经辨证体系。六经辨证对后世的各种辨证方法的形成，影响很大，各种辨证方法均由六经辨证衍化而来，以六经辨证的七因素分析为核心。如八纲辨证是对病性、病位的辨析；脏腑、经络、三焦等辨证是以病位分析为主；病因辨证是对病因的辨析；营卫气血辨证是对体内营养物质多少的判定，因而在六经辨证体系中应当包含脏腑经络、卫气营血、三焦、八纲、病因等辨证方法。

第二节　外感热病的概念和范畴

一、外感热病的概念

"热病"一词见于《素问·热论》《灵枢·热病》等篇。《内经》将由外邪引起的以发病急、传变快、热象明显、病程较短为特征的一类疾病，通以"热病"称之。所谓热病是以症状特点来命名的，因为发热是外感病的共同特征和主要症状，故泛称外感病为热病。"外感热病"一词首见于《丹溪心法》，但在《内经》各篇中早已有相关论述，指出一切外感热病皆属伤寒，因发病季节等不同，又有伤寒、温病、暑病等区别。其后，外感热病始终威胁着人类的健康，因此也一直受到历代医家的关注。现代对中医外感热病定义，是指感受六淫、疠气等外邪所致的一类急性疾病的总称，是临床上常见的多发病，相当于现代医学内科多种急性感染性和传染性疾病。

《伤寒论》与温病学的研究对象都是外感热病。但由于时代变迁、气候变化、社会因素、人文环境等各方面的变化，以及历代医家认识的局限，导致各自经验的不一，因而对外感热病看法不一、理解不一，遂至发展成伤寒与温病两派，并形成了两种学说体系。伤寒学派与温病学派争论在于各自表述的不同。

伤寒学派的基本论点：伤寒是包括温病的一切外感热病的总称。《内经》云："今夫热病者，皆伤寒之类也"，《难经》云："伤寒有五：有中风，有伤寒，有湿温，有热病，有温病。"温病应从属于伤寒，不应另树一帜。《伤寒论》的六经辨证，不仅适用于风寒，也适用于温病。六经辨证同样能诊治一切温病，温病不应标新立异、另创辨证理论。《伤寒论》中的阳明病就是温病，治阳明之方就可统治温病。阳明篇中白虎、承气诸汤均可统治温病，温病不必另创新方。

温病学派的基本论点：温病与伤寒是外感病中截然不同的两大病类。温病不得混称伤寒，伤寒是新感，温病有新感也有伏邪，伤寒新感是寒邪，温病新感是温邪。温病与伤寒，病因不同，病机不同，治法应有严格的区别，概念也不容混淆。《伤寒论》详于寒而略于温，只提出温病之名，未提出温病治法。古代伤寒多而温病少，故《伤寒论》中没有提出温病治法。近时温病多而伤寒少，"古方新病不相能"。仲景当日或有治温病的方法，但已亡佚。《伤寒论》之方统治不了全部温病。阳明篇中白虎、承气诸方虽可用治温病，但不能适应温病的全部需要。温病派的结论是：温病必须跳出伤寒圈子，创立新论以羽翼伤寒。

现行版十五规划教材对于温病概念的定义是："温病是由温邪引起的以发热为主症，具有热象偏重、易化燥伤阴等特点的一类外感急性热病。首先明确温病的基本概念，如温病的特点、范围、命名、分类等以及伤寒、瘟疫、温毒等概念的关系。"我们认为外感热病的概念，绝不能从外邪的寒温属性上分，而应该从是否感受外邪上确定(此话看似弱智，但近千年来不知有多少学者为此争论不休)。

通过外感热病寒温之争的原因分析可以得知，外邪入侵，寒邪可从热而化，热邪也可从寒而化，京城名医蒲辅周有治感冒用麻黄附子细辛汤之例，儿科前辈江育仁有治麻疹用参附龙牡汤之举，吴鞠通自己也有桂枝汤治温病之论。另外，外邪或可燥化，或可湿化，或从风化。邪之所伤者，或伤之于阴，或伤之于阳，此乃内外因素合化所致。故不能单从病邪的寒邪、温邪的属性来确定外感热病的概念，只能在是否感受外邪上确定。况邪气入里，随其虚处而入，外感热病的病理变化继续存在寒化、热化之分，所谓"阴虚则热，阳虚则寒"者是也，其证候表现当然会随着邪气所传的脏腑，而出现表里、寒热、虚实的不同证候表现，因而其治法用药也有各自不同。《难经》云："温病之脉，行在诸经，不知何经之动也，各随其邪所在之经而取之。"顾松园则云："夫邪之所在，其气必虚，所以伏邪内发，乃随脏腑虚处而发，如水之流行，洼先受之，必审邪发何经，则随证施治"(《松园医镜》)。然而由于寒邪、温邪同样可以从寒化或从热化，因此其证候也有互同的表现，因而其治法用药也有相同之处(历代医案中，不乏其例)。

正由于此，我们比较认同杨进教授对于外感热病的定义，即"中医外感热病是指感受六淫、疠气等外邪所致的一类急性疾病的总称，是临床上常见的多发病，相当于现代医学内科多种急性感染性和传染性疾病"。为此，我们在综合历代医家论述外感热病的基础上，套用古人语气，进一步将外感热病定义为：外感热病者，或已发热，或未发热，必感受六淫、疠气，随其虚处而入，随其虚处而传，或从热化，或从寒化，或从燥化，或从湿化，或可伤阴，或可伤阳，虚实变换，故变化多端也。其中，或已发热，犹今之感染性和传染性疾病，已感染或已传染而发病者，属外感热病范畴；或未发热者，犹今之感染性和传染性疾病，感染或传染而未发病者，称为隐性感染者、隐性传染者（或病原微生物携带者）。尽管隐性感染者和隐性传染者不能纳入外感热病范畴，但从发病学角度，仍具有感染性或传染性，故属于感染源或传染源；从防控角度看，必须严格管控才可能阻止外感热病的感染或传染。正因于此，我们认为，必须把"或未发热"者纳入外感热病的定义中。

二、外感热病病名范畴和病名命名

1. 外感热病病名范畴

依据外感热病的定义，我们可以得知，凡感受六淫、疠气等外邪所致的一类急性疾病均属于外感热病的范畴。据不完全统计，自《内经》成书后的外感热病专著、专篇达 978 部。历代文献载述的伤寒、温病、疫病等，尽管它们尚包括许多具体的病种，就其所受病因而言，均属外感热病范畴。寒温之争中的中风、伤寒、风温、春温、暑温、秋燥、冬温、湿温、暑湿、伏暑、温毒、瘟疫、寒疫、痧病、疫喉等类疾病均属于外感热病范畴。

2. 外感热病病名的命名

外感热病由外邪感染而发病，故首选必须确定其所发何病。根据《内经》和《难经》《伤寒论》及历代医家的论述，外感热病的病名包括中风、伤寒、风温、春温、暑温、秋燥、冬温、湿温、暑湿、伏暑、温毒类、瘟疫类、痧病类、疫喉类等疾病。伤寒、中风在《伤寒论》中已有明确定义，现以十五国家级规划版温病学教材为基础，结合温病病名概念研究的成果，现择其要者，重点介绍以下几种外感热病病名命名的演变。

（1）风温病名

风温之名首见于仲景《伤寒论·太阳篇》第 6 条："太阳病发热而渴，不恶寒者，为温病。若发汗已，身灼热者名曰风温。风温为病，脉阴阳俱浮，自汗出，身重多眠睡，鼻息必鼾，语言难出。"此时"风温"还不是一个病名概念，而是温病误汗之后的一个变证，与后世风温病不同。

风温为感受风热之邪发生的一种温热病。如《类证活人书》说："其人素伤于风，因复伤于热，风热相搏，即发风温。"朱肱虽将风温分为二邪，但总属风热为患，为一种新感温病。后世医家又进一步强调风温多发于冬春，如在陈平伯《外感温病篇》中说："风温为病，春月与冬季居多。"有的还指出风温首犯于肺经，如王孟英在《温病条辨》按注中说："冬春感风热之邪而病者，首先犯肺，名曰风温。"与现代风温含义相类似。

风温变证说，是指风温为温病误汗后的一个变证，此说最早由仲景在《伤寒论》第6条提出"太阳病发热而渴，不恶寒者，为温病。若发汗已，身灼热者名曰风温。风温为病，脉阴阳俱浮，自汗出，身重多眠睡，鼻息必鼾，语言难出"。

风温两感说由陶节庵提出，是指风温为先后感受温热之邪和风邪而发的一类温病。

风温伏气说由雷丰在《时病论》中提出，他说："推风温为病之原，与春温仿佛，亦由冬令受寒，当时未发，……必待来春感受乎风，触动伏气而发也。"即指风温为冬季受寒或者肾不藏精而使寒邪内伏化热，至春由风邪引动而出现以发热、头痛、微恶风寒、自汗等为主症的一类温病。其实属现代所说春温中的一种。

风温新感说由叶天士提出，是指风温是暴感春季风气温热之邪，其邪先伤上焦肺卫，常出现的发热、咳嗽、自汗等肺系症状，治疗以辛凉为主。

十五版国家规划教材中风温的病名明确为：风温是感受风热病邪所致的急性外感热病。其特点是初起以肺卫表热证为主要证候，临床常见发热，微恶风寒，口微渴，咳嗽等表现，一年四季均可发生，但多发于冬春两季。发于冬季者，也叫冬温。

（2）春温病名

历代医家对春温概念的认识不尽相同，时至今日，医家和学者对春温的概念也有着不同的理解，如中医院校五版教材《温病学》中指出："春温是感受春季温热病邪而引起的一种急性热病。"在十五规划版教材中的论述是："春温是由温热病邪内伏而发，以起病即见里热证候为特征的急性热病。"在21世纪全国高等中医药院校规划教材《温病学》中对春温的定义却是："春温是由温热病邪引起的急性热病，其特点为起病即见里热证候，如发热、心烦—甚则见神昏、痉厥、斑疹等。"各版教材对春温的定义看是相似，其实却不同，其争论的焦点仍围绕着历代医家春温属新感温病还是伏气温病。

春温之名源于《内经》，如《素问·阴阳应象大论》说："冬伤于寒，春必病温。"《素问·金匮真言论》又说："夫精者，身之本也，故藏于精者，春不病温。"《内经》并未直接提出春温为独立的病名，但为后世伏邪温病提供了理论依据。后世医家对春温论述很多，基本源于《内经》"伏寒化温"及"先夏至日者为病温"之说。

晋代，王叔和在《伤寒例》中说："中而即病者，名曰伤寒；不即病者，寒毒藏于肌肤，至春变为温病。"王氏对伏邪温病的认识上秉承经旨，并有所发挥，故被称为伏邪温病的创始人。

延至隋唐，诸多医家所说的"温病""温热""病温"，实际上指的是春温，如隋代巢元方《诸病源候论》云："辛苦之人，春夏必有温病者，皆有其冬时触冒之所致也。"

直至宋代，郭雍对春温病名有了专节论述，至此，春温的病名概念开始确立。他在《伤寒亡补论·温病六条》中认为春温为春季触冒温气而发的一类温病，其症状为"发热恶寒，头疼身体痛"。

元末王安道认为春温的病理特点是"热邪自内达外"，指出春温初发时伏邪内发而呈现里热见证，从而确定了以"清里热"为主的治疗法则。

明代汪机在《伤寒选录》中提出了春温新感的理论，同时指出春温既有伏气和新感，又有温病重感的三种认识。

清代对春温的认识逐渐完善，叶天士对温病的因机证治进行了系统的论述，他在《幼科要略》中提出春温的发病时间"冬寒内伏，藏于少阴，入春发于少阳"，其治法"以黄芩汤为主方，苦寒直清里热"。若属新感引动里伏热者，"必先辛凉以解新邪，继进苦寒以清里热"。吴鞠通在《温病条辨》中认为春温所感"温热"为新感阳热之邪。叶霖在《伏气解》解一中认为春温发病的根本是肾精亏乏"夫春温一证，本属水亏火炽"，治疗"惟叶香岩用肘后葱豉汤"。雷少逸也认为春温由伏于少阴的邪气，来春加感寒邪之触动，而使伏气外发所致。邵仙根在《感症宝筏》卷一中认为春温有两种：冬受寒邪不即病，至春而伏气发热者，名曰春温；若春令太热，外受时邪而病者，此感而即发之春温。俞根初对本病的发病部位和症候类型进行阐述，他指出伏温内发，新感外束，有实有虚，实邪多发于少阳募原，虚邪多发于少阴血分。至此春温一病理法方药具备，已经形成了完整的理论体系。

（3）暑温病名

暑温之名在清代得以确立，在此之前，有关暑温的论述一直隶属于暑病范畴。暑病的记载早在《内经》中就有。如《素问·热病》中云："凡病伤寒成温者，先夏至日者为病温，后夏至日者为病暑。"认为暑病是由冬季感寒，伏藏体内，发于夏季的一种伏气温病。《素问·生气通天论》中进一步描述了暑病的一些临床特点，如"因于暑，汗，烦则喘喝，静则多言，体若燔炭，汗出而散"。

仲景指出了暑病的病因、症状和治疗。如《金匮要略·痉湿暍病脉证治》中云："太阳中热者，暍是也。汗出恶寒，身热而渴者，白虎加人参汤主之。"尤在径在《金匮心典》中云："中暍即中暑，暑亦六淫之一""中热即中暑，暍即暑之气也。"故仲景所称中热、中暍，即为暑病。

王叔和继承《内经》之说法，把暑病作为伏气温病，认为暑病热重于温，在《伤寒例》注中云："中而即病者名曰伤寒，不即病者，寒毒藏于肌肤，至春变为温病，至夏变为暑病。暑病者，热极重于温也"。对暑病的性质有了进一步的认识，也为后世隋唐时期的多数医家所赞同。

宋元时期，对暑病的认识和分类有了进一步的深化。在《和剂局方》中即有"中暑""冒暑""伏暑"等病的区别，并分别列举了治疗的方剂。陈无择已经认识到夏暑之病为"感暑而发"，他在《三因极一病证方论》中云："伤暑者……此是夏间即病，非冬伤寒至夏发为热病也"，又说："伤暑中暍，其实一病，但轻重不同。"杨士瀛在《仁斋直指方》中指出"暑气自口鼻而入"，而非冬令感寒伏藏体内，其病在三焦肠胃，因"心包络与胃口相应"，故可传入心包络，而出现神志异常。

金元时期，朱丹溪在《丹溪心法·中暑》中提出了暑邪伤人有冒、伤、中三种不同。他说："暑乃夏日炎暑也，盛热之气著人也，有冒、伤、中三者，有轻重之分，虚实之辨。"认识到暑病非冬月伏寒所化，又使暑病的分类与证治更趋全面。张元素以动静将暑病分为阳暑和阴暑，他说："静而得之为中暑，动而得之为中热，中暑者为阴证，中热者为阳证。"明代张景岳则根据受寒受热分阴暑、阳暑，他说："阴暑者，因暑而受寒者也……阳暑者，乃因暑而受热者也。"从而使暑病的分类更为全面。

明代，王纶在《明医杂著》中进一步提出，暑邪可自口入，可伤心包络经，他说："夏至日后病热为暑，暑者，相火行令也。夏月人感之，自口齿而入，伤心包络之经。"王肯堂在《杂病证治准绳》中提出暑病有"伏寒化热"与"暴感暑热"之别，他说："若冬伤于寒，至夏变为热病，此则过时而发，自内达表之病，俗谓晚发是也，又非暴中暑热新病可比。"

清代，对暑病的认识更加准确、全面和系统。清初喻嘉言力主暑病为新感暑邪而病，并非伏寒化热所致，他在《医门法律》中说："至夏变为暑病，此一语尤为无据。盖暑病乃夏月新首之病，岂有冬月伏寒，春时不发，至夏始发之理乎？"叶天士在《幼科要略》中明确提出了"夏暑发自阳明"及"暑必兼湿"的观点，突出了暑病的病理特点。吴鞠通在《温病条辨》中首次提出了暑温病名，他说："暑温者，正夏之时，暑病之偏于热者也。"吴氏进一步对暑温的病因病机、变证转归、治法方药以及与湿温的鉴别进行了阐述，为暑温的辨证论治体系建立奠定了基础。吴氏之后，关于暑温的证治内容不断丰富，暑温也成为四时温病中的重要病种之一。当然也有少数医家对暑温的认识，在概念上吴氏不尽相同。如雷丰《时病论》卷四中所说的暑温是指暑病中较轻的一种类型，雷氏认为吴氏把温与热的区别与病名混为一谈，暑温与"暑病之偏于热者"之"热不符，命名为"暑热"才更为贴切。雷氏说："考暑温之证，较阳暑略为轻可。吴淮阴曰：温者热之渐，热乃温之极也。其名暑温，比暑热为轻，不待言矣。"

综上所述，暑温病名确立在清代。在此之前，有关暑温的论述一直隶属于暑病范畴，至清代吴鞠通首次提出了暑温病名，此后关于暑温的证治内容不断丰富。其病因病机包括：①暑邪兼湿邪，即暑温为夏季感受暑热之邪为主，兼挟湿邪，其症状多为初起舌苔白滑，头痛身痛，先发热后恶寒，口渴面赤，汗大出等症。②暑邪引动伏邪，即暑温为暑邪触动伏邪所致的温热病，其症状主要为大热，热极而后背恶寒，继则但热无寒，口大渴、汗大出等症。③新感暑热病邪而发病，即暑温为夏季感受暑热之邪而引起的温热病，其症状为头痛身痛，先发热而恶寒，口渴面赤，汗大出等症。

（4）秋燥病名

十五版国家规划教材中秋燥的病名明确为：感受燥热病邪所致的急性外感热病。其特点是初起邪在肺卫时，即有津液干燥症，常见发热，微恶风寒，咳嗽，口鼻咽干燥等表现，多发于初秋季节。

有关对"燥"的认识，早在《内经》中就有记载。如《素问·阴阳应象大论》有"燥胜则干"，《素问·至真要大论》进一步指出燥邪为病的治疗原则是"燥者润之，燥者濡之"。但《素问·生气通天论》中只有"秋伤于湿，上逆而咳"的记载，并没有明确说明"秋伤于燥"，病机十九条也无燥邪为病的论述。

金代刘河间在《素问玄机原病式》中补充了燥邪致病的病机："诸涩枯涸，干劲皴揭，皆属于燥"，对燥邪的致病特点，做了进一步发挥。

清代医家对燥病的认识渐趋完善。喻嘉言在《医门法律》中认为《内经》中"秋伤于湿"应改为"秋伤于燥"，并作《秋燥论》，首创秋燥病名，并对内燥、外燥做了较系统的分析，从此秋燥作为一个病种开始独立存在。随着对外燥病认识的不断深入，许多医家对燥邪的性质提出了不同见解。如沈目南在《燥病论》中说"燥病属凉，谓之次寒"。吴鞠通认为燥邪之寒热属性与五运六气之胜复气化有关，指出"秋燥之气，轻则为燥，重则为寒，化气为湿，复起为火"。俞根初在《通俗伤寒论·秋燥伤寒》中指出"秋深初凉，西风肃杀，感之者多病风燥，此属燥凉，较严冬风寒为轻。若久晴无雨，秋阳以曝，感之者多病温燥，此属燥热，较暮春风温为重"。王孟英、费晋卿等医家也都认为秋燥有温凉两类。至此，对燥邪为患的认识渐趋完善，明确了燥有内外之分。

秋燥病名包括秋燥、燥嗽、温燥、凉燥、风燥，其中秋燥分为温燥和凉燥两类，风燥属于凉燥一种。

秋之本气致燥，即按四时主气划分。秋之主气为燥，以秋分为界限，秋分之后的燥气为秋之本气，其燥气偏凉，伤人多为凉燥。

风与燥合，即风邪与燥合邪。风邪为百病之长，深秋西风寒凉，易与燥邪合而为病，发为风燥，其性属凉燥。

感秋阳致燥，即秋初至秋分之季，秋阳较盛，秋主之气秋燥偏于阳热，感之多发为温燥。

夏之伏气致燥，即夏令感火热之邪未即发病，伏至秋，受秋之气引动而发为温燥。

综上所述，对秋燥的认识，秦汉时期并未论及燥邪致病，直至金元时期才阐明了燥证特点，但其所论述仍属内燥而非今之秋燥，殆至清代才确立秋燥病名，并使其证治趋于完善。秋燥病因病机，凉燥为秋之本气致燥、风与燥合邪两类；温燥为感秋阳致燥、夏之伏气致燥两类。

（5）冬温病名

冬温病名，最早见于晋代。王叔和在《伤寒例》注中认为冬温为冬季感温气而作，与伤寒和寒疫均不相同。此时冬温已经作为独立的病名存在，并且已经认识到其发病与冬季非时之暖有关。冬温一病的提出和认识，成为温病理论的萌芽阶段的一部分内容，为温病理论的形成作出贡献。

宋金元时期，部分医家认识到冬温其发病与肾气亏虚相关，并明确提出了冬温其感非时之暖的病因。如朱肱在《南阳活人书》中已经认识到冬温发病与肾有关，他指出"冬应寒而反大温折之，责邪在肾，宜葳蕤汤"。李东垣认为冬温一病是因冬有非时之暖，肾精亏虚者感之则发温病。朱丹溪在《伤寒论辨》中认为冬温为非时之气所致，闭藏失守发泄于外，治疗当以补药与标药同用。

明代，随着温病理论对瘟疫的进一步认识，认为冬温是瘟疫的一种。如吴又可在《瘟疫论》中认为，冬温是受疫病之气而作，非冬时之暖。吴崑在《医方考·瘟疫门第六》中指出，冬温是冬季感受非时之温病气而发，非时之气由口鼻而入，且症状为身热无汗。

清代，随着温病认识的逐步深入、温病体系的建立和完善，对冬温一病的认识更加丰富和完善。清代医家认为冬温不属瘟疫范畴，而是感受非时之暖而发的温病。如周扬俊在《温热暑疫全书》中专设"冬温"一节，指出虽有非时之暖，但是只有肾不藏精之人易受之而发为冬温，并对冬温的病因、病机、证治进行了论述。熊立品在《治疫全书·附风温湿温等证》中指出冬温外证与伤寒相似，惟有脉中按甚数。他还进一步指出冬温、风温、湿温均是由于非时之气而发病的温病。杨栗山明确指出冬温是受非时之气所致，与受天地之杂气而发病的瘟疫不同。刘松峰在《松峰说疫》中也指出冬受非时之暖而发的热病为冬温。汝锡畴在《治温阐要》中专设冬温一节，认为冬温为感受冬季的非时之暖而发病，其证与风温相似，此观点为后世医家把冬温归入风温的依据。茅钟盈在《感证集腋·张石顽冬温论》中引用张石顽的观点，认为冬季天气大暖，阳气大泄，肾不得封藏而发病，并且认为冬温为秋燥之余气，故咳而咽干痰结，使得冬温病名内涵扩大。

清代又有许多医家对冬温进行了详细的论述，使得冬温理论形成并不断完善。如薛承基的《伤寒经正附》、周岩的《六气感证要义》、吴贞的《感症宝筏》、雷丰的《时病论》以及刘谦吉的《伤感合编·伤寒温病》等。

感非时之暖，肾不藏精者受之，即冬温为冬季有非时之暖，冬令肾气当闭守，而肾精亏虚之人其肾气失于闭守，故易感非时之暖而发病，此冬温强调肾精亏虚为其发病的根本。其症状以心烦呕逆、身热不恶寒等症为主，治宜补药加表药。

感非时之暖而发病，即冬温是冬季感受非时之暖，其暖较燥热，人感之而发病则为冬温，强调非时之邪其力较强而不在强调肾精亏虚为发病的根本。其症状以发热、咳嗽为主，治宜辛凉。

通过对冬温病名概念的研究，可知冬温病名最早出现于晋代《伤寒例》，宋金元时期，医家进一步认识到冬温发病与肾气亏虚相关，并明确提出了其感非时之暖的病因。明代，随着温病理论对瘟疫的认识，又认识到冬温是瘟疫的一种。清代，随着温病认识的逐步深入、温病体系的建立和完善，对冬温一病的认识也日益丰富和完善，认识到冬温不属瘟疫范畴，而是感受非时之暖而发的温病。其病因病机包括感非时之暖、肾不藏精者受之及感非时之暖而发病。

（6）湿温病名

湿温一词首见于《难经》。《难经·五十八难》："伤寒有五，有中风，有伤寒，有湿温，有温病，有热病""湿温之脉，阳濡而弱，阴小而急"。该书将其归于广义伤寒范围，又只言其脉而未述其证。

晋代，王叔和在《难经》认识的基础上论述了湿温的病因及症状，《脉经》云："伤寒湿温，其人常伤于湿，因而中暍，湿热相搏，则发湿温。病苦两胫逆冷，腹满又胸，头目痛苦，妄言，治在足太阴，不可发汗。"

宋代，对湿温的病因、病机在王叔和的基础上又有所发挥。如朱肱继承王叔和之说，他在《类证活人书》提出了湿温的病因为"病人尝伤于湿，因而中暑。湿热相搏，则发湿温"；症状为"病苦两胫逆冷，腹满又胸，多汗，头目痛，苦妄言，其脉阳濡而弱，阴小而急"；治法为"白虎加苍术汤主之"，并提出了误治之变证"治在足太阴，不可发汗，汗出必不能言，耳聋，不知痛所在，身青，面色变，名曰重暍"。

金元时期，南方医家习见温邪夹湿之病渐多，论者渐众，但所述之治法，又多沿用伤寒成例。

明清时期，湿温的内涵开始丰富，湿温的治法也日臻完善。如叶天士在《温热论》中列"论湿"专篇，《临证指南医案·湿门》论及暑湿、湿浊之治。薛生白的《湿热病篇》作为湿热性温病的专著，使湿热性疾病的治疗有章可循。吴鞠通则借鉴叶天士论湿的经验，在《温病条辨》中立湿温为专病。朱兰台在《疫证治例·软脚瘟》中提出"软脚瘟者，便清泄白，足肿难移者是也，即湿温，宜苍术白虎汤"，软脚瘟属于湿温，使得湿温的内涵扩大。

湿温为暑与湿相搏而发的温病，大多数医家认同"先伤于湿，后伤于暑"的观点，也有少数医家有"先伤于暑，后伤于湿"以及"暑湿合邪偏于湿"的观点。湿温以两胫逆冷、胸腹满、多汗、头痛等症状为主，治疗上以白虎汤随证加减，不必拘于感暑、湿之邪先后。禁忌发汗。

温病复感于湿，即湿温是由于温病复伤于湿所致的一类温病。其症状以两胫逆冷、妄言多汗、头痛身重胸满为主，治疗为白虎加苍术汤。

长夏初秋，湿中生热。即湿温为长夏初秋时节，湿土主气，湿中生热，人感之而发的一类温病。其症状以头痛恶寒、身重疼痛、舌白不渴、脉弦细而濡、面色淡黄、胸闷不饥、午后身热为主。治疗以三仁汤为主，忌汗、下、润法。

湿邪引动伏邪，即湿温是感受湿热之气，引动体内伏邪而发的一类伏气温病。其症状以身痛头重、两胫逆冷、胸满妄言、多汗为主，治以白虎汤加减，禁忌发汗。

湿瘟疫证，即湿温是感触时令郁蒸之气而发的一类瘟疫病。一人受之为湿温，一方受之则发为瘟疫，软脚瘟即是湿温的瘟疫疾病，其症状为便清泄白、足肿难移，治疗以苍术白虎汤为主，禁忌汗法。

综上所述，湿温一词首见于《难经·五十八难》，属于广义伤寒范畴，只言其脉而未述其证。宋代朱肱最早把湿温作为独立的病名，并对其病因、证治进行了探讨。金元明时期，医家论温邪夹湿之病者渐众，但所述之治法，又多沿用伤寒成例。清代，湿温内涵开始丰富，其治法也日臻完善，其病因病机包括湿与暑合而发病、温病再感湿邪、长夏初秋湿中生热、湿邪引动伏邪、湿瘟疫症。

（7）暑湿病名

十五版国家规划教材中暑湿归类于湿热类外感温病，是指感受暑湿病邪所致的急性外感热病。其特点为初起以暑湿阻遏肺卫为主要证候，临床常见身热、微恶风寒、头胀、胸闷、身重肢酸等表现。本病好发于夏末秋初。

暑湿是一个独立的急性外感热病，但正式列为专病论述却较晚。在《内经》和汉唐时期的医案论暑的基础上，宋元时期开始对暑与湿的关系进行论述。在陈无择《三因极一病证方论》中说："暑湿者，恶寒发热，自汗，关节尽痛，头目昏眩，手足倦怠，不自胜持，此并伤暑湿所致也。"该书又指出："冒暑毒，加以着湿，或汗未干即浴，皆成暑湿"，主张以茯苓白术汤治疗，这是对暑湿的初步认识。此后医家大多以暑中有热立论，言暑则湿已包含在内。张元素分析夏末秋初时，气候易使人患暑湿，指出："在大暑至秋分之间，为太阴湿土之位，所发暑病多夹湿，宜渗泄之法，以五苓散为主方治之。"

明代王纶在《明医杂著》中说：治暑之法，清心利小便最好。李梴在《医学入门》中也指出：夏月，人多饮水食冷，治宜利湿，杂以消导，祛暑宜香薷饮、黄连解毒汤、白虎汤，和中宜大小承气汤。而清初喻嘉言在《医门法律》中提出了暑病证治的四律，其中之一即为"凡治中暑病，不兼治其湿者，医之过也。"

叶天士在《临证指南医案》和《幼科要略》中指出："暑必兼湿。"俞根初在《通俗伤寒论》中首立暑湿伤寒专节，并分暑湿兼外感、内寒两种证型论治。王孟英则认为："暑令湿盛，必多兼感。"何廉臣《重印全国名医验案类编》列暑湿为专病，收病案多例，在其按语中论述了暑湿治疗的有关问题。近代曹炳章在《暑病证治要略》把暑湿分为十三症进行辨证论治，系统描述暑湿病的因证脉治，并指出："病之繁而且苛者，莫如夏月暑湿为最甚。"至此，对暑湿的认识渐趋完善。

（8）伏暑病名

《内经》中虽然并没有明确提出"伏暑"名称，但已有暑邪伏而为病的记载。在《素问·生气通天论》中有："夏伤于暑，秋必痎疟。"此与伏暑的病因、症状以及发病季节等大致相同。

宋代《太平惠民和剂局方》卷二载有"伏暑"之名，如黄龙圆"治丈夫妇人伏暑发热作渴，呕吐恶心，黄连一味为丸""水浸丹治伏暑伤冷，冷热不调，霍乱吐利，口干烦渴"等，其中虽涉及"伏暑"概念，但此伏暑是仅作为病因而言，并不是病名。

明代，王肯堂在《证治准绳·杂病·伤暑》中指出："暑气久不解，遂成伏暑""暑邪久伏而发者，名曰伏暑"。王氏认为伏暑为伏气温病的一种，伏暑病名由此而正式确立。

清代，诸多医家已能明确的认识到，伏暑是因夏季摄生不慎，感受暑邪，邪伏藏体内，殆至秋季为时令之邪所引发的一类温病。如叶天士在《临证指南医案·暑门医案》中说："此非伤寒暴感，皆夏秋间暑湿热气内郁，新凉引动内伏之邪。"石寿棠在《温病合编·暑温伏暑大纲》中说："不即病者，其邪内舍于骨髓，外舍于分肉之间，盖气虚不能传送暑邪外出，必待秋凉金气相搏，暑无所藏而后出也。其有气虚甚者，虽金风不能击之使出，必待深秋大凉，初冬微寒，相逼而出，名曰伏暑。"此时医家也认识到，伏暑的病情轻重与发病的迟早有关。吴鞠通在《温病条辨·上焦篇》中有"长夏受暑，过夏而发者，名曰伏暑，霜未降而发者少轻，霜既降而发者则重，冬日发者尤重"。此外，清代周扬俊的《温热暑疫全书》、俞根初的《通俗伤寒论》、吴贞的《感症宝筏》、陆子贤的《六因条辨》都对伏暑作了专篇论述，进一步完善了伏暑的因机证治。

伏暑为夏季感受暑邪，邪伏至秋冬而发的一类温病。如吴鞠通在《温病条辨·上焦篇·伏暑》有"长夏受暑，过夏而发者，名曰伏暑"。常见属于伏暑类的病名有伏暑、伏暑晚发、晚发、秋时晚发、秋后晚发、太阴伏暑，均是按发病节气区分的伏暑病名。

晚发即为伏暑。吴贞在《感症宝筏》中对晚发的描述与伏暑相同："晚发者，夏受暑湿之邪，留伏于里，至秋新邪引动而发也。"

秋后晚发即为伏暑。雷丰《时病论·伏暑》有"伏天所受之暑者，其邪盛，患于当时，其邪微，发于秋后，时贤谓秋时晚发，即伏暑之病也"。

秋时晚发即为伏暑。清代陆子贤在《六因条辨·中卷》中把秋时晚发等同于伏暑，他说"惟《己任编》有秋时晚发，以感证之法治之一语，因著伏暑之称"。

由此可见，晚发、秋后晚发、秋时晚发均为伏暑的异名，是伏暑类疾病的总称。即由夏季感受暑湿之邪，未即发病，至秋冬为寒邪所引发的一类温病。

通过对伏暑病名概念的研究，可以得知《内经》中已有暑邪伏而为病的记载，宋代"伏暑"一词作为病因而言，明代开始确立伏暑病名，清代则完善和发展了伏暑理论，并出现了新的病名。

十五版国家规划教材中伏暑的病名明确为：夏季感受暑湿病邪，伏藏体内，发于秋冬季节的急性外感热病。其特点是初起即有高热、心烦、口渴、脘痞、苔腻等暑湿郁蒸气分证，或为高热、烦躁、口干不甚渴饮、舌绛苔少等热炽营分见证。

（9）温毒类病名

温毒一词，最早见于晋代《伤寒例》。王叔和云："阳脉洪数，阴脉实大者，更遇温热，变为温毒，温毒为病最重也。"晋代葛洪在《肘后备急方》中记载了温毒发斑的病名，并把以肌肤出斑疹为特点的疾病，称为温毒发斑。

宋代朱肱在《类证活人书》第六卷中把肌肤发斑疹的疾病称为温毒："初春，病人肌肉发斑，瘾疹如锦纹而咳，心闷，但呕清汁者，此名温毒也。"此时，已认识温毒发斑是由温热毒邪所引起的一种疾病。

明代医家认为温毒为温病的一种。此时温病学开始脱离伤寒体系而自成一派，但仍受伤寒理论的影响，医家在论述温病时，书名仍以广义"伤寒"命名。如明代吴绶在《伤寒蕴要全书》指出："冬有非节之暖，名曰冬温，此即时行之气也。若发斑者，又曰温毒，而亦时气发斑也。"吴氏认为冬季感受非时之暖为冬温，冬温若出现发斑则称为温毒，或称时气发斑。

清代医家对于温毒的认识不断丰富，他们认识到温毒为感受温热之邪，或邪郁体内，郁而化热所引起以发斑发疹为主的一类温病，并在此基础上对于温毒的认识不断深化，形成了完善的温毒理论。如吴鞠通在《温病条辨·上焦篇》中把大头瘟、蛤蟆瘟作为温毒。雷丰在《时病论·冬伤于寒大意》中认为温毒是冬季感受寒邪，未即发病，内伏人体，逾时复感温热之邪所引起的一类疾病，即为伏气温病，他说："温毒者，由于冬受乖戾之气，至春夏之交，更感温热，伏毒自内而发。"石寿棠认为温毒是瘟疫中秽浊最重的一类疾病，石氏在《温病合编·温毒大纲》中说："温毒，即瘟疫之秽浊最重者也。中物物死，中人人伤。"邵步青认为温毒为感受天地之厉气而发的一类疾病，即为瘟疫，他《温毒病论》开篇中说："温毒感天地之厉气，无岁不有，但有轻重耳。"

温毒理论是温病学理论的重要内容，"温毒"一词属温病学的基本概念，《温病学大辞典》把温毒归为中医病名，定义为"温毒是温病之一，因外感温热时毒而致的急性感染性疾病，临床多见高热、头痛、头面肿痛、咽喉肿痛、斑疹等，并呈急性流行性"。

温毒作为病名概念几乎没有争议，但在具体内容上历代医家认识不同，现归纳总结如下：

①**伏气温病**：熊立品在《治疫全书·附坏症考》中云："又伤寒病，邪未退……或再感湿热，变为温毒。"邵步青在《温毒病论》中曰："伏温与时热交并，表里俱热，温毒为病最重也。"何廉臣在《重订广温热论·温热总论》中说："温热，伏气病也……若兼秽毒者，曰温毒，其证有二：一为风温时毒，一为湿温时毒，此以兼证别其病名也。"雷丰在《时病论·冬伤于寒大意》中说"温毒者，由于冬受乖戾之气，至春夏之交，更感温热，伏毒自内而发"。这些观点均认为温毒是冬季感受寒邪，未即发病，邪气伏而未发，逾时复感温热之邪而发的一类疾病。温毒的发生，"伏邪"在先，"新感"在后，是新感引动伏邪所致毒热炽盛的一类伏气温病的概称。

②**头项部肿痛为特征的温病**：吴鞠通在《温病条辨·上焦篇》中叙述了温毒肿毒特征及其证治，文云："温毒咽痛喉肿，耳前耳后肿，颊肿，面正赤，或咽不痛，但外肿，甚者耳聋，俗名大头瘟、蛤蟆瘟……"许多医家把温病中头面肿毒一类疾病称为温毒，如大头瘟、蛤蟆瘟、发颐等即以温毒代称，甚至把其他温病出现局部的肿痛、溃烂等表现，也称温毒。由此可见，温毒是由温热毒邪引起的以局部肿痛为主要表现的一类疾病。头部肿毒类疾病可统称为"大头瘟"，别称时毒、

疫毒、大头天行、大头伤寒、大头痛、大头毒、大头病、大头风等，病因为感受疫毒之气，主要以头面部红肿为病症特征，具有传染性。

③有发斑表现的温病：葛洪《肘后方》中载有温毒发斑病名，其临床特点为肌肤发出斑疹。朱肱《伤寒类证活人书》第六卷中有"初春，病人肌肉发斑，斑疹如锦纹而咳，心闷，但呕清汁，此名温毒也"。吴绶《伤寒蕴要全书》中有"冬有非节之暖，名曰冬温，此即时行之气也。若发斑者，又曰温毒，而亦时气发斑也"。熊立品《治疫全书·温毒主治》中载有"温毒为病最重，温毒必发斑"。吴贞的《感症宝筏·伤寒变证》中有"疫邪火毒，酿成斑疹，热毒蕴伏阳明，三焦俱病，是名温毒发斑"。这些医家把疾病"温毒发斑"简称为"温毒"，认为温毒是由"温热时毒"所引起的以肌肤斑疹为特征的一类疾病。

温毒发斑可简称为温毒，即温病中有发斑表现的疾病。热毒是温毒的异名。温毒又称时气发斑。阳毒、阴毒、时疫发斑也属温病有发斑表现的疾病，故也属温毒。

综上所述，温毒一词作为病因，最早见于晋代王叔和《伤寒例》，至宋代成为一个独立的疾病病名存在，明清对温毒的认识不断深化。必须指出的是：六淫、疠气作为外感热病的病因，已被历代医家所公认，中医病因学说中没有"温毒"一说。故温毒作为病名可以，作为病因则是没有任何理论依据的。

温毒作为病名，包括伏气温病、以头项部局部肿毒为特征的温病、以发斑为表现的温病、瘟疫的别名。温毒概念包括温毒可以是病名、病机和病证。头项部肿毒类疾病中，大头瘟、时毒、疫毒、大头天行、大头伤寒、大头痛、大头毒、大头病、大头风等可互为异名，是由感受疫毒之气所致，以头面部红肿为主要特征，具有传染性。根据发病部位可分为虾蟆瘟、鸬鹚瘟和痄腮三种情况。通常把颈部、腮部肿大伴有咽痛或咽哑，甚则颈背部皆肿的大头瘟称为虾蟆瘟，虾蟆瘟的异名为蛤蟆瘟、捻头瘟、浪子瘟；把腮部及颔下肿大的大头瘟称为鸬鹚瘟，虾蟆瘟的病情略重于鸬鹚瘟；痄腮则以耳前耳后肿为主，异名为发颐。

（10）瘟疫类病名

十五版国家规划教材中把瘟疫类温病定义为：由疠气引起的一类具有强烈传染性的温病，代表性的疫病有温热疫、暑热疫、湿热疫。这类温病与部分四时温病在临床表现和证治等方面有部分相通之处，但因其致病因素为疠气，致病暴戾，沿门阖户迅速传播流行，故这类疾病属于疫病范畴。瘟疫类疾病，发病急剧，病情险恶，复杂多变，具有强烈的传染性，古代医家早有专著论述。通常认为，吴又可《瘟疫论》所论述的瘟疫为湿热疫，是由湿热疠气引起，邪气遏伏膜原，以流连气分为主；而杨栗山《伤寒瘟疫条辨》、刘松峰的《松峰说疫》所论述的疫病为温热疫，疠气怫郁于里，充斥表里、上下、内外；余师机的《疫疹一得》所论述的疫病为暑热疫，火热性质显著，暑热燔炽阳明，易动血闭窍。

①温热疫：温热疫是由温热疠气引起的急性外感热病，初起以里热外发为特

征，临床起病即以但热不恶寒、头身痛、口干咽燥、烦躁便干等为主要表现。本病四季皆可发生，但以春季为多。

温热疫初起即见明显的里热证。清代以杨栗山和刘松峰为代表，将"温病"和"瘟疫"混称，他们所论述的是传染性极强的"瘟疫"。如杨栗山所说："一切不正之气，升降流行于上下之间，人在气交中无可逃避，……禽兽往往不免，而况人乎。"刘松峰指出："以其为病，沿门阖户皆同，如徭役然。"刘松峰将疫病分为"瘟疫""寒疫"和"杂疫"三种，其中"瘟疫者，不过疫中之一症耳，始终感温热之疠气而发"。杨栗山同样认为瘟疫"从无阴证，皆毒火也"。由此可见，杨刘两人所论之瘟疫属于温热疫。对于温热疫的认识，杨栗山受吴又可的瘟疫学说思想影响，他在《伤寒瘟疫条辨》中提出温病（温热疫）是由杂气、毒气所引起的，认为"温病得之天地之杂气，……杂气者，非风非寒非暑非湿非燥非火，天地间另为一种，偶荒旱潦疵疠烟瘴之毒气也"。杨氏所论述杂气的致病特点与吴又可所论述的不同，杨氏的"杂气"具有温热性质显著、易化火酿毒，充斥奔迫，致病多凶险等特点，如其所说："其实不过专主上中下三焦，毒火深重"，"且夫世之凶厉大病，死生人在反掌间者，尽属温病"。对于温热疫的治疗，杨氏承喻嘉言之说："急以逐秽为第一要义"，指出"上焦如雾，升而逐之，兼以解毒；中焦如沤，疏而逐之，兼以解毒；下焦如渎，决而逐之，兼以解毒"。

②暑热疫：暑热疫是由暑热疠气所引起的急性外感热病。其特点为初起即见热毒燔炽阳明，充斥表里、上下、内外，甚至卫气营血几个阶段证候并见，临床常见高热、头痛、身痛、斑疹、出血，甚至昏谵、痉厥等一派热毒极盛的表现。本病具有剧烈的传染性和流行性，严重威胁人民健康，夏暑季节多见。

本病多发于战乱饥馑，或久旱无雨，暑气亢盛之年。清乾隆甲子五六月间，京都大暑，疫作，余师愚根据当时瘟疫特点采取相应治疗方法，取得成功。余氏在前人理论基础上，结合自己的实践经验，著成《疫疹一得》。其中疫疹之病，即指瘟疫感受暑热特点的疠气所引起的以肌表发有斑疹为特点的瘟疫病。余氏认为瘟疫乃感受四时不正疠气为病，力主火毒致病说，故在治疗上，余氏强调清热解毒、凉血滋阴为主，拟清瘟败毒饮为主方，融清热、解毒、护阴为一法，为暑热疫的治疗开拓了新的思路，对此王孟英誉之："独识淫热之疫，别开生面，洵补昔贤之未逮，堪为仲景之功臣。"王孟英、丁甘仁等亦有重要发挥，进一步完善了瘟疫学说。

③湿热疫：湿热疫是由湿热疠气引起的急性外感热病。其特点为初起以疠气遏伏膜原的表现为主要证候，临床常见寒热交作、苔白厚腻如积粉、脉不浮不沉而数等表现。多见于夏季，多发于热带雨水地区。

明末吴又可亲身经历了崇祯辛巳年间疫病的流行，将临床治疗体会写成《瘟疫论》一书，为第一部论述瘟疫的专著，主要论述了湿热秽浊疠气所引起的疫病在病因、病机、传变上的特点，并创立疏利达气法祛除疫邪，为瘟疫学说的建立作出了巨大贡献。吴氏认为湿热疫"感天地之疠气，在岁运有多寡，在方隅有厚薄，在四时有盛衰。此气之来，无论老少强弱，触之者即病。邪从口鼻而入，则其所客，内不在脏腑，外不在经络，舍于夹脊之内，去表不远，附近于胃，乃表里之分界，是为半表半里，即《针经》所谓横连膜原是也"。可见，湿热疫疠来势凶猛，从口鼻而入，初起发病既非在表，也非在里，而是在半表半里之膜原。吴氏认识到："瘟疫初起，先憎寒而后发热，日后但热而无憎寒也。初得之二三日，其脉不浮不沉而数，昼夜发热，日晡益甚，头疼身痛。其时邪在夹脊之前肠胃之后，虽有头疼身痛，此邪热浮越于经，不可认为伤寒表证，遽用麻黄桂枝之类强发其汗。此邪不在经，汗之徒伤表气，热亦补减。又不可下，此邪不在里，下之徒伤胃气，其渴愈甚。宜达原饮。"在《瘟疫论》的影响下，研究瘟疫的学者层出不穷。如戴天章的《广瘟疫论》，即是在《瘟疫论》基础上对瘟疫的辨证施治广为发挥，特别在辨气、辨色、辨舌、辨脉、辨神、辨温病兼夹证等方面尤有心得，并立汗、下、清、和、补五法施治。刘松峰的《松峰说疫》，沿袭了吴又可的瘟疫学说，明确以湿热相称，并新组"除湿达原饮"，为瘟疫的分类奠定了基础。此外，陆九芝、何廉臣等亦有所发挥，进一步丰富了湿热疫辨证论治的内容。

（11）寒疫病名

《温病学大辞典》对寒疫定义二：①疫疠阴证；②时行寒疫。二者均是感受寒邪所引起的疾病。由此可见，寒疫与感受温热之邪引起的温病完全属于两个不同的概念。"寒疫"概念亦在外感热病范畴内，故认清"寒疫"概念的内涵，明确寒疫是不是瘟疫的一种，关系到"温病"与"瘟疫"之间的关系。此外，由于"瘟"与"温"，音同形近意似，古人将两字通假，造成后世医家认识上的混乱，很容易把"瘟疫"等同于"瘟疫"，因此，认清"寒疫"概念的内涵，也有利于理清"瘟疫"与"瘟疫"的关系。

①清以前的"寒疫"为伤寒说：王叔和在《伤寒例》中第一次明确地提出了"寒疫"概念，认为"从春分以后，至秋分节前，天有暴寒者，皆为时行寒疫也'"。庞安时在《伤寒总病论》卷四有《时行寒疫论》《天行温病论》两节，列举了治疗寒疫的圣散子方，并附有苏轼的序文。圣散子方药主要由三部分组成：麻黄、防风、细辛等辛温解表药，藿香、石菖蒲、白术等和中化湿药，附子、良姜、肉豆蔻等温中散寒药。从药物组成来看，当时的寒疫可能是由感受暴寒引起的伤寒病，而此时的温病并未脱离伤寒，"流行"的含义与后世的"传染"略有区别。故此时的"寒疫"，实际上是伤寒中寒重症，使用温热方药可取得较好疗效。

明代王纶在《明医杂著》中指出类似于伤寒的发热，有温病、寒疫、瘟疫、气虚、阴虚火旺各种不同情况，寒疫的治疗同于伤寒，王纶认为"故必审其果为伤寒、伤风及寒疫也，则用仲景法。果为温病及瘟疫也，则用河间法"。可见，"寒疫"是有疫之名，而实为伤寒。吴又可在《瘟疫论·伤寒例正误》中明确提到，寒疫本就是冬日之伤寒，不可以寒疫命名，吴氏认为："交春夏秋三时，偶有暴寒所着，与冬时感冒相同，治法无二，但可名感冒，不当另立寒疫之名。"

由此可见，清代以前，寒疫的最初概念只是在温病尚未脱离伤寒阶段，人们对伤寒疾病的一种称谓，感非时之寒的"寒疫"就是伤寒疾病，与感受疠气、具传染性的"瘟疫"有所不同，所以此时的"寒疫"不是瘟疫。

②清代的"寒疫"发展为瘟疫：清代随着温病理论的不断发展和完善，此时的"寒疫"已经脱离了"感非时之寒"的伤寒范畴，"寒疫"已经成为瘟疫的一种，是指由感受疠气引起的具有传染性的疾病，四季皆可发病。

吴鞠通在《温病条辨·寒疫论》中认同寒疫的存在，认为"世多言寒疫者，究其病状，则憎寒壮热，头痛，骨节烦痛，虽发热而不甚渴，时行则里巷之中，病俱相关"，并且指出寒疫与温病不同之处在于温病患者"头痛、骨痛较轻而口渴较重"。在治疗上，寒疫与温病有所区别，"其未化热而恶寒之时，则用辛温解肌；既化热之后，如风温证者，则用辛凉清热"。吴鞠通在此已不再局限于寒疫发病的季节，并认识到寒疫具传染性，但其治疗仍为伤寒之法。

在《松峰说疫·卷二·疫症繁多论》中"疫病有三种论"，刘松峰认为"一曰瘟疫。夫瘟者，热之始，热者，温之终，始终属热症……二曰寒疫。不论春夏秋冬，天气忽热，众人毛窍方开，倏而暴寒，被冷气所逼则头痛、身热、脊强……三曰杂疫。其症则千奇百怪，其病则寒热皆有，除诸瘟、诸挣、诸痧瘴等暴怪之病外，如疟痢、泄泻、胀满、呕吐、喘嗽、厥痉、诸痛、诸见血、诸痈肿、淋浊、霍乱等疾，众人所患皆同者，皆以疠气行乎其间"。在此，刘氏强调了寒疫是由疫气引起的，瘟疫有寒热之别，但是他对一些概念的认识模糊不清，如其所提到的瘟疫实际上是温病，其所描述的寒疫又似伤寒，而感受疫气而得的杂疫则为通常意义上所说的瘟疫。

凌德在《温热类编·卷六·类伤寒辨》中指出治寒疫不可用治伤寒之法，说明当时已经认识到寒疫并非伤寒，他说："若夫因暑、因湿、因燥、因风、因六淫之兼气、或非时之疠气，发为风温、湿温、温病、寒疫等症，皆类伤寒耳。病热虽同，所因各异，不可概以伤寒法治之。"

叶霖在《难经正义·卷四·五十八难》中明确指出：寒疫与伤寒的区别在于寒疫有传染性。他说"寒疫初病，恶寒无汗，面赤，头痛项强。盖得之毛窍开，而寒气闭之也，与伤寒异处，惟传染耳"。

陆九芝在《世补斋医书》中指出瘟疫有寒有热，可分为瘟疫与寒疫。如果只说瘟疫，不理解寒疫，就会使后人不清楚寒疫的存在，以至于临证遇到寒疫流行的时候不能采取相应的治疗。陆氏认为《瘟疫论》只论述了瘟疫中的热疫，并没有论及温病，更没有意识到寒性瘟疫的存在。他强调吴又可为了区别瘟疫与伤寒，而将瘟疫、温病混同一谈，最终造成后人对伤寒与温热分辨不清。陆氏还引证了柯韵伯、周禹载、薛雪、黄元御等人的论述，指出热性疫病与温病的区别在于是否具有传染性。指出年年都有的温病，与数十年或许一见的瘟疫流行是不同的。具有传染性有寒有热的是瘟疫，不具有传染性但热不寒的为温病。根据《素问·遗篇》论述五疫与五运六气有关得出结论，疫病有寒有热，热疫多，而寒疫少。对于寒疫应当用温药治疗，对于热疫应当用寒药治疗。由此可见，此时"寒疫"已经成为一类瘟疫疾病的概称。

综上所述,从《伤寒例》提出"寒疫"概念之后,随着对疾病认识的不断深入,医家对寒疫概念的认识,也由感受非时之寒所引起的地域性外感寒邪之病,发展为由感受疠气引起的具有传染性的疾病,并把寒疫与瘟疫对举,认识到瘟疫有寒有热。这种认识发展的实质是:疠气致病理论不断完善"非时之气"致病理论在瘟疫流行中的作用,这与现代医学认为很多急性传染病的流行,与病毒的衍生和传播同气候相关的观点是一致的。

通过对"寒疫"概念的辨析,我们可知"瘟疫"分为"寒疫"和"瘟疫",因为"瘟疫"属于"温病",可知"瘟疫"与"温病"交集是"瘟疫"。在古籍中部分医家"瘟疫""瘟疫""温病"常常混称,因此在研究中应该根据文献之意加以区别。

(12)痧病类病名

痧病是由于感受风、寒、暑、湿、燥、火六淫之邪气或疫病之秽浊而出现的以脘腹痞满、恶心呕吐、腹泻、头痛、眩晕、胸闷等症为主的一类疾病的总称。

①按发病缓急分类

发病急:此类痧病以发病速度较快为特征,包括紧痧、盘肠痧、阳痧、热痧、闷痧。

发病慢:此类痧病以发病速度较慢为特征,包括慢痧、暗痧、心烦嗜睡痧。

②按阴阳辨证分类

属阴:此类痧病以腹痛,肢冷为特征,包括阴痧、冷痧、寒痧。此外以小腹急痛、冷汗为特征的脱阳痧也属阴证。

属阳:此类痧病为感受阳热病邪,以热症表现为特征,包括阳痧、热痧、暑痧。

③按发病时皮肤表现分类

按色泽:色黑为主要表现的铁痧、黑痧、乌痧;色红为主要表现的红痧。

按皮损:身有紫疤的紫痧、身有紫斑的斑痧、病处有白毛的羊筋痧和羊毛痧、身有红疹的红痧、前后心有紫黑黄点的缠丝痧。

黑痧是感受恶毒疫气所致,以突然晕倒、腹痛、面色黑胀为主症,病情危重的一类痧病。

盘肠痧属于紧痧,因二者发病速度极快,均急骤即死,故以"紧"命名,但紧痧"痛极",而盘肠痧"不痛不疼"尚有差别,不可不别。

阴痧感触秽气发病以腹痛而手足冷为特征的一类痧病,又称冷痧。

痧烦痧睡是指痧气冲心胸所致的,以心烦或嗜睡为主症的一类痧病,又称心烦嗜睡痧。

除以上分类外、瘪螺痧、缩脚痧、抽筋痧、盘脐痧、盘肠痧、绞肠痧、角弓痧、身重痧、呃逆痧、腰痛痧、心痛痧、手臂痛痧、小腹痛痧、头痛痧、扑鹅痧、头眩偏痛痧、遍身肿胀痧、筋骨疼痛痧、落弓痧、痧痢、痧疹、蛔虫痧、蛔结痧、晕痧、吐痧、泻痧、遍身青筋痧等,这些痧病病名均以特征性症状命名,均可"顾名思义"不再赘述。

痧病简称痧，还有痧胀、气痧、痧秽等异名。

通过对痧病病名概念的研究，可见，痧病病名在宋以前为"沙"，其病名出现不晚于宋代，明代出现新的痧病病名如青筋、阴痧、阳痧等，清代痧病病名繁多达上百种。痧病内涵有痧病的总称、痧之异名、痧象三个涵义。痧病的异名有痧、痧胀、痧气、痧秽。痧病病名分类按发病缓急分为发病急和发病慢两类；按阴阳辨证可分为属阴和属阳两类，此外还可按发病时皮肤色泽和皮损表现分类。由病名和其症状的联系可看出，痧病病名往往以其特征性症状命名。

（13）疫喉类病名

疫喉是指感受时行疫病之气而引起的喉科急性病。主要包括白喉、烂喉痧两种。

①**白喉病名概念**：白喉是急性烈性传染病之一。清以前无白喉病名，清代郑梅涧始提及"白喉"的病名。白喉可分为伤燥气和感疫气发病两种，症状均以喉部白膜不易剥脱为主。伤燥气发病的白喉一年四季可发，在燥火主气之年发病更多，不具传染性。感疫气所发白喉，发病迅速，病情危重，具有传染性。白喉的异名有喉白、白缠喉、白菌、瘟疫白喉。

②**烂喉痧病名概念**：烂喉痧是感受疫毒之气所致的，以喉部溃烂或疼痛、身上红疹密集为主，伴有发热、恶寒、头痛等症，具有传染性的一种疾病，医家对其认识大致相同，异名有烂喉丹痧、丹痧烂喉、疫痧、疹痧、温痧、喉痧、烂喉疫痧、烂喉沙风、白鼻痧、白面痧、丹痧、喉痧。清之前文献虽无烂喉痧、疫痧的病名记载，但类似于烂喉疹病状的记述早有出现，如仲景《金匮要略·百合狐惑阴阳毒病脉证治》有"阳毒之为病，面赤斑斑如锦文，咽喉痛，唾脓血"的记载。烂喉痧在清代已经流行，并有"烂喉痧"之名，烂喉痧是感受疫毒之气所致的，以喉部溃烂或疼痛、身上红疹为特征的传染性疾病。

综上所述，外感热病必须首先明确上述外感热病具体的病名概念，然后才能依据六经三阴三阳的归属进行分类，如对外感热病中的四时六淫进行分类命名，可分为太阳风淫病（中风）、太阳寒淫病（伤寒）、太阳火淫病（温病），太阳燥淫病（痉病）、太阳湿淫病（湿痹），太阳暑淫病（中暍），余者依次类推。瘟疫类和温毒类外感热病病名确定后，再按六经三阴三阳归属，结合从热而化、从寒而化的具体情况进一步分类命名。如温毒毒邪是指六淫邪气蕴蓄不解而形成的既有温热性质又有肿毒特征的病邪，实际上仍属于四时六淫的范畴，故仍可按上述方法，分类命名。瘟疫类，既有"天受"（空气传播），也有"传入"（接触感染），有特异的病变部位，故可在明确其病名诊断后，再根据病变部位确定六经三阴三阳的归属，进一步分类命名，如阳明温疟、阳明温毒等。

第五章

外感热病的病因与发病

第一节　外感热病的病因

外感热病的发生，主要取决于是否感受了外邪。外感热病的病因，主要包括外因（六淫、疠气）和内因（三阴三阳体质和内生五气）两种。外邪入侵，首先侵犯六经所属脏腑之虚处（随其虚处而发），脏腑之营卫必应之，故初期邪正相争于脏腑在表之营卫，天人合一则病有寒化、热化之分（阳盛则热，阴盛则寒）。正胜邪则病退，邪胜正则病进，邪气因而入里（随其虚出而入），六经所属脏腑之气血必应之，故中后期邪正相争于脏腑在里之气血，邪正相争则病有寒化、热化之别（阴虚则热，阳虚则寒）。因此，掌握外感热病的常见致病因素及其致病特点，了解其发病机理和规律，对于外感热病的辨证论治和预防具有重要的指导意义。

一、外感热病的外因

1. 六淫致病

风寒暑湿燥火，谓之六气，是运气正常运化（承乃制）的结果。运气运化失常（亢则害），六气非时而至即为邪气，也就是"六淫"。《素问·至真要大论》曰："厥阴司天，其化以风；少阴司天，其化以热；太阴司天，其化以湿；少阳司天，其化以火；阳明司天，其化以燥；太阳司天，其化以寒，以所临脏位，命其病者也。"

（1）六淫致病特点

①风淫致病特点：故风者，百病之始也。……因于露风，乃生寒热。……风客淫气，精乃亡，邪伤肝也（《素问·生气通天论》）。故风者百病之长也，至其变化乃为他病也，无常方，然致有风气也（《素问·风论》）。黄帝问曰：风之伤人也，或为寒热，或为热中，或为寒中，或为疠风，或为偏枯，或为风也，其病各异，其名不同，或内至五脏六腑，不知其解，愿闻其说。岐伯对曰：风气藏于皮肤之间，内不得通，外不得泄，风者善行而数变，腠理开则洒然寒，闭则热而闷，其寒也则衰食饮，其热也则消肌肉，故使人怢栗而不能食，名曰寒热（《素问·风论》）。伤于风者，上先受之（《素问·太阴阳明论》）。风胜则动故邪风之至，疾如风雨。……（《素问·阴阳应象大论》）。

风为春季主气，但一年四季均可发生。在中医学的病因中，风的含义较广。除指具体风邪外，在《内经》中有时把一切不正常的气候变化，皆谓之风，如虚风、贼风等。

风为六淫之首，外邪伤人的先导，故有风为"百病之长"的论述，且常与其他病邪合而为病。如风合于寒，为风寒；合于热，为风热；合于湿，为风湿；合于暑，为暑风；合于燥，为风燥；合于火，为风火等。

风性"善行而数变"，致病"疾风如雨"。主要表现在其发病迅速、变化多端、病位不定，故其所产生的病症，错综复杂，类型繁多。常根据其侵犯部位不同，所合之邪各异，体质状态有别等，而变化"无常方"，"或为寒热，或为热中，或为寒中，或为疠风，或为偏枯，或为风"，病候颇多。另外，有如行痹之走窜不定。如《素问》说：外邪以风为首，侵入肌表，深传可内搏于骨，搏于筋，搏于肉等不同部位，可引起不同症状。

风为阳邪，其性轻扬，散开泄，有向上向外之势，易伤人体上部及肌肤。例如：风邪伤人肌表，致营卫不和、皮腠开泄，而有汗出、恶风等证。《素问·风论》所介绍的多种风病，皆具有这样的特点。风邪从外侵袭时出现头痛、鼻塞、流涕等症状；风邪自内窜扰，常见头痛、头晕、目花、耳鸣等症状。故古人认为"伤于风者，上先受之"。

风为阳邪，侵袭机体后，易深传脏腑、损耗精血。肝属木为风，故肝之用为阳，主乎动，肝气盛即从乎阳动而病风，"风客淫气，精乃亡"此之谓也。《素问·至真要大论》曰："诸暴强直，皆属于风"，说明风邪致病还具有眩晕、震颤、抽搐、项背强、角弓反张等动摇不定的特点，故曰："风胜则动。"

②**寒淫致病特点**：因于寒，欲如运枢，起居如惊，神气乃浮（《素问·生气通天论》）。寒则皮肤急而腠理闭（《灵枢·岁露论》）。寒则气收（《素问·举痛论》）。痛者，寒气多也，有寒故痛也（《素问·痹论》）。诸病水液，澄彻清冷，皆属于寒（《素问·至真要大论》）。寒气入经而稽迟，泣而不行，客于脉外则血少，客于脉中则气不通，故卒然而痛。……寒气客于小肠膜原之间，络血之中，血泣不得注于大经，血气稽留不得行，故宿昔而成积矣。……寒气客于厥阴之脉，厥阴之脉者，络阴器系于肝，寒气客于脉中，则血泣脉急，故胁肋与少腹相引痛矣。……寒气客于脉外则脉寒，脉寒则缩蜷，缩蜷则脉绌急，绌急则外引小络，故卒然而痛（《素问·举痛论》）。寒胜则浮（《素问·阴阳应象大论》）。

寒为冬季主气，性属阴，易伤阳气。

寒邪中人初起伤卫阳，则表现恶寒、发热无汗，见于外感热病初起。若寒邪直中，易伤内之阳，如寒伤脾肾，则温运失司，表现畏寒肢冷，腰脊酸软冷痛，尿清便溏，水肿腹水等。因此，《内经》有"诸病水液，澄彻清冷，皆属于寒"的论述，（《素问·阴阳应象大论》）也说"寒胜则浮"。

寒性凝滞。所谓凝滞，是指寒凝气血，滞而不行而言，故常可致痛。其病机在于"寒气入经而稽迟，泣而不行，客于脉外则血少，客于脉中则气不通，故卒然而痛"。因此，古人认为"痛者，寒气多也，有寒故痛也"。正因寒具凝滞之性，故易致有形之疾。《素问·举痛论》说："寒气客于小肠膜原之间，络血之中，血泣不得注于大经，血气稽留不得行，故宿昔而成积矣。"说明气血喜温而恶寒，得温则行，遇寒则凝，凝则聚而成形，因此，癥积等疾病的形成，多与寒邪有关。

寒性收引。寒客经脉引起拘紧而痛，"寒气客于脉外则脉寒，脉寒则缩踡，缩踡则脉绌急，绌急则外引小络"，表现筋脉拘挛搐痛、屈伸不利等特点。

寒合之于风，为风寒；合之于湿，为寒湿；合之于燥、火（暑），则各有所化。

③暑淫致病特点：因于暑，汗，烦则喘喝，静则多言，体若燔炭，汗出而散（《素问·生气通天论》）。暑则皮肤缓而腠理开（《灵枢·岁露论》）。气虚身热，得之伤暑（《素问·刺志论》）。外内皆热则喘而渴，故欲冷饮也。此皆得之夏伤于暑（《素问·疟论》）。

暑为夏季主气，火热所化，具有明显的季节性。

暑为阳邪，乃火热之气所化，具有火之性。如《素问·生气通天论》曰："因于暑，汗，烦则喘喝，静则多言，体若燔炭，汗出而散。"此指表现为暑热蒸迫的证候。暑热下临，地之湿气上腾，故病暑热多兼有湿邪，后世有暑多湿热合邪之说。

暑邪升散，可致"皮肤缓而腠理开"，因暑性开泄，令人腠理疏缓，故多汗而最易伤津耗气，常见无力短气、口渴多饮，以及由于气津暴脱所致之卒然昏倒、肢厥汗出，脉微欲绝等证。故《素问·刺志论》说："气虚身热，得之伤暑。"

暑合之于湿，为暑湿；合之于热（火），则为暑热；合之于燥，则为温燥；合之于寒，则各有所化。

④湿淫致病特点：因于湿，首如裹，湿热不攘，大筋緛短，小筋弛长，緛短为拘，弛长为痿。……汗出见湿，乃生痤痱（《素问·生气通天论》）。地之湿气，感则害皮肉筋脉。……湿胜则濡泻（《素问·阴阳应象大论》）。黄帝问于岐伯曰：邪气之中人也，奈何？岐伯答曰：邪气之中人高也。黄帝曰：高下有度乎？岐伯曰：身半已上者，邪之中也；身半已下者，湿之中也（《灵枢·邪气藏府病形》）。伤于湿者，下先受之（《素问·太阴阳明论》）。诸痉项强，皆属于湿（《素问·至真要大论》）。清湿则伤下（《灵枢·百病始生》）。感于寒湿，则民病身重胕肿，胸腹满（《素问·六元正纪大论》）。

湿为长夏主气，与水同类，故为阴邪。《内经》指出："清湿则伤下""伤于湿者，下先受之""身半已下者，湿之中也"。说明湿邪的性质重着而趋下，其性与地气相应，故易伤人身半以下，致病常以肢体困重酸沉为主要表现，正如《素问·六元正纪大论》所说："感于寒湿，则民病身重胕肿。"

湿为阴邪，易伤阳气，阻遏气机，气机不利，升降出入失常，故多见头重体困，关节酸楚，胸腹满闷，二便不爽等证，如《素问·生气通天论》说："因于湿，首如裹，湿热不攘，大筋緛短，小筋弛长，緛短为拘，弛长为痿。"其意思就是当湿邪犯表时，则湿遏清阳，故见头蒙如裹；"地之湿气，感则害皮肉筋脉"时，可因阳阻不布，而见关节重着肿痛，筋脉或拘或痿。从《素问·五常政大论》所说："湿气变物，水饮内稸，中满不食，成痎肉苛，筋脉不利，甚则胕肿、身后痈"及《素问·阴阳应象大论》："湿胜则濡泻"之论述中，还可以看出湿困中焦，气机不利，运化失常及湿伤皮肉筋脉的临床特点。

湿邪污垢秽浊，故致病多见面垢多眵，便溏尿浊，下痢赤白，皮肤糜烂，湿疹流水，浓痰涕浊，黄白带下等证。

因湿邪氤氲弥漫，朦郁沉阴，致病多有邪势留连，缠绵不休之特点，如湿热所致的湿温病、汗出见湿所生的痤痱等，均属此类。

湿合之于风，为风湿；合之于寒，为寒湿；合之于热（火），为湿热；合之于燥，则各有所化。

⑤**燥淫致病特点**：岁金太过，燥气流行，……甚则喘咳逆气。（《素问·气交变大论》）。燥胜则干（《素问·阴阳应象大论》）。

燥为深秋主气，多由久旱不雨、气候干燥所生，常从口鼻侵入肺而致病。

燥为阳邪，其性干燥，易伤津液，故为病令人有干燥之感，常见口舌咽鼻眼等部位干涩少津，皮肤皲裂以及便秘溲短等。因此，《内经》中有"燥胜则干"之说。后世刘河间对此进行了精辟的阐述："诸涩枯涸，干劲皴揭，皆属于燥"，从而补充了《内经》中病机十九条的不足。

燥为金之气，燥气太盛易伤肺，而肺为娇脏，职司秋令，主宣发肃降，外合皮毛，故燥邪为病，常见干咳无痰，或痰稠带血，喘息胸痛，口鼻干燥等阴虚津伤之证。因此，《素问·其交变大论》指出："岁金太过，燥气流行，……甚则喘咳逆气。"

此外，后世将燥邪为病，按时令气候之异，分为温燥和凉燥。初秋而有夏季之余气，燥气已甚，此时燥邪之性，多偏温热，致病常见发热，微恶风寒，心烦口渴，干咳少痰，鼻咽干燥等证，故称为温燥。至深秋已近冬寒，此时燥性偏凉，致病常见恶寒微热，身痛无汗等证，但仍以干咳少痰，口咽舌鼻干燥为必见，故有凉燥之称。

⑥**火淫热邪致病特点**：壮火之气衰，少火之气壮。壮火食气，气食少火。壮火散气，少火生气。……热伤气。……热胜则肿（《素问·阴阳应象大论》）。民病上热，喘嗽血溢（《素问·本病论》）。炅则气泄（《素问·举痛论》）。大热不止，热胜则肉腐，肉腐则为脓（《灵枢·痈疽》）。诸热瞀瘛，皆属于火。……诸禁鼓慄，如丧神守，皆属于火。……诸逆冲上，皆属于火。……诸躁狂越，皆属于火。……诸病胕肿，疼酸惊骇，皆属于火（《素问·至真要大论》）。

火与热同性，往往通称。但二者又有区别。热专指病邪，不属正气。火有正气与邪气之分。如《素问·阴阳应象大论》所说的"少火"即指具有温煦、生化作用的阳气而言；"壮火"是指具有食气散气之害的火邪。因而，对生命活动具有温煦、生化作用的阳气称为"君火""相火""命门之火"等。"南方生热，热生火"的热与火虽都指正常的阳气而言，但主要说明热为火之渐，火为热之极，二者虽属同性，实有程度之不同，另外，邪气之火生于有形之体，邪气之热生于无形之气。二者应用上的区别表现在：热多为外淫，如风热、湿热等；火则常由内生，如内生之虚火，然而，这一说法仅就一般而言，因为毕竟阴虚可以生内热，五气皆能化火，故对此应灵活理解。

火热炎上，起病急骤，传变迅速。如临床上常见的心火上炎，则面赤口疮；

胃火上炎，则齿龈肿痛；肺火上炎，则咽喉肿痛；肝火上炎，则头痛耳鸣、目赤涩痛等。《素问·至真要大论》说："诸热瞀瘛，皆属于火""诸禁鼓慄，如丧神守，皆属于火""诸逆冲上，皆属于火""诸躁狂越，皆属于火""诸病胕肿，疼酸惊骇，皆属于火"。

火热之邪，最易燔灼脏腑，销铄津液。因此，其证多见口渴喜冷饮，咽干口燥，舌红少津，大便秘结，小便短赤等。

火热之邪，易劫肝阴，肝阴亏耗，则筋脉失养，故高热神昏，项强抽搐，角弓反张等肝风内动之证。正如《素问·至真要大论》所说："诸转反戾，水液浑浊，皆属于热。"

火热之邪，易伤血动血，如"热胜则肿"及"热胜则肉腐，肉腐则为脓"等，皆为伤血的结果。动血表现于迫血妄行，常致吐血、衄血、热病发斑、妇女崩漏等证。"火气内发，……血溢血泄"及"民病上热，喘嗽血溢"就是这个道理。

另外还有"炅则腠理开，荣卫通，汗大泄，故气泄""壮火食气""壮火散气"即"热伤气"之说。

此外，火热合之于风，为风热；合之于暑，为暑热；合之于湿，为湿热；合之于燥，为温燥；合之于寒，则各有所化。

（2）六淫引而不发，内伏为邪，是为伏气

值得指出的是：六淫入侵，感而不发，是为"伏气"。如《素问·生气通天论》所说："冬伤于寒，春必病温"；《伤寒论·平脉法》说："伏气之病，以意候之。"王叔和在《注解伤寒论·伤寒例》中指出："中而即病者，名曰伤寒；不即病者，寒毒藏于肌肤，至春变为温病，至夏变为暑病。暑病者，热极重于温病也""是以辛苦之人，春夏多温热病，皆由冬时触寒所致，非时行之气也"。一般可把晋至明以前作为伏气学说的初期阶段，将其内容简称为"伏寒化温"论。后世刘吉人在《伏邪新书》中说："感六淫而不即病，过后发病，总谓之曰伏邪。……夫伏邪有伏燥、有伏湿、有伏暑、有伏热。"把"邪"的概念有"伏寒"扩大为"六淫伏气（伏邪）"，使伏气学说突破了早期阶段病因学上的局限性，出现了质的变化。既然六淫皆可为伏气，发病季节自然也就不局限于春季而可及四时。王肯堂曾指出："不恶寒而渴之温病，四时皆有之，不独春温而已。"

（3）六淫从化

张登本等探讨了《内经》六淫理论的发生及其意义，论述了六淫从化的机理。张氏认为《内经》在对气候现象、物候现象的直接观察，结合人们生活的切身体验，对病证反复临床验证的基础上，运用传统的系统思维（取类比象、司外揣内、形象思维）方法，逐渐形成以风、寒、暑、湿、燥、火（热）六气原型作为病因名称及其相关理论，从而奠定了六淫病因理论。《内经》认为"六气"是正常的自然之气，这种正常的"六气"因运气气化失常演变为"六淫"，即"未至而至，此谓太过"，"命曰气淫"；"至而不至，此谓不及"（《素问·六节藏象论》）。

六淫是因气候异常变化产生的致病邪气，六淫致病不仅具有季节性、地域性、外入性以及伤人途径的广泛性、相兼性，而且具有转化性。所谓六淫邪气致病的转化性，是指六淫邪气伤人致病之后，所引起的病证常常在一定的条件下其性质可以发生转化，如虽为寒邪致病，但其病证可以演变为热性病证。究其转化的条件有五：其一，病人的体质（三阴三阳体质）。这是引起病证性质转化的最主要条件或因素，例如同为风邪致病，"其人肥"就可能引起"寒中"病，"其人瘦"则可能导致"热中"病（《素问·风论》）。此处的"肥""瘦"是指病人的体质，后世将其称为"邪随人化"。由于人的三阴三阳体质有偏阳质、偏阴质，以及体质有壮实和虚弱，体态有胖、瘦之异。而胖人多痰湿、瘦人多火热等复杂多样的特征，所以在"邪随人化"之中，病证的性质又有"寒化""热化""实化""虚化""湿化""燥化"等不同类型。其二，用药不当，例如用寒凉药物治疗热证的方法虽然不错，如果对病势的轻重（和对人体阴阳低水平的失衡）缺乏准确地判断和把握，治疗用药过程中出现了病轻药重的情况时，就可能发生热证向寒证方向转化，此即所谓的"证随药化"。其三，气候影响。如果在疾病过程中，环境气候突然剧烈变化（天地之气），也可能引起原来所患病证受气候的影响而产生相应的变化，即所谓的"天人合一"。其四，饮食因素，由于患病的人在疾病过程中机体的各项机能均能受到饮食影响，如果食物的寒热温凉之性与病证性质相悖，也可能成为引起病情变化的条件。这也是中医常要求病人服药的"忌口"原因所在。其五，精神因素。"人有五脏化五气，以生喜怒悲忧恐"（《素问·阴阳应象大论》）。如果患病过程中出现情绪剧烈波动，尤其是不良的精神因素，常常可以使内脏气机活动受到影响，引发疾病的加重或恶化的不良反应。

①六淫皆可寒化、热化

寒化、热化实际上是一对病机概念，它是疾病发生或演变过程中出现两个不同方面或转归，而寒化证、热化证则是由此产生的不同性质的证候表现。寒化的实质是阳虚而致阳虚阴盛，邪从寒化，故寒化证可见身寒、肢冷、泄泻、舌淡，甚则厥逆脉微细等；热化的实质是阴虚阳盛，邪从火化，故热化证可见身热、口渴、心烦、舌黄、腹满、脉数等。外邪入侵，首先侵犯六经所属脏腑之虚处（随其虚处而发），脏腑之营卫必应之，故初期邪正相争于所属脏腑在表之营卫（卫属气，营归血），天人合一则病有寒化、热化之别（阳盛则热，阴盛则寒）；正胜邪则病退，邪胜正则病进，邪气因而入里（随其虚处而入），六经所属脏腑之气血必应之，故中后期邪正相争于所属脏腑在里之气血（气属阳，血属阴），邪正相争则病有寒化、热化之分（阴虚则热，阳虚则寒）。

三阴三阳的任何一经病变，随着阴阳消长都既可以化热，也可以化寒，故非少阴病所独有，因而热化不能仅以肾阳不足或心肾阴虚、心火独亢来解释。一般说阳虚多表现为外寒，阴虚多表现为内热，阳盛多表现为外热，阴盛多表现为内寒。但是在一定的条件下，也可出现反常的变化。如《灵枢·论疾诊尺篇》说："四时之变，寒暑之胜，重阴必阳，重阳必阴。故阴主寒，阳主热；故寒甚则热，热甚则寒；故曰寒生热，热生寒。此阴阳之变也。"故临床中往往见到真热假寒、真寒假热或高热亡阴，阳亦随之而脱；吐利伤阳，阴亦随之而竭等情况。

A. 寒化、热化的成因

a. 寒化、热化受六淫性质影响：在六淫为患中，风、暑、燥、火为阳邪，而寒、湿为阴邪，由此而影响着寒化、热化的种种类型。如太阳病伤寒、中风、温病，不同类型。伤寒、中风是感受风寒之邪，而温病则为感受温热之邪，所以初起即易化燥伤津，出现口渴不恶寒的症状（即有恶寒症也很轻微），同样"痉""湿""喝"三种病变亦与病邪寒热属性有关。如风寒外感，津液内伤乃致成痉，内外之湿相合乃成湿痹；而湿病之中又有病邪兼挟，形成湿热、风湿、寒湿等不同证型；喝病虽为暑热侵袭太阳，可见热化表现，但亦有挟水湿、寒湿的不同。由此可见，不同病邪对寒化热化具有重要的影响。

b. 寒化、热化取决于体质因素：外感热病在其发展演变过程中，所表现的寒化、热化两种趋向，常与体质本身的阴阳盛衰有关。丹波元坚曾说："邪既乘入也，随其人阴阳盛衰而为病，于是有寒热之分焉"（《伤寒论总论·阴阳述义》）。陈修园对此更具体地指出："人之形有厚薄，气有盛衰，脏有寒热，所受之邪，每从其人之脏气而为热化、寒化。今试譬之于酒，酒取诸水泉，寒物也。酒酿以曲糵，又热物也。阳脏之人过饮之，不觉其寒，第觉其热，热性迅发，则吐血、面疮诸热证作矣；阴脏之人过饮之，不觉其热，但觉其寒，寒性凝滞，则停饮、腹胀泄泻诸寒邪作矣。知此愈知寒热之化，由病人之体而分也"（《伤寒论浅注·读法》）。

B. 六淫寒化、热化的类型

外感六淫之后，由于人的体质与六淫的性质都具有阴阳两种不同的属性，因此在六淫邪气侵袭人体之后，邪正相争，天人合一，病理性质往往发生了不同的变化。一般来说，临床常有三种从化类型：①邪从质化。②质从邪化（只在某一特定阶段）。③质邪从化。其中质邪从化也有三种基本证型：质异邪异证相异，质异邪同证亦异，质近邪同证相似。如邪从质化，阳虚则寒化，阴虚则热化；质从邪化，阴盛则寒化，阳盛则热化；质邪从化，寒化热化各有所从，其又可分为以下三种基本证型：质异邪异，证型相异，或从寒化，或从热化；质异邪同，证型不同，阴虚则热化，阳虚则寒化；质近邪同，证型相似，阳虚从寒化，阴虚从热化。

因此，体质不但影响到疾病的发生，而且决定着所发生疾病的性质，以及从化的倾向。正如叶天士在《临证指南医案》中指出："大凡六气伤人，因人而化。阴虚者火旺，邪归营分为多；阳虚者湿胜，邪伤气分为多。"而六淫之邪就是这样随着体质所偏而倾斜转化，既可从阳而化，亦可从阴而化，但在特定因素之下，"六淫皆从火化"。由此可见，在外感热病的发生发展过程中，外感六淫、疠气的致病性质对疾病的寒化、热化具有重要的影响。但外因是条件，内因才是决定因素。

故六经三阴三阳的偏盛偏衰（阴虚则热，阳虚则寒），才是决定疾病寒化、热化的根本原因。

②六淫皆可燥化、湿化

外感六淫之气，不仅可以寒化、热化，而且可以燥化、湿化。如马萌在总结前人理论的基础上，进一步提出了六气燥化、湿化之理论。他认为燥湿二气实为一气，借升降之机以分别为二也。燥湿亦为阴阳之化，燥湿、寒热之间亦可相互转化。燥性散，乃至于化；燥亦能结，燥结之性，缘于湿之不尽；燥生变、燥具变革之性。燥湿为病性之常，寒热言病性之变。病有不寒不热者，绝无不阴不阳者。燥湿阴阳辨证方法，可以补病性寒热之未逮，有助于提高辨证论治的精准度。现择其要者，归纳如下。

A. 燥湿赅六气，为阴阳之化

天地阴阳消长更替，不仅表现了春温、夏暑、秋凉、冬寒的温度变化，也是一个燥湿节律的湿度变化。春，阴随阳化而湿渐生；夏，暑热蒸腾，天暑地湿则湿气为盛；秋，天气始收，燥气始动；冬，阳气收藏而阴气敛降，燥气最盛。阴阳之道，彼此有消长，升降出入，寒热、燥湿由此而生。所不同的只是燥湿有形，寒热无形。而人之受病，尤重于燥湿二其者，如一岁之中，偏干、偏水，禾稼必伤而成欠年，未见有多寒、多暑而损岁也。人之感受六气致病大抵亦然。

《素问·五常政大论篇》曰："寒热燥湿，不同其化也"，将燥湿与寒热并列，阐述天地气化之不同。《四圣心源》曰："医家识燥湿之消长，则仲景之堂奥可阶而升"，将燥湿辨证提升为登堂入室的台阶与辨证论治的捷径。余国珮《医理》首创六气独重燥湿论，明确提出"阴阳之气即燥湿之气"等观点。而后石寿棠《医原》进一步指出"燥湿为百病之提纲"这一论述。说明了阴阳之常与变，导致了燥湿的常与变，故不仅寒热为"阴阳之化"，燥湿亦为"阴阳之化"。

《医原》曰："夫天地之气，阴阳之气也；阴阳之气，燥湿之气也。乾金为天，天气主燥；坤土为地，地气主湿。"不难看出，燥湿二气升降变化，贯穿于天地阴阳变化及四季更替之中，是天地阴阳变化的主导之气。《医原》进一步指出："六气风居乎始，寒、暑、湿、燥居乎中，火居乎终。风居乎始者，风固、燥湿二气所由动也；寒、暑居乎中者，寒暑固燥、湿二气所由变也；火居乎终者，火又燥、湿二气所由化也。"说明天地的风火寒暑，缘于燥湿二气之动、之变、之化，也即燥湿可赅风火寒暑。

B. 燥湿之阴阳属性，燥具变革之性

燥本于阳，由燥而热，乃燥之本气；因寒而燥，为燥之化气。《说文》曰："燥者，乾也"。所以湿字从水，燥字从火，水火相对，乃阴阳之征兆也。燥与湿同属六淫之一，但无论是《内经》还是《伤寒论》在谈及燥湿为病时，均详于湿而略于燥。《内经》中关于"湿"的条文有 47 条，而关于"燥"的条文只有 19 条。《内经》病机十九条中有"诸痉项强，皆属于湿"，却独遗燥气一条。《金匮要略》中论述

"湿"的条文也有12条之多，并附有桂枝附子汤、麻杏苡甘汤等6个方剂主治湿证。《内经》《伤寒论》所以不言燥者，正令人于他证中求而得之。由是而证以经文及《伤寒论》各病，则凡六经皆有燥证。而且，六淫之气的阴阳属性，风、火、暑为阳邪，寒、湿属于阴邪，唯回避燥邪不言其阴阳属性。

燥与湿相对，既然湿邪属阴，称为浊阴，燥邪当属阳邪无异，故《内经》说燥为"清邪"。《易·乾》曰："水流湿，火就燥……燥万物者，莫炽乎火。"燥气通于天，湿气起于地，燥湿之变更与水火之升降、日夜之迭运相关。日属火，天成燥，日光升于天，是谓火就燥；月属水，地成湿，露水降于地，是谓水流湿。《医原》指出："乾者，天也，天之气属燥，天体之体皆阳也。"《医理》同样认为："天地之气，阴阳之气；阴阳之气，燥湿之气；天属阳，燥亦属阳。"由此可见，古人对于燥邪的认识，是从火乃得燥，"燥"字的结构乃以火为部首。既然用阴阳属性来归类病邪性质，就必须遵循阴阳学说自身的对立制约法则。燥邪最突出的致病特性是耗伤津液，能伤津耗液者，必阳邪无异。

需要指出的是，燥为秋之主气，禀气于金，通于肺，这些是从五行角度来进行联系归纳的，虽然燥、秋、金、肺之五行特性相同，但并不意味着其阴阳属性就当然一致，毕竟阴阳与五行之层面不同。秋季肃杀、肺金敛降，性属于阴，这都说明了其自身的特性，并不能推衍至燥。燥邪自身的性质与致病特点，并没有这些特点。再者，湿邪主气于长夏之季，盛暑炎热之极，怎么不说湿为阳邪呢？问题的关键是要分得清寒热、燥湿之因果联系。总之，燥虽有寒燥、热燥之分，主时于秋，然其性属阳，四季皆然，因寒而燥，为燥之化气；由燥而热，乃燥之本气。

自《伤寒论》成书以降，注疏者不下数十家，然参透仲景心法者则寥寥无几。燥邪俱混在伤寒六经热证、尤其是温病之中，仲景未予明示，后世亦未能分别。唯柯韵伯能括伤寒、杂病为一家，倡六经见症与诸病同治，非专为伤寒而设。其中亦有发明燥邪处，论痉症非湿属燥，实属难能可贵。盖燥邪隐匿，与热似同而实别，燥邪之治在于降，热邪之治在于清。清降之中，又有虚实之分。燥邪未辨寒热之际，但用平润为治，兼寒时需用温润，及化热方投凉润。治湿亦然，但治湿需用燥，治燥需用湿。余国珮则进一步明确指出，阳邪以"燥"字为纲，阴邪以"湿"字为领。

燥湿区别于寒热，可以为纲的一个主要原因还在于：燥具变革之性，燥亦能结。肺应于燥，故曰燥金，燥淫为邪，必有金郁，金郁燥淫，必然肃降失政。由此"金曰从革"，源于燥之变革之性，常则变血生精成髓，变则病高热、狂躁、热结。《素问·阴阳应象大论篇》曰："阳化气，阴成形"，不但是指寒结，亦含燥结在内。燥性散，亦能结，燥湿亦阴阳之化。燥性散，乃至于化；燥能结，缘于湿之不尽。而《素问·阴阳别论篇》所说："三阳结谓之膈"，主要指燥结。燥结与寒结很难截然而分，往往杂合为病，无非各有侧重而已。

C. 燥湿寒热，相互转化

燥湿与寒热之间，在一定条件下，可以相互转化。早在隋巢元方《诸病源候论》中就已用燥湿作为疾病分类的纲领，并提出"燥水"之名。周学海在《读医随笔·燥湿同形同病》指出："按风寒暑湿燥火六淫之邪，亢甚皆见火化，郁甚皆见湿化，郁极则由湿而转见燥化。何者？亢甚则浊气干犯清道，有升无降，故见火化也；郁则津液不得流通，而有所聚，聚则见湿矣；积久不能生新，则燥化见矣。"燥湿既然亦为阴阳之化，必然遵守阴阳互根、转化之规律。可见，燥湿之转化亦是必然，燥久必湿，湿久必燥。对燥湿同病的机制，《医原》解释为"燥郁则不能行水，而又夹湿；湿郁则不能布津，而又化燥"。与寒热之因寒生热、因热致寒及寒热相兼无异，亦存在因湿致燥、因燥生湿，说明了燥湿转化相兼之理。

若以后天水火立极来论，则湿为寒热之中气，言寒言热，燥在其中。无湿之热便是燥，有湿之燥便是热，以此蕴含燥湿与寒热联系之密切。如陈葆善在《燥气总论》中曰："夫燥气者，秋金之淫气也，其气凄清而劲切，似火而非火，似湿而非湿，似寒而非寒，而其胜复传变，又能为风为火，为湿为寒。"石寿棠在《医原·百病提纲论》中曰："寒搏则燥生，热烁则燥成，热蒸则湿动，寒郁则湿凝，是寒热皆能化为燥湿也"。由于燥湿与寒热之阴阳性质差异，而又有"燥热为本，寒燥为变，寒湿为本，湿热为变"之不同，"寒燥化为燥热，返其本也；寒湿化为湿热，因乎变也。"进而又提出"人能体察燥湿二气之因寒、因热所由生而以之为纲，再察其化热、未化热之变，与夫燥郁则不能行水而又夹湿，湿郁则不能布精而又化燥之理，而以之为目。纲举目张，一任病情万状而权衡在握矣"。因此，余国珮认为寒热、燥湿的相兼转化，孰多孰少，反映了机体阴阳盛衰之变化，是疾病万状百变的根据，也是据以了解病情性质传变的钥匙，不可不察。故凡治燥热，当不忘治寒，寒邪祛尽，燥才根除，此亦仲景《伤寒论》之大承气汤重用厚朴之本义也。

D. 以燥湿为两端，言致病之源

人禀天地之气生则必感天地之气病，而天地阴阳之变不离燥湿。《医原》认为燥湿"动之得中，人物因之以生；动之太过，人物感之而病"。必须指出的是，燥湿虽又有因时、因地、因人变异，但变异的结果仍以燥湿为两端。《医原》认为"燥湿二气，为时行之气，又有非时之偏气。如久旱则燥气胜……在春为风燥，在夏为暑燥，在秋为凉燥，在冬为寒燥。久雨则湿气胜……在春为风湿，在夏与初秋为暑湿，在深秋与冬为寒湿……然不独当因时也，尤当因地。西北地高，燥气胜；东南地卑，湿气胜。不独当因地也，尤当因人。六气伤人，因人而化，阴虚体质，最易化燥，燥固为燥，即湿亦化为燥；阳虚体质，最易化湿，湿固为湿，即燥亦必夹湿"。基于这种认识，《医原》进一步指出"燥也，湿也，固外感百病所莫能外者也"。《医原》又曰："内伤千变万化，而推致病之由，亦抵此燥湿两端"。如阳虚蒸化无力生内湿，营血无资生内燥即为自然之理。此外，燥湿之间又可互相影响，"燥郁则不能行水而又夹湿，湿郁则不能布精而又化燥"（《医原》）。因此，无论外感内伤，尽管病情千变万化，错综复杂，而推致病之源，唯此燥湿两端。

E. 燥湿为辨证之要，亦为论治之准绳

由于致病之源和病证的变化均不离燥湿，故燥湿不仅为辨证之要，而且亦为论治之准绳。故石寿棠在《医原》中提出审察病证"总以燥湿二气为纲"。石氏提出燥从寒热之化，热燥为本气，寒燥为化气。外感有风寒暑湿燥火六淫，风居于始者，因燥湿二气所由动也；寒暑居乎中者，因燥湿二气所由变也；火居乎终者，又燥湿二气所由化也。这就将外感六淫之邪归结为燥湿二气所致，提出燥湿是六气之首，为百病之提纲。燥湿为先天之体，化出水火为后天之用，此四气动即化为风，风乃四气化生之动象，故风之为病，但以燥湿为纲，辨其兼寒兼热；而暑为湿与热互酿为害，化而为燥，既病则但分湿燥之多少即可。

余国珮在《医理·医主意论》中也认为："病虽多变，古人立名各别，其实不外虚实、燥湿为提纲，化寒、化热为转变，一任千变万化，治法总以燥湿为挈要，兼寒、兼热为变通……知其要者，一言而终。"《医理·寒与燥同治论》则明确指出：阳邪以"燥"字为纲，阴邪以"湿"字为领，故曰六气以燥湿二气为纲领也。《医理》开篇即以"六气独重燥湿论"，阐述阴阳之气即燥湿之气，燥湿为天地之常，寒热为天地之变。临床病证变化多端，从燥湿两端鉴别阴阳，阐释病机，不失为一种别开生面的辨证方法。

以望诊来说，面色绷急而光洁为风燥、寒燥；色红润而浮为燥挟痰，红润而晦为燥夹湿，色多干红，苗窍干涩为燥化热；色滞暗为寒湿内生；色松缓而垢晦为暑湿；色晦且干为湿化燥。诚如《医原》所说："天地不外燥湿，病亦不外燥湿，色亦不外燥湿。燥属天气，色多有光而浮；湿属地气，色多有体而晦。"

以闻诊来说，亦以燥湿审证。《医原》曰："五音不外阴阳，阴阳不外燥湿气。"或干咳，或咳声不扬，或咳而牵痛，或干咳连声，或太息气短，此为燥邪致病；如从瓮中作声者然，或默默微言，或昏沉倦怠，或多嗽多痰，或痰在喉中漉漉有声，或水停心下汩汩有声，或多噫气，此皆湿邪为病。

以外感热病来说，病温、病疟、病痢均兼湿而病，春温、风温、痉症皆兼燥为患。诚如《医原》所说"气血不足，燥湿之邪乘虚凑入，此类酿患，尤属多多"。

在六经辨证中，同样包含着燥湿为要的辨证。如阳明腑证之"三承气证"，即为热中有燥，燥与实合。太阴少阴之理中汤证、真武汤证等即寒中有湿，湿与虚合等。所拟之论治法则既基于寒热，又本于燥湿。

在温病辨证中，燥热、湿热之分尤为重要。如湿温病，湿重于热，热重于湿，主次不同，治亦有别。燥热病中，以热为主，当清热泻下以存津，方如大小承气汤；以燥为主，又宜增水行舟，方如增液承气汤。至于温病后期，热去津伤，内燥更加突出，成为矛盾的主要方面，故养阴润燥法上升为主法。有感于此，清代医家余国珮、石寿棠提出了"燥湿，百病提纲"，并指出"病有燥湿，药有润燥"。在

辨治表证中，同样既要察寒热，也要辨燥湿，寒热燥湿兼挟不同，治也不同。燥兼寒，辛温润以开之；燥兼热，辛凉淡轻剂以开之。湿兼寒，辛温淡以转之；燥化热，辛凉重剂以开之等。

综上所述，阳胜则热而生燥，阴胜则寒而多湿；阴虚轻则生燥，盛则生热；阳虚轻则生湿，盛则生寒；寒热、燥湿之间可以相互转化。燥湿言病性之常，寒热为病性之变。临床辨证应以燥湿寒热为着眼点，"病有燥湿，治有润燥"；"病有寒热，治有温清"。因此，燥湿辨证也是临床确立治法之准绳。不过在具体运用上，常须考虑其兼挟。如因热而燥，以热为主者，则以清热为主；因寒致湿且以湿为主，则以治标为先；或温散与燥湿，双管齐下等。因此，"寒热燥湿合以定性，温清润燥兼而论治"，可以作为中医理论与临床的一条重要的辨证论治法则。

六淫不仅可以寒化、热化、燥化、湿化，而且可以化风。朱详麟则以痉瘛风症为例，列举《素问》运气七篇大论有关经文，说明火（暑热）、湿、燥、寒等六淫太过，胜复之气伤人，则引起与风邪所致的相类似的证候，如痉瘛，呈风木刚强劲急之象，亦即六淫皆能化风。

2. 疠气致病

天地迭移，三年化疫，……时序不令，即音律非从，如此三年，变大疫也。……故柔不附刚，即地运不合，三年变疠。……五疫之至，皆相染易，无问大小，病状相似（《素问·刺法露》）。疠大至，民善暴死（《素问·六元正纪大论》）。疠者，有荣气热胕，其气不清，故使其鼻柱坏而色败，皮肤疡溃，风寒客于脉而不去，名曰疠风（《素问·风论》）。

疠气，是指毒性剧烈、传染性强的邪气，是外来致病因素之一。在中医文献中还有"戾气""瘟疫""毒气""异气""乖戾之气"等名称。

疠气致病，正如《内经》中"五疫之至，皆相染易，无问大小，病状相似""疠大至，民善暴死"之论述，具有发病暴急，病势发展快，易至重笃，症状相似，传染性强的特点。由此可见，疠气为患，实际上包括了现代医学中的许多急性、烈性传染病。其感染途径，既有"天受"（口鼻传播），也有"传染"（接触感染）。

疠气的发生，古人认为与自然界气候的异常密切相关。如《素问·刺法论》说："天地迭移，三年化疫""时序不令，即音律非从，如此三年，变大疫也""故柔不附刚，即地运不合，三年变疠"。就是说，自然界的气候变化是有一定规律的，但是，若天地之气不相协调，引起气候变化的反常，如非时之寒暑、疾风、淫雨、久旱等，皆可郁蒸而成疠气。

《素问·本病论》认为疠气致病，一般来说，都是在"人气不足，天气如虚，人神失守，神光不聚"之"三虚"情况下发生的。正气的盛衰是其发病与否的关键。因此，采取一系列的养生方法，以增强人体的正气，对预防疠气起一定作用。

二、外感热病的内因

外感热病的发生、发展与转归，取决于内因和外因的综合作用。外因即外感邪气（六淫、疠气），内因即体质因素（三阴三阳体质）及其偏盛偏衰而所产生的内生五气。所谓"正气存内，邪不可干""邪之所凑，其气必虚"。内因是事物发生发展的根本原因，外因是事物发生发展的重要原因。内因决定外因。现就外感热病发生的内因（主要包括三阴三阳体质和内生五气），概述如下。

1. 三阴三阳体质

《灵枢·阴阳二十五人》以五行学说为指导，以手足三阴三阳血气之多少描述了人体的形态、毛发、肌肉等情况，并划分出阴阳二十五人的体质类型，但没有明确以三阴三阳论述人的体质类型。《灵枢·通天》则以阴阳学说就是以阴阳学说为指导来划分人群体质类型的。近代有不少医家从三阴三阳来论述人的体质特点，并以此为指导进行临床诊疗。三阴三阳作为人体六个生理系统，与五脏五行系统一样都是客观存在的。由于个体差异的绝对性，因而形成了不同的体质类型，决定了疾病发生发展的状态。三阴三阳各系统功能的不平衡，决定了人群体质亦可划分为三阴三阳六个类型，即太阳体质、阳明体质、少阳体质、太阴体质、少阴体质和厥阴体质。现将郑元让关于"伤寒六经人的假设"，结合赵进喜三阴三阳体质的分类与发病，归纳总结如下：

（1）三阳体质

阳人，阴阳之气量充足，卫外与自和力强，胃气强。受邪发病，反应高亢，病程短，传变少，预后佳。表证治疗以驱邪为主。分为三种人：

①**太阳体质之人**：太阳人，阴阳和平者，气血充盛，脏腑健和，对外界环境的适应性最强，内环境最稳定，属最健壮者。感受一般外邪，造成其阴阳偏差多在自和限度内，不发病，或稍有不适而能自愈，邪盛可发病，但不传变，易一汗而解。

太阳人常态，面色润泽，精神充沛，体态匀称，言语清亮，纳善眠佳，二便正常，舌淡红苔薄白，脉缓有力。又可分为卫阳充实之人、卫阳虚弱之人和卫阳亢盛之人。

卫阳充实之人体质壮实，腠理致密，卫阳充实，机体抗邪能力较强，感受外邪后易表现为发热、恶寒、身痛、无汗等表实证（太阳病伤寒），即麻黄汤证。

卫阳虚弱之人体质虚弱，腠理疏松，卫阳不足，平素易感，感受外邪后易表现为发热、恶风、汗出等表虚证（太阳病中风），即桂枝汤证。

卫阳亢盛之人体质较强，阳气过盛，或素有内热，感受外邪后则表现为发热重、恶寒轻、头痛、咽痛、汗出不畅、口渴等表热证（太阳病温病、风温），即麻杏石甘汤证、银翘散证。

②阳明体质之人：阳明人，阳气重，主要是胃阳盛，偏燥，津液偏少，其耐燥热力不如耐寒湿力，属阳中之阳人。感受寒邪，并不加大其原有的阴阳偏差，可不发病，或发病也有自解之机，但感寒盛重或感受热邪可发病，并多从热化、燥化，易传变为阳明病。

阳明人常态，面合赤色，壮实气粗，纳可眠佳，汗多口干喜饮，尿少便硬，舌红苔薄白或微黄，脉洪有力。又可分为胃阳亢盛之人、胃热阴虚之人和胃寒气实之人。

胃阳亢盛之人体格壮实，肌肉丰满，胃肠消化功能好，食欲亢进，平素能吃能睡，工作效率高。发病易表现为发热、大便干结等阳明腑实证，即所谓"正阳阳明""胃家实"，即承气汤证。

胃热阴虚之人体格较弱，体形较胃阳亢盛之人瘦，食欲较好，有大便干倾向。发病易表现为大便干结、小便次数多等脾约证，即所谓"太阳阳明"，即麻子仁丸证。

胃寒气实之人体质尚壮实，食欲好，但有大便不畅倾向，平素畏寒、不任生冷饮食，发病易表现为大便不通、胃痛、呕吐等胃寒实证，即吴茱萸汤证、大黄附子汤证。

③少阳体质之人：少阳人，阳气稍欠，胃阳略不足，胆火偏盛，三焦枢机弱，是阳人中卫外与自和力较弱，内环境较不稳定者，属阳中之阴人，感受外邪可发病，易传变为少阳病。

少阳人常态，面色微黄，口苦咽干目眩，易烦，或胸胁满闷，纳稍呆，眠可，尿时黄，便或硬或稀，舌边尖略红、苔薄白或微黄腻，脉弦。又可分为少阳气虚之人、少阳气郁之人和少阳郁热之人。少阳体质的女性相对多见。

少阳气虚之人体质虚弱，体力不足，性情忧郁，喜悲观，发病易表现为胸胁胀满，情志抑郁，疲乏无力，腹胀腹泻，月经不调等证，即逍遥散证。

少阳气郁之人体质相对稍好，平素性喜抑郁，体力尚可。发病易表现为胸胁苦满，抑郁心烦，恶心呕吐，口苦咽干，头晕耳鸣等证，即小柴胡汤证。

少阳郁热之人体质较强，体力较好，或素有内热，喜生气。发病易表现为心烦郁怒、头晕头痛、口苦咽干、胁痛腹满等证，即大柴胡汤证、龙胆泻肝汤证。

（2）三阴体质

阴人，阴阳之气量不足，卫外与自和力弱，胃气弱。受邪易发病，反应低下，不发热或无大热（阴虚者除外），病程长，易传变，表证治疗须驱邪兼扶正，失治有入阴之机，邪盛皆有直中（寒中或热中）现象，误治传变多从虚化。分为三种人：

①太阴体质之人：太阴人，阴盛阳虚，主要是脾阳不足，偏湿，其耐寒耐湿力弱，属阴中之至阴人。受邪易发病，多从寒化、湿化、虚化，易传变为太阴病。

太阴人常态，面色萎黄，纳少眠可，或头重如裹，乏力，口淡，尿清便溏，或时腹满，舌淡红、苔微白腻，脉濡。又可分为太阴气虚之人、太阴阳虚之人和太阴湿阻之人。

太阴阳虚之人体质虚弱，体力不足，平素畏寒，进食生冷油腻有腹泻倾向。发病易表现为腹满胀痛、呕吐、腹泻等证，即参苓白术散证。

太阴阳虚之人体质虚弱，体力不足，平素畏寒，四肢不温，大便溏稀。发病易表现为腹满冷痛，畏寒肢冷，呕吐下利清水等证，即理中汤证、附子理中汤证。

太阴湿阻之人体质较弱，体形虚胖，或素有痰湿。发病则表现为头重、肢体沉重、脘腹胀满、口中粘腻、大便不爽等证，即平胃散证。

②少阴体质之人：少阴人，阴阳俱虚，阳虚甚，气血不足，主要是心肾阳虚，其卫外与自和力极为低下，内环境极不稳定，不耐寒热，耐寒力尤差，是易寒、易热之体，属阴中之阴人。受邪易发病，易从虚化、寒化，亦有热化之机，易传变为少阴病。

少阴人常态，面色㿠白，唇淡，神疲欲寐，气短懒言，腰膝酸软，纳差口淡，尿清白或尿后余沥或遗尿，或夜尿多，或阳痿，或便溏，舌淡胖、苔薄白而滑，脉微细。又可分为少阴阳虚之人、少阴阴虚之人和少阴阴阳俱虚之人。

少阴阳虚之人体质虚弱，平素畏寒，腰膝酸冷，发病易表现为畏寒肢冷、腰膝冷痛、神疲思睡，甚至可见四肢厥冷、冷汗淋漓等阳衰危证（少阴寒化证），即四逆汤证、真武汤证、附子汤证。

少阴阴虚之人体质虚弱，平素怕热，喜思考，有失眠倾向。发病易表现为发热、心烦、失眠、五心烦热等证（少阴热化证），即黄连阿胶汤证、猪苓汤证。

少阴阴阳俱虚之人体质虚弱，体力不足，神疲气短，易冷易热，发病则表现为四末冷凉而手足心热，心悸气短，心烦而神疲，甚至出现四肢厥冷、汗出淋漓、躁扰不宁，或神昏、脉微欲绝等阴阳两脱险证，即白通汤证、四逆加人参汤证、参附汤、参附龙牡汤证。

③厥阴体质之人：厥阴人，阴阳俱虚，阴虚甚，主要是肝肾阴虚，肝与相火生发之气偏亢，其卫外与自和力极为低下，内环境极不稳定，不耐寒热，耐热力尤差，属阴中之阳人。受邪易发病，易从虚化热化，亦有寒化之机，发病易厥、风动是其特点，易传变为厥阴病。

厥阴人常态，面色晦黄颧红，唇红，烦躁眠少，纳差，头眩或耳鸣，目干涩，或盗汗或五心烦热，口干不欲饮，尿赤便秘，舌红绛少苔，脉细弦数。又可分为厥阴阳亢之人、阴虚阳亢之人和虚阳亢奋之人。

厥阴阳亢之人体质壮实，性急易怒，控制情绪能力较差。发病易表现为头晕目眩，头胀头痛，或胃脘灼热疼痛，自觉气上撞心等证，即连梅汤证、一贯煎证、百合乌药散证。

阴虚阳亢之人体质较虚，体力相对不足，平素控制情绪能力较差，易怒。发病易表现为咽干口燥，头晕眼花，耳鸣，烘热汗出，失眠健忘，腰膝酸软等证，即镇肝熄风汤证、天麻钩藤饮证。

虚阳亢奋之人体质虚弱，体力严重不足，神疲乏力，性急易躁。发病则表现为头晕眼花，虚烦不宁，头痛耳鸣，腰膝酸冷，甚至出现面红如妆，时时汗出、四肢厥冷等危证，即潜阳汤证。

总之，三阴三阳体质乃是六经所属脏腑阴阳、营卫气血偏盛偏衰的具体体现，其与自身所产生的内生之五气与在天之六气、在地之五气合化，天人合一，则病有寒化、热化，导致了疾病的发生及其寒温属性的走向。

2. 内生五气

内生五气，是指在三阴三阳体质的基础上，产生的类似于"风、寒、暑、湿、燥、火"等病理产物。由于病起于内，分别称为"内风""内寒""内湿""内燥"和"内火"，故统称为内生五气。因此，所谓内生五气并不是致病因素，而是由于脏腑经络营卫气血等生理功能失调所引起的综合性病理产物。内生五气不仅能引起各自的病证表现，而且可隐而不发，内伏为邪，在外感六淫侵袭时"同气相求"，引邪入内，由此导致外感热病的发生，并决定了外感热病寒温则走向。现就内生五气之说，概述如下：

（1）风气内动

①**内风的含义**：风气内动，即内风。内风，是由体内阳气亢逆变动而生风的一种病理变化。因其病变类似外感六淫中风邪的急骤、动摇和多变之性，故名之。由于内风与肝的关系较为密切，故又称肝风内动或肝风。在疾病发展过程中，或阳热亢盛，或阴虚不能制阳，阳升无制，均可导致风气内动。故内风乃身中阳气之变动，肝风内动以眩晕、肢麻、震颤、抽搐等病理反映为基本特征。风胜则动，因其具有动摇不定的特点，故又称为动风。

②**内风的病理变化**：风气内动有虚实之分。

A. 热极生风

或称热盛风动。多见于热性病的极期，由于邪热炽盛，煎灼津液，伤及营血，燔灼肝经，使筋脉失其濡养所致。临床以高热、神昏、抽搐、痉厥、颈项强直、角弓反张、目睛上吊等为特征。

B. 肝阳化风

多由情志所伤，操劳过度，耗伤肝肾之阴，以致阴虚阳亢，水不涵木，阳浮不潜，久之则阳越浮而阴越亏，终至阴不敛阳，肝阳升动而无制，亢而化风，形成肝风内动。临床可见肢麻震颤，筋惕肉瞤，眩晕欲仆，或口眼歪斜，或半身不遂，甚则血随气逆而卒然仆倒，或为闭厥，或为厥脱。

C. 阴虚风动

多见于热病后期，邪热伤阴，阴津不足；或由于久病耗伤，阴液亏虚所致。主要病机是阴液枯竭，无以濡养筋脉，导致筋脉失养，而变生内风，此属虚风内动。临床可见瘛疭肉瞤、手足蠕动以及阴液亏损之候。阴虚风动在病机和临床表现等方面与肝阳化风、热极生风是有区别的。

D. 血虚生风

多由于脾胃虚弱，不能生化血液，或失血过多，或久病耗伤营血，肝血不足，筋脉失养，或血不荣络，则虚风内动。临床常见肢体麻木不仁、筋惕肉瞤，甚则手足拘挛不伸等症以及阴血亏虚之候。此外，尚有血燥生风，多由久病耗血，或年老精亏血少，或长期营养缺乏，生血不足，或瘀血内结，新血生化障碍所致。其病机是津枯血少，失润化燥，肌肤失于濡养，经脉气血失于调和，血燥动而生风。临床可见皮肤干燥、肌肤甲错，并有皮肤瘙痒或落屑等症。

E. 血燥生风

多由久病耗血，或年老精亏血少，或生化不足，津枯血少，失润化燥，肌肤失于濡养，经脉气血失于和调，则血燥动而生风。

F. 脾虚生风

多见于婴幼儿慢惊风。《张氏医通·诸风门》曰："若体倦神昏不语，脉迟缓，四肢欠温者，脾虚生风也。"临床以手足微搐、肢冷、昏睡露睛、口鼻气微为主证，多由吐泻或药食损脾，导致脾气虚弱，脾虚则木乘之。治宜补脾祛风。选用六君子汤加蝎尾、炮姜、肉桂，或归脾汤加羌活、钩藤。

另外，刘昭纯等提出了瘀血生风之说，王昆文则提出了痰热生风概念。

③外风与内风的关系：外风为百病之长，四季皆能伤人，经口鼻或肌表而入。经口鼻而入者，多先侵袭肺系；经肌表而入者，多始于经络，正虚邪盛则内传脏腑。这两种途径又可同时兼而有之。因外风作用部位不同，临床上可有不同的表现。内风则由内而生，多由脏腑功能失调所致，与心肝脾肾有关，尤其是与肝的关系最为密切。其临床表现以眩晕、肢麻、震颤、抽搐等为主要特征。肝阳化风、血虚生风、血燥生风、阴虚生风者；外感热病，邪热亢盛，多能引起热极生风之证，或热入厥阴心包之证。

（2）寒从中生

①内寒的含义：寒从内生，故又名内寒。内寒，多因阳气不足，阴寒内盛，机体失于温煦而成。因火属心，故内寒多责之于心，且与脾肾关系密切。脾为后天之本，气血生化之源，肌肉四肢属脾所主，依赖于脾阳之温煦；肾阳为人身阳气之根，能温煦全身脏腑组织。故脾肾阳气虚衰，则温煦失职，最易表现虚寒之象，而尤以肾阳虚衰为关键。

②内寒的病理变化：气主温煦，阳虚则阴盛。体内阳气不足，阴寒内盛，机体失于阳气之温煦，导致脏腑功能减退。临床以冷（畏寒、肢冷）、白（面㿠、舌色白）、稀（分泌物和排泄物质地清稀，如痰液稀白，大便稀薄）、润（舌润，口不渴）、静（安静、喜卧）为证候特点，其中以"冷"为最基本的特征。

阳气虚衰，寒从内生的病理表现，主要有两个方面：一方面是温煦失职，虚寒内生，呈现出面色苍白、形寒肢冷等阳虚不足之象；或因寒性凝滞，其性收引，使筋脉收缩，血行滞凝，而表现为筋脉拘挛，肢节痹痛等凝滞收缩之象。另一方面是阳气不足，脏腑气化功能减退，水液的敷布失于温运，从而导致了阴寒性病理产物的产生，如痰饮、水湿之类，临床可见尿、痰、涕、涎等排泄物澄澈清冷，或大便泄泻，或水肿等表现。

另外，因脏腑功能各有所主，故不同脏腑阳虚内寒病变的临床表现也各有不同。如心阳虚可见心胸憋闷或绞痛、面青唇紫；脾阳虚可见便溏泄泻；肾阳虚可见腰膝冷痛、下利清谷、小便清长、男子阳痿、女子宫寒不孕等。

③**外寒与内寒的关系**：寒邪为病有内外之分。外寒指寒邪外袭，为六淫邪气之一，其致病方式又有伤寒与中寒之别。寒邪伤于肌表，郁遏卫阳，称之为伤寒；寒邪直中于里，伤及脏腑阳气，则称为中寒。寒邪侵犯人体的部位，虽有表里内外、经络脏腑之异，但其临床表现都有明显寒象。

内寒是指阳虚阴盛，寒从内生，主要涉及心、肾与脾，其临床表现以面色㿠白、四肢不温、小便清长、大便溏薄、舌淡苔白等为特征；外寒是由外感寒邪或恣食生冷所引起的寒性病变。内寒与外寒两者既有区别又有联系。其区别是：内寒的特点是虚而有寒，以虚为主；外寒的特点是感受寒邪、以寒为主，且多与风邪、湿邪相兼而为病，或可因寒邪伤阳而兼虚象，但仍以寒为主。两者之间的联系是：外寒侵犯人体，积久不散，又能损伤人体阳气，导致阳虚内寒；而阳气内寒之体，可因抗邪能力不足，容易感受外感寒邪。

（3）湿浊内生

①**内湿的含义**：湿浊由内而生，故称内湿。内湿，即体内水湿停滞。内湿是由于脾不运化、肾不主水，导致了水液代谢的功能障碍，从而在体内产生了水湿痰浊等病理产物。由于内湿多因脾虚而生，故又称"脾虚生湿"。

内湿的产生，多因禀赋肥胖，痰湿过盛；或因恣食生冷，过食肥甘，内伤脾胃，导致了脾不能为胃行其津液，水液代谢发生障碍。如是则水津不化，聚而成湿，停而为痰，留而为饮，积而成水。因此，脾的运化失职，是湿浊内生的关键。

脾主运化，有赖于肾阳的温煦和气化。因此，内湿不仅是因为脾阳虚衰，津液不化，而且与肾有密切关系。肾者主水，肾阳为诸阳之本，故肾阳虚衰必然影响到脾，使脾运化失司，导致湿浊内生。反之，由于湿为阴邪，易伤阳气，故湿浊内生，久之必损脾肾之阳，而呈现阳虚湿盛之证。

内湿为水液代谢障碍所形成的病理产物，主要涉及肺、脾、肾等脏腑，但与脾的关系最为密切。湿从内生，聚而为患，或为泄泻，或为肿满，或为痰饮。内湿的临床表现多以脾胃症状为主。湿留于内，可因体质的偏盛偏衰和治疗的寒热温凉等因素而有寒化、热化之分。

必须注意的是，内湿与外湿两者之间可以互相影响。湿邪外袭，每伤及脾，脾失运化，则滋生内湿。脾不健运，或内湿素盛之体，可因同气相求，容易招致外湿而为病。

②**内湿的病理变化**：湿性黏滞重着，容易阻遏气机。内湿的临床表现可因阻

滞部位的不同而各有所异。如湿邪留滞经脉，可见头重如裹、肢体重着，或见颈项强直、屈伸不利等表现。风寒湿邪，侵犯人体，阻遏经络，可以致痉，痉病以项背强直、四肢抽搐、角弓反张等症状为主要表现，湿为痉病的原因之一。湿犯上焦，可见胸闷咳喘；湿阻中焦，则见脘腹胀满、食欲不振、口腻或口甜、舌苔厚腻；湿滞下焦，则见腹胀便溏、小便不利；水湿泛溢于皮肤肌腠，则可发为水肿。湿浊可侵犯上、中、下三焦的任何部位，但以湿阻中焦脾胃为主，因此脾虚湿困是临床必见之证。

③**外湿与内湿的关系**：外湿多由气候因素，或涉水冒雨，居住潮湿等因素，导致湿邪外侵所致。内湿则是湿从中生，多由脾失健运，不能运化精微，以致水湿内停所致，即"脾虚生湿"，但外湿和内湿又可相互影响，外湿发病，必伤及脾，脾失健运，则湿浊内生；而内湿由于脾阳虚损，运化失司，导致水湿不化，因同气相求之故，容易招致外湿侵犯。

（4）津伤化燥

①**内燥的含义**：津伤化燥，又称内燥。内燥是指机体津液不足，脏腑及所属诸官窍失于濡润，引起了以干燥枯涩失润为特征的病理变化，故又称"津伤化燥"。内燥多因久病阴伤液耗，或因大汗、大吐、大下、亡血失精，导致阴亏液少，以及外感热病发生发展过程中的邪热伤阴或邪从化燥等所致。由于津液亏少，不足以内溉脏腑、外润腠理孔窍，燥热便由此而内生，临床多以干燥不润等症状为主要表现。

通常来说，阴津亏损可产生内燥，而实热伤津亦可导致燥热内生。内燥病变可发生于各脏腑及其所属诸官窍，但以肺、胃、肾及大肠为多见。因肺为燥金之脏，主气，司全身津液精血的敷布。若肺气虚弱，则水精不能四布而化燥，其病属虚。大肠为燥金之腑，主津，故肠胃燥热，灼伤津液，亦可致燥，多属于实。此外，肾总司一身之气化活动，若肾的气化失常，水津不布，也可以产生内燥。故内燥病变涉及肺胃肾，以胃为重，肾尤为重。

②**内燥的病理变化**：内燥病变，临床多见津液枯涸的阴虚内热证象，如肌肤干燥不泽、起皮脱屑，甚则皲裂、口燥咽干唇焦、舌上无津甚或光红龟裂、鼻干目涩、爪甲脆折、大便燥结、小便短赤等燥热之象。如以肺燥为主，则兼见干咳无痰，甚则咯血；以胃燥为主，则胃阴不足，可伴见舌光红无苔；以肾燥为主，则为肾阴精枯涸，伴见形体消瘦、发脱、齿槁，甚则经闭、痿厥；若系肠燥，则兼见便秘等症。总之，"干"是内燥的病理特点。在上焦则干咳，咽干口燥；在中焦则烦渴、呕呃；在下焦则便秘、经闭。

③**外燥与内燥的关系**：外燥是由感受六淫燥邪所致的外感疾病，燥为秋主，故又称为秋燥。外燥有温燥和凉燥之分。燥而偏热者为温燥，燥而偏寒者为凉燥。外燥偏犯于肺，内燥多由高热、大汗、吐泻不止，或失血过多，或年高体弱，阴血亏损所致。临床证候以津伤阴亏为主，如皮肤干糙、口干咽燥、毛发不荣、肌

肉瘦削、尿少、便干等。内燥病变涉及脏腑及其所属诸官窍，但以肺、胃、大肠多见，伤及血脉则与肝肾有关。

（5）火热内生

①**内火的含义**：阳盛阴虚，火热内生，故又称内火或内热。内火是由阳盛有余，或阴虚阳亢，或因气郁血滞，或因邪气郁结而产生。火热属阳，阳性主动，故可出现脏腑功能亢奋的病理变化。火与热同类，火为热之极，热为火之渐。因此，火之与热在病理变化与临床表现上基本是一致的，只是在程度上有所差别而已。

②**内火的病理变化**：

A. 人身之阳气—少火

《经》云：阳气者，精则养神，柔则养筋。故阳气具有养神柔筋、温煦脏腑经络的作用，为生理之火，中医称为"少火"。但在病理情况下，若阳气过亢，机能亢奋，则可耗液伤阴，故又称为"壮火"，即"气有余便是火"。

B. 邪郁化火

主要包括两个方面：一方面是外感六淫在疾病发生发展过程中，皆可从阳而化，出现化热、化火等病理变化，如寒郁化热、湿郁化火等。另一方面是体内因脏腑营卫气血的偏盛偏衰所产生的病理产物，如痰浊、瘀血和食积、虫积等均能郁而化火。邪郁化火的机理，主要是由于外感六淫及内生的病理产物，导致体内阳郁气滞，久则化热化火，实热内结。

C. 五志过极化火

五志过极，郁而化火，故又称"五志之火"，多由精神情志的刺激，引起脏腑、阴阳、营卫气血的气化功能失调，进而导致气机郁结，久郁则从阳而化，火热随之而内生。如肝郁气滞，气郁化火，发为肝火。

D. 阴虚火旺

《经》云：阳虚则寒，阴虚则热。阴虚阳盛则从热而化，故属虚火。多由精亏血少，阴液大伤，阴虚阳亢所致。通常认为，阴虚内热以全身性的虚热征象为主；阴虚火旺则以火热征象集中于人体脏腑的某一部位为主。如阴虚火旺所引起的牙痛、咽痛、口干唇燥、骨蒸潮热、颧红等，均表现为虚火上炎于某一特定部位。

总之，火热内生的病理不外虚实两端。实火者多源于阳气有余，或因邪郁化火，或因五志化火等，发病急速，病程较短，多以壮热、面赤、口渴喜冷、小便黄赤、大便秘结，甚则狂躁、昏迷、舌红苔黄燥、脉洪数等特征为临床表现。虚火多由于精亏血少，阴虚不能制阳，虚阳上亢所致，发病缓慢，病程较长，多以五心烦热、午后颧红、失眠盗汗、口燥咽干、眩晕、耳鸣、舌红少苔、脉细数等特征为临床表现。

火热病变的共同特点是：热（发热，恶热，喜冷）、赤（面赤，目赤，舌红）、稠（分泌物和排泄物，如痰、涕、白带黏稠）、燥（口渴，咽干，便燥）、动（烦躁，脉数）。

③外火与内火的关系：外火多由外感六淫所致。六淫皆可从阳而化，出现化热、化火等病理变化，具有外感热病特征性的临床表现。内火则为脏腑营卫气血失调或五志化火而致，阴虚内热以全身性的虚热征象为主；阴虚火旺则以火热征象集中于人体脏腑的某一部位为主，无明显的外感病史。外火和内火也可相互影响，内生之火可招致外火。如禀赋阴虚火旺、或阳盛热亢者感受六淫之后，外邪易从阳而化火，而外火亦可引动内火，如外火灼伤津血，化火生风而引动肝阳。

综上所述，在疾病的发生发展过程中，因脏腑营卫气血功能的紊乱可以产生风、寒、湿、燥、火（热）等病理产物。由于这五种病理产物与六淫中的风、寒、暑、湿、燥、火相同，且其部分症状也与六淫中相应邪气的致病特点相似。因此，为把内生的病理变化与外感六淫区别开来，故称为内风、内寒、内湿、内燥、内火（热），统称内生五气。

内风与肝有关，有虚实之分，除热极生风属实外，余者如肝阳化风、阴虚风动、血虚生风、脾虚生风等均属于虚。肝阳化风和阴虚风动的病理基础均为肝肾阴虚，但肝阳化风多见于内伤杂病之中，以水不涵木、阴虚阳亢、上盛下虚为特征。阴虚风动，多见于温热病后期，真阴耗伤，精血不足，肝失所养，虚风内动，属邪少虚多，临床以手足蠕动或瘛疭，伴有神倦、心中憺憺大动、齿黑、舌绛少苔、脉虚等为特征。血虚生风，因血不养筋，故以麻木、肉瞤、筋挛为临床特征，不若肝阳化风之抽搐、震颤和阴虚风动之手足蠕动或瘛疭。

内寒主要由心肾脾阳虚所致，其中以肾阳虚衰为关键，其病理表现为阳虚内寒之本虚证，并可导致阳气不足、水湿内停之标实证。

内湿主要由脾的运化功能失健所致，即脾虚生湿，其病理表现以水湿内停为主。内寒亦可形成阳虚水停，但以阳虚内寒为主，以此为别。

内燥多因肺胃肾阴液不足，尤以肾阴不足为关键，其病理表现以"干"为主，可兼有轻微的阴虚燥热征象。

内火也是临床上比较常见的病理现象，有虚实之分。多由脏腑经络、营卫气血的气化功能失调而表现出来。虚火和实火的主要区别是虚火有明显的阴虚内热征象，热象较实火为缓和，伤津不显著，结合临床其他症状不难区别。

第二节　外感热病的发病

外感热病学主要研究外感热病发生的机理和规律，包括发病因素、感染途径及发病类型等内容。

一、发病因素

外感热病的发生是由诸多因素引起的，如体质因素、自然因素、社会因素、精神因素等。

1. 体质因素

四时不同的六淫、疠气，是外感热病发生的重要原因。但外邪能否侵入人体而发病，则要取决于人体正气的强弱及邪正力量的对比。诚如《内经》所说"正气存内，邪不可干""邪之所凑，其气必虚"。即只有在人体正气不足，防御能力下降，或病邪的致病力超过人体的防御能力的状况下，外邪才可能侵入人体而发病。《灵枢·百病始生篇》曰："风雨寒热不得虚，邪不能独伤人。卒然逢疾风暴雨而不病者，盖无虚，故邪不能独伤人。此必因虚邪之风，与其身形，两虚相得，乃客其形。"充分说明了体质因素对于外邪能否侵犯人体而发病，具有极其重要的作用。

人体的正气主要体现为三阴三阳体质。三阴三阳体质是由六经所属脏腑营卫气血的偏盛偏衰所体现出来的，它与自身所产生的内生五气及在天之六淫、在地之五气合化，天人合一则病有寒化热化，导致了外感热病的发生，并影响了外感热病寒温属性的走向。内生的"风、寒、湿、燥、火"，随着六经所属脏腑营卫气血的偏盛偏衰而产生，其或可随时而发，或可隐而不发，伏于体内，称为伏邪，当遇外感六淫时，"同气相求"，导致了外感热病的发生。

外邪入侵人体后，疾病的演变随着六经脏腑阴阳营卫气血偏盛偏衰的差异而表现出不同病证特性，即病情顺从患者体质而发生变化的现象。《医宗金鉴·订正伤寒论注》曰："六气之邪，感人虽同，人受之而生病有异者，何也？盖人之形有厚薄，气有盛衰，脏有寒热，所受之邪每从其脏气而化，故生病各异也，是以或从虚化，或从实化，或从寒化，或从热化。"章虚谷则云："六气之邪，有阴阳不同，其伤人也，又随人之阴阳强弱变化而为病。"这种"邪从脏化""病之阴阳，因人而变"和"邪气因人而化"的观点，都表明了由于个体体质的差异可导致病证多变。如风寒之邪，偏阳质者得之，易从阳化热；偏阴质者得之，易从阴化寒。同为湿邪，阳热之体得之，易从阳化热而为湿热之候；阴寒之体得之，易从阴化寒而为寒湿之证。而正常体质者，感受寒邪则为寒病，感受湿邪则为湿病。《灵枢·五变》曰："一时遇风，同时得病，其病各异。"值得指出的是，外感六淫不仅有寒化、热化之分，还有燥化、湿化之别，以及化风之说。说明体质可主导疾病的传变趋势，而且更是引起病情变化的最根本因素。

2. 自然因素

《灵枢·四时气论》说："夫四时之气，各不同形，百病之起，皆有所生。"盖春夏之时，阴气少而阳气多，故多发阳病；秋冬之时，阳气少而阴气多，故多发阴病。然阴阳之中又分阴阳，春为阳中之阴，夏为阳中之阳，秋为阴中之阳，冬为阴中之阴，故"冬病在阴，夏病在阳，春病在阴，秋病在阳"。也就是说，春夏多阳病，也发阴病；秋冬多阴病，也发阳病。《灵枢·终始篇》又进一步指出："春气在毛，夏气在皮肤，秋气在分肉，冬气在筋骨。"即四时之气可分别引起毫毛、皮肤、分肉和筋骨等形体病。"四时之气，更伤五脏"。东风生于春，病在肝；南风生于夏，病在心；西风生于秋，病在肺；北风生于冬，病在肾；中央为土，病在脾。总而言之，四时气候的发病性质有阴阳，部位有深浅，可引起形体和五脏不同病变。这是《内经》四时气候与发病关系的最一般规律。

外感热病发病与外界环境中的自然因素也有密切关系，特别是气候的变化对外感热病发病影响更为重要。不同季节的气候特点，对外邪的形成、传播和人体的防御功能，都会产生不同的影响，从而导致不同类型外感热病的发生。

3. 社会因素

社会因素包括经济条件、文明制度、营养调配、体育锻炼、卫生习惯、卫生设施、防疫制度等，这与外感热病的发生和流行也有密切的关系。从历代有关瘟疫的记载来看，生活水平的低下，卫生及防疫设施的缺乏，对外感认知的不足，战争频繁，社会动荡，均可导致外感热病的频繁发生，尤其是对外感认知的不足，甚至可引起大面积流行。我国确立了"预防为主"的方针，对传染病制定了一系列的防治措施，某些烈性传染病（如天花、脊髓灰质炎、疟疾等）已基本消灭，一般性的传染病的发病率已显著降低，有效地控制和降低了外感热病的传播流行。

4. 精神因素

精神情志活动是人类生命的象征和根本。《内经》将人们的心理现象归纳为神、魂、魄、意、志、思、虑、智等内在的意识思维活动，和随着外界刺激而产生的适应性喜、怒、忧、思、悲、恐、惊七种情志活动，属于在一定限度内的正常生理现象。与此同时，《内经》也非常重视精神情志活动在某些疾病发病中的作用，经云："精神内守，病安从来"，此话从正反两方面强调了精神的重要性。

精神情志活动在生理状态下能调节和平衡机体与环境的适应性，这种适应性一旦打破，不仅能引起神、脏、形、气的各种气机不通疾病，而且对外邪也产生很大影响，如可改变其发病途径和部位，或加重其病情，使病邪朝着某种情志失调的方向发展。如《灵枢·百病始生》说："卒然外中于寒，若内伤于忧怒，则气上逆，……而积皆成矣。"此言情志内伤而夹寒成积。寒为六淫之一，忧怒先伤其内，寒邪卒中于外，怒则气上，则寒邪随上逆之气而上行，使经俞不通，经气不得下行全身，机体失于温煦，血因寒凝，著而不去。这正是由于情志失调，改变了寒邪发病途径和部位，导致了积证的发生。张景岳在《类经》注文中还强调"此必情性乖决者多有之也"。后世医家在《内经》影响下，亦十分重视情志发病。如吴又可在论述瘟疫发病时也认为与情志有关，"时疫初起，……然亦有所触因而发者，或饥饱劳碌，或焦思气郁，皆能触动其邪，是促其发也"。其中"焦思气郁"，即为精神心理因素。由此可见，精神因素在发病学中占有重要地位。

二、感邪途径

外邪侵犯人体，因病邪种类不同而感染途径各异，主要有三种途径。

1. 邪从皮毛而入

皮毛包括皮肤与毛发，为一身之大表，具有温煦、调节水液、稳定内在脏腑营卫气血等作用。皮毛外布周身，为防御外邪的重要屏障，有赖于肺所输布的营卫之气的濡养和温煦，如营气失养或卫气失温，皮毛防御功能下降，外邪即可乘虚而入。外邪自皮毛而入，其病变中心有在足太阳膀胱和手太阴肺之分。伤寒派医家认为，太阳为六经之首，统摄营卫，固护于外，为诸经之藩篱，故主一身之表。外邪入侵，太阳奋起抵抗，先受邪气，正邪交争，导致营卫不和、卫外不固，临床以恶寒发热、头项强痛、脉浮为主要表现。温病派医家认为，肺主宣发，外合皮毛，邪气入侵，必先伤于肺，如《素问·咳论》云："皮毛者，肺之合也，皮毛先受邪气，邪气以从其合也"，临床以发热恶寒、鼻塞流涕、咳嗽为主要表现。如何理解这两种不同观点，我们认为这并无抵触之处。一则可理解为太阳阳与肺共同主表而合皮毛，只是当病邪的性质不同时，其所伤部位才有所侧重。若病邪为寒性，因寒性凝重趋下，故多先伤足太阳，而从皮毛外袭；若病邪为热性，因热性炎上，故多先伤太阴肺经，而从皮毛外侵。

于滨等认为，太阳膀胱为巨阳，统一身之卫气（阳分），太阴肺主气，统一身之卫气（阴分）。人体是一阴阳整体，正气本质是正阴、正阳的总称；同样，邪气本质是邪阴、邪阳的总称。人体正气强弱力量和外感邪气的强弱程度是发病与否的根本因素。寒（阴）邪与温（阳）邪作用于人体的力量，因人正气强弱而变化。每一个体禀赋与生活纬度因素成为感邪状态的关键。《伤寒论》中寒伤六经，寒邪越重，正阳相对而言就越虚，入（阳—阴）经就越深，因此，便有了"存的一分阳气，便有一分生的希望"的警语；温病论中温伤六经，温邪越重，正阴越亏，入（阴—阳）经就越深，"救得一分阴液，便有一分生还机会"的告诫。

沈元良认为，寒邪为阴，同性相斥，异性相吸，侵入人体，本能吸收巨阳，或吸引至阳以抵御，造成人体阳气总量少于阴气（阳气不足），随着寒气侵入个体的不同，表现的六经病变迥异！也就有了伤寒太阳证、伤寒阳明证、伤寒少阳证、伤寒太阴证、伤寒少阴证和伤寒厥阴证。同理，温病的思维应该是温邪侵入人体，太阴首当其冲，依次侵袭少阴、厥阴，甚者瘟疫之邪因故不循常规直入，逆传而造成凶险坏证。伤寒论与温病发病实质本无区分，一正一反，一阴一阳。邪寒（阴）犯人体正阳，随着正邪力量的变化表现一系列阳气不足，寒气偏盛的大概率症状；而邪温（阳）犯人体正阴，随着正邪的斗争转换发生着阴液不足，温毒偏盛的基本症状。故伤寒论的六经疾病诊治思想与温病的卫气营血，三焦辨证体系，实为一体的。

2. 邪从口鼻而入

邪从口鼻而入，是指病邪通过口鼻呼吸而入，侵犯肺脏，或通过饮食经口而入，侵犯脾胃。鼻为肺窍，下连于咽，通过气管与肺相连，为呼吸出入之门户，外通于天气。脾开窍于口，口与鼻相邻，通过食管与胃相连。吴鞠通说："温病由口鼻而入，鼻气通于肺，口气通于胃"，即是此意。

因肺与胃皆上通于口鼻，故经口鼻而入的邪气，其病变部位又有在肺、在胃之别。凡风热、燥热、温毒之邪，经口鼻入后，其病变部位多以肺经为主。如吴鞠通曰："凡病温者，始于上焦，在手太阴"，指的就是这类温病。湿热、疫疠之邪，多经口鼻而入，其病变部位多以中焦脾胃为主。如王孟英说："胃为藏垢纳污之所，湿温、疫毒病起于中者有之，暑邪挟湿者亦犯中焦。"

吴又可氏在《内经》"天牝（鼻）从来，复得其往，气出于脑，即不邪干"及《诸病源候论》"人有因吉凶座席饮啖，而有外邪恶毒之气，随饮食入五脏"等论述的启示下，从实践中观察到疫毒邪气侵犯对人体，不单是皮肤，口鼻也是极为重要的入侵途径。因此，吴氏极力提倡"瘟疫邪自口鼻入"。杨栗山承吴氏之说，并依据《伤寒论·平脉篇》"清邪中上，浊邪中下"之义，加以发挥。杨氏说："人之鼻气通于天，如毒雾烟瘴，谓之清邪，是杂气之浮而上者，从鼻息而上入于阳，而阳分受伤……人之口气通于地，如水土物产化为浊邪，是杂气之沉而下者，从口舌而下入于阴，而阴分受伤。"这就说明，凡在空气中漂浮的杂气，谓之清邪，可随呼吸经鼻腔侵入而中于上；凡混杂于水土物产中的杂气，谓之浊邪，可随饮食经口舌侵入而中于下。正由于他这一对病原侵入途径的具体分辨，才明确肯定了病邪入侵的三种主要途径。

3. 外邪直中脏腑

众所周知，《伤寒论》有寒邪直中之说。事实上，不仅寒邪可不经卫表而直接侵入内脏，热邪也可直中脏腑，这在某些急性外感热病中尤为常见。如发生于夏季的暑温，暑热之邪可直接侵入足阳明胃，而一发即现身大热、口渴、心烦、汗出、面赤、脉洪大等热盛阳明之证，即叶天士"夏暑发自阳明"之义。此外，因暑性属火，而心主火为火脏，同气相求，邪极易犯，而一发即见神昏谵语，甚或昏愦不语等直中心包之证。另外，小儿因脏腑娇嫩，不耐邪攻，故热邪极易直中足厥阴，而出现惊风、抽搐之变。这类疾病，发病急骤、来势迅猛、证候凶险而无表证，故可认为是外邪直中脏腑。

三、发病规律

外感热病的发生，是由体内与体外致病因素相互作用引起的。赵兰才将此称为内外相因疾病观。此观念溯源于《内经》的阴阳五行、天人相应和"正气存内，邪不可干""邪之所凑，其气必虚"的发病学说。内外相因发病观的主要内涵有：正虚邪乘，气有定舍；内外合邪，同气相求；邪有从化，正气为本；邪正交争，病有传化。这一观念是中医整体观、恒动观在发病学的具体体现，用以指导外感热病的辨证，可较全面地认识外感热病的病因，辨别外感热病的病性、病势和病机转化，从而更好地指导立法处方，此观念对弥补和融合伤寒学派与温病学派在外感热病辨证论治的偏颇具有一定意义。笔者认为，赵氏之说非常客观地反映了外感热病的发生和发展规律。现就内外相因疾病观主要内容，增订如下。

1. 正虚邪乘，气有定舍

正虚邪乘是指由于人体脏腑所属营卫气血的偏衰，正常生理功能下降，导致外邪乘虚侵袭而致病，不同性质的外邪易和特定禀质的脏腑相合，多侵入正虚之脏，即所谓虚处受邪，气有定舍。如《素问·评热病论》云："邪之所凑，其气必虚"；《灵枢·邪气脏腑病形》云："邪之中人，或中于阴，或中于阳，上下左右，无有恒常，其何故也？……中人也，方乘虚时"。《灵枢·论勇》云："有人于此，并行而立，其年之长少等也，衣之厚薄均也，卒然遇烈风暴雨，或病，或不病，或皆病，或皆不病。"

在正虚与邪乘这一对矛盾中，正虚占主导地位，正气的强弱决定了是否易感外邪，同为感受外邪也因正气虚实的不同而表现出不同的类型、不同轻重的疾病。如《伤寒论》中六经为病皆伤寒，而随正气及内在脏腑虚实禀赋的差异而有太阳、阳明、少阳证及三阴直中的不同，同时太阳伤寒还有经证、腑证以及外寒内饮证的差异。诚如《医宗金鉴·订正伤寒论注·太阴篇》所述："六气之邪，感人虽同，人受之而生病各异者何也？盖人之形有厚薄，气有盛衰，脏有寒热，所受之邪，每从其人之脏气而化，故生病各异也。"

气有定舍，反映了外邪致病有病位的选择性，外邪与人体脏腑营卫气血的体质有相合相从的关系，体现了"天人合一"的思想。如《素问·咳论》中云："五脏各以其时受病，非其时各传以与之。人与天地相参，故五脏各以治时，感于寒则受病，微则为咳，甚则为泄为痛。乘秋则肺先受邪，乘春则肝先受之，乘夏则心先受之，乘至阴则脾先受之，乘冬则肾先受之。"

2. 内外合邪，同气相求

内外合邪，是指内生诸邪与六淫、疠气等外来之邪相合而致病。内生诸邪包括风、热、寒、燥、湿及痰饮、瘀血等机体内在之邪，外来之邪包括六淫、时行之气、疠气以及大气污染、化学异味、病原体及其毒素等致病原。内外合邪有一定的规律，主要表现为"同气相求"，如素有内寒之人，则易感受外寒，形成两寒合邪而易发鼻衄、咳嗽、哮喘等病证。内外合邪致病的观点在《内经》中早已提出，如《灵枢·邪气脏腑病形》云："形寒饮冷则伤肺，以其两寒相感，中外皆伤,故气逆而上行。"关于同气相求的致病特性,清代吴德汉在其《医理辑要·锦囊觉后篇》中的论述较为全面,其谓:"要知易风为病者,表气素虚;易寒为病者,阳气素弱;易热为病者,阴气素衰;易伤食者,脾胃必亏;易伤劳者,中气必损。"另外,从体质角度来说,不同个体的体质因素不仅决定其是否发病和易感疾病的倾向,亦可影响疾病的病机、病性、传变和预后。

3. 邪有从化,正气为本

邪有从化,是指外邪侵袭人体后,可随体质虚实、阴阳、燥湿的不同而发生病性的转化。如燥热素盛之体感受寒湿阴邪,则易湿化为燥,寒化为热;又如不同的体质感受风邪,可有风寒、风热、风湿、风火、风燥等不同性质的同化,如此许多疾病始同终异,变化多端,正如《医宗金鉴·伤寒心法要诀》所云:"人感受邪气虽一,因其形藏不同,或从寒化,或从热化,或从虚化,或从实化,故多端不齐也。"章虚谷则云:"六气之邪,有阴阳不同,其伤人也,又随人身之阴阳强弱变化而为病。"《灵枢·五变》也有"一时遇风,同时得病,其病各异"之说。正气和内在体质在从化中起着主导作用,如外感风热经解表后,表证虽解,却遗留刺激性咳嗽证,中医认为其原因是在外感之前已存在正气偏虚和肝火内郁,用解表药又伤阴耗气,致使肺气耗伤,肝火乘虚袭肺,木火刑金而成肝咳,此正虚肝火内郁的内因决定了感邪后必入肝肺二经的趋向性。

4. 阴阳胜复,病有传变

邪正相争不仅有从化,而且有传变。传变是指病邪由表入里、由上而下、由浅入深的传变次第。中医对于传变的规律早有论述,仲景在《素问·热论》的基础上,完善了外感热病的"六经传变学说"。叶天士创立了温病的"卫气营血学说"。吴鞠通在刘完素首创"三焦学说"的基础上,总结了历代温病学家的经验,进一步完备了三焦传变学说。外感热病的传变与否、传变的次第、传变过程中的虚实转化等无不受到机体体质的影响。如体实之人感邪后,其传变即向实证方面发展,在温热病则传变为肠燥便结的调胃承气汤、增液承气汤证;湿热病的湿热积滞则转变为大小承气汤证等。若是体虚之人感邪后则向虚证转变,如温病的热入营血、湿热化燥的营血证候,阳明病转为少阴证,或直中三阴,以及温热病的"逆传心包"等均是人体体质的左右而形成的。

外感热病的传变与否,及其传变方式,受多种因素影响。一是感邪性质不同,传变有异。如风热病邪易发生逆传;湿热病邪传变较慢,多呈渐进性深入。二是感邪程度不同影响传变。感邪重者,传变较迅速;感邪轻者,病情较轻,传变缓慢。三是传变与体质因素有关。不同类型体质,即使感染同一种外邪,传变方式也可能不尽相同,如阴虚火旺体质,易呈温热内炽而成燎原之势,证候演变迅速,如吴鞠通说:"小儿之阴更虚大人,况暑月乎!一得暑温,不移时有过卫入营者,盖小儿之脏腑薄也。"四是传变与治疗情况有关。治疗及时、正确,可使外邪顿

外感热病六经寒温统一证治纲要

挫而不传变；失治或误治可促进外邪内陷深入而发生传变。

外感热病的传变与否及其传变方式尽管受多种因素影响，但总的来说是由邪正相争、阴阳胜复来决定的。胜即胜利或亢盛，复即报复或反复。阴阳胜复，指的是阴阳双方在矛盾斗争中，一方亢盛，导致另一方的报复，出现阴胜阳复或阳胜阴复的情况。《伤寒论》厥阴病所说的阴阳胜复，阴指寒邪，阳指阳气（正气），阴阳胜复表示邪正交争，互有胜复。柯雪帆认为："邪正斗争是外感病的主要矛盾，而阴阳胜复是邪正斗争的具体表现，它反映了病邪的性质及其变化、人体正气的变化以及邪正双方力量的对比，用阴阳胜复来解释伤寒六经辨证就抓住了邪正斗争这个主要矛盾。用阴阳胜复解释六经辨证，是从整体出发，从动态变化看问题，比较符合外感热病是全身性疾病、外感热病发展有阶段性这两个特点。"时振声亦云："从阴阳消长结合脏腑、经络的变化来看六经病，就不会局限在某一经络、某一脏腑，而是可以看到急性热病是一个全身性疾病。"

如太阳病是外感热病的早期，其病邪主要是寒邪，寒邪属阴。此时与病邪作斗争的主要是人体阳气的一部分—卫气（也波及了营气），营卫被寒邪所遏，运行受阻，以致头痛、身痛、项强；卫气被遏，使体表的温煦作用减退，所以恶寒。这种证候用阴阳胜复理论来解释，是阴邪胜、阳被遏。接着，被遏之卫气郁而化热，病人才感到发热，这表示阳气与寒邪作斗争，是逐步战胜寒邪（复）的开始。由此可见，太阳病的基本性质是阴邪胜、阳气病，而其发展趋势则是阴邪渐消，阳气渐长，故名为太阳。如果寒邪完全化热，阳气十分亢盛，那就传入阳明了。

太阳病在其发展过程中会发生许多曲折变化，这些变化也与阴阳胜复有关。如《伤寒论》第20条"太阳病，发汗，遂漏不止，其人恶风，小便难，四肢微急，难以屈伸"，是汗多伤阳，阳虚又不能固护阴津而汗出。出现这样一个恶性循环，已有向少阴传变的趋势，此时用桂枝加附子汤，主要是温阳以摄阴。由于病变主要在体表之营卫，所以仍用桂枝汤调和营卫，营卫和谐则既能止汗又可祛邪。又如第29条，原来是一个形似桂枝证而实为阴阳两虚证的病人，误用解表法，损伤中阳而出现厥逆，此时虽有阴虚，但还不是主要矛盾，所以先用甘草干姜汤复其中阳。待阳虚问题解决，然后用芍药甘草汤酸甘化阴。如果阳复太过，寒化为热，出现胃热上熏，则向阳明传变，宜用调胃承气汤。如果再次误用汗法，更加损伤阳气，阳衰阴盛，向少阴传变，宜用四逆汤。

阳明病是病邪已经全部由寒化热，人体正气与病邪作斗争而十分亢盛。阳明病从表里辨证来看，是表证已罢，传为里证。实际上，阳明病中已经化热的病邪与亢盛的阳气是充斥人体内外的。从白虎加人参汤证的发展过程来看，阴阳消长胜复的变化十分明显。开始是太阳病桂枝证或太阳伤寒，属于阴邪郁遏阳气；以后寒邪化热，阳气亢盛，出现汗出热不退、发热不恶寒等症，经过了一个阴消阳长的过程而传变为阳明病；阳明病热盛阳亢必然消烁阴液，出现大烦渴不解、舌上干燥，此乃阳胜伤阴；进一步出现背微恶寒、时时恶风或脉浮大等症，则又伤及正气，是阴损及阳了。阴阳消长胜复理论不但说明了阳明病的本质，而且反映了外感热病的传变过程。

少阳病是寒邪已基本化热、而尚未完全化热，正气尚能抗御病邪、但已有不足之象。若从阴阳消长胜复的角度来看三阳病：太阳病是阳气逐步亢盛的过程，阳明病是阳气极盛的阶段，少阳病则是阳气略有衰退的表现，病势有从阳证向阴证传变的征兆。所以三阳病的排列，首先是太阳，其次是阳明，最后是少阳。在少阳病的许多证候中，往来寒热主要表示正邪斗争互有进退，有阳去入阴之可能，此为少阳病的主证；胸胁苦满、咽干、目眩确与胆经有关，而口苦、心烦、喜呕、默默不欲饮食，已不限于胆，与心、胃有关。再看少阳病的发展，如果阳衰阴盛，热少寒多，正气不足，就会传入三阴，如第269条所说："伤寒六七日，无大热，其人躁烦者，此为阳去入阴故也。"如果正气抗邪有力，病邪热化，就会转向阳明，表示病情好转，容易治愈，如第230条那样："阳明病，胁下硬满，不大便而呕，舌上白胎者，可与小柴胡汤，上焦得通，津液得下，胃气因和，身濈然汗出而解。"总之，少阳病是由阳转阴的关键阶段。

太阴病表现为阳气虚弱，其病邪是寒邪。这种寒邪，可以是外邪直接侵袭而来，也可以由三阳病转变而来，或者因阳气失于温运而内生。如霍乱篇中的理中丸证（第386条），是外邪直接侵袭人体所致的；桂枝加芍药汤证（第279条）是由太阳病传变而来的；而（第277条）"自利不渴者属太阴，以其藏有寒故也"，其寒邪是因阳虚而内生的。以上三证，其虚寒的程度虽有差别，但总比少阴病为轻，病变部位主要在脾胃。少阴病病情虽重，但往往兼有热象；太阴病病情虽轻，但很少热象可见。这一点与邪正斗争、阴阳胜复相符合。太阴病是阴胜阳衰的早期，邪正斗争不如少阴病激烈，所以寒象不严重，一般也无热象。少阴病邪正斗争激烈，阳气势将来复，因而可见热象。

少阴病是阴邪伤阳，阳衰阴盛。阴邪充斥全身，损害人体阳气，出现急性全身性虚寒证。在《伤寒论》少阴篇中，处处注意阴邪和阳气的消长进退，作为辨证施治和估计予后的主要依据。但是在少阴病发展过程中，频繁的呕吐、汗出、下利清谷，也要耗伤阴液，耗伤到一定程度，就会出现阳损及阴。如第315条白通加猪胆汁汤证及第390条通脉四逆加猪胆汁汤证，就已经出现了阳亡阴竭的危重证候。也有人认为这个证候只有阳亡，没有阴竭，用猪胆汁只是反佐而已。这是拘泥于心肾阳虚之说，没有掌握阴阳消长胜复的机理。先看证候，这两条都有呕吐、下利及汗出，必然丧失阴液，并且已出现了无脉、脉绝、烦、四肢拘急等阳亡阴竭的见证；再看用药，作为反佐，猪胆汁用几滴就够了，现在用咸寒清热润燥的猪胆汁半合至一合（合10~20mL），用咸寒滋阴的人尿五合（约合100mL），均属大量，显然不是反佐，而是温阳配益阴，以适用于阳损及阴的重证。

从阴阳消长胜复来看，少阴病三急下证是阴阳夹杂、少阴与阳明同病。阴阳两个方面不断地消长胜复，少阴阳虚，阳虚则不能推动肠胃运化，促使肠胃实邪结聚而化热，从而传变为阳明证；阳明热盛，首先伤阴，继而阴损及阳，促使病证向少阴传变。少阴病与阳明病既可以同病，也可以互相转变。用急下法祛除实热病邪，不但可以治疗阳明证，而且有利于防止向少阴证传变。

厥阴病为阴寒极盛的发病阶段，但阴尽而阳生，其中每有阳气来复的机转。阳气来复有势强势弱，阴寒相对也有盛有衰。故厥阴病的"厥热胜复"、寒热虚实，应有尽有。《医宗金鉴》说："厥阴者为阴尽阳生之藏……邪至其经，从阴化寒，从阳化热，故其为病，阴阳错杂，寒热混淆也。"丹波元坚也说："盖物穷则变，是以少阴之寒极而为此病矣。……而所以有胜复者，在人身阴阳之消长与邪气之弛张耳。""两阴交尽名曰厥阴"，《伤寒论》把厥阴病安排在六经病的最后，其含义是人体正气由衰弱转向恢复，病邪由寒化热，于是出现厥热胜复的证候。同样理由，热邪亢盛到了极点，阻遏气机或损伤正气，也会转向其反面，而出现四肢厥冷。待其气机通达或正气来复，则又可出现热证，即所谓复之太甚。在胜复转变过程中，颇多厥与热同时出现的情况。因此，《伤寒论》厥阴篇中厥热胜复的一些条文和复杂繁多的方药，是可以理解的。那么，在临床上是否真有此等病证呢？我们感到，只要仔细观察，并非十分少见。如痢疾初起，可以出现四肢厥冷、面色苍白、腹痛喜按等阴寒见证，以后可以迅速出现阳热胜复、热利下重的白头翁汤证。这在临床上是比较多见的。厥冷虽出现在早期，但性质属于厥热胜复，应该看作是厥阴病。

综上所述，外感热病的传变是由阴阳胜复所决定的。《伤寒论》中所叙述的主要证候是由阴阳消长胜复决定病有传变的具体表现。在外感热病发展过程中，邪与正两个方面都在不断地变化着；人体正气由正常而亢盛，由亢盛而衰竭，由衰竭而恢复；病邪由寒化热、由热化寒；病位由表入里、由上而下、由浅入深的传变。这就是阴阳胜复决定病有传变的临床基础。

外感热病的传变，是多途径的。它根据病因、体质、环境、宿疾及脏腑经络阴阳营卫气血而可呈现多种多样的传变情况，故伤寒有顺经传、表里传、脏腑传、直中、合病、并病等病机变化，故仲景有"观其脉证，知犯何逆，随证治之"的论述。然而总的不外于脏腑经络，卫气营血与三焦均为脏腑经络中的组成部分，当然也包括在内。

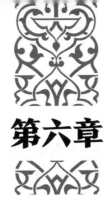

第六章
外感热病六经寒温统一辨证方法

六经、卫气营血及三焦辨证是古代医家研究外感热病的理论概括。随着外感热病临床实践的深入，统一外感热病辨证体系为众多医家学者所关注。运用何种辨证方法才能使三者统一起来，不仅是当前中医临床和教学期待解决的问题，亦是继承发扬和改革创新中医理论值得探讨的课题。笔者通过上篇的考论及前文的论述，对原有的三种辨证方法进行了归并取舍，并将三种辨证方法中出现的各种证候纳入了外感热病寒温统一的证候谱，提出了"一纲一目、一辨一用"的外感热病辨证方法。即以六经三阴三阳所属脏腑辨证为纲，统一辨证方法；以四时为目，节气为别，参合运气以变通，审证求因，确立病因；以卫营气血为辨，确定病理变化；以八纲为用，辨别阴阳、表里、寒热、虚实，综合分析外感热病的证候与病机，以全面适应外感热病的辨证。现将有关内容，概述如下。

第一节　如何统一六经辨证与卫气营血（三焦）辨证

　　从《内经》六经分证到《伤寒论》六经辨证，标志了祖国医学对外感热病辨证施治的认识取得了巨大进展；而从《伤寒论》的六经辨证到温病学的卫气营血、三焦辨证，又一次地标志了祖国医学对外感热病认识的一大发展。《伤寒论》六经辨证是《内经》六经分证的继续和发展，温病学的卫气营血、三焦辨证又是《伤寒论》六经辨证的继续和发展。我们相信，随着时代的发展，外感热病理论必将继续得到发展和提高。

一、六经、卫气营血（三焦）辨证的内在联系，是统一三个辨证理论的客观基础

　　六经辨证与卫气营血和三焦辨证的研究对象都是外感热病，都是反映外感热病发生发展过程中的邪正消长变化以及与之相应的病因、病机、病性、病位、病势、病期、转归等，所代表的脏腑经络、营卫气血也是一致的，所归纳的证候也是基本一致的。人是一个有机整体，认为伤寒先伤足经，温病先伤手经；伤寒伤人之阳，温病伤人之阴；伤寒传足不传手，温病传手不传足，把两者完全对立起来，是与临床实际不相符合的。

　　六经辨证中的三阳病均属热证、实证，三阴病多属虚证、寒证。而卫气营血辨证均属热证、实证，其中热入营血分证，补充了六经辨证的不足。三焦辨证中的上、中焦病都是热证、实证，而下焦病则为热伤肝肾邪少虚多之候。所以六经、卫气营血、三焦辨证是各具特点而又彼此补充的。三者间既有区别，又有联系；既同中有异，又异中有同。六经、卫气营血、三焦辨证为确定治疗法则提供了理论依据。如三阳病、邪在卫分、气分、营分、血分以及上、中焦病候多属邪盛为患，治宜祛邪为主；三阴病和下焦病候大多偏于正虚为患，治宜扶正为主。从具体方法来说，邪在表者即宜解表，里热盛的即治以清热，邪实于腑的即治以攻下，这不论在六经辨证还是卫气营血、三焦辨证都是基本相同。但在扶正原则下的具体方法则有所区别，伤寒三阴证主要是阳虚病变，治宜温阳；温病传入下焦多阴虚病候，治宜滋阴。

　　《伤寒论》的六经传变多从太阳开始，而后传入少阳或阳明，如里阳虚的亦

可内传三阴。卫气营血的证候传变，一般多由卫营及气血。三焦病候的传变，一般上焦病不治则传中焦，中焦病不治则传下焦。由此可见，三者阐明病候传变，尽管说法上有所不同，但其精神实质却是一致的，都是说明病邪的由表及里、病情的由渐而深、病证的由实而虚。这就为统一六经、卫气营血、三焦三个辨证理论提供了客观依据。

二、六经、卫气营血（三焦）辨证可统一于六经所属脏腑辨证

六经辨证的精髓是充分体现了八纲的具体运用；卫气营血辨证的要旨是辨病邪之在卫在营、在气在血；三焦辨证的核心是突出了以脏腑为病变中心。如吴鞠通所说："以三焦为纲"，实际就是以脏腑为纲。因此，要统一六经、卫气营血、三焦辨证，必须取三者所长，融三者为一，赋之以新的概念——脏腑卫营气血辨证。具体说，即是以六经所属脏腑为纲，统一辨证方法；以四时为目，节气为别，参合运气，审证求因，确立病因；以卫营气血为辨，确定病理变化；以八纲为用，辨别阴阳、表里、寒热、虚实。确立这样一个辨证概念，是考虑了这样三方面的问题，即明确地反映了病变所在部位；清晰地反映了病变界限；正确地反映了正邪力量的对比情况和病证的本质属性。这样可能更有利于辨证施治。现将有关内容，概述如下。

1. 以六经所属脏腑为纲，统一辨证方法

六经、卫气营血（三焦）、八纲辨证的名称虽不相同，但就其内容而言，实际上都是以脏腑功能失常为基本病理变化。前贤认为《伤寒论》的六经辨证，包括了脏腑经络、营卫气血、气化等学说，但究其实质，还是以脏腑病变为主，如太阳病谈到"热结膀胱"，阳明病以"胃家实"为提纲，少阳病为胆经病变，太阴病以脾气虚寒为主证，少阴病以心肾阳虚为主，厥阴病也涉及肝的病变，凡此种种，均没有离开脏腑立论。

叶天士的卫气营血辨证，也离不了脏腑为病。叶氏在《外感温热篇》中指出："温邪上受，首先犯肺，逆传心包。肺主气属卫，心主血属营。"可见，卫气营血为心肺所主。再从叶天士的温热病案分析，谈及脏腑病变者更是不胜枚举。至于吴鞠通的三焦辨证，上焦肺与心包，中焦胃与脾，下焦肝与肾，更是明确地以脏腑立论。人体经脉之隶属，营卫气血的产生、运行、敷布，无不与脏腑有关。因此，人体感受外邪后所引起经脉、卫气营血的病理变化，必然与脏腑息息相关，所以外感病的辨证应以六经三阴三阳所属脏腑为纲（表6-1-1）。

2. 以四时为目，节气为别，参合运气，审证求因，确立病因

《素问·六节藏象论》曰："五运相袭，而皆治之，终期之日，周而复始，时立气布，如环无端，候亦同法。"明确了六气变化的时间节律性。如雷丰的《时病论》和陆子贤的《六因条辨》在临床均可作为"审证求因"之参考。雷丰在《时病论》

中以四季为目、节气为别、参运气以应变化，分析掌握六淫的时间规律特性，探讨把握六淫致病特点、辨治外感六淫疾病的基础，形成了较为完整的因时辨六淫的理论。钱潢在《伤寒溯源集》中曰："外邪之感，受本难知，发则可辨，因发可知。"因此，在确定病因时，必须结合天人合一理论，重视六淫、疠气与人体三阴三阳体质的合化、从化，并以审证求因为手段，达到确立病因的目的。

表 6-1-1　六经脏腑、卫气营血、八纲统一辨证方法

六经	脏腑	主 要 证 候	卫气营血	八纲	主 方	备 注
太阳	足经：膀胱 手经：小肠 包括皮毛、肺	表证：脉浮、头项强痛而恶寒 温病卫表：发热恶寒、头痛、口渴、苔薄白、脉浮数 腑证：少腹满、小便不利	卫分热化	表虚 表实 寒化 热化	伤寒-表虚：桂枝汤、表实：麻黄汤、热化证：麻杏石甘汤 温病-卫分：桑菊饮、银翘散	蓄水：五苓散。蓄血：桃核承气汤、抵当汤
阳明	足经：胃腑 手经：大肠	经证：发热、不恶寒、自汗出、口渴、苔黄而干、脉洪大 腑证：胃家实、胸腹硬满、不大便或神昏谵语、苔黄燥起芒刺	气分热化兼入营证	实热 里证	伤寒温病经证：白虎汤 腑证：承气汤 温病兼入营证：紫雪丹、神犀丹、安宫牛黄丸	湿热：茵陈蒿汤、栀子柏皮汤
少阳	足经：胆腑 手经：三焦	经证：咽干口苦、目眩、脉弦 腑证：胸胁苦满、往来寒热、苔黄腻	气分	半表半里	伤寒：小柴胡汤 温病"蒿芩清胆汤、达原饮"	
太阴	足经：脾脏 手经：肺脏	伤寒：腹满下利、时腹自痛、脉濡细 温病：发热、胸痞满闷、口不渴、苔白脉濡细	气分湿化	里虚 寒化 湿化	伤寒：理中汤、干姜黄连黄芩人参汤 温病：三仁汤、连朴饮、甘露消毒丹	
少阴	足经：肾脏 手经：心脏	伤寒：脉微细、但欲寐-阳虚证苔白质淡；伤阴虚热心烦、舌质红绛 温病：发热、神昏、舌光绛、脉细数或滑数	营分可兼血分、邪入心包	属里 寒化 虚证 热化 伤阴 入营	伤寒-虚寒：四逆汤；伤阴：黄连阿胶汤 温病：清营汤、增液汤；兼血分；犀角地黄汤、化斑汤	金匮：肾气丸 温病：三甲复脉汤
厥阴	足经：肝脏 手经：心包	伤寒：气上冲心、心中疼热、饥不欲食、食则吐。厥证分寒厥、热厥。温病：发热、神昏或默默不语、舌短囊缩、肢厥或抽搐	营分邪入心包、肝风内动	属里 寒化 热化	伤寒寒厥：当归四逆汤；热厥：白虎汤；蛔厥：乌梅丸 温病：三甲散、至宝丹	

3. 以卫营气血为辨，确定病理变化

在明确以六经所属脏腑为病变中心的基础上，进一步辨邪之在卫、在营、在气、在血而发生的病理变化，也是十分必要。张石顽在《伤寒缵论》中指出："伤寒自气分而传入血分，温病自血分而发出气分。"张氏虽以卫营气血论伤寒温病发病的不同，亦可见辨卫辨营、辨气辨血的重要。考叶氏卫气营血辨证的要旨，就是辨邪之在卫在营、在气在血，作为处方用药之分寸，病在气分者不宜用血分药。如叶氏所说："肺主气属卫，心主血属营"，不过以卫营辨病位之表里，以气血辨病情之轻重，卫与气同属，营与血同源。故举气可以赅卫，举血可以赅营。分而言之，有卫气营血之分；总而言之，要在辨气辨血而已。从用药来看，入营之药皆入血分，治血分之药亦皆入营分，营血之辨虽有程度之异，但无本质之别，所以叶氏每常营血同称。而气血分辨叶氏却十分强调，如对上焦气热烁津之证，告诫"慎勿用血药，以滋腻难散"。可见，卫营之辨可从属于气血，而气血之辨则不可以不分。邪在气分，脏腑之辨更不可不明。众所周知，外感热病邪在气分，由于病变部位的不同，因而其见证治疗也就各有区别。如热壅于肺的用麻杏石甘汤清热宣肺，热郁胸膈的用栀子豉汤清宣郁热，胃经热盛的用白虎汤辛寒清热，热结肠腑的用承气汤攻下泄热，热在胆经的用小柴胡汤和解泄热，湿热蕴脾的用藿朴夏苓汤宣气化湿，热郁少阴、心肾不交的用黄连阿胶汤，热盛动风的用羚角钩藤汤。凡此种种，均说明只有以脏腑辨证为主，才能明确病变部位，更有利于选方用药。另外，这些脏腑的病变，也只有辨其邪确在气分而不在血分，才能用此等方药。

4. 以八纲为用，辨别阴阳、表里、寒热、虚实

外邪入侵人体为患，在病变过程中必然会发生邪正力量的互为消长，不是正胜于邪，即是邪胜于正。此种正邪互为胜负的变化在反映于证候时，可表现为阴阳、表里、寒热、虚实的不同属性。六经、卫气营血、三焦辨证都贯穿了八纲的内容，尤以六经辨证对八纲的运用更为详尽。故前辈陈逊斋说："六经者，阴阳、表里、寒热、虚实之代名词也。"六经以三阳为表、三阴为里，三阳病均属阳证、热证、实证，三阴病多属阴证、寒证、虚证，其间又有表里寒热之分、真假虚实之别、真假寒热之异、阴阳疑似之殊等。所以说六经辨证的精髓，就是八纲的具体运用。卫气营血辨证均属热证、实证，三焦辨证属热证、实证，亦有虚证。综合这三方面的内容，确立以六经三阴三阳脏腑为纲、以四时节气为目、以卫营气血为辨、以八纲为用，则病变过程中的任何证型，均可概括无遗。当然，在临床辨证时，还得结合病因病机的分析。

综上所述，脏腑营卫气血辨证运用于外感疾病，可简要归结为：外邪由口鼻或皮毛而入，多先犯于肺。肺合皮毛而主表，治宜汗解，表寒者辛温解之，表热者辛凉解之。邪传于里，概从热化。肺邪不解，或内陷心包，治以清心开窍；或传于胆经，治以和解泄热；或传于胃肠，治以清热、攻下。气热不解，侵及血分，

治宜凉血解毒。气血之邪，均能热极生风，治宜凉熄。热盛伤阴，病及肝肾而为邪少虚多，治宜滋阴退热、养阴熄风。湿温初起，则以肺脾胃为病变中心，治宜宣气化湿，不解则逐渐化热化燥，治与热伤气血、肝肾同法。此为外感病证治之大概，至于变证、坏证，则各随其脏腑之寒热、虚实、阴阳见证而"观其脉证，知犯何逆，随证施治"。章虚谷说："温病初起治法与伤寒迥异，伤寒传里变为热邪则治法与温病大同。"说明伤寒与温病的证治是始异而终同，亦进而说明了辨伤寒用六经、辨温病则用卫气营血与三焦，是人为的区分。两者病变发展的一致性，表明了统一于同一的辨证理论，是完全合乎临床实际的。

由于概念和辨证理论的不同，有把外感病的同一疾病的不同证型，分属于不同的学科，如疟疾、痢疾、秋燥等，把其中温热性质的证型，属之于温病范围，而把非温热性质的证型，归之于内科范围，将一个疾病肢解、割裂于不同学科，这是奇怪的现象。随着外感病辨证理论的统一，建议今后风寒性质的疾病与四时温病应统一为外感病学。最后需要说及的是，适用脏腑营卫气血辨证，不是取代《伤寒论》，更不是否定《伤寒论》。《伤寒论》是祖国医学辨证施治的典范，是方书之祖，是临床实践的基础医学。从《伤寒论》的内容看，它包括了外感病的一般证治及其兼变证治，很多内容是属于杂病性质的，所以柯韵伯说："仲景伤寒，已兼六气，六经主病，已赅杂症，非专指伤寒立言。"因此，脏腑营卫气血辨证，是取代不了《伤寒论》的，更不存在否定《伤寒论》的问题。

第二节　一纲：以六经所属脏腑为纲，统一辨证方法

证是对疾病当前状态本质的描述。致病因素作用于相应的病位上即是证的状态，病性加病位即是证的存在形式。六经辨证或脏腑经络辨证在证的描述上都是病性加病位。其区别在于：脏腑经络辨证注重当下疾病作用于人体的状态本质以及各脏腑经络之间的相互关系，体现了时空性及系统性，其优势在于它的动态化，且能细化疾病发生时的病理状态。而六经辨证注重疾病演变过程及疾病本质的归类，体现了六经辨证的纲领性及时空性。

六经辨证是张仲景依据《素问·热论》的六经分证理论，总结当时的外感病在发生发展、证候特点及传变规律，以阴阳为纲，结合脏腑经络、营卫气血等相关理论，按疾病的不同层次、性质，分为三阳病证和三阴病证的一种辨证方法。其分别从邪正关系、病变部位、阴阳胜复、病势进退等方面阐明了疾病各个阶段

的病变特点，同时具备空间性及时间性。分为太阳病、阳明了病、少阳病，合称三阳病，太阴病、少阴病、厥阴病，合称三阴病，故六经辨证也称三阴三阳辨证。六经三阴三阳，合而言之为阴阳，分而论之为手足十二经所属脏腑、营卫气血及其经筋皮部和诸官窍，因此，六经辨证与脏腑辨证在理论上应当是可以融合的，如图 6-2-1 所示（摘自刘绍武《三部六病说》）。

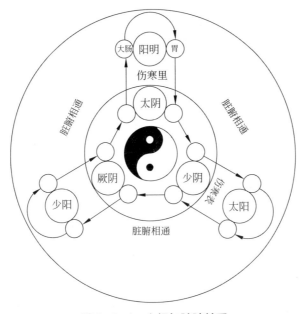

图 6-2-1　六经与脏腑关系

一、六经合脏腑辨证的理论渊源

1. 六经辨证源流

众多研究表明，《伤寒论》的六经及六经辨证，是仲景受以哲学思想为主的《易经》的启发，参考《素问·热论》《素问·刺疟论》《素问·刺腰痛篇》三篇用六经辨治的思维，并结合了自身临床实践而形成的完备体系。《素问·热论》的六经只以经络作为六种分证的纲领，《伤寒论》的六经则是以经络脏腑功能为主导因素，以营卫气血为基本资源的生命活动的纵向展开。杨玉英认为，六经纵向是纵贯表里内外、沟通人体内环境与外环境的方向，动变不息的天文、地理、气象、物候等外界因素作用于人体，既赋于人体以勃勃生机，亦常对人体发生危害；人体必须进行自稳态调节而顺应其良性影响，抵制其不良性影响；外界因素作用于人体以及人体对此产生的顺应、抵制等应激反应，都是在纵向上实现的。六经横向是五脏配六腑、化五志、外主五官九窍、通于十二经脉各成一体而横联并立的方向；五脏配六腑充分发挥生化基地的作用（即气化功能）：继承先天禀赋、摄纳后天供养、支配主导新陈代谢、推动神转不回，从而化育机体使形骸充盈，布达生机使活力勃发，都是在横向上展开的。六经时向，则是生命活动循时间而推进的方向。生命活动的纵向展开，体现在阴阳二象上，故六经既能体现生理病理之阳象，也能体现生理病理之阴象。以脏腑经络、卫营气血为本，使六经辨证言之有物，论之有据，其突破了六经的循行部位和经脉的作用。

具体而言，对六经辨证含义的理解大致可归纳为六种观点，如图6-2-2所示（摘自许滔·六经合脏腑辨证·全国经方高级论坛贵阳行）。其一是经络学说，如太阳病的"头项强痛"，少阳病的"胸胁痛"，太阴病的"腹痛"等；其二是脏腑学说，如阳明病的"胃家实"，少阴病的"心肾阴阳两虚"等；其三是气化学说，以《内经》的五运六气学说为基础，用"标、本、中气"的理论解释六经辨证；其四是地面学说，以六经将人体的经络、脏腑分为六个区域，从表入里，由浅入深，由腑而脏，从空间的角度阐发六经；其五是阶段学说，以时间观念解释六经，如"伤寒一日……伤寒八九日……"其六是综合学说，是一个综合性的辨证论治体系，综合了邪正阴阳、表里虚实、经络脏腑、营卫气血以及病势进退，病机演变等内容，有机结合成体系。其他观点可参看上篇第一章第二节六经实质探讨。

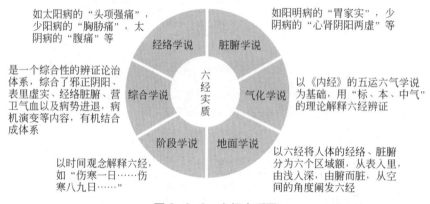

图6-2-2　六经实质图

2. 脏腑辨证的源流

脏腑辨证方法在《内经》中就有归纳，一方面以脏腑所属经脉上的经络证候为依据，表现出一系列症状；另一方面以脏腑功能改变表现出的主要症状为依据。《难经》的脏腑分证方法，体现在脉诊中的脏腑分证、五脏五邪理论中的脏腑分证和脏腑病症中的脏腑分证等。《中藏经》较早地将脏腑学说的理论系统化，提出了以形色脉证相结合、以脉证为中心分述五脏六腑寒热虚实的辨证方法。张仲景对脏腑辨证的认识，以整体观为指导，以脏腑经络学说为基本论点，认为疾病证候的产生都是整体功能失调、脏腑经络病理变化的反映，开创了脏腑辨证先河，其特点为辨证抓主证，重脉证合参，证病结合，以临床实践为基础论点。《诸病源候论》《备急千金要方》在前人基础上，条理分明地从多个方面阐述了脏腑的生理、病理、诊断以及治疗。《肘后方》《甲乙经》《外台秘要》侧重于治疗，但是对脏腑辨证的发展也起到了一定的促进作用。张元素《医学启源》不仅以脏腑寒热虚实言病机辨证，而且在五行藏象理论指导下，将处方用药之法也纳入同一学说体系，标志着脏腑辨证学说的成熟。其后李杲通过对脾胃的深入研究，代表作《脾胃论》以脾胃为中心，为脏腑辨证的丰富发展和深入探讨作了很好示范。明清时期，辨证论治思想方法不断涌现，如辨八纲、辨卫气营血、辨三焦、辨络脉等，而诸种辨证又脱离不了脏腑，以及至现代脏腑辨证之法广泛地融入其他辨证方法之中，辨脏腑是其他诸种辨证的基础。

如温病的病理变化实质表现为人体卫气营血及三焦所属脏腑的功能失调与实质损害。因此，温病的辨证过程与相关脏腑紧密关联。叶天士在《温热论》中提出："温邪上受，首先犯肺，逆传心包。肺主气属卫，心主血属营。"即指出在卫多犯肺经，营血分则易扰心包。再如《温热论》第 7 条云："再论气病有不传血分，而邪留三焦，亦如伤寒之中少阳病也"，第 10 条："再论三焦不得从外解，必致成里结。里结于何，在阳明胃与肠也"，第 9 条："在阳旺之躯，胃湿恒多；在阴盛之体，脾湿亦不少"，第 26 条："若舌白如粉而滑者，……瘟疫初入膜原"等，指出气分证可在三焦、阳明胃、阳明大肠、太阴脾等脏腑。对于营血分证的论述，在《温热论》中也涉及了胃、肾、肝、心包等脏腑，如第 14 条："纯绛鲜色者，包络受病也"，第 17 条："舌绛而有碎点白黄者，当生疳也，大红点者，热毒乘心也"等。受《温热论》篇幅所限，所言较为笼统，所论卫气营血辨证较概括，然亦多分脏腑。三焦辨证与脏腑辨证关系更为密切，重点论述了温病过程中的脏腑病变。吴鞠通提出："温病由口鼻而入，鼻气通于肺，口气通于胃。肺病逆传，则为心包。上焦病不治，则中焦，胃与脾也。中焦病不治，即传下焦，肝与肾也。始上焦，终下焦。"将上、中、下三焦病变与具体脏腑结合起来。温病辨证，多卫气营血与三焦辨证相结合，上焦证主要包括肺经证候（肺卫、气及营血分证候）、心包证候（热闭心包之心营证候、湿热酿痰蒙闭心包属气分）；中焦证包括太阴脾（气分湿热困脾）、阳明胃（阳明气分热炽）、阳明大肠（湿阻大肠、阳明腑实、湿热积滞搏结肠腑等气分证候以及邪伤肠络等血分证）；下焦证包括少阴肾证候（真阴亏损、阴虚火旺等）和厥阴肝证候（阴虚动风等）。由此可见，卫气营血辨证及三焦辨证与脏腑辨证也是密切相关的。

3. 六经辨证和脏腑辨证的内在联系

（1）六经病变的发生发展变化与脏腑密切相关

许滔等总结了《伤寒论》中明确阐明其病机所涉及脏腑的许多条文（图 6-2-3）。如 "太阳与少阳并病，头项强痛，或眩冒，时如结胸，心下痞硬者，当刺大椎第一间、肺俞、肝俞"（142 条）。"太阳与少阳并病，心下硬，颈项强而眩者，当刺大椎、肺俞、肝俞，慎勿下之"（171 条）。"阳明之为病，胃家实是也"（180 条）。"伤寒脉浮而缓，手足自温者，系在太阴。太阴当发身黄；若小便自利者，不能发黄。至七八日，虽暴烦下利，日十余行，必自止，以脾家实，腐秽去故也"（278 条）。

"少阴病，欲吐不吐，心烦但欲寐，五六日自利而渴者，属少阴也，虚故引水自救。若小便色白者，少阴病形悉具。小便白者，以下焦虚有寒，不能制水，故令色白也"（282条）。还有更多的条文体现了六经和所属脏腑在疾病损伤和病理表现并存的现象。李培生则总结道：太阳病病机为邪伤肺卫，病机特点为表实、营卫，涉及脏腑在肺；阳明病病机为热结（肺）胃腑，病机特点为里、实、热，病位在胃（肺）；少阳病病机为肝胆郁热，枢机不利，病机特点为里、实、热，枢机不利，病位在（肝）胆；太阴病病机为脾胃阳虚，病及特点为里、虚、寒，病位在脾（胃）；少阴病病机为阳气虚衰，阴寒内盛，病机特点为里、虚、寒，病位在心、肾、脾；厥阴病病机为正气虚衰，邪气正盛，阴阳气不相顺接，病机特点为里、虚、寒，阴阳气不相顺接，病位在心、肾、脾。

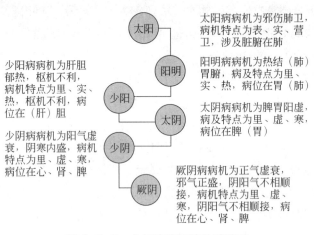

图6-2-3 六经病病机涉及脏腑图

（2）六经传变内含脏腑传变

《伤寒论》第108条云："伤寒腹满谵语，寸口脉浮而紧，此肝乘脾也，名曰纵，刺期门"，提示是由肝病传脾。"伤寒发热，啬啬恶寒，大渴欲饮水，其腹必满，自汗出，小便利，其病欲解，此肝乘肺也，名曰横，刺期门"（第109条），提示肝病及肺。"阳明病，胁下硬满，不大便而呕，舌上白苔者，可与小柴胡汤。上焦得通，津液得下，胃气因和，身濈然而汗出解也"（第230条），提示肝病及肺，再及于胃气。外感病或六经病在发展的过程中，也可出现类似杂病脏腑间的传变规律。

（3）六经辨证和脏腑辨证自成一体

六经病证并非脏腑病，它是脏腑经络、卫营气血及其气化功能发生病变的综合性反应。六经辨证虽和脏腑辨证自成一体，但究其脏腑病变而言有其自身的特殊性。如太阳病不只是膀胱和小肠病，而是与膀胱气化及经络连表理论相关的临床出现的发热、恶寒、头身疼痛等表证病候。脏腑辨证通过前期杂病的脏腑辨证和后期温病学脏腑辨证发展的补充，可完全概括外感和内伤的辨证治疗，不用涉及六经辨证。

4. 六经所属脏腑辨证的实质

六经辨证和脏腑辨证的关系表明，六经辨证不能和脏腑辨证完全割离开，六经和脏腑辨证有其客观基础和合理性，因此中医外感辨证方法的实质是统一的。关于六经辨证的实质，古今医家之说不下四十种。六经辨证的称谓源于朱肱所著的《类证活人书》，其以"太阳经""阳明经""少阳经""太阴经""少阴经""厥阴经"立论。汪琥也认同此说，认为"仲景书止分六经，不言手足，其实则合乎经而皆病"。其实张仲景《伤寒论》六经病提纲条文只言"太阳之为病""阳明之为病""少阳之为病""太阴之为病""少阴之为病""厥阴之为病"，并未言及"经"字。六经若按以脏腑学说，则有足太阳膀胱、手太阳小肠、足阳明胃、手阳明大肠、足少阳胆、手少阳三焦、足太阴脾、手太阴肺、足少阴肾、手少阴心、足厥阴肝、手厥阴心包，而伤寒中的太阳病主要讲表证，阳明病主要讲里实热证，少阳病主要讲半表半里证，太阴病主要讲里虚寒证，少阴病主要讲真阳虚衰证，厥阴病主要讲寒热错杂证，且六经病证实质是脏腑及其所属经筋皮部和诸官窍病变的具体反映。由此认为仲景把伤寒病归为三阴三阳，其实质是对机体伤于寒邪之后疾病浅深层次的划分及传变规律的认识。

叶天士针对外感温热病提出："卫之后方言气，营之后方言血。在卫汗之可也，到气才可清气，入营犹可透热转气……入血就恐耗血动血，直须凉血散血"，这是"横"的规律。吴鞠通则提出："治上焦如羽，非轻不举；治中焦如衡，非平不安；治下焦如权，非重不沉"，这是"纵"的规律。一"纵"一"横"，依然是机体伤于温邪之后疾病浅深层次的划分及传变规律的认识。上焦心肺、中焦脾胃、下焦肝肾，这已经提示脏腑经络才是三焦、卫气营血的实质。如果基于脏腑经络来审视这三种外感疾病的辨证方法，会发现太阳证和卫分证即是表证，阳明证和气分证即是里实热证，少阳证和膜原证即是半表半里证，同属气分证的范畴。太阴病证亦属气分证，不过太阴病证以脾虚寒湿为特征；气分证之病位在脾者，则以湿热蕴脾为主。少阴病证和厥阴病证属营分证、血分证，少阴病证重点言心肾阳虚寒化的表现，营血分证重点指阴血亏损所致证候，与少阴热化证相类似。厥阴病证由于寒热错杂、阴阳气不相顺接常见肢厥与烦躁昏厥，营血分证亦常见昏谵痉厥之象，说明二者的病位均在肝或心包络。伤寒是伤于阴邪，故后期多为阳虚；温病是伤于阳邪，故后期多为阴虚。由此可见，无论是外感寒邪的六经辨证，还是温热病邪的卫气营血辨证、湿热病邪的三焦辨证，均离不开六经脏腑的生理基础，六经和脏腑有其共同的物质基础——营卫气血。六经辨证从脏腑经络、营卫气血及其气化功能发生病变的综合性角度对脏腑辨证的精细化是很好的补充，而脏腑辨证对疾病的脏腑定位更准确，涉及疾病的病种更多，对六经辨证也是补充。六经脏腑理论不仅能应用于内伤杂病的辨证，同样可以用来诠释外感疾病的规律。

二、六经所属脏腑辨证的临证模式

辨证论治中辨证是一个过程、一种方法，通过现象深刻地、动态地认识疾病的本质，即疾病的病机。病机二字前人释为"病之机要"，含有疾病之关键的意思。证是对疾病当前状态本质的描述。论治是针对病机，以人为本，天人合一，整体考虑，突出重点，灵活采用相应的治疗方法。临证对一个病人的关键处置集中表现在证型描述和处方配伍上。许滔认为，六经所属脏腑辨证在临床运用模式上有自己的特点。现择其要者，概述如下。

1. 以六经所属脏腑辨证为纲领

以六经所属脏腑辨证为纲领，六经辨证中常见太阳表实寒证，其症状表象为恶寒发热并见、头身疼痛、无汗、脉浮紧，因太阳统一身之营卫，其病机与风寒侵袭，卫阳失温有关，故可归属于膀胱系证候。太阳表虚证，其症状表象多为发热恶风并见、头项强痛、汗出、脉浮缓，其病机也与营卫失调有关，故归属于膀胱系证候。太阳表实热证，其症状表象为发热重恶寒轻、头痛、汗出，或咳嗽咽痛，或身肿酸重、脉浮数，其病机风热侵犯营卫有关，故也归属于膀胱系证候。阳明多气多血，阳明里证属热性，其症状表象为壮热、口渴、大汗出、便干尿赤、脉洪数，病机与邪热内炽，胃津受伤，腑气不降有关，严重者出现热甚伤津，血溢脉外的症状，故归属于胃系证候。少阳少血多气，属半表半里证，其症状表象为寒热往来、心烦喜呕、默默不欲食，或口苦咽干，或眩晕、脉多弦，病机与木郁乘土，气机升降失调有关，故归属于胆、胃、三焦之气失和所致。太阴少血多气，太阴里证属寒性，其症状表象多为畏寒肢冷、腹满痛、呕吐下利、口不渴、脉浮，病机与脾虚不运，寒湿内停有关，故归属于脾气不升所致。少阴少血多气，少阴寒化证，其症状表象为畏寒嗜睡、四肢厥冷、下利清谷、脉微细无力，病机与阴寒内盛，心肾阳虚有关，故归属于心肾二系证候。少阴热化证，其症状表象为发热日轻夜重、心烦失眠、口干欲饮、脉细数，病机与热邪伤津耗血，阴虚阳亢，水不制火有关，严重者出现肠风下血，虚风内动有关，故归属于心、肝、肾三系证候。厥阴多血少气，厥阴证症状表象多为消渴、奔豚、懊憹、饥不欲食，若为虫证即勉强进食，食后即吐蛔，病机与上热下寒，厥热胜复，故归属于肝肾二系证候。简而言之，六经辨证紧密结合了脏腑和营卫气血辨证的内容。

温病六经脏腑辨证的主要证型包括：

太阳暑温、暑湿困表证，为暑温是由感受暑热病邪，卫阳被遏所致，症见初起即有壮热、汗多、烦渴引饮、面赤、舌红苔黄腻、脉洪大或濡数等。太阳湿热郁表证，为湿热从太阳而入，湿重遏制阳气所致，症见身热，汗出不恶寒，头痛，周身酸痛，舌苔白腻，脉濡。太阳膀胱、湿热下注证，为湿热之邪流注下焦，小肠泌别失职，膀胱气化及大肠传导失司，症见小便赤涩，大便自利，口渴。太阳卫阳暂亡、湿热邪结证，乃一时汗出过多，卫阳随汗泄越，在里之阳气一时未达于肌表之卫阳暂亡之象，症见忽大汗出，手足冷，脉细如丝或绝，尿时茎痛，口渴，神清语亮。

阳明热结肠腑证，多由肺热不解，传入胃肠，与肠道中糟粕相结而成，症见潮热，大便秘结不通，或粪水旁流而下，下利纯水，气味恶臭，肛门有灼热感，腹部胀满硬痛，时时谵语，舌苔黄燥或灰黑而燥，脉象沉实有力。阳明湿阻肠道、传导失司证，为湿热浊邪郁结于肠道，气机闭阻，传导失司所致，症见少腹硬满，大便不通，神识昏蒙，舌苔垢腻。阳明暑湿挟滞、阻结肠道证，为暑湿之邪与肠道积滞互结所致，症见胸腹灼热，恶心呕吐，大便溏而不爽，色黄如酱，臭秽异常，肛门有灼热感，舌苔黄垢腻，脉濡数。

阳明毒壅、热结肠腑证，为热毒炽盛，壅滞肺胃肠腑，症见身热气粗，烦热口渴，小便热赤短少，大便秘，头面焮赤肿痛，咽痛，目赤，舌红苔黄、脉数。阳明胃热阴伤证，为邪热袭胃，胃热炽盛，耗伤阴津邪，症见身热面赤，汗出，口舌干燥，气短神疲，虚烦不眠，纳谷不馨，舌苔黄舌质红，脉细数。阳明胃阴耗伤证，为肺胃热毒虽退，但胃津已伤，症见口渴欲饮，不欲饮食，咽干目涩，唇干红，舌干少津，舌苔少或无苔，脉细数。阳明毒盛攻肺证，为气分热毒，充斥肺胃，上攻头面而致，症见壮热口渴，烦躁不安，咽喉疼痛加剧，头面焮赤肿痛，舌质红舌苔黄，脉数。

少阳胆腑热郁证，多见于春温初起，因温热病邪郁于胆腑所致，症见口苦心烦，胸胁不舒，干呕，身热，口渴，小便短赤，舌红苔黄，脉弦数。少阳胆腑郁阻证，为邪留少阳，枢机不利，既有胆热炽盛的见证，又有暑湿内郁，症见寒热往来如疟，身热午后较重，入暮尤剧，天明得汗稍减，但胸腹灼热不除，口渴心烦，脘痞苔腻，脉弦数。

太阴邪袭肺卫证，风温初起或秋燥初起，风热之邪袭于肺卫所致，症见发热，微恶风寒，无汗或少，头痛，咳嗽，或干咳喉痒以及鼻咽干燥（秋燥），舌苔薄白，舌边尖红，脉数。太阴邪热壅肺证，为风热之邪入里，邪热壅阻于肺所致，症见胸闷胸痛，咳痰色黄粘稠，或咳吐腥臭黄痰或铁锈色痰，舌红苔黄，脉数。太阴肺热阳明腑实证，既有肺经痰热壅阻，又有肠腑热结不通，症见喘促不宁，潮热，便秘，舌苔黄腻或黄滑，右脉实大。太阴肺热移肠证，为肺胃邪热下移大肠所致，症见身热咳嗽，口渴，下利色黄热臭，肛门灼热，舌苔黄，脉数。太阴肺燥肠热证，秋燥初起，燥热在肺，燥热化火，肺失清降，且肺络受伤，移热大肠，症见喉痒干咳，咳甚而痰中带血，并胸胁作痛，腹部灼热如焚，大便泄泻，舌红，舌苔黄而干，脉数。太阴肺燥肠闭，为肺有燥热，液亏肠闭，症见咳而不爽，咳嗽多痰，腹胀便秘，舌红而干。太阴阳明阴伤证，此为燥热渐退，肺胃阴伤，症见尚有微热，咳嗽不已而少痰，口咽干燥而渴，舌光红少苔，脉象细数。太阴暑伤肺络证，为暑热犯肺，损伤阳络所致，症见咯血或痰中带血，甚则口鼻鲜血外涌，灼热烦渴，咳嗽气粗或喘促，心神则烦躁，舌质红，舌苔黄而干，脉细数。太阴肺热发疹，为肺热外窜肌肤，波及营络所致，症见身热，咳嗽，胸闷，皮疹粒小而稀疏，常见于胸部，按之退色，舌红苔薄白，脉数。太阴燥热伤肺，为肺经燥热化火，耗伤阴液所致，症见身热，干咳无痰，气逆而喘，胸满胁痛，咽喉干燥，鼻燥，齿燥，舌边尖红赤，舌苔为薄白而燥，脉数。

太阴暑湿困脾证，为暑热盛于阳明，兼有湿困太阴、热重于湿之证。胃热亢盛，故壮热烦渴，汗多溺短，脘痞身重，脉洪大。太阴湿困脾胃证，为湿浊偏盛，中焦受阻，脾胃升降失司所致，症见身热不扬，脘痞腹胀，大便溏泄，口不渴，或口渴，但渴不欲饮，或者喜热饮，恶心呕吐，小便浑浊。苔白腻，脉濡缓。太阴湿热困脾证，为湿郁化热，湿热并重，互结中焦脾胃所致，症见发热不为汗解，口渴欲多饮，脘痞呕恶，心中烦闷，便溏色黄，小便黄赤，苔黄腻，脉濡数。

少阴暑入心营证，暑为火热之邪，"暑气通于心"，中人最速，极易内陷心营，症见身灼热，烦躁不宁，夜寐不安，时有谵语，神昏谵语或昏馈不语。舌质红绛，脉细数。若暑邪卒中心营而内闭心包，则表现为猝然昏倒，不省人事；暑热内迫，热深厥甚则伴见身热肢厥，气粗如喘，而牙关微紧则为热盛动风之征。少阴热入心营、下移小肠证，为心营邪热，下移小肠所致，症见发热日轻夜重，口干，口渴而不欲饮，心烦不寐，小便短赤热痛，舌绛，脉细数。少阴热郁心营证，春温为热郁营分，营阴受损，心神被扰所致，症见身热夜甚，咽干不渴，心烦燥扰，甚至谵语，斑疹隐隐，舌绛，脉细数。少阴化燥入血证，为湿热化燥，深入营血分，动血伤阴所致，症见身灼热，心烦燥扰，上下腔道出血或发斑，尤以便血为多见，舌干绛，脉细数。

厥阴内陷心包证，为邪热内陷，包络被阻，窍机堵塞，神明被扰所致，症见神昏，或者昏聩不语，四肢厥冷，热闭浅者，则肢厥较轻，热闭越重则肢厥越甚，舌蹇而舌色鲜泽而绛。厥阴湿热酿痰、蒙蔽心包证，为湿热酿蒸成痰，痰浊蒙蔽心包所致，症见神识昏蒙，似清似昧，或时清时昧，身热不退，朝轻暮重，舌苔黄腻，脉濡滑而数。厥阴热闭心包、血络瘀滞证，为热瘀相交，阻闭心包所致，症见身热夜甚，神昏谵语，皮肤黏膜出血而斑点扩大，漱水不欲咽，舌绛无苔，望之若干，扣之尚润，或紫晦而润。厥阴毒陷心包、肝风内动证，为疫毒侵入心营，内陷心包，肝风内动所致，症见身灼热，神昏谵语，或昏馈不语，斑疹紫黑，颈项强直，牙关禁闭，两目上视，手足抽搐，呕吐频频，舌质红绛，脉细数。

厥阴热动肝风证，为热邪内陷，深入厥阴，热盛动风所致，症见身壮热，狂乱不宁，甚则神识昏迷，头晕胀痛，手足躁扰，筋脉拘急，四肢抽搐，甚至颈项强直，角弓反张，四肢厥逆，舌干绛，脉弦数。厥阴虚风内动证，为肾阴耗损，以致虚风内动，症见低热，筋脉拘挛，手足蠕动，甚至瘛疭，心中憺大动，时时欲脱，形消神倦，齿黑唇裂，舌干绛或光绛无苔，脉虚。

2. 以六经相兼证为排列逻辑

合病、并病的相兼，统称为相兼证。六经病证各有相兼证，相互之间也存在各种排列组合的逻辑关系。如太阳表寒证与太阳表虚证相兼，则体现为桂枝麻黄各半汤证。太阳表寒证与太阳表热证相兼，则出现表寒郁而化热的大青龙汤证。太阳表寒证与太阴里寒证相兼，则表现为射干麻黄汤证、小青龙汤证。太阳表寒证和少阳证相兼，则体现为续命汤证。太阳表寒证与阳明里热证相兼，则出现太阳阳明合病的葛根汤证。太阳表寒证与少阴虚寒证相兼，则出现太少两感的麻黄附子甘草汤证、麻黄附子细辛汤证。此为太阳表寒证的相兼证候。太阳表虚证与太阳表寒证相兼，则能够体现桂枝二麻黄一汤证。太阳表虚证与太阳表热证相兼，则表现为桂枝二越婢一汤证。太阳表虚证与太阴证相兼，则出现桂枝加芍药生姜人参新加汤证。太阳表虚证与少阳证相兼，则表现为桂枝加黄芩汤证（《三因极一病证方论》）。太阳表虚证与阳明里实证相兼，则体现为桂枝加大黄汤证。太阳表虚证与少阴虚寒证相兼，则出现太少两感的桂枝加附子汤证。太阳表热证与太阳表虚证相兼，则形成桂枝二越婢一汤证。太阳表热证与太阳表寒证，则形成表实郁热的麻杏石甘汤证。太阳表热证与太阴证，则产生越婢加术汤证。太阳表热证与少阳证相兼，则出现黄芩汤证。太阳表热证与阳明证相兼，则表现为葛根芩连汤证。

少阳证与太阳证相兼，则形成柴胡桂枝汤证。少阳证与太阴证相兼，则出现柴胡桂枝干姜汤证。少阳证与阳明里热证相兼，则表现为柴胡白虎汤证（《通俗伤寒论》）、大柴胡汤证。少阳与三阴证相兼，则产生乌梅丸证。

阳明里热证与太阳表热证相兼，则出现防风通圣散证（《黄帝素问宣明论方》）。阳明里热证与太阳表虚证相兼，则表现为白虎加桂枝汤证。阳明里热证与太阴证相兼，则出现白虎加人参汤证。阳明里热证与少阳证相兼，则见桃核承气汤证。阳明里热证与少阴虚寒证相兼，则表现为附子泻心汤证。阳明里热证与厥阴证相兼，则产生大黄䗪虫丸证。

太阴证与太阳表热证相兼，则形成桂枝去桂加茯苓白术汤证。太阴证与太阳表虚证相兼，则出现桂枝人参汤证。太阴证与太阳表寒证相兼，可形成小青龙汤证。太阴证与阳明证相兼，则产生连理汤证（《秘传证治要诀类方》）。太阴证与少阳证相兼，则为甘草泻心汤证。太阴证与少阴虚寒证相兼，则为附子理中汤证。太阴证与厥阴证相兼，则体现为理中安蛔汤证《伤寒全生集》）。太阴证与少阴虚热证相兼，则出现枳实理中丸证（《类证活人书》）。

少阴虚寒证与太阴证相兼，则用四逆加人参汤。厥阴证与少阳证相兼，则出现痞满重证，用半夏泻心汤治疗。少阴虚寒证与厥阴证相兼，以及少阴虚热证与厥阴证相兼，皆可酌用乌梅丸。少阴虚寒证与少阴虚热证相兼，也可考虑按厥阴证治疗。事实上，少阴、厥阴多为疾病后期的证候，其表现已反映正虚不能胜邪的病理阶段，故临床上治法多从重证治疗。由于少阴、厥阴证情较凶险，易出现变证，急则治其标，故《伤寒论》方剂多为危急重症的急救而设。如治下焦阴盛格阳的白通汤，虽从少阴救逆合太阳温散论治，但此等方药并不是单纯考虑合并病的证候治疗，其中还具有对症的部分。总之，寒热错杂兼有瘀血征兆者，从厥阴治疗；寒热明显偏胜者，随其偏胜而调治少阴。如此则六经的各种排列组合均能够得到体现，有助于联系临床。如太阳表寒与少阴虚热的相兼证、太阳表热与少阴虚寒的相兼证，太阳与厥阴的相兼证，阳明与太阳表寒的相兼证、少阴与少阳的相兼证等也在逻辑上存在关联，这样可使未见于《伤寒论》和《金匮要略》的证候也能得到妥善安排。

3. 以六经脏腑辨证，确定病位病性

脏腑辨证的证的描述方式为病性加病位。病位分六经三阴三所属脏腑，如单纯证型有太阳温病（热由少阴外透膀胱）、阳明胃热气盛、少阳郁热、太阴风热犯肺、太阴痰热蕴肺、太阴湿郁肺卫、厥阴热闭心包、厥阴热盛动风、少阴热扰心神；复合证型有太阴暑湿合阳明肺胃暑湿热盛、太阴阳明合病脾胃湿热壅盛、阳明热毒合太阴脾胃湿热、太阳少阴气虚欲脱、少阴心营虚热合阳明湿热犯胃、少阴气营两虚等。病性分虚实两端，虚指气血阴阳津精的亏损，实指风热、湿热、暑热、暑湿、痰浊、瘀血、水饮等。

证是对疾病当前状态本质的描述。致病源的性质作用在相应的病位上就是证的状态，病性加病位即是证的存在形式。从上可看出无论是六经辨证或脏腑辨证在证的描述上都是病性加病位。六经合脏腑辨证的证的描述方式也要体现出病性加病位，首先六经合脏腑辨证的证的描述之中的病位既要突出脏腑的精准，又要体现六经的整体系统的思考，故六经和脏腑的部位应同时出现在辨证中，如太阳伤寒；太阴风热犯肺，太阴肺热壅盛证；阳明胃热兼表，太阴湿热中阻证；少阳三焦邪结，少阳阳明胆胃郁热证；太阴中风，太阴阳明脾胃虚寒证；太少合病，少阴心肾阳虚证。这里需反复强调如此辨证是因为若单纯用脏腑辨证不能尽释症状的变化和多脏的相关性，不会得出全面整合的治疗分析和结果。

第三节　一目：以四时为目，节气为别，参合运气，审证求因

外感热病的发生和发展，是外感六淫、疠气与人体三阴三阳体质（即正气）相互作用所引起的。因此，临床辨证时既要看到外因，更要重视内因，内外因相互作用的结果才是疾病的真正原因。《灵枢·百病始生篇》就指出："风雨寒热，不得虚，邪不能独伤人。卒然逢疾风暴雨而不病者，盖无虚，故邪不能独伤人。此必因虚邪之风，与其身形，两虚相得，乃克其形。"由于内外因相互作用才是疾病产生的真正原因，所以在临床辨证中，外邪是否伤人以及何种外邪伤人并不

是最根本的，根本的是邪气伤人之后，正邪斗争的结果导致机体处于什么反应状态，只有这种发病状态才能真正体现疾病的根本原因，即"外邪感人，受本难知，因发可知，发则可辨"之意。因此，只有审证的基础上，才能求得真正的病因。

外感热病审证求因的理论基础是六淫病因学，而六淫病因学的理论基础则是"四时五脏阴阳"理论，尤其是天人相应、四时阴阳相应等论述。《素问·阴阳应象大论》说："天有四时五行，以生长收藏，以生寒暑燥湿风；人有五脏化五气，以生喜怒悲忧恐。"因人体五脏阴阳顺应于四时阴阳，在四时阴阳相对平衡的环境中，五脏的机能活动相互生克制化，保持着正常的协调平衡。如果四时气候反常，阴阳失衡，或者人体正气亏虚不能适应正常的四时气候变化，人与四时阴阳的协调平衡就被破坏，五脏之间的协调平衡也会被打乱，于是就产生了疾病。如《素问·金匮真言论》所说的："八风发邪，以为经风，触五藏，邪气发病。"

六淫病因学认为，人体五脏与外界自然环境存在着"通应""收受"关系，风、暑、湿、燥、寒内应肝、心、脾、肺、肾五脏，并与春、夏、长夏、秋、冬五季相应，因而在五行系统相类的六淫之气和五脏之间存在着特殊的易感性，表现为"四时之气，更伤五脏"各有其自身的特点。如《素问·四气调神大论》所说："逆春气则少阳不生，肝气内变；逆夏气，则太阳不长，心气内洞；逆秋气，则太阴不收，肺气焦满；逆冬气，则少阴不藏，肾气独沉。"指出了四时不正之气伤五脏形气的不同病证。

六淫之为病，一方面是由于四时六气出现了阴阳失序，"与道相失"的结果，如《素问·四气调神大论》说："云雾不精，则上应白露不下。交通不表，万物命故不施，不施则名木多死。恶气不发，风雨不节，白露不下，则菀槁不荣。贼风数至，暴雨数起，天地四时不相保，与道相失，则未央绝灭。"另一方面是因为人体正气不足，不能耐受四时六气变化的结果，正如《灵枢·百病始生》所说的"风雨寒热，不得虚，邪不能独伤人"。当正气不足，腠理开合失常，卫气虚弱的情况下更易感邪致病，或由于宿邪留于体内不去，导致对于六淫邪气特殊的易感性而致病等。

因此，在临证辨别外因时，可根据《内经》六淫病因学理论，参考雷丰的《时病论》和陆子贤的《六因条辨》，结合历代医家的辨证论治经验，进行审证求因，以达到辨证论治之目的。如王笃智等在对"《时病论》所构建的六淫致病体系初探"中认为，在确立外感热病病因时，应以四时为目，节气为别，参合运气，审证求因，确立病因。这一观点在六淫（因）辨证中，具有重要的参考作用。现择其要者，概述如下。

一、以四时为目

以四时为目，是指在研究外感热病的六淫病因时，将四时季节作为一级分类，而不把六淫类型或伏气、新感作为一级分类。这种分类方法，既能体现六淫致病具有四时季节性的基本特征，又能明确四时六淫皆可致病和四时六淫皆可为伏气致病的基本理念，使外感热病的六淫分类既符合其自身的基本特点，又使伏气和新感同六淫之间的关系变得更加清晰。必须指出的是：四时外感，有常有变。冬伤于寒是其常，春必病温是其变；春伤于风是其常，夏生飧泄是其变；夏伤于暑是其常，秋必痎疟是其变；秋伤于湿（燥）是其常，冬生咳嗽是其变。常则一感即发，属新感温病，其病浅；变则邪气深伏，过时转气即发，属伏气温病，其病深。

如雷丰在《时病论》中，以《素问·阴阳应象大论》"冬伤于寒，春必病温；春伤于风，夏生飧泄；夏伤于暑，秋必痎疟；秋伤于湿，冬生咳嗽"八句经旨为纲领，将全书分列春、夏、秋、冬四大部分，详细探讨每一季节伏气致病和新感病的病因病机以及理法方药，并对每一季节的伏气致病和新感病的病因作了明确的界定。如《时病论》开篇之"冬伤于寒，春必病温"，探讨的是冬季所伏之邪至春而发的疾病，而春季新感病则根据"春伤于风，夏生飧泄"中的"春伤于风"一句，分析春季风邪致病的发病类型和规律。《时病论》的这种分类研究方法，值得我们学习和借鉴。

二、以节气为别

以节气为别，是指在以四时季节划分外感热病的基础上，根据节气更迭下的六气变化分为二十四节气，将每一季节的外感热病进行更加细致的分类。这是因为外感热病即使在同一季节发病，也可因节气的不同对疾病的发生发展产生不同的影响，而出现不同的临床特征；又由于邪气强弱、体质差异等因素，导致了外邪侵犯部位的深浅不一致，感邪后疾病发作时间也有先后之别，因此在治疗上要因时制宜。这种分类方法是建立在古人二十四节气和《内经》五运六气等理论基础上的。二十四节气是古人长期观察气候变化总结出的，反映了气候和时节的变化规律，是对气候变化的时间节律性的高度总结。早在《淮南子·天文训》中就有关于二十四节气的记载："日行一度，十五日为一节，以生二十四之变。"《内经》首次提出了五运六气理论，并进一步吸取了节气的概念，以节气为节点，将一年的六气变化概括为厥阴风木、少阳相火、少阴君火、太阴湿土、阳明燥金、太阳寒水六气，每隔四个节气便有一个气运的更替。

雷丰参考前贤理论，在《时病论·冬伤于寒春必病温大意》中，论述了冬季寒邪内伏、至春而发的伏气病。在"冬季受邪，至春而发"这一节中，论述了气候发病的大体规律，并根据六气变化对人体的影响，详细地分析了春温、风温、温病、温毒、晚发等五种时病。论中"（冬受伏邪，至春而发的疾病）大寒至惊蛰，乃厥阴风木司权，风邪触之发为风温；初春尚有余寒，寒邪触之发为春温；春分至立夏，少阴君火司令，阳气正升之时，伏气自内而出，发为温病、温毒，晚发仍是温病，不过较诸温晚发一节也（发于清明之后，夏至之前）"。在《时病论·夏伤于暑大意》中，提出了不同暑病发生的具体时间节点："夏伤于暑者，谓季夏、小暑、大暑之令"，而伏天所受之暑至春发病者为伏暑，当"七月大火西流，暑气渐减，而凉气渐生"之时，则易生秋暑之病。

众所周知，四时六气处于不断运动和变化的循环更替之中。以节气为别，对四时外感热病的病因病理进行更为详细的分类研究，即在六气时相性的基础上，进一步划分六气变化的时间节点，细致分析这些变化对于四时外感热病的影响，将四时外感热病的分类精细化、标准化，从而丰富了六淫致病的内容。这种方法始终贯穿以时令变迁为依据，以时令节气入手，依时定气，将六淫致病的时间特性更加具体化，使外感六淫时病的病因病机分析更加细致明确，从而能更好地指导外感热病的辨证论治。

三、参合运气以变通

参合运气以变通，是指在把握四时节气为纲目的基础上，参合五运六气的变化，把握反常气候的致病规律，从而可以准确分析不同时空状态下不断变化的外感热病的发病原因和机制。如《时病论·小序》曰："夫春时病温，夏时病热，秋时病凉，冬时病寒，何者为正气，何者为不正气，既胜气复气，正化对化，从标从本，必按四时五运六气而分治之，名为时医。"强调了掌握五运六气的变化规律对于辨治四时外感热病的重要性。四季节气更迭，是对天地六气常态变化的一般概括，即运气之常；但每岁的四时六气循环变化过程中，往往存在着反常的变化，即运气之变。此时则需要利用"五运六气"来分析具体时空下的气候变化，以知常达变，灵活变通。

现将外感热病与时令节候的关系，讨论如下。

大寒至春分，时属初春，为厥阴风木所主，内应于肝，解冻之风随当令之候而转为温风，且风为百病之长，百病之始，可全兼五气，在此令中感邪，尤以挟湿挟热为多。其病机有三：一为轻浅之证，多为风热外搏，肺为内应，宣降之职失司，则可见风热壅肺之证。二为挟湿之证，此为风邪挟湿，经络受邪，必见头昏身楚、肩颈酸胀、肢麻背痛等症。三为其人阴虚之体，感之者多从阳化热，致风阳上扰，而见头昏耳鸣、眩晕、目赤、咳血、脉弦数等症。

春分至小满，属季春孟夏，为少阴君火主令，内应于心，值此转令之际，应察其时之"至"与"未至"，或"太过"或"不及"。若"未至"而见"不及"之令，其时虽应火令而转热，然其令"未至"，其邪必以季春风温为主，症则轻浅，多见于风温外搏，证治与风温犯肺类似相同；若令应时而"至"或"至而太过"，又恰逢阴虚之体，或阳盛之躯，风温必从火化，伤津耗液，刑金劫肺，上损阳络，其证可见头痛发热，或汗出，口渴心烦，或鼻衄，咳嗽，痰中带血，舌红，苔薄少津，脉来浮数，或浮滑有力等。

小满至大暑，为少阳相火主令，时属仲夏，暑火同性，内应心君，以暑邪极易化燥伤阴，又常多挟湿，感此令时邪之为病者，病机则随时邪之兼挟，当为二途：一以暑邪挟湿，上蒙清窍，或暑湿困重，遏郁二焦，证见头痛如蒙，且胀而发热，有汗，或无汗，舌尖红、苔白腻，脉濡数。二以暑热化燥袭肺，阳络受损，证见潮热，头痛，头目不清，状似痨瘵，烦热口渴，或兼见咳嗽、咯血，甚或衄血，脉来浮濡、细数、沉取涩而有力。

大暑至秋分，为太阴湿土主令，时序长夏，多以湿热为患而内应脾胃。且天热下迫，地湿上蒸，人在气交之中，多由口鼻受邪，内蕴二焦。此令感邪发病之机有二：一为感受暑湿而见头昏身楚，或若饮冷伤中，中阳必然困顿，如此湿热时邪，蕴蒸遏郁，必致升降失职，传化失常，清浊相干，乱于肠胃，证见头昏身重，发热恶寒，腹痛泄泻，甚或暴注下迫，或烦热口渴，小便黄短，舌苔黄腻，脉来濡数或滑数有力。二为湿热蕴蒸，酿成痰浊，上壅于肺，肺失宣降；证见咳嗽痰多，黄稠黏腻，头昏胸闷，或胀或痛，舌红苔腻，或黄白相兼，脉来浮濡而数。

秋分至小雪，为阳明燥金所主，随时序之推演，实属本脏自病。《温病条辨》有"正化、对化、胜复"之论。若逢秋阳暴烈，感此必致温燥伤肺，证见干咳无痰，咽干喉痛，唇燥鼻干，舌红，苔薄少津，脉多以右寸浮数，余脉弦而细涩。若逢肃杀秋风，则属凉燥犯肺，证见咳嗽痰多，唇鼻干燥，小便不黄，脉来浮细。

小雪至大寒，为太阳寒水主令，感受此令之时邪，多属风寒挟湿，阻遏卫阳。证见鼻塞头痛、恶寒发热、身疼腰痛，小便清利，脉来浮紧。若表邪未解，其人素虚，兼见寒邪直中，伤阳则泻。

四、审证求因，确定病因

风、寒、暑、湿、燥、火六气，是自然界正常的气候变化，是一切生物赖以生存的必要条件。六气非时而至即为六淫，只是由于四时阴阳失序，运气失常所造成的。若正气强盛，适应力强，一般不会发生疾病，即"正气存内，邪不可干"之意。若正气虚弱，适应能力差，六淫即可侵犯人体，导致疾病的发生，即所谓"风雨寒热，不得虚，邪不能独伤人"也。六淫致病，一般具有季节性、地域性、相兼性、易感性等特点。

六淫为病，本不可知。故钱潢在《伤寒溯源集》中曰："外邪之感，受本难知，发则可辨，因发知受。"钱潢认为在外感六淫、疠气后，难以判断感受了什么邪气，一旦发病并出现症状后，可通过分析一系列证候群，推测出其发病的真正原因。这一过程，即为审证求因。仲景在《伤寒论》中首创"审证求因，据因论治"的方法，仲景主要依据发病后的状态，通过脉证结合综合分析，来探求病因以辨治疾病。因此，审证求因就是立足于整体观念来探求病因，除了解发病中可能作为致病条件的客观因素外，主要以临床表现为依据，通过综合分析疾病的症状、体征来推求真正病因，而该病因是内外因的综合，寓有病机的含义，是中医辨证论治法则在病因探析时的具体运用，而这也是"因发知受"的本质所在。如黄广平以六淫为例，阐述了"审证求因"是一种思维推理的方法，其特点是将临床表现作为原因，将病因作为结论，所以此时病因已具有病理分型的意义。

六淫致病特点已在前文"外感热病发病"的病因篇中论述。临床可依据六淫致病特点，结合天人合一理论，进行审证求因。必须指出的是，审证求因之"因"不是外感热病的客观病因，而是天人合化后的主观病因。如在临床有发热、恶风、头痛、汗出、咳嗽、脉浮缓或抽搐痉挛、皮疹等见证，此即可判断是风邪为患。它如寒、暑、湿、燥、火诸外邪，以此类推。应当指出，外邪不仅单独致病，亦可兼挟为患。应根据各种外邪的性质及致病特点相互合参，确定病因。如湿热邪气致病可见身热不扬、渴不欲饮、苔黄腻、脉滑数等证候。疫疠邪气具有发病急、病情险、传染性强等特点。湿热疫邪致病初起多见憎寒、壮热随即不恶寒但恶热、午后热盛、苔白如积粉等；暑燥疫邪致病多见恶寒发热、头痛如劈、身痛如被杖、两目昏瞀、烦躁等。

姚荷生则详细论述了六因（淫）辨证的方法。现择其要者，概述如下。

1. 风淫辨证要点

春季主风，风淫为病：恶寒，发热，汗出，苔薄白，脉浮缓，为风寒袭表。或鼻塞流清涕，喷嚏，咽喉痒痛，咳嗽，苔薄白，脉浮，为风邪犯肺。或皮肤突发瘙痒，出现丘疹，为风客肌肤；或肢体麻木，口眼歪斜，为风邪中络；或肢体关节游走疼痛，为风胜行痹；或面睑肢体浮肿，为风水相搏。由于风为百病之长，其性开泄，善行而数变，且风性主动，故在辨证时必须掌握风邪的致病特点。具体病证，举例如下。

（1）风寒

怕风、发热、有汗，肢体酸疼，头痛；或兼鼻塞流清涕、咳嗽胸紧、痰多白泡而不易咳出，脉浮缓或脉浮弱，面色青白，舌苔薄白。治法前者宜辛温解表如桂枝汤之类，后者宜宣肺化痰如杏苏散之类。前论"汗出、肢体酸疼、脉浮弱"都是风寒兼犯营分的特点。若头痛兼觉项背强硬不舒，应考虑风寒深入经脉。用药如桂枝汤加葛根。

（2）风热

发热，皮肤常有些湿润感，微微有汗，或初起时也有一些轻微怕风头痛的感觉，或有心烦口渴；或咳嗽鼻塞，痰涕黏稠，其色或黄或白，脉浮，面色光泽，舌尖红，苔薄或白或微黄。治法前者宜辛凉解表如银翘散，后者如桑菊饮之类。若心烦、舌尖红为风热兼犯营分的现象。若出现轻度神昏谵语，小儿或出现轻微抽掣，皮肤出现红疹或风疱，心烦显著；或咳嗽兼有喉痛色红，小儿多兼咽喉红肿，甚则有黄色麋点多兼喉肿或白色假膜，脉浮数，唇舌均红，为风热已完全入营兼血。治宜透热转气如清营汤、养阴清肺汤加减。若发热不怕风、泄泻、口干或渴，为协热下利；小儿积滞则往往发热多日不退，口渴，腹膨，甚则腹痛，大便不畅，指纹色深而不流利，舌苔较厚、淡黄或白。治疗前者如葛根芩连汤，后者如薄荷、槟榔、山楂、枳壳之类。

2. 寒淫辨证要点

冬季主寒，寒淫为病：恶寒重，或有发热，无汗，头身疼痛，鼻塞流清涕，苔薄白，脉浮紧，或见咳嗽气喘，咯痰色白，为风寒外袭。或脘腹疼痛，呕吐，泄泻肠鸣，四肢厥冷，脉微欲绝，口不渴，尿清长，面色青白。脉弦紧或伏，为寒邪直中。由于寒为阴邪，易伤阳气，寒性主凝、主痛，且主收引，故在临证时必须明了寒邪的致病特点。具体病证，举例如下。

（1）春寒

发热恶寒，无汗，头痛体痛伴有紧束感觉，颈项部强痛；不能进食，可兼咳嗽气喘，面白而滞，舌苔白，脉浮紧。治法宜辛温宣散，如麻黄汤加减。

（2）寒兼入里

外见怕冷发热，内有胃痛或腹痛泄泻或呕，成人多因脾胃素虚，小儿多因挟有食滞。治宜表里两解如藿香正气散加减、葛根汤或加半夏。

（3）寒邪直中

少阴肾阳素虚，寒邪乘虚直入以致怕冷发热而脉反现沉；或厥阴肝血素亏，或妇人恰遇经期前后，感受外寒，即现恶寒怕冷，发热不高，手足清凉发麻，脉现沉细，二者都可出现小腹剧烈作痛。治法宜温经散寒，前者如麻黄附子细辛汤，后者如当归四逆汤之类。

3. 暑淫辨证要点

夏季主暑，暑淫为病：发热怕热，口渴喜冷饮，乏力气短，肢体困倦，尿黄短少，舌红苔白或黄，脉虚数；或发热，猝然昏倒，汗出不止，气喘，甚至惊厥、抽搐、昏迷；或见高热，无汗，神昏，胸闷，腹痛，呕恶等。因暑为火热之气所化，其性炎热，故属阳邪，暑性升散，易伤津耗气扰神，且多夹湿邪，故在辨证时必须掌握暑邪的致病特点。具体病证，举例如下。

（1）暑热

夏季气候炎热，在野外烈日下劳动，或高温作业，热气太甚，出汗太多，则耗气伤津。因为水分消耗过多，或体液中无机盐缺少；或体温过高而出现发热，头痛，烦躁，口渴，尿少赤热，宜白虎加人参汤。有的经过上述演变而为内闭外脱，有的不经上述演变而突发虚脱，出现气促、出冷汗、突然昏倒等中暑症状，应及时抢救。抢救时要观察当时情况，唇红、目红的为热仍盛，宜芳香开窍如人丹、痧药之类，如唇淡面白的为阳虚，宜温阳救逆，如黑锡丹之类。

（2）暑湿

夏季湿气氤氲，暑病常夹湿邪，加以饮食生冷或不洁食物，故常见发热、身重倦怠、胸闷、不思饮食、呕吐、泄泻、小便不利等。药用藿香正气散。

（3）风暑

夏日炎热，夜卧贪凉，轻则只觉好像怕冷，又好像发烧，脱衣则嫌凉，穿衣又嫌热，皮肤灼热无汗，日夜烦躁不安，口渴，尿少赤热，或兼咳血胸痛，脉浮弱数，舌尖红苔薄白，为风暑初步侵犯营分。法宜清解，方选清络饮。重则初起怕冷，继而高热不怕冷，或身热手足厥冷，头痛，颈强直，有喷射性呕吐，手足抽搐，口眼歪斜，神识昏迷；囟门未合的小儿有的会饱满隆起，面色隐红，若面色苍白则病情更重，舌红苔白或黄或滑腻，脉初起浮濡后则弦数，此为暑温发痉。属于暑热入营引起的肝风内动，并不纯属外风，故又简称暑风，常见于乙型脑炎等病。药用清瘟败毒散加全蝎等兼祛肝风。

4. 湿淫辨证要点

长夏主湿，湿淫为病：头昏如蒙，嗜睡，肢体困重，胸脘痞闷，口黏不渴，纳呆恶心，肢体关节肌肉酸痛，大便稀溏，小便浑浊，或局部渗漏，或皮肤湿疹、瘙痒，妇女带下量多，面色晦垢，苔滑腻，脉濡缓或濡细等。由于湿性重浊黏滞，其性趋下，易袭阴位，易伤阳气，故在临证时必须明了湿邪的致病特点。具体病证，举例如下。

（1）伤于上部

常兼挟风气出现鼻塞声重，头重如裹，胸部发闷，咳嗽声低，痰多色灰暗。宜香薷饮加味，药如香薷、藿香、佩兰、厚朴、白扁豆、蔓荆子之类。

（2）伤于肌表

风偏重者，症见发热、汗出怕风、身重倦怠，用药如防己、黄芪之类；湿偏重者，症见浮肿麻木，用药如防己、茯苓之类；偏寒湿者，症见怕冷发热、肢体疼痛，发作比较剧烈，治宜人参败毒散、九味羌活汤之类；偏湿热者，或发热较重、膝下红肿灼热，治宜秦艽、桑枝之类以祛风湿，再加紫花地丁、白鲜皮等以清热毒。前者为风寒湿，后者为风湿热。

（3）伤于腠理

往来寒热，发作有时，或一日一发，或隔日一发，寒多热少，或但寒不热为寒湿较重，热多寒少或但热不寒为湿热较重。

（4）流注关节

骨节疼痛，伴有红肿灼热，或兼腰痛、阴雨发作较重，若留着不除，则称为痹证。主要由于风寒湿三气相合而成，风偏重的痛时游走不定称为行痹；寒偏重的剧烈疼痛怕冷特甚称为痛痹；湿偏重的痛时固定不移麻木较重的称为着痹；有的风湿挟热，关节出现红肿热痛的称为热痹。治法风偏重者如独活寄生汤，寒偏重者如甘草附子汤，湿偏重者如活络丹，挟热者如桂枝芍药知母汤之类，兼血虚如当归四逆汤之类。

（5）兼入脏腑

①兼入肠胃：症见恶寒发热、脘腹闷胀作痛、呕吐泄泻。吐泻物比较清稀的为寒湿较重，治宜苦温如平胃散；呕吐秽浊的为湿热较重，类似胃肠炎，治宜苦寒如葛根芩连汤；若兼腹痛、里急后重，大便出现红白为痢疾，红多属热重，用方如白头翁汤，白多属湿重，用方如胃苓汤加减。若湿热蕴积较深，初起微恶风寒，渐渐久热不退，神识昏蒙，午后热盛，神昏谵语，脘腹胀闷，大便溏而不爽，或不大便，甚则深入血分而大便下血，此为湿温。

②兼入肝胆脾胃：初起寒热，接着出现黄疸，皮色橘黄鲜明的为热重，用方如茵陈蒿汤；熏黄暗淡为湿重，用方如茵陈五苓散或茵陈术附汤，久久不愈，则见腹部胀大，其症与急性黄疸型肝炎和肝硬化腹水相类似。

③兼入肾与膀胱：症见寒热之后出现尿频、尿短、尿浑或尿有砂石，尿色深黄，尿道自觉灼热，甚则有血者为热重；尿色较淡，尿道无灼热感者为湿重。用药如八正散之类。

5. 燥淫辨证要点

秋季主燥，燥淫为病：皮肤干燥皴裂、脱屑，口鼻咽喉干燥，口渴饮水，大便干燥，小便短黄，或见干咳少痰，痰黏难咯，脉浮。燥为秋主，有温燥和凉燥之分。因燥性干涩，易伤津液，且易伤肺，故在辨证时必须掌握燥邪的致病特点。具体病证，举例如下。

（1）皮肤干燥

温燥则瘙痒脱屑，皮肤灼热，用药如桑麻丸；凉燥则皴裂作痛，皮肤清冷，一定要得到回温才有瘙痒灼热的感觉，用药如猪油、玉竹油、蜂蜜外涂。

（2）鼻干眼涩

温燥鼻干焦枯无涕，自觉鼻中冒出火气用药如葛根、黄芩之类；凉燥鼻干有时反流清涕，鼻中没有冒火的感觉，用药如白芷之类；温燥眼涩，眼皮红而灼热，用药如桑叶、菊花之类；凉燥眼涩，经常迎风流泪，用药如枸杞、桑椹之类。

（3）口干喉干

温燥黏膜发红灼热疼痛，常想以冷水含漱，用药如青果、萝卜汁；凉燥黏膜没有显著发红，最多喉间出现红丝，自觉咽喉梗塞，反欲热饮，用药如桔梗、甘草之类。

（4）干咳少痰

温燥痰黏而少，用药如川贝母、牛蒡子之类；凉燥痰稀而不易出，用药如桔梗、半夏之类。

（5）大便干结

温燥大便色深，便时多觉灼热疼痛，用药如麻仁、蜂蜜之类；凉燥大便色淡，便时最多刺痛而无灼热感觉，用药如苁蓉、当归之类。

（6）寒热喜恶

温燥多现烦热，用药如薄荷之类。凉燥多现怯寒怕风，用药如苏叶之类。

6. 火淫辨证要点

火无主季，火淫为病：高热恶热，汗多口渴，喜冷饮，烦躁不宁，甚则神昏谵语，四肢抽搐，角弓反张，或目赤肿痛，口舌生疮，大便干结，小便短赤，舌红脉洪数或滑数或细数；或伴有吐血、衄血、斑疹等。由于火淫属阳邪，其性炎上，具有燔灼、升腾、上炎的特性，易伤津耗气，易生风动血，故在临证时必须明了火邪的致病特点。具体病证，举例如下。

（1）风火相煽

如风火眼痛，风火牙痛，风火喉痛，都是红肿灼热，痛时非常剧烈，甚则红肿处糜烂出血，用药疏风如薄荷、荆芥，泻火如三黄之类；又如风火头痛，痛如鸡啄，自觉灼热，痛不可近，用药疏风如上，泻火如龙胆草、黄芩之类；有的鼻中出血不止，治法不宜疏散，只宜清热凉血，如丹皮、栀子、大黄之类。

（2）寒邪闭火

如疫毒将发，往往先有寒战，而后高热神昏谵语，甚则狂躁，有的头面颈部赤肿，面色紫绛。治疗宜以清瘟败毒饮为主，如诊察确有脉浮、头痛、恶寒等表证，方可兼用荆芥、防风等。

（3）燥热伤津化火

如阳明温热，初则高热大渴大汗，继则口唇干裂出血、身发红斑。

（4）湿热伤津化火

如湿温久热不退，渐渐伤阴，舌苔焦黑干粗，甚则剥落光绛，口唇干裂出血，终致大便出血。

第四节　一辨：以卫营气血为辨，确定病理变化

一、六经卫营气血的生理病理

六经三阴三阳所属脏腑是人奉身而生的基础，营卫气血乃人体的生理性营养物质。《内经》营卫气血的概念是：在经络则为卫，在脏腑则曰气；在经络则

为营，在脏腑则曰血。"营卫即经络之气血……论外感则曰营卫，以邪从外入也，论内伤则曰气血，以邪自内生也（胡天雄《素问补识·调经论》)"。可见血之与营，气之与卫，是不可截然分割的。一身之中，外而躯壳，内而脏腑，营卫气血，同居共处，有如万叠云山，无所不在，无所不包。《伤寒论》六经理论认为：卫属气，卫得气之化源，气得卫之助运；营归血，营得血之滋养，血得营之化生。营卫布行于外，且卫得营之濡养、营得卫之推动，病多主表；气血贯充于内，且气得血之载存，血得气之温煦，病多主里。营居卫之后，为表中之里；气居血之前，为里中之表。卫气主表，卫之后方言气；血为营之本，营之后方言血。卫居最浅，病主最表；血居最深，病主最里；营可由脉归心，病则由表及里；气则由中达上，病则由里及表。总之，风寒之邪侵犯人体营卫气血的浅深关系为：卫—营—气—血。

由此可知，营卫气血病证，理本于《内经》，列证于伤寒，立名于温病。历代医家未有不宗其义者，仲景、天士焉有例外？外邪入侵，首选侵犯六经所属脏腑之虚处（随其虚处而发），脏腑之营卫必应之，故初期邪正相争于所属脏腑在表之营卫（卫属气为表中之表；营归血为表中之里），天人合一则病有寒化、热化之别；正胜邪则病退，邪胜正则病进，邪气因而入里（随其虚出而入），脏腑之气血必应之，故中后期邪正相争于所属脏腑在里之气血（气属阳为里中之表；血归阴为里中之里），邪正相争则病有寒化、热化之分；外邪之伤人，或伤之于阴，或伤之于阳，故外感热病不能在外邪的寒温属性上分，而只能在是否感受外邪上分。

六经三阴三阳，合而言之为阴阳，分而言之为手足十二经所属脏腑、经筋皮部及诸官窍，且依赖阴阳、卫营气血、津液的温养和滋润。依据其所处部位的上下，可分为上焦（心肺、心包）、中焦（脾胃、大小肠）、下焦（肝肾、膀胱）；按表里分，可分为表（肺、膀胱）、半表半里（胆、三焦、膜原）、里（心、心包、脾胃、大小肠、肝肾）。因此，六经、卫营气血、三焦辨证应该可以统一的。

如时振声教授从临床实践的角度总结得出：伤寒和温病的研究对象是相同的，六经辨证、卫气营血及三焦辨证是可以统一的，这无疑具有重要的临床意义。

时振声教授认为，长期以来，人们存在这样的一些看法：伤寒邪从皮毛而入，由表及里，须横看，温病邪从口鼻而入，由上及下，须竖看；伤寒的病因为寒邪，寒为阴邪，最易伤阳，温病的病因为温邪，温为阳邪，最易伤阴；伤寒用六经辨证，温病用卫气营血及三焦辨证；伤寒始于足太阳，传足不传手，温病始于手太阴，传手不传足；伤寒的治疗宜温宜热，温病的治疗宜寒宜凉；伤寒下不嫌迟，温病下不嫌早等。这样把两者完全对立起来，是与临床实际不相符合的。对本来应当是统一的分成了两个，斤斤计较伤寒与温病之异名、异源、异治，从而形成了伤寒学派与温病学派，以至于一些伤寒家不善于用温病法之长以治急性热病，温病家也不善于用伤寒法之长以治急性热病。这无论从教学上或是临床上都脱离了实际，这样显然不利于学术进一步发展和提高的。

实际上伤寒与温病研究的对象是相同的，古代医家也有类似的看法。如朱肱在《类证活人书》中说："论伤寒、伤风、热病、中暑、温病、温疟、风温、瘟疫、中湿、湿温、痉病、温毒之名，天下之事，名定而实辨，言顺则事成，又况伤寒之名，种种不同"，指出伤寒包括了各种不同热病。吴鞠通《温病条辨》也指出温病有九种："温病者，有风温，有温热，有瘟疫，有温毒，有暑温，有湿温，有秋燥，有冬温，有温疟。"两者何其相似，因此伤寒与温病应当是同义词，从现代的各种急性传染病及感染性疾病来看，都属于中医急性热病。虽然伤寒学派和温病学派在对急性热病的认识上，各自从不同的角度加以探讨，但对辨证治疗的一些实质性内容，并无原则上的分歧。

要使中医急性热病的理论与实践在唯物辨证法的思想指导下进一步整理提高，必须将宏观的共性认识与微观的个性认识相结合。而要做到这一步，首先必须将作为共性认识的六经辨证、卫气营血及三焦辨证统一起来，否则各行其是，对急性热病各自的共性认识不统一，必将妨碍对各种急性热病个性正确而全面的认识。笔者认为外感热病，应该在六经所属脏腑的基础上与卫气营血及三焦辨证的统一。这是因为《伤寒论》的六经辨证有其脏腑经络的物质基础。

如方中行说："太阳者，膀胱经也，其脉起于目内眦，上额交巅，从巅入络脑，还出别下项，连风府，循肩膊内，挟脊抵腰中，乃六经之首，主皮肤而统营卫，所以为受病之始也。……皮肤营卫，一行感受，经络随感而应，邪正争扰也。"太阳主皮肤主表，而肺合皮毛，肺主气属卫。因此太阳病中有肺失宣降的表现，如太阳中风有鼻鸣，太阳伤寒有喘。叶天士云："温邪上受，首先犯肺，逆传心包。肺主气属卫，心主血属营。辨营卫气血虽与伤寒同，若论治法则与伤寒大异也。"说明了卫气营血的辨证，邪在卫分也有肺失宣降的表现。吴鞠通云"凡病温者，始于上焦，在手太阴"。章虚谷云"温邪上受，首先犯肺者，由卫分而入肺经也"。这些都说明无论是伤寒或者温病，开始有肺的症状居多，因此作为脏腑定位，上焦肺卫、太阳应该是统一的。病在上焦肺，如果热甚、汗出、烦渴者，则属肺的气分证，亦同太阳。

阳明属胃，伤寒与温病的看法一致。叶天士所谓："风挟温热而燥生，清窍必干，谓水主之气不能上荣，两阳相劫也。"章虚谷解释说"此言风热两阳邪劫其津液，而成燥渴""凡温病初感，发热而微恶寒者，邪存卫分；不恶寒而恶热，小便色黄，已入气分矣"。吴鞠通云："阳明者，两阳合明也，温邪之热与阳明之热相搏，故但恶热也。"故在脏腑定位上，中焦胃、气、阳明应该是统一的。

少阳属胆及三焦，伤寒温病的看法同样一致的。叶天士云："再论气病有不传血分，而邪留三焦，亦如伤寒论中少阳病也。彼则和解表里之半，此则分消上下之势。随症变法，如近时杏朴苓等类，或如温胆汤之走泄。"说明了邪留三焦类似少阳。因此，在脏腑定位上，胆及三焦、气、少阳应该是统一的。

太阴属脾，伤寒与温病的看法也是一致。叶香岩说"太阴为满"。章虚谷说"湿为阴邪，湿为脾土，故脾阳虚则湿聚腹满，按之不坚。虽见各色舌苔而必滑，色黄为热，白为寒，总当扶脾燥湿为主。热者佐凉药，寒者非大温，其湿不能去也"。因太阴寒湿，舌苔必白腻白滑，故仍在气分。在脏腑定位上，中焦脾、气分、太阴应当统一。

少阴属肾，《伤寒论》少阴病有肾阳不足、寒湿内生及肾阴亏损、内热亢盛两类证候。在温病卫气营血辨证来看，少阴病的阳虚证仍属气分寒化证，少阴病的阴虚内热证则属于营分证，甚至有迫血妄行的血分证。《伤寒论》在少阴病阴液涸竭的阴虚内热证方面是比较简单的，治疗方法也不完备；温病学派在这方面做了很多补充，这是对《伤寒论》的重大发展。故在脏腑定位上，下焦肾、气分、少阴；下焦肾、营分、少阴应该统一。

厥阴属肝与心包，按照《伤寒论》六经辨证以阴阳气多少来分，厥阴是阴与阳均衰微到极点，阴衰阳亢为热厥，阳衰阴盛为寒厥，因此厥阴病以热厥及寒厥为主。厥阴病，如为热厥，则必伴有热入心包，见神昏、惊厥、囊缩；如是寒厥，则有湿浊蒙蔽心包，可有神昏、痉厥、囊缩。如薛生白《湿热病篇》所说"湿热证，七八日，口不渴，声不出，与饮食亦不却，默默不语，神识昏迷……此邪入厥阴"。心主血属营，但因古人有"心不受邪，包络代受"，故邪入心包必然神昏，故用牛黄、紫雪、至宝之类清心开窍。由此可以看出，上焦、心包、营血、厥阴应该统一，下焦肝、营血、厥阴应当统一。

最后，必须明确指出：是外感热病引起六经所属脏腑内在的卫营气血发生了病理变化，而不是卫营气血的病理变化引起了其所在脏腑的病理位置发生了改变。营卫昼日二十五周行运于阳分，夜则二十五周行运于阴分，六经所属脏腑在体表之分部均得到营卫之荣养、温煦，故发生外感热病时，六经均有表证；气血温养六经所属脏腑于里，故发生外感热病时，六经所属脏腑均有里证。

二、六经卫营气血辨证

外邪入侵导致了六经所属脏腑内在的卫营气血发生了病理变化，因此，在理论和实践中完全可把六经辨证与卫气营血辨证相互统一起来。伤寒六经所属脏腑，在生理上依赖于卫营气血的濡养和温煦、推动，在病理上当然也有卫营气血的病理变化。温病所论的卫气营血，详于病理而略于生理，且必须结合脏腑辨证方能落到实处，否则必将成为空谈。

六经卫气营血辨证关系，如表 6-4-1 所示。

表 6-4-1　伤寒温病六经卫气营血辨证表

分　类		卫 分 病 变	营 分 病 变	气 分 病 变	血 分 病 变
伤寒类外感	太阳	营阴不足、外邪未解桂枝新加汤、湿热郁于营分导赤清心汤证	营阴不足、外邪未解桂枝新加汤、湿热郁于营分导赤清心汤证	气虚桂枝甘草汤、气寒桂枝加附子汤、表郁里热大青龙汤、气滞厚朴生姜半夏甘草人参汤、气逆作喘桂枝加厚朴杏子汤、冲气上逆桂枝加桂汤、茯苓甘草汤、气郁化热桂枝二越婢一汤	蓄血证急轻者桃核承气汤证重者抵当汤、缓重者抵当丸

分类		卫分病变	营分病变	气分病变	血分病变
伤寒类外感	阳明	气热营虚白虎加人参汤、竹叶石膏汤、气热营虚麻子仁丸、大肠营虚蜜煎方、热盛营分玉女煎、热实营分增液承气汤	热盛营分玉女煎、热实营分增液承气汤、气热营虚白虎加人参汤、竹叶石膏汤、气热营虚麻子仁丸、大肠营虚蜜煎方	气虚而寒吴茱萸汤、气热扰胸膈栀子豉汤、燥结热实气滞大承气汤、湿热气郁茵陈蒿汤、瘀热在里麻黄连翘赤小豆汤、虚热气逆竹叶石膏汤	热盛动血玉女煎、热结蓄血桃核承气汤
	少阳	气热营虚黄芩汤加豆豉、玄参汤	气热营虚黄芩汤加豆豉、玄参汤	气热黄芩汤、气郁四逆散、气滞热结大柴胡汤、上热下寒气逆欲吐黄连汤、寒热错杂而气逆半夏泻心汤	热入血室小柴胡汤加刺期门
	太阴	肺阴津虚麦门冬汤、养阴清肺汤、脾络不和桂枝加芍药汤、太阴营阴亏虚小建中汤	肺阴津虚麦门冬汤、养阴清肺汤、脾络不和桂枝加芍药汤，太阴营阴亏虚小建中汤	气虚寒理中汤、四逆汤、寒湿茵陈术附汤、茵陈五苓证、湿热发黄茵陈蒿汤	寒入太阴、血瘀热实桂枝加大黄汤、太阴肺痈风热、热伤血脉千金苇茎汤合金匮大黄牡丹汤、脾虚不统血柏叶汤、黄土汤
	少阴	水亏火炎黄连阿胶汤、营亏虚热猪肤汤、虚热热毒轻甘草汤、阴虚热毒重桔梗汤、营亏虚寒芍药甘草附子汤、气营两虚宜炙甘草汤	水亏火炎黄连阿胶汤、营亏虚热猪肤汤、虚热热毒轻甘草汤、阴虚热毒重桔梗汤、营亏虚寒芍药甘草附子汤、气营两虚宜炙甘草汤	气虚而寒四逆汤、通脉四逆汤、白通汤等、寒湿郁表附子汤、气郁四逆散	阳虚滑脱便血桃花汤、阴虚血热尿血猪苓汤、热入血分犀角地黄汤
	厥阴	营阴不足芍药甘草汤，厥少同病、营分虚寒烧裈散	营阴不足芍药甘草汤，厥少同病、营分虚寒烧裈散	气虚而寒四逆汤、寒热错杂乌梅丸、寒痰冷饮气滞茯苓甘草汤、厥深热深承气汤、肝气虚寒吴茱萸汤、寒格吐逆干姜黄芩黄连人参汤、气热而厥白虎汤、气热虚烦栀子豉汤	热邪下迫动血之白头翁汤、邪热上犯喉痹唾脓血之麻黄升麻汤
温病类外感	太阳	卫寒兼营郁永安止痒汤	卫寒兼营郁永安止痒汤	湿热八正散；湿热兼阳明气热导赤承气汤	热入下焦桃仁承气汤加琥珀、丹参、桃仁、丹皮（叶天士）

分　类		卫分病变	营分病变	气分病变	血分病变
温病类外感	阳明	热扰心营清心凉膈散、营虚津亏七鲜育阴汤、益胃汤、营虚便秘增液汤、营虚而热五汁饮	热扰心营清心凉膈散、营虚津亏七鲜育阴汤、益胃汤、营虚便秘增液汤、营虚而热五汁饮	热毒五味消毒饮、黄连解毒汤、余氏清心凉膈散等、湿毒甘露消毒丹、热实解毒承气汤、暑热清络饮、湿浊宣清导浊汤	热结蓄血桃仁承气汤、热盛气热动血止痢汤、湿热气盛动血芍药汤、热实动血紫草承气汤
	少阳	气热营虚黄芩汤加豆豉玄参汤	气热营虚黄芩汤加豆豉玄参汤	湿浊证雷氏宣透膜原法、湿热蒿芩清胆汤、热邪黄连黄芩汤、热盛柴胡白虎汤	热入血室陶氏小柴胡汤去参枣加鲜生地、桃仁、楂肉、丹皮或犀角
	太阴	热盛营血透疹凉解汤、营虚太阴气热玉女煎去牛膝、熟地加细生地、元参方、营虚阳明气热阿胶黄芩汤、营热气虚发疹紫草汤、营热太阴卫热清解汤	热盛营血透疹凉解汤、营虚太阴气热玉女煎去牛膝、熟地加细生地、元参方、营虚阳明气热阿胶黄芩汤、营热气虚发疹紫草汤、营热太阴卫热清解汤	气分热毒桔梗散、气分痰热竹茹温胆汤、气分燥热清燥救肺汤、气营两虚生脉散、三才汤、疟病气血虚何人饮、气虚血脱独参汤	太阴血热从阳明论治，即"实则阳明，虚则太阴"
	少阴	热损心营清营汤、热伤肾阴青蒿鳖甲汤、营热兼阳明气热凉营清气汤、营分虚热连梅汤；营分虚热兼气分湿热冬地三黄汤	热损心营清营汤、热伤肾阴青蒿鳖甲汤、营热兼阳明气热凉营清气汤、营分虚热连梅汤；营分虚热兼气分湿热冬地三黄汤	气虚而寒者参附汤、气虚寒湿薛氏扶汤逐湿汤、气营两虚加减复脉汤	热盛血分犀角地黄汤、血热气盛化斑汤加犀角、生地、丹皮，疫毒动血、阳明热盛清瘟败毒饮
	厥阴	热盛动风羚角钩藤汤、热入营虚，心包受邪清宫汤、厥阴热盛兼阳明血热神犀丹、厥阴热盛兼血瘀犀地清络饮、热伤营血动风加减复脉汤、三甲复脉汤、热入营虚兼气虚者大定风珠、营虚气滞一贯煎	热盛动风羚角钩藤汤、热入营虚，心包受邪清宫汤、厥阴热盛兼阳明血热神犀丹、厥阴热盛兼血瘀犀地清络饮、热伤营血动风加减复脉汤、三甲复脉汤、热入营虚兼气虚者大定风珠、营虚气滞一贯煎	气分湿热龙胆泻胆汤；气分湿浊、蒙蔽心窍苏合香丸；气分痰热、闭阻心窍安营牛黄丸；热盛动风紫雪丹；热闭心包牛黄清心丸，气营两虚人参乌梅汤、气血同病、热迫大肠加味白头翁汤	热入下焦、热与血结之桃仁承气汤、热闭心包、瘀阻血脉犀珀至宝丹、伏暑热闭心包、血络瘀滞犀地清络饮

1. 六经卫分病变

《伤寒论》六经辨证，多以太阳病主表。如吴谦在《医宗金鉴》中说："太阳主表，为一身之外藩，总六经而统荣卫。凡外因百病之袭人，必先于表。表气壮，则卫固荣守，邪由何入！"吴谦的这一观点得到了大多数医家的认同，究其原因，应与《内经》有关。如《灵枢·营卫生会》有："黄帝曰：愿闻营卫之所行，皆何道从来？岐伯答曰：营出中焦，卫出下焦"之问答。《灵枢·邪客》又有："卫气者，出其悍气之慓疾，而先行于四末分肉皮肤之间而不休者也，昼日行于阳，夜行于阴，常从足少阴之分间，行于五脏六腑"之描述。且《灵枢·本脏》明确了卫气的功能是"温分肉，充皮肤，肥腠理，司开阖"。《素问·热论》则指出："巨阳者，诸阳之属也。其脉连于风府，故为诸阳主气也。"故认为卫气出于下焦之膀胱，由膀胱气化而布散，行其"温分肉，充皮肤，肥腠理，司开阖"等功能。

外邪中人，先由皮毛而入，称为表证。因卫气充皮肤、肥腠理、司汗孔之开合，故卫气最先受到邪气的入侵。因卫气由太阳膀胱气化布散，且太阳为诸阳主气、为阳经之表，三阳相较三阴亦为表，故曰"太阳主表，为一身之外藩"。

需要指出的是，表证是八纲辨证之一，《伤寒论》六经辨证已寓八纲。表里辨证是按人体肤表与脏腑的浅深关系而言。太阳布散卫气，为诸阳主气，多卫分证，故多见表证。但卫气并非仅与太阳有关，其他各经均有卫气，尤其卫气的生成、敷布与运行，同五脏六腑及十二经脉的关系十分密切。因此，邪气中人，绝非仅从太阳始。如《灵枢·邪气脏腑病形篇》即说："若饮食汗出，腠理开而中于邪。中于面，则下阳明。中于项，则下太阳。中于颊，则下少阳。其中于膺背两胁，亦中其经。"由此可见，邪气从体表不同部位入侵，对人体的影响也是不同的，其所入的六经部位也不相同。

表证并非太阳经所独有，六经皆有表证。如尤怡说："夫风寒中人，无有常经，是以伤寒不必定自太阳，中寒不必定自三阴。论中凡言阳明中风、阳明病若中寒及少阳中风、太阴少阴厥阴中风等语，皆是本经自受风寒之证，非从太阳传来者也。"柯琴同样认为："六经各有伤寒，非伤寒中独有六经。"另外，从《伤寒论》太阳病内容来看，太阳病也有里证，如膀胱气化失常引起水液内停的蓄水证、瘀热互结于下焦的膀胱蓄血证等。故太阳病仅是因为自身的生理和气化特点，而多见卫分病变，实则六经皆有卫分病变。现就《内经》对卫气的生理病理特点及其与脏腑、十二经脉之间关系，结合《伤寒论》的相关内容，对六经卫分病变，总结及分析如下。

（1）太阳卫分病变

《灵枢·营卫生会》曰："卫出于下焦"，又曰："下焦者，别回肠，注于膀胱，而渗入焉；故水谷者，常并居于胃中，成糟粕而俱下于大肠而成下焦，渗而俱下，济泌别汁，循下焦而渗入膀胱焉。"《素问·经脉别论》则曰："饮入于胃，游溢精气，上输于脾。脾气散精，上归于肺，通调水道，下输膀胱。水精四布，五经并行，合于四时五脏阴阳，揆度以为常也。"即指津液入于膀胱后，在膀胱气化作用下，才能"水精四布，五经并行"。故膀胱气化，卫气周流，且卫气慓疾滑利，除与营气相偕行于脉外，还"见开而出"。如《素问·痹论》所言："卫者，水谷之悍气也，其气慓疾滑利，不能入于脉也，故循皮肤之中，分肉之间，熏于肓膜，散于胸腹。"卫气统于太阳，循皮肤、腠理间，司汗孔之开合，其性向外向表，故太阳卫分病变宜汗出而解。另外，太阳病气分蓄水证与卫分病变其实是相似的，水液停蓄也与膀胱气化功能失司有关。因为膀胱的气化功能本身与卫气功能相关，故太阳膀胱蓄水证经五苓散治疗后，气化正常，卫气周流，表现为汗出而解。

《伤寒论》太阳卫分病变为风寒邪气所致，其典型表现即太阳明提纲证："太阳之为病，脉浮，头项强痛而恶寒。"根据正邪交争的不同状况，太阳卫分病变主要包括中风桂枝汤证、伤寒麻黄汤证、表郁轻证（包括卫虚邪轻的桂枝麻黄各半汤证和卫虚邪微的桂枝二麻黄一汤证），以及太阳风湿的麻黄加术汤、麻杏薏甘汤证、桂枝附子汤证、桂枝附子去桂加术汤、太阳刚痉的葛根汤、太阳柔痉的桂枝加葛根汤（若发汗太过，仍发热汗出而不恶寒，身体亦强，脉反沉迟，名曰柔痉，则可师法栝蒌桂枝汤，改取辛凉的银翘散加花粉主之）。太阳病治法主要是辛温发汗。太阳中暍白虎汤证，则系暑热从手太阳小肠入于阳明；他如太阳阳明同病，太阳卫寒兼阳明气热者宜桂枝二越婢一汤、大青龙汤；太阳太阴同病，太阳卫寒兼太阴气寒夹饮者宜小青龙汤；太阳卫寒兼太阴气寒之风湿宜甘草附子汤、太阳素体阴虚风寒郁热之栝蒌桂枝汤（《金匮要略》）倍芍（参考新加汤，芍药甘草汤）加芩（参考《千金》阴旦汤）之类，太阳温病麻杏石甘汤、桑菊饮、银翘散，太阴风寒水郁证行水清热之文蛤散。

温病太阳卫分病变：太阳暑湿证，宜卫分宣湿汤；太阳寒邪兼手太阴气分热证，宜竹叶柳蒡汤；太阳卫寒兼营郁，宜永安止痒汤。

（2）阳明卫分病变

《伤寒论》第183条："问曰：病有得之一日，不发热而恶寒者，何也？答曰：虽得之一日，恶寒将自罢，即汗出而恶热也。"第184条接着说："问曰：恶寒何故自罢？答曰：阳明居中，主土也。万物所归，无所复传。始虽恶寒，二日自止，此为阳明病也。"可见，风寒初中阳明，也有恶寒的表现，当属阳明卫分。但因阳明"多气多血"，胃与大肠均以通为用，其气沉降。故仲景言"阳明居中，主土也，万物所归，无所复传"，邪中阳明，正胜邪退则自愈，正虚邪胜，邪气因而入里（阳明气分），从阳化热，由恶寒转变为"身热，汗自出，不恶寒，反恶热"等表现。若误治失治，则与燥屎相结，成为阳明实热腑证。故阳明提纲证云："阳明之为病，胃家实是也。"

邪气侵犯阳明卫分，除有恶寒外，因卫行于脉外，故有相应经脉循行部位的证候表现。《伤寒例》说："尺寸俱长者，阳明受病也，当二三日发。以其脉挟鼻，络于目，故身热、目疼、鼻干、不得卧"与《素问·热论》的论述相同。《医宗金鉴·伤寒心法要诀》在总结阳明病表证时说："葛根浮长表阳明，缘缘面赤额头痛，发热恶寒而无汗，目痛鼻干卧不宁。"

阳明卫分病变的治疗，与太阳卫分病变相似。《伤寒论》第234及第235条原文对阳明卫分证给出了治疗方剂。第234条曰："阳明病脉迟，汗出多，微恶寒者，表未解也，可发汗，宜桂枝汤。"第235条则曰："阳明病脉浮，无汗而喘者，发汗则愈，宜麻黄汤。"可见，风寒初中阳明卫分，与太阳卫分的证治相同，柯韵伯注曰："此阳明之表证表脉也，二证全同太阳，而属之阳明者，不头项强痛故也。要知二方专为表邪而设，不为太阳而设。见麻黄证即用麻黄汤，见桂枝证即用桂枝汤，不必问其太阳、阳明也。若恶寒一罢，则二方所必禁矣。"通常认为，风寒中于阳明卫分，常可引起阳明经气运行不利，当以葛根解阳明卫分之郁。因葛根专解阳明卫分之邪，故阳明卫分证常以葛根汤治之。

阳明表中之里、里中之表为胸膈，邪入胸膈，阳明卫郁与气热同现，当以栀子豉汤治之。栀子汤中豆豉宣胃气、达卫郁，栀子清阳明气热。故柯琴在《制方大法篇》中认为："麻黄桂枝，太阳阳明表之表药；瓜蒂栀豉，阳明里之表药。"薛伯寿同样认为："阳明表证为栀子豉汤证，若加葛根效更好。"

温病阳明卫分病变，如发热，汗自出较甚，不恶寒，或始恶寒，两日自止反恶热，但头眩，能食而咳，咽痛或气逆欲呕，或但欲眠睡，目合则汗，面合色赤，口苦咽干，腹满，微喘，脉浮大上关上的阳明风温，宜选用银翘汤、桑杏汤，甚或竹叶石膏汤；如发热，不恶寒，反无汗，而小便利，其身如虫行皮中然，口干鼻燥，但欲饮水不欲咽，能食，或咽燥咳血，脉浮数，宜用辛凉甘润法，方选葛根芩连汤、桑麻丸、清络饮等。

（3）少阳卫分病变

少阳为一阳始生，阳气较弱，其气畏郁。故少阳病多为胆郁化火，或三焦枢机不畅。三焦是水火气化运行的通路，邪中少阳，可影响到卫气的布散，进而影响到水液的运行等。若风寒中于少阳卫分，影响卫气的布散，卫郁化火则可出现少阳经循行部位的病变。如《伤寒论》第264条曰："少阳中风，两耳无所闻，目赤，胸中满而烦者，不可吐下，吐下则悸而惊。"第265条曰："伤寒，脉弦细，头痛发热者，属少阳。少阳不可发汗，发汗则谵语。此属胃，胃和则愈；胃不和，烦而悸。"柯琴认为："少阳之表有二，脉微细，头痛发热，或呕而发热者，少阳伤寒也；耳聋目赤，胁满而烦，少阳中风也。此为少阳风寒之表，而非少阳半表"。需要指出的是，风寒中于太阳或阳明卫分，皆可以麻黄、桂枝发汗，但入于少阳则是禁忌。这主要因为少阳多气少血，易气郁化火，易津血亏虚，单以麻桂剂发汗，一则易辛温助热而入阳明；二则易伤津耗血，继则热入血分而现惊悸。

少阳病卫分病变忌辛温汗法，并不是不能以汗解。《灵枢·本脏》言："肾合三焦膀胱，三焦膀胱者，腠理毫毛其应。"可见，少阳三焦与膀胱类似，其气通于腠理毫毛，少阳卫气也可宣发布散于皮肤腠理，故有外邪入中，可从汗而解，只是治疗时宜以小柴胡汤和解为主。如第149条服用小柴胡汤后"必蒸蒸而振，却发热汗出而解"，第230条服小柴胡汤后"上焦得通，津液得下，胃气因和，身濈然汗出而解"。若风寒邪气较甚，少阳太阳同病，则宜柴胡桂枝汤。

若温邪侵犯少阳，引起卫分病变者，则宜蒿芩清胆汤治之。若少阳中风多伴有耳聋目赤，若寒热交作、耳前耳后焮赤肿痛，江西中医学院姚荷生教授则选用普济消毒饮，或用苦寒降火兼以清透之方如黄芩加半夏生姜汤合葛根芩连汤加减。

（4）太阴卫分病变

从卫气的生成看，卫气与肺脾胃关系密切。《灵枢·营卫生会篇》说："人受气于谷，谷入于胃，以传与肺，五脏六腑，皆以受气。其清者为营，浊者为卫……"《灵枢·痈疽篇》："肠胃受谷，上焦出气，以温分肉，而养骨节，通腠理。中焦出气如露，上注溪谷，而渗孙脉，津液和调，变化而赤为血。"由此可知，营卫之源乃是水谷，由中焦所化，通过肺之宣发、脾之散精，由经脉而输布于皮肤、分肉、筋骨及五脏六腑等，故太阴脾肺对卫气的生成、运行具有极为重要的作用，太阴病当然也可见卫分证。

值得指出的是：太阳病以卫分病变为最多，卫分受邪，皮毛腠理开合失司，而肺也为皮毛之主，故可出现肺失宣降所致的咳喘等表现。《伤寒论》中手太阴肺相关的病证多记载在太阳病篇。正由于此，一些医家认为太阳病应包括肺的病变。如柯琴在《伤寒论翼》中说："营卫行于表，而发源于心肺，故太阳病则营卫病，营卫病则心肺病矣。心病则恶寒，肺病则发热，心病则烦，肺病则喘。桂枝疗寒，芍药止烦，麻黄散热，杏仁除喘。所以和营者，正所以宁心也；所以调卫者，正所以保肺也。"这主要是因为《伤寒论》以风寒邪气为主，寒邪最易伤太阳，太阴肺病由太阳而来，故在太阳病篇中论述。而后世温病学家吴鞠通在《温病条辨》中直言"太阴温病"，是因为温热邪气由口鼻而入，直接犯肺所致；虽有卫表证，也是由肺气不宣所致，而非邪气直中于卫表。

《伤寒论》太阴病篇主要论述足太阴脾的病变。如原文276条曰："太阴病，脉浮者，可发汗，宜桂枝汤。"第274条曰："太阴中风，四肢烦疼，阳微阴涩而长者，为欲愈"。柯琴在《伤寒来苏集》注曰："太阴主开，不全主里也，脉浮者，病在表，可发汗，太阴亦然也。"可见，风寒中于太阴卫分，牵及经络受邪，可有四肢疼痛的表现；若脾阳充盛，卫气化源不断，则可自愈。若邪气较盛，宜用桂枝汤调中解表。其病愈的标志是——脉由浮转微，由涩转长，表明脾气恢复，邪气得除。

总之，伤寒太阴卫分病变，需分寒热。风寒证宜桂枝汤主之，太阴中风湿证宜桂枝附子汤主之，太阴伤寒风湿证宜麻杏薏甘汤或麻黄加术汤或神术散主之，风热证宜银翘散、桑菊饮主之，燥热证宜桑杏汤主之，风寒兼气滞证宜桂枝加厚朴杏子汤主之，太阴卫气虚寒证宜桂枝人参汤主之，太阴黄疸卫气同病、兼气分湿热宜麻黄连翘赤小豆汤主之。

温病太阴卫分病变，主要包括风热、暑湿、寒湿、湿热、温燥、凉燥、热毒等。如太阴风热，热重者宜银翘散，热轻者宜桑菊饮，热郁者宜陈氏解凉表邪方；合阳明卫热者，宜葱豉桔梗汤；合阳明气热者，宜寒解汤；合阳明湿热者，宜神解散；合太阴气虚者，宜银花四君子汤；合太阴营虚者，宜加减葳蕤汤。太阴暑湿卫分病变，宜新加香薷饮；合阳明气分热者，宜黄连香薷饮；合手太阴气分热者，宜雷氏清凉涤暑法。太阴寒湿卫分病变，合太阴气滞者宜藿香正气散，湿重者宜霍朴夏苓汤；合太阴气分湿热者，宜三仁汤。太阴湿热，合阳明湿热者宜宣痹汤。太阴卫分温燥者宜桑杏汤，太阴卫分凉燥者宜杏苏散。太阴卫分热毒，宜宣毒发表汤；合太阴气虚者，宜托里消毒饮。

（5）少阴卫分病变

少阴病包括手少阴心、足少阴肾及其经脉（络）、诸窍的病变。从少阴病提纲来看，"少阴之为病，脉微细，但欲寐"是少阴心肾阴阳气血虚衰为主的病证。《伤寒论》中虽有诸如"黄连阿胶汤""猪苓汤""猪肤汤"之类的少阴阴虚热盛的病变，但仍以少阴阳虚寒盛的"四逆辈"为主。

少阴心肾与卫气均有一定的关联。《素问·刺禁论》认为五脏气机升降出入的特点为："肝生于左，肺藏于右，心部于表，肾治于里，脾为之使，胃为之市。"杨上善注"心部于表"曰："心者为火在夏，居于太阳最上，故为表"。《灵枢·九针十二原》则指出"阳中之太阳，心也"。《内经》虽以五脏位置定阴阳，但柯琴在《伤寒论翼》中说："今伤寒书皆以膀胱为太阳，故有传足不传手之谬。不知仲景书，只宗阴阳大法，不拘阴阳之经络也。夫阴阳者，散之可千，推之可万。心为阳中之太阳，故更称巨阳以尊之。"又说："仲景以心为太阳，故得外统一身之气血，内行五脏六腑之经隧。"由此可知，手少阴心与卫气的运行关系密切，其气"部于表"，故多见卫气病变。如桂枝甘草汤、桂枝甘草龙骨牡蛎汤、桂枝加桂汤等，均与少阴卫分有关。只是因其多由太阳病的误治失治所致或从坏证而来，故多放在太阳病篇中讨论。

《灵枢·本脏》说："肾合三焦膀胱，三焦膀胱者，腠理毫毛其应。"说明了少阴肾与腠理毫毛的关系，即三焦及膀胱的气化正常与否，与少阴肾的阴阳充盛与否关系密切。在《伤寒论》中，因多论述风寒邪气为病，故仅提及少阴肾阳不足时，邪气中于少阴卫分的表现。如第301条原文："少阴病始得之，反发热，脉沉者，麻黄附子细辛汤主之。"第302条："少阴病，得之二三日，麻黄附子甘草汤微发汗。以二三日无里证，故微发汗也。"明确提出了少阴风寒卫分病变的主要表现及治疗方法。柯琴在《伤寒附翼》认为："少阴制麻附细辛汤，犹太阳之麻黄汤，是急汗之峻剂；制麻附甘草汤，犹太阳之桂枝汤，是缓汗之和剂"，有一定的临床指导意义。

综上所述，手少阴中风宜桂枝去芍药汤；足少阴中风宜桂枝加附子汤；手足少阴中风宜桂枝去芍药加附子汤；少阴伤寒，轻者宜麻黄附子甘草汤，重者宜麻黄附子细辛汤；手少阴伤寒宜桂枝加桂汤。

（6）厥阴卫分病变

厥阴为阴中之阳，本阴而标热，其体阴藏营血，其用风木与相火，为"阴尽阳生"，故厥阴为病易寒易热，易寒热错杂。正因为厥阴值阴尽阳生之机，故其营血易虚、阳气易郁。又足厥阴肝中寄相火，阳气郁则风火相煽而为热；若阳气虚则火不暖体而营血凝滞，若更加风寒之邪闭阻厥阴卫气，可有"脉细欲绝，手足厥冷"的临床表现，即第 351 条"手足厥寒，脉细欲绝，当归四逆汤主之"。《素问·热论》曰："六日厥阴受之，厥阴脉循阴器而络于肝，故烦满而囊缩。"由此可知，厥阴病卫分证除手足冷、脉细之外，尚有烦满、囊缩等厥阴经循行部位的病变。

厥阴卫分证是在营血不足的基础上感受寒邪所致，临床以"手足厥寒，脉细欲绝"为主要表现，仲景用当归四逆汤治之。以当归补肝之体，通草通血之滞，并以桂枝、细辛散卫分之寒而解表邪。厥阴以营血为体，以风木相火为用的特点，病则极易出现营血分病变，而卫分和气分的病变相对较少。若厥阴卫分气分两寒者，宜当归四逆加吴茱萸生姜汤治之；若厥阴卫分受寒，兼营虚宜桂枝新加汤。

综上所述，六经因其各自归属的脏腑经络、营卫气血及气化特点不同，而有不同的临床表现。以八纲来看，有重于表、有重于里，有易于寒、有易于热，有发病易实、有为病多虚，但六经皆有卫分病变。此看法与后世医家"六经皆有表证"稍有不同。表证是指邪气在皮肤浅表，尚未入于里，故六经皆有表在论述疾病时不勉牵强，如三阴病多为本虚，病位较深，难有单纯在表的证候。而卫分病变则是六经卫气受扰而出现的病变，随六经各自不同特点而表现不同。故此处提"六经皆有卫分病变"，以代"六经皆有表证"，庶几可也。

2. 六经气分病变

温病卫气营血辨证中气分证包含的范围较广，可以说除了卫分证及营血分证，其余均为气分证。如新世纪版《温病学》教材说："气分证是指温邪入里，未传入营血分，影响人体气的生理功能所出现的一类证候类型。其涉及范围较广，包括肺、胃、脾、肠、胆、膜原、胸膈等，因此，气分的临床表现随病变部位、证候类型的不同而有差异。"但其紧接着说"气分证症状虽然复杂多样，但有其共同特点，多见壮热，不恶寒，反恶热，汗多，口渴喜饮，尿赤，舌红，苔黄，脉数有力等临床表现"。可见，卫气营血辨证中的气分证是温热邪气影响相关脏腑而致其气化功能失常的一组病证，《温病学》教材所描述的"共同特点"是因其以温热病气分表现为主，与受寒邪为主的气分病变明显不同。《伤寒论》所论述的六经病证以风寒邪气为主，外邪入侵导致了以脏腑经络、营卫气血功能失常以及气化失司为主的一组病变，是故六经皆有气分病变。

（1）太阳气分病变

《素问·灵兰秘典论》曰："膀胱者，州都之官，津液藏焉，气化则能出矣。"《伤寒论》太阳病气分病变是由膀胱气化功能失司导致的以水液内停为主的证候，临床以"小便不利、微热、消渴、汗出而渴、烦渴、水入则吐、心下痞、脉浮"为主要表现，仲景选用五苓散，以通阳化气利水（膀胱内通于肾，肾者主水，故膀胱多水寒之变）。太阳小肠内通于心，心者主火，故小肠易受热扰。若小肠受热，不能分清泌浊，则宜导赤散主之。

太阳病因其自身特点，以卫分病变为本、为多。卫气因"二十五周行于阳分，二十五周行于阴分"，与五脏六腑均有联系，尤其与肺、脾、肾、心、胃等关系密切，故在太阳卫气失常时，常可合并其他脏腑气化功能失常的病证，即太阳卫分病变合并有他经气分病变。如桂枝加厚朴杏子汤证是合手太阴肺气不利；麻黄杏仁甘草石膏汤证是合太阴肺之气分热；桂枝人参汤是合太阴脾气之亏虚；桂枝加附子汤证是合少阴肾之阳气不足；桂枝加桂汤、桂枝甘草龙骨牡蛎汤是合并少阴心阳气之不足；大青龙汤证合阳明气分之热；小青龙汤合阳明气分之寒饮等。

温病也有太阳气分病变，如太阳湿热，则宜八正散；太阳湿热，兼阳明气分实热，则宜导赤承气汤；太阳湿热，兼少阴营分热，导赤清心汤。

（2）阳明气分病变

阳明"多气多血"，其气主"阖"，故阳明病本以气分病变为主，且多为热实证，故阳明病提纲证曰："阳明之为病，胃家实是也。"

阳明气分病变亦有寒证，如阳明胃寒饮停的茯苓甘草汤证；阳明胃寒食谷欲呕的吴茱萸汤证；阳明寒实兼痰的白散证。但阳明病还是以热证为最多，可分为阳明气分热证和气分热实证。典型的阳明气分热证有"身大热、汗大出、口大渴、脉大而有力"的白虎汤证；或合并有阳明营阴损伤的白虎加人参汤证。而典型的阳明气分热实证即"痞、满、燥、实"程度不同的三承气汤证（热重调胃承气汤、燥热俱重大承气汤、气滞小承气汤）；热实兼气滞的栀子厚朴汤证；热实兼水的大陷胸汤证；热实兼痰，偏上焦的瓜蒂散证；热实兼痰，偏中焦的小陷胸汤证。另外阳明气分证还有阳明湿热黄疸的茵陈蒿汤证、栀子柏皮汤证等。阳明卫气同病，卫分寒兼气分热者，宜葛根芩连汤；卫分寒兼气分实而寒逆者，宜葛根加半夏汤；卫分寒兼气分热实而滞者，宜枳实栀子豉汤；卫分虚寒，兼气分热者，宜附子泻心汤；卫分热兼气分实而气逆者，宜栀子生姜豉汤。他如阳明太阴同病，阳明气热兼太阴气虚的栀子干姜汤证；阳明气热兼手太阴痰水气实的大陷胸丸证；阳明气热兼太阴虚寒夹饮的生姜泻心汤证；阳明气热兼太阴气虚的甘草泻心汤证；阳明实热兼太阴虚寒的黄连汤证；阳明气热兼太阴气寒的干姜芩连人参汤证。

温病阳明气分病变，主要包括热毒、湿毒、热实、暑热、湿热、湿浊等。如阳明热毒，宜五味消毒饮、黄连解毒汤、余氏清心凉膈散，兼太阴湿热者则宜三石汤。阳明湿毒，宜甘露消毒丹。阳明热实，宜解毒承气汤；合太阴肺脏痰热，则宜宣白承气汤；兼胸膈痰热，则宜陷胸承气汤；兼热毒入血，则宜紫草承气汤；兼少阳气分热证，则宜凉膈散。阳明暑热，宜清络饮；兼湿者，则宜苍术白虎汤或白虎加苍术汤；合气滞者，则宜小陷胸加枳实汤。阳明湿热，合太阳气分湿郁，宜除湿胃苓汤，温病湿热在阳明，内阻阳明，乃气胜湿阻一时之滞，清化即去，非真中结湿热于阳明者，若真湿热中结则为太阴脾之范畴；合阳明卫分热者，宜王氏连朴饮；合太阴气分湿者，宜薏苡竹叶散；合太阴湿热者，宜三加减正气散；合阳明气滞者，宜枳实导滞汤；合气滞者，宜香连丸；合痰滞者，宜芩连二陈汤或黄连温胆汤；热重于湿者，宜昌阳泻心汤。阳明湿浊，宜宣清导浊汤、茯苓皮汤；合太阴卫分寒湿，宜一加减正气散；合太阴气分湿者，宜二加减正气散；合太阴湿者，宜雷氏芳香化浊法。

（3）少阳气分病变

少阳为一阳，阳气初生，"少血多气"而易郁，郁则三焦不发腠理，从而影响到卫气失司。故风寒邪气入于少阳，本就卫气同病，或者说半在卫分半在气分。叶天士在论述温热病气分证时也说："再论气病有不传血分，而邪留三焦，亦如伤寒中少阳病也。彼则和解表里之半，此则分消上下之势，随证变法，如近时杏、朴、苓等类，或如温胆汤之走泄。因其仍在气分，犹可望其战汗之门户，转疟之机括。"故病在少阳，半在卫分半在气分，以小柴胡汤合解治之。

因少阳三焦为水火气机之通路，故其气分病变常涉及其他脏腑，尤其是与阳明胃及大肠、太阳膀胱、少阴心及太阴脾关系密切。如少阳胆腑热盛的黄芩汤证；合阳明气分热盛的柴胡加芒硝汤；合阳明气分热实的大柴胡汤证；合太阴脾虚饮停的柴胡桂枝干姜汤证；合并太阳膀胱气化及心阳受扰的柴胡加龙骨牡蛎汤证；少阳寒实夹饮的十枣汤证等。

温病少阳气分病变，主要包括湿浊、湿热、热邪等病变。如少阳湿浊，宜雷氏宣透膜原法；兼足太阴气虚者，宜四兽饮。少阳湿热，宜蒿芩清胆汤。少阳热邪，宜黄连黄芩汤；兼阳明气分热证，宜柴胡白虎汤。少阳气分热，兼营分虚者，宜黄芩汤加豆豉、玄参汤。

（4）太阴气分病变

太阴病气分病变包括手太阴肺及足太阴脾两个方面。因太阴肺主气，司呼吸，宣发肃降，故对人体一身气机均有影响。《素问·阴阳应象大论》曰："在天为燥，在地为金，在体为皮毛，在脏为肺。"《素问·脏气法时论》说："肺主秋，手太阴阳明主治。其日庚辛。肺苦气上逆，急食苦以泄之。"说明了肺气肃降的重要性。《灵枢·决气》则说："上焦开发，宣五谷味，熏肤、充身、泽毛，若雾露之溉，是谓气。"是肺气主宣散一身之气，尤其是对卫气的宣散敷布，是卫气功能保持正常的重要环节，故太阴肺多卫分与气分病变。

《伤寒论》中手太阴肺气分病变的表现，多在太阳病篇中论述，而在《金匮要略》中论述的较多。《伤寒论》太阴病篇仅对足太阴脾进行论述。

太阴为三阴，主运化，主统血，主肌肉，而这些功能实现的前提是太阴脾脏的阳气必须充盛。《素问·六微旨大论》说："太阴之上，湿气治之，中见阳明。"是湿气易中太阴也。而《素问·太阴阳明论》曰："足太阴者三阴也，其脉贯胃，属脾，络嗌，故太阴为之行气于三阴。……脏腑各因其经而受气于阳明，故为胃行其津液。四肢不得禀水谷气，日以益衰，阴道不利，筋骨肌肉，无气以生，故不用焉。"故太阴阳气虚，则寒湿内生。《伤寒论》太阴气分病变主要为脾脏阳虚、寒湿内生所致，根据脾脏阳虚的程度及寒湿盛衰等情况，仲景以"理中四逆"温阳散寒化湿类方药治疗。

总之，伤寒太阴病气分病变与肺气宣降失常或脾气运化失常相关。需分寒热虚实，包括太阴气分热盛的麻杏甘石汤证；太阴气分燥热的清燥救肺汤证；太阴气分寒盛的三拗汤证；太阴气分热在皮肤的文蛤汤证；太阴气虚的补肺汤、四君子汤证；太阴气虚饮停的苓桂术甘汤证；太阴气虚气滞的厚朴生姜甘草人参汤证；太阴阳气虚寒的甘草干姜汤证、理中汤证；太阴虚寒兼寒湿在肌腠的桂枝附子去桂加白术汤；太阴虚寒兼营伤夹饮的桂枝去桂加茯苓白术汤；太阴虚寒兼饮在中焦的苓桂术甘汤；太阴寒实兼夹痰的半夏散及汤证；太阴阳气虚寒湿内生的黄疸，用茵陈术附汤或茵陈五苓散；太阴少阴厥阴三阴同病，宜牡蛎泽泻散。

温病太阴气分病变，主要包括太阴热毒、燥热、湿热、痰热等。如太阴气分热毒，宜桔梗散；合阳明气分热者，宜翘荷汤、代赈普济散、化毒清表汤；合阳明气分热实者，宜通圣解毒散；合少阳气分热者，宜普济消毒饮。太阴气分湿热，宜杏仁滑石汤；偏中焦者，宜中焦宣痹汤。太阴气分燥热，兼手太阴营虚者宜清燥救肺汤。太阴气分痰热者，宜竹茹温胆汤。太阴气营两虚者，宜生脉散、三才汤；太阴气营两虚，兼暑湿者宜东垣清暑益气汤；太阴气营两虚，兼虚热者宜沙参麦冬汤。太阴疟病，气血虚者宜何人饮；太阴气虚血脱者，宜独参汤。

温病湿热证的去路：主要是脾湿化为胃燥，进而传及少阴、厥阴。传少阴则昏谵狂躁，入厥阴则出血动风。伤寒、温病的化燥胃实相同，而传少阴、厥阴，则有阴阳之别。六经由太阴阳气虚寒而累及肝肾之阳，太阴湿热则由气分化燥化火而累及厥阴、少阴之阴。此外，六经太阴，阳虚生寒是其正，从阳化湿（热）是其变；温病气分湿热是其常，从阴化为寒湿是其变。

（5）少阴气分病变

少阴为二阴，涉及心肾及其经脉（络）、诸窍的病变。少阴气分病变是心肾气化功能失常的病证，以心肾阳气虚衰为主。少阴病提纲证曰："少阴之为病，脉微细，但欲寐。"脉微即是阳气虚衰，但欲寐说明了阳气虚衰、精神不振的虚损状态。手少阴心阳气虚已在前文太阳病篇中论述，故少阴病气分病变多论述少阴肾阳气虚、寒湿内盛诸证。

伤寒少阴肾之为病，若为寒邪则易伤肾中真阳，若为热邪则易伤肾中真阴。《伤寒论》为风寒邪气为主，故少阴气分病变以少阴阳气虚衰、寒湿内盛为主。包括少阴阳虚寒盛的四逆汤证；少阴阳虚寒盛格阳的通脉四逆汤证；少阴阳虚寒盛阳越的白通汤及白通加猪胆汁汤证；少阴阳虚寒湿并重的附子汤证；少阴阳虚水湿泛滥的真武汤证；少阴虚寒兼营虚夹饮的茯苓四逆汤证；少阴气脱兼营虚的四逆加人参汤证等；少阴心阳气虚的桂枝甘草汤证、桂枝甘草龙骨牡蛎汤证；少阴阳虚痰扰的桂枝去芍药加蜀漆龙骨牡蛎救逆汤证；少阴阳虚寒逆的桂枝加桂汤证。若为寒从热化，热灼伤阴，真阴耗竭，则有少阴"三急下汤证"。

温病也有少阴气分病变，如兼太阴气虚者宜参附汤，兼太阴气虚寒湿者宜薛氏扶阳逐湿汤，气营两虚者宜加减复脉汤。

（6）厥阴气分病变

厥阴为一阴，主"阴尽阳生"。《素问·阴阳类论》曰："一阴至绝作朔晦"，是对厥阴阴阳特点的形象描述。厥阴病与肝、心包及其经脉（络）有关，而肝主藏血，体阴而用阳。结合厥阴"阴尽阳生"的特点，厥阴病的病理基础为营血不足，如《灵枢·五音五味》所言："厥阴常多气少血"，故厥阴病以营血分病变为主。阴血不足，则不能内涵阳气，阳性主动，故阳气虽欲发，但极不稳定。若感邪较轻或经过正确治疗，厥阴阳气可正常升发，病即向愈。如《伤寒论》第 327 条曰："厥阴中风，脉微浮为欲愈，不浮为未愈。"其脉微浮即是邪气已去，而厥阴阳气升发正常。但若其阳气郁滞不得升发，郁而化热，极易伤及喉咽、大肠及肺，引起唾血、便血等厥阴血分病变。若阳气虚衰不得升发，则发为厥阴气分病变。厥阴气分病变主要有肝阳虚衰的吴茱萸汤证；厥阴阳气郁滞的四逆散证；当归四逆加吴茱萸生姜汤则属于厥阴卫气同病；厥阴气营同病者，宜乌梅丸；厥阴气实而逆犯胃者，宜旋覆代赭汤。

温病厥阴气分病变：气分湿热者宜龙胆泻胆汤；气分湿浊，蒙蔽心窍者宜苏合香丸；气分痰热，闭阻心窍者宜安营牛黄丸；热盛动风者宜紫雪丹；热闭心包者宜牛黄清心丸。气营两虚者宜人参乌梅汤；气血同病，热迫阳明大肠者宜加味白头翁汤。

综上所述，六经病均可见气分病变，只是不同经病应其脏腑经络气化特点的不同，可表现为不同的证候。

3. 六经营分病变

温病卫气营血辨证中的营分证，是以营阴感受温热邪气，耗伤营阴，扰及心神的一组病证。如《温热论》说："营分受热，则血液受劫，心神不安，夜甚无寐，或斑点隐隐。"营与卫和血的关系极为密切，从其来源说，卫、营、气、血均来源于水谷饮食之精微。《灵枢·邪客》说："五谷入于胃也，其糟粕、津液、宗气分为三隧。故宗气积于胸中，出于喉咙，以贯心脉，而行呼吸焉。营气者，泌其津液，注之于脉，化以为血，以荣四末，内注五脏六腑，以应刻数焉。卫气者，出其悍气之慓疾，而先行于四末分肉皮肤之间，而不休者也。"从卫、营、血三者的循行来看，关系也十分密切，如《灵枢·营卫生会篇》曰："人受气于谷，谷入于胃，以传与肺，五脏六腑，皆以受气，其清者为营，浊者为卫，营在脉中，卫在脉外，营周不休，五十而复大会，阴阳相贯，如环无端。"

因"营行脉中，卫行脉外"，故《伤寒论》在论述卫气病变时，常涉及营分病变，如"营弱卫强""卫气不共营气谐和"等。在温病中，有时也有卫营同病者，如《温热论》说："初传绛色中兼黄白色，此气分之邪未尽也，泄卫透营，两和可也。"而从营与血之间的关系来看，更是可分而不可离。血的生成是由"营气者，泌其津液，注之于脉"化生而成。血行脉中，营也行脉中，故营病极易影响到血分，诚如叶天士所说"营分受热，则血液受劫"。从《温热论》卫气营血辨证来看，营分证与血分证之间的区别主要在于是否有明显的出血和神志受扰的轻重。但从临床来看，神志受扰不一定是营分证，如小儿风寒袭表的高热也可出现惊厥、神昏等症状，故我们认为以神昏、惊厥来区分营分与血分病变，是不太妥当。

在《伤寒论》中营分病变多与卫分病变或与血分病变同时论述，但我们还是可以细分出营分受邪气影响营阴郁滞或营阴亏虚的证候。

如太阳病篇的桂枝新加汤证是营阴不足、外邪未解的证候，主要表现为营阴不能濡养周身的身痛，即"不荣则痛"；太阳湿热，兼少阴营分热证，则宜导赤清心汤。

阳明病篇的阳明气分热兼营虚之证，宜白虎加人参汤，竹叶石膏汤则可视为阳明气分热而营阴亏虚、热邪未尽之证候；阳明气分实热，兼营分亏虚，宜麻子仁丸；阳明大肠营分亏虚之证，宜蜜煎方。他如气分热盛入营阴，当养阳明营阴清热，宜玉女煎；气分热实入营阴，当养阳明营阴泄热祛实，宜增液承气汤；单为阳明营阴不足，则以养阴生津为法，宜增液汤。

少阳病本"多气少血"，其发病即有营血不足的基础，故治少阳病总不忘补营分。如小柴胡汤以柴胡、黄芩清胆热和枢机，但同时用人参、大枣养营血；如少阳营阴不足兼气机不畅，先治以小柴胡汤，后治以小建中汤养营；大柴胡汤因热入胆腑，营阴伤重，但邪气亦实，故去人参之壅滞，加芍药以养营；柴胡桂枝干姜汤因同时存在水结在内，故亦去人参之壅滞，而以瓜蒌根养营散结；其余少阳病则均以人参、大枣养营血。他如少阳气热营伤的黄芩汤证，气热营伤兼气逆的宜用黄芩加半夏生姜汤证，均用芍药以养营。

太阴病营分病变以肺阴亏虚或脾营郁滞等为主，需分寒热虚实，包括太阴肺津不足的麦门冬汤、养阴清肺汤证，太阴脾络不和的桂枝加芍药汤证，足太阴营阴亏虚的小建中汤证等。桂枝加芍药汤为太阴络脉营血不足，循行不利，故在桂枝汤基础上重用芍药以养营和络。如《金匮要略·血痹虚劳病脉证并治》篇所说的："虚劳里急，悸衄，腹中痛，梦失精，四肢酸疼，手足烦热，咽干口燥，小建中汤主之"，可看作为足太阴营分之虚证。

少阴病篇的黄连阿胶汤证，是少阴营阴不足、火热内生、水火不济之证候，方以黄连、黄芩清内生之热，而以芍药、阿胶补已虚之营阴，更以鸡子黄交通心肾，庶几病可愈。他如少阴营亏虚热的猪肤汤；少阴虚热，热毒轻者宜甘草汤，热毒重者宜桔梗汤；少阴虚寒，宜芍药甘草附子汤；少阴气营同病，气营两虚者宜炙甘草汤；手少阴气分热兼足少阴营虚者宜黄连阿胶汤。

温病少阴营分病变：少阴热损心营的清营汤证；少阴热伤肾阴的青蒿鳖甲汤证；少阴营分虚热的连梅汤证；少阴营分虚热，兼阳明气分湿热者宜冬地三黄汤证。

伤寒厥阴病以营血不足为本，与少阳以气分病为主不同，更多涉及营分血分，故其用方总参以"乌梅、人参、当归、麦冬、天冬、知母、芍药"等治营血分药，而芍药甘草汤则为厥阴营阴不足的典型证候，其发病以肝所主之筋脉不得营阴濡养，故有脚挛急等表现；厥少同病、营分虚寒宜烧裈散。

温病热入厥阴，热盛动风者宜羚角钩藤汤；热入于厥阴，兼营阴虚，心包受邪则易神错谵语，宜清宫汤主之；热入厥阴，兼阳明血分热者，宜神犀丹；热入厥阴，兼血分瘀者，宜犀地清络饮。若热邪日久，则极易耗伤营血而引起动风，宜加减复脉汤、三甲复脉汤；热入厥阴营虚，兼手少阴气虚者，宜大定风珠以滋补营血；兼厥阴营虚，兼气滞者，宜一贯煎。

综上所述，《伤寒论》六经均有营分病变，只是因为营气的生理特点，决定了营分病变常与卫分或血分病变一起出现。也许正因为营气与卫和血在生理上的密切关系，营分病变可能更值得关注，至少叶天士在对温热病的论述中就很重视这一点。叶氏在《温热论》开篇即言"温邪上受，首先犯肺，逆传心包，肺主气属卫，心主血属营"。可见，外感热病虽多以卫、营、气、血顺序由浅而深，由轻而重，但因为营与卫和血的关系，邪气可由卫直犯心之营血，即"逆传心包"之由也。《难经·十四难》言："损其心者，调其荣卫"，不欺我也。

4. 六经血分病变

卫气营血辨证中的营血分证，是由温邪入营，劫灼营阴所致。因营行脉中，与血关系密切，故极易扰血。如《温热论》曰："营分受热，则血液受劫，心神不安，夜甚无寐，或斑点隐隐。"热入营分除了有"身热夜甚，口干不甚渴饮，心烦不寐，舌红绛，脉细数"等热伤营阴表现外，还可有"谵语，斑疹隐隐"等扰及血分的表现，但一定不以血分证为主。血分证是由热入血分，耗血动血，或有瘀热互结所致的。血分证的临床表现以"神昏谵语"和"吐血、衄血、便血、尿血、斑疹"等为主要特征。考《伤寒论》六经病证中有多处论述到外邪入侵引起的血分病变，这大概是叶天士创立卫气营血辨证的依据之一。

《伤寒论》中涉及血分病变的条文共 43 条，占全文 10.8%。这些条文主要载于太阳病、阳明病、少阳病、少阴病、厥阴病等篇中，完整地反映了血分病变的病理机制、发展规律及辨治方法等。若结合《金匮要略》的有关论述，则可见六经皆有血分证。现就《伤寒论》六经血分病变，择其要者，总结及分析如下。

（1）太阳血分病变

太阳病是指足太阳膀胱经、手太阳小肠经及膀胱、小肠感受邪气引起脏腑经络功能失调和气化失常的病变。因太阳为六经之藩篱，主司卫气，故六经虽皆有卫气病证，但仍以太阳卫分病变最多。太阳血分病变虽不多，但仲景仍有论述，如邪热入于太阳之腑，瘀热互结的"太阳蓄血证"，便是太阳病血分病变的证候之一。他如太阳寒郁热伤鼻络衄血的麻黄汤证、太阳膀胱水热互结、热伤血络的小蓟饮子证，皆为太阳血分病变的表现。仲景在论中同时强调了太阳病伴血分病变的治疗法则及注意事项。

如《伤寒论》第 106 条："太阳病不解，热结膀胱，其人如狂，血自下，下者愈。其外不解者，尚未可攻，当先解其外；外解已，但少腹急结者，乃可攻之，宜桃核承气汤。"即是太阳病血分病变，邪由卫分、气分而扰及血分，临床以尿血或便血、谵语发狂等为主要表现。"其外不解"，为太阳卫分病变未解，当先治其卫分病变，卫分病变解后再治血分病变。这与本条邪热方入血分，血分病变尚不严重有关。若血分病变重，则不受此限制。如第 124 条说："太阳病，六七日表证仍在，脉微而沉，反不结胸，其人发狂者，以热在下焦，少腹当硬满，小便自利者，下血乃愈。所以然者，以太阳随经，瘀热在里故也。抵当汤主之。"此即表明卫分病变仍在，但脉已不浮而沉，其人已有明显"发狂"等神志异常，表明以血分病变的里证为主，故直接以治血分为主。

第 125、第 126 条是辨太阳病邪在气分还是邪在血分。第 125 条："太阳病，身黄，脉沉结，少腹硬，小便不利者，为无血也。小便自利，其人如狂者，血证谛也。抵当汤主之。"此条一则说明身黄可因气分湿热而成，也可因血分有热而成；一则表明在太阳病中，若病及膀胱，在气分则有小便不利，在血分则小便利，是太阳病在气、在血的区别之一。第 126 条再次强调这一点，原文称："伤寒有热，少腹满，应小便不利，今反利者，为有血也，当下之，不可余药，宜抵当丸。"由此可见，太阳病少腹满多为膀胱气化不利的气分病变，应有小便不利，但需注意鉴别邪热入血分的太阳膀胱蓄血证。若为蓄血证，则小便利，当以抵当丸主之。

值得注意的是，《伤寒论》还对太阳病发展及治疗过程中，易入血分的不同体质特点进行了论述。如第 84 条曰："淋家，不可发汗，发汗必便血。"说明平素下焦湿热体质的人，出现太阳卫分证时，若过于辛温发汗，则易入血分。第 19 条："凡服桂枝汤吐者，其后必吐脓血也。"论述了平素中焦湿热者，出现太阳卫分证时，若过于辛温发汗，也易入血分；但此证当是阳明湿热体质之人，病初在太阳，用辛温药虽对太阳卫分病变有益，但可扰动阳明血分受病，出现吐脓血的变证。叶天士曾说"舌苔不燥，自觉闷极者，属脾湿盛也。或有伤痕血迹者，必问曾经搔挖否，不可以有血而便为枯证，仍从湿治可也"。说明中焦湿热，感温热之邪易有血证，但需辨是否为搔挖等外伤所致。此外，仲景还提到了营血虚者感受外感的治则，如第 50 条："脉浮紧者，法当身疼痛，宜以汗解之。假令尺中迟者，不可发汗。何以知然？以荣气不足，血少故也。"第 58 条："凡病，若发汗，若吐，若下，若亡血、亡津液，阴阳自和者，必自愈。"这两条说明存在营血不足者，即使有太阳卫分证，也不能径直辛温发汗。后世医家如许叔微认为，此当先以归芪建中汤之类补足营血，再予麻黄汤之类辛温发汗药，解太阳卫分。仲景还论述了血虚外感、强发汗的后果，如第 87 条："亡血家，不可发汗，发汗则寒栗而振。"

综上所述，《伤寒论》论述的太阳血分病变主要是太阳膀胱蓄血证，仲景以"泻热逐瘀"为治疗大法，急轻者用桃核承气汤，急重者抵当汤，缓重者抵当丸。若卫分与血分同病，可依据血分病变的轻重给予不同的治法。若血分证尚轻微，则先治卫为主；若血分病变较重，则先治血分。湿热体质者不可轻用辛温发汗药，犯之则易入血分。营血虚者不可强以辛温发汗，犯之则阴阳大虚，寒慄而振，甚则阴阳离绝。叶天士在《温热论》中说："热传营血，其人素有瘀伤、宿血在胸膈中，挟热而搏，其舌色必紫而暗，扪之湿。当加入散血之品，如琥珀、丹参、桃仁、丹皮等。不尔，瘀血与热为伍，阻遏正气，遂变如狂、发狂之症。"由此可见，在温热病中，素有瘀伤者极易入于营血分，温病血分病变多见"如狂、发狂",与太阳蓄血证相似。

太阳病虽以卫分病变为主,但也可迅速化热入里,侵犯血分,出现瘀热互结的血分病变证候,临床以神志异常症状为主要特征。太阳病的这种由卫分直入血分的病变过程,与叶天士所论述的"温邪上受,首先犯肺,逆传心包"相似。由此可见,温病与伤寒的卫气营血理论,当一以贯之,不可分割。

(2)阳明血分病变

阳明病是指由阳明胃和大肠及手足阳明经感受外邪,导致胃肠功能失调和气化失司的病变。阳明居中属土,以通为用,以降为顺。邪中阳明,因阳明"多气多血",极易化火,故在卫分时间很短,多以气血分病变为主。如第183、第184条所述:"问曰:病有得之一日,不发热而恶寒者,何也?答曰:虽得之一日,恶寒将自罢,即汗出而恶热也"。"问曰:恶寒何故自罢?答曰:阳明居中,主土也。万物所归,无所复传。始虽恶寒,二日自止,此为阳明病也。"阳明以气分实热实为主,易耗气伤液,侵及营阴,甚则耗血动血。

阳明病血分病变,主要为邪热侵入胃肠,热盛动血,伤及肠络;或胃肠本有瘀血,邪热内侵,与瘀互结。如《伤寒论》第237条:"阳明证,其人喜忘者,必有蓄血。所以然者,本有久瘀血,故令喜忘,屎虽硬,大便反易,其色必黑者,宜抵当汤下之。"其"喜忘"恐是"狂证"之初始表现,如《灵枢·癫狂》曰:"狂始生,先自悲也,喜忘、苦怒、善恐者,得之忧饥,治之取手太阳、阳明,血变而止,及取足太阴、阳明。"由此可见,阳明蓄血有喜忘之表现,但若邪热不去,则可变为狂证。

第257条:"病人无表里证,发热七八日,虽脉浮数者,可下之。假令已下,脉数不解,合热则消谷喜饥,至六七日不大便者,有瘀血,宜抵当汤。"第258条:"若脉数不解,而下不止,必协热便脓血也。"这两条当与第237条合一处看,即是申明阳明气分热盛、侵入血分的证候、治法及转归。"病人无表里证",即已无卫表证,仅是阳明热盛的气分里证;"脉虽浮数",不是卫表而是里热亢盛,可按阳明腑实热证以攻下法治疗。但若已经攻下,病仍不解者,是气分里热侵及血分。证候表现为两个方面,一为阳明气分里热的"消谷喜饥",二为肠中蓄血而"喜忘",与《素问·调经论》:"血并于下,气并于上,乱而喜忘"意颇相近。若仅为里热与肠中旧有的瘀血相结,可不大便;若热盛更伤肠络,血稍外溢,则大便虽硬反易排,但色必黑;若下后热仍不解,则极易伤及肠道血脉,使血流溢,出现"协热便脓血"。

另外,第202条"阳明病,口燥但欲漱水,不欲咽者,此必衄"与第227条"脉浮发热,口干鼻燥,能食者则衄",均是由阳明气分热盛,伤及阴津而入血分。若阳明经络受灼,则血溢而为衄。结合《灵枢·经脉》"胃足阳明之脉,起于鼻之交頞中,旁约太阳之脉,下循鼻外"。《伤寒论·伤寒例第三》"尺寸俱长者,阳明受病也,当二三日发,以其脉挟鼻、络于目,故身热、目疼、鼻干、不得卧"。说明足阳明胃经脉循行于鼻,阳明气分热盛则多见鼻干,若热盛入血分则易现鼻衄。

由此可见,阳明血分病变是由气分病变转化而来,大致与《温热论》卫气营血辨证的进程相似,不似太阳病的血分病变,可由卫气直入血分。阳明病血分病变仍有经、腑之别，在经者多见衄衄，在腑者多见便血。若但见鼻衄，尚未入腑，是仍以气分热盛为主，当以白虎汤益清热凉血，或以玉女煎加减治之。如叶天士在《临证指南医案》中说："热蒸于水谷之湿，酿血衄衄，纳谷如昔，治在阳明"，治以"熟地、知母、石膏、元参、牛膝"。若为阳明血热互结在下焦，与太阳蓄血病机相似，故均以抵当汤泄热逐瘀为法。若热灼肠之血脉协热便血，恐需参以大黄黄连泻心汤泻热止血方可。

（3）少阳血分病变

少阳病为邪入少阳，导致胆与三焦功能失常及少阳胆经和三焦经气化失司的病变。少阳为"阳气始生"，《素问·血气形志篇》曰："少阳常少血多气"，故其病变表现多在气分，且其气易郁，主枢，故少阳病多现三焦枢机不利和气郁化火的表现。值得注意的是少阳病的上述特点，正是因其"少血多气"之故也。如《伤寒论》第 97 条曰："血弱气尽，腠理开，邪气因入，与正气相搏，结于胁下。正邪分争，往来寒热，休作有时，嘿嘿不欲饮食。藏府相连，其痛必下，邪高痛下，故使呕也，小柴胡汤主之。服柴胡汤已，渴者属阳明，以法治之。"由此可见，少阳病虽以气分病变为主，但若存在血气不足时，则极易影响到血分。

《伤寒论》热入血室共 3 条，论述了在经期或经后感受外邪时的临床表现及治法。如第 143 条言："妇人中风，发热恶寒，经水适来，得之七八日，热除而脉迟身凉，胸胁下满，如结胸状，谵语者，此为热入血室也，当刺期门，随其实而泻之。"第 144 条："妇人中风，七八日续得寒热，发作有时，经水适断者，此为热入血室，其血必结，故使如疟状发作有时，小柴胡汤主之。"第 145 条："妇人伤寒，发热，经水适来，昼日明了，暮则谵语，如见鬼状者，此为热入血室。无犯胃气及上二焦，必自愈。"

上三条条文需合看，妇人经水已来，或经水适断，均为失血而血更虚之时，此时感受风寒邪气，极易侵入少阳，且正值血气流溢，故易入血分，所以除了"寒热往来、胸胁下满"等少阳证表现之外，尚有"谵语"，甚或"如见鬼状"等神志改变。仲景云"其血必结"，是血与热结也。因病在少阳血分，而"肝主藏血"，又"少阳与厥阴互为表里"，故病在少阳，血与热结，极易入厥阴。故一则以小柴胡汤解少阳之热，一则刺厥阴肝之募穴"期门"以开其血结。因其发热、谵语为邪在少阳、热入血室所致，非太阳之表、阳明实热，故不可以汗下等法，否则更伤气血。

另有 216 条："阳明病，下血谵语者，此为热入血室，但头汗出者，刺期门，随其实而泻之，濈然汗出则愈。"此条热入血室由阳明病发展而来，当是阳明血分实证经攻下之后，出现便血，此时阳明热实虽减，但血已亏虚，已非阳明之"多气多血"，而转入"多气少血"之少阳，"谵语"当出现在便血之后，故曰"热入血室"。从其治法来看，以刺期门之泄少阳厥阴血结之法，而非以攻下法，则知病在少阳血分。

因《伤寒论》多论风寒邪气入里化热而入血分，侧重于气分病变，而略于血分病变。温热病则与伤寒病情不同，虽同为热入血室，治法当有所区别。叶天士在

《增补临证指南医案》中说："仲景立小柴胡汤，提出所陷热邪，以参枣扶胃气，……唯虚者为和法；若热邪陷入与血相结者，当从陶氏小柴胡汤去参枣加鲜生地、桃仁、楂肉、丹皮或犀角等凉血散血，使血不与热相搏而后能和解。"可见叶氏认为，若病在少阳血分为主，而气分邪少者，当在小柴胡汤去姜枣的基础上加鲜生地、桃仁、丹皮、犀角等凉血散血药，可视为对仲景治疗少阳血分病变的补充。

（4）太阴血分病变

《伤寒论》太阴病篇仅涉及太阴脾脏及脾经的病变，是因为手太阴肺的病变大多在太阳病篇论述。究其原因则是风寒邪气从皮毛而入，最先影响太阳卫分，太阳卫气不利，皮毛开合失司，方才影响及肺气宣降；或外邪引动内饮，上犯于肺方出现咳喘；或表闭肺气郁而化热而见喘促。总因其邪从太阳卫分而来，故放在太阳病篇论述。而温热邪气从口鼻而入，直接犯肺，肺气失宣而卫气不利，其化热也速，故吴鞠通在《温病条辨》中仿仲景文曰："凡病温者，始于上焦，在手太阴。"而《金匮要略》在论述肺痿证治时曰："热在上焦者，因咳为肺痿。"又曰："肺痿吐涎沫而不咳者，其人不渴，必遗尿，小便数，所以然者，以上虚不能制下故也。此为肺中冷，必眩，多涎唾，甘草干姜汤以温之。"说明太阴肺病以三焦论为上焦，但从其治疗来看，则用温太阴脾阳的甘草干姜汤以补土生金。仲景在治疗太阴肺病咳嗽时，多以中焦虚寒、寒饮内生立论，常以"干姜、五味子"治咳，即为证明。故结合仲景《金匮要略》相关论述及后世温病学家的认识，认为手太阴肺病补入六经辨证太阴病篇较为合适。另按仲景《伤寒论》原文来看，足太阴脾病变仍为太阴病主要内容。因此，太阴病血分病变当从手太阴及足太阴两个部分来分析。

①足太阴血分病变：《伤寒论》太阴病篇原文未提及明显的太阴血分病变，但从桂枝加芍药汤及桂枝加大黄汤两方来看，均涉及太阴脾络营血不和的病变。条文中尽管没有明显的出血表现，但有脾之络脉瘀阻的"大实痛"，应可视为寒邪入于太阴血分而出现的血瘀实证。另外，《金匮要略·惊悸吐衄下血胸满瘀血病脉证治》篇治"吐血不止"的柏叶汤证和治疗"下血，先便后血"的黄土汤证，均为太阴阳气虚寒，不能统血引起的血证，也可看作是足太阴血分虚证。

②手太阴血分病变：《伤寒论》原文中未提手太阴肺血分病变，但《金匮要略》中则有提及，在《肺痿肺痈咳嗽上气病脉证并治》论述肺痈发病过程时说："寸口脉微而数，微则为风，数则为热，微则汗出，数则恶寒。风中于卫，呼气不入；热过于荣，吸而不出。风伤皮毛，热伤血脉。风舍于肺，其人则咳，口干喘满，咽燥不渴，多唾浊沫，时时振寒。热之所过，血为之凝滞，蓄结痈脓，吐如米粥。始萌可救，脓成则死"。说明风热由营卫而入，进而伤及血脉。若但由卫分影响及肺气，症见咳喘、唾浊沫及振寒，则病尚属轻浅易救；若邪热由营入血，蓄结痈脓，吐如米粥，则病深难治，甚至死而不救。可见，仲景当时已申明在风热邪气侵犯人体时，卫气营血受扰的不同层次。因本条所论主要为热邪侵犯太阴，肺之血脉由血热互结为病，故可视为手太阴肺血分证。

总之，伤寒太阴血分病变以燥热伤肺的咳血和脾不统血的便血为主，需分寒热虚实，主要包括手太阴燥热伤肺的加减桑杏汤证；太阴肺阴不足热邪伤肺的百合固金汤证；太阴痰热伤肺的千金苇茎汤证；太阴阳虚不统血的黄土汤证；太阴脾气虚不摄血的归脾汤证；太阴脾络瘀滞的桂枝加大黄汤证等。

温病太阴营血同病，兼有血热发疹者，宜透疹凉解汤；兼阳明气分热者，宜阿胶黄芩汤；兼太阴卫分热者，宜清解汤；兼太阴气分热者，宜玉女煎去牛膝、熟地加细生地、元参方；兼太阴气虚者，宜发疹紫草汤。

（5）少阴血分病变

少阴病是邪入少阴，影响到心肾及足少阴肾经、手少阴心经卫气营血功能的病变。肾藏精，寓真阴真阳，为作强之官，主前后二阴，司二便；足少阴肾经"属肾，络膀胱；其直者，从肾上贯肝膈，入肺中，循喉咙，挟舌本；其支者，从肺出络心，注胸中"。心藏神，主神明，为君主之官，主血脉；手少阴心经"起于心中，出属心系，下膈，络小肠；其支者，从心系，上挟咽，系目系；其直者，复从心系却上肺，下出腋下"。少阴病血分病变，多有尿血、便血、咳血，甚则自口鼻、目出。

《伤寒论》少阴病血分病变可分为寒热，一般认为《伤寒论》详于寒而略于温，故多从寒立论。如《伤寒论》第306条："少阴病，下利，便脓血者，桃花汤主之。"第307条："少阴病，二三日至四五日，腹痛，小便不利，下痢不止，便脓血者，桃花汤主之。"此两条均为少阴病"下痢便脓血"，从桃花汤药物组成看，以赤石脂、干姜、粳米温阳涩肠固脱，通常认为桃花汤为少阴阳虚滑脱的便脓血而设，如钱天来在《伤寒溯源集》中曰："桃花汤，非湿热暴利，积多气实之所宜，盖所以治阴寒虚滑之剂也。"王子接也说："桃花汤，非名其色也，肾脏阳虚用之，一若寒谷有阳合之致，故名。"再如郑寿全更直言："桃花汤乃治少阴虚寒下利的方，若湿热下利者，断不可用。"但也有认为桃花汤为少阴热邪盛所主，以吴谦为代表，他在《医宗金鉴》中说："少阴寒邪，多利清谷；少阴热邪，多便脓血，日久不止，关门不固，下焦滑脱矣"，认为"用干姜少许，其意不在温而在散火郁。"结合第303条"少阴病，下利，便脓血者，可刺"来解释，认为刺法是通瘀泻热，当与桃花汤合用，则桃花汤不致过于涩滞而留邪。但总的来说，从桃花汤方剂组成来看，赤石脂、干姜及粳米均为温药，若为热邪，用一两味温药佐制尚可，断不会全方均为温热药。此方证即便有热，亦是少阴阳虚，阳气运行不利，局部的郁热，从全局来看，仍是阳虚滑脱之证。

第294条："少阴病，但厥无汗而强发之，必动其血，未知从何道出，或从口鼻，或从目出者，是名下厥上竭，为难治。"历来对此条的寒热争论也很多。方有执、程知、秦之桢、吴谦等均认为是强发少阴热邪为病，如吴谦说："此条申明强发少阴热邪之汗，则有动血之变也。少阴病脉细沉数，加之以厥，亦为热厥。"但更多医家认为系少阴阳虚，强予发汗而致动血。如柯琴云："阳气不达于四肢，故厥，厥为无阳，不能作汗而强发之，血之与汗，异名同类，不夺其汗，必动其血。"黄元御认为："汗生于血而酿于气，譬之釜水沸腾，气蒸为露也。少阴病气虚血寒，但有厥逆而无汗而强发之，必动其血。血之所以不上溢者，气敛之也，气根于水，强发其汗，泄其阳根，卫虚失敛，营血失统，上走七窍。"郑寿全在《伤寒恒论》中曰："少阴病，厥亦已重矣，无汗则幸矣。而强汗之，是逼阳于外，血即不动亦动矣。"唐宗海更明言："解但厥无汗为里热，非也。使果是里热而又动血，是上皆热，施治不难措手。此云难治者，以下厥本是阳虚于下，阳下陷而不升，则卫气不能达于肌膜，故无汗。明言卫气不外达则无津气，不得有汗也。而医者乃强发之，则肌腠间既无津气，只有营血独被其动，必动而上出，是为阴血竭于上也。下厥当用热药，上竭又当凉药，相反相妨，故为难治。"故此条当是少阴阳虚于下，强于发汗动血而上出。虽其血上出为有热，但其本为少阴阳虚。

仲景于第293条则直言热邪入少阴,血分为病的证候。论曰："少阴病八九日，一身手足尽热者，以热在膀胱，必便血也。"热在膀胱，小便有血，是少阴热邪入血分的明证。本条的治疗，可参考少阴水热互结下焦之猪苓汤。

综上所述，仲景在少阴病篇论及血分病变时涉及寒热两个方面。足少阴肾为水火之脏，既易阳气不足，又易阴液亏虚。手少阴心既主血脉，与营血密切相关，又为君主之官，为阳中之太阳，当君火以明。故病在少阴易有寒热之变，而邪入少阴血分亦复如此。少阴病血分病变，主要为阳虚不固或热伤血络所致，以便血、尿血、斑疹，甚则血或从口鼻，或从目出等为主要临床表现，包括少阴虚寒血脱的桃花汤证，少阴水热互结的猪苓汤证，少阴热入血分的犀角地黄汤证。

温病少阴营血病变，主要包括热入营血的犀角地黄汤证，热入营血兼阳明气分热盛发斑的化斑汤、凉营清气汤证，兼阳明气分疫毒热盛的清瘟败毒饮证。

（6）厥阴血分病变

厥阴病为肝、心包及足厥阴肝经、手厥阴心包经的病变。因肝主藏血，故病入厥阴多血分病变。厥阴肝主藏血，体阴而用阳，内寄相火，厥阴为一阴，值阴尽阳生之时，故厥阴为病的病理基础为阴血不足，临床既有阳气升发太过的阳热证，又有阳气不足的阴寒证，表现为或热盛或寒盛，或寒热错杂等。

《灵枢·经脉》曰："肝足厥阴之脉，……挟胃，属肝，络胆，上贯膈，布胁肋，循喉咙之后，上入颃颡，连目系，上出额，与督脉会于巅；其支者，从目系下颊里，环唇内；其支者，复从肝别，贯膈，上注肺。"厥阴相关脏腑经络功能及其气化特点决定了厥阴病多营血病变。《伤寒论》中虽论寒邪较多，但热邪致病也有论述，但对手厥阴心包的相关病变论述较少。其未及之处，在后世温病学家的著作中有详细补充。故万友生曾撰文曰"欲识厥阴病，寒温合看明"，说明了温病学派对《伤寒论》的相关理论进行了有益补充，是对《伤寒论》的继承及发展。

从厥阴所属脏腑和经脉络属之间关系来看，厥阴病阳气为邪气所郁化热，若上攻则为易伤咽喉，若下迫则易伤肠络，还有热郁及肺者。如第334条："伤寒先厥后发热，下利必自止。而反汗出咽中痛者，其喉为痹。发热无汗，而利必自止；若不止，必便脓血；便脓血者，其喉不痹。"本条说明了厥阴阳郁化热，若上攻则咽痛喉痹；若下迫则便脓血。第 341 条："伤寒发热四日，厥反三日，复热四日，厥少热多者，其病当愈；四日至七日，热不除者，必便脓血。"本条通过发热及肢厥时间长短的对比，说明厥阴阳发太过，郁而化热，下迫肠道而为便脓血。第 357 条："伤寒六七日，大下后，寸脉沉而迟，手足厥逆，下部脉不至，喉咽不利，唾脓血，泄利不止者，为难治，麻黄升麻汤主之。"此乃厥阴阳之气为寒邪所闭，郁而化热，上犯及肺及喉咽，症见"喉咽不利，唾脓血"等表现。

综上所述，《伤寒论》厥阴病篇对血分病变的论述，主要涉及厥阴阳郁化热上犯下迫而致。通常认为，厥阴热邪下迫大肠的便脓血证以白头翁汤主之，邪热上犯的喉痹、唾脓血证以麻黄升麻汤治之。

第五节　一用：以八纲为用，辨阴阳、表里、寒热、虚实

六经三阴三阳即太阳、阳明、少阳、太阴、少阴、厥阴。六经辨证则是概括了人体脏腑经络、营卫气血的生理功能和病理变化，并参考机体抗病能力的强弱，致病原因的性质，病位所在的浅深，病势演变的进退缓急，对临床各种证候进行分析、综合、归纳，紧扣其证候特点，从而辨到了病情的性质、病位的所在、寒热的盛衰程度、正邪的消长态势，而予以立法、处方、遣药。所以，六经辨证实际上涵盖了所有的辨证方法在内，如八纲辨证、经络辨证、脏腑辨证、卫气营血辨证、三焦辨证等。八纲辨证则是对一切疾病的病位、病性的总括，二者密不可分。因为疾病的发生是在外邪的作用下，正邪斗争的病理反映。正邪斗争，邪正消长，阴阳盛衰，决定着疾病的发展变化，关系着疾病的性质。所以六经辨证的具体运用，无不贯穿着阴阳、表里、寒热、虚实等内容，即包括着八纲。八纲辨证源自六经，而六经的病理反映也都在八纲中体现。可以说六经辨证与八纲辨证的关系是相辅相成的，故临证时，只有理解掌握了六经病证的机理，才能掌握《伤寒论》的辨证要领，也只有理解了六经与八纲的关系，才能有效地进行辨证与治疗。兹就六经辨证与八纲辨证之关系探讨如下。

六经辨证是《伤寒论》辨证论治的纲领，现择其要者，概述如下。

一、六经辨证，首辨阴阳

《素问·生气通天论篇》曰："阴平阳秘，精神乃治。"阴阳一旦失去动态平衡，疾病随之而发生，因此诊察疾病，要首辨阴阳。故《素问·阴阳应象大论篇》曰：

"善诊者，察色按脉，先别阴阳。"说明只有辨明阴阳，才能"知丑知善，知病知不病，知高知下，知坐知起，知行知止，用之有纪，诊道乃具，万世不殆"（《素问·方盛衰论篇》）。因此，《伤寒论》六经辨证，即以阴阳为纲作为两大辨证纲领来总统六经，从而纲举目张。同时阴阳又统摄表里、寒热、虚实，这是一种执简驭繁的方法。一般来说，三阳病多属阳证、热证、实证；三阴病多属阴证、寒证、虚证，故阴阳是辨证的总纲。

如《伤寒论》第7条云"病有发热恶寒者，发于阳也；无热恶寒者，发于阴也"，指出了阳证与阴证的辨证要点，凡是证见"发热"的，就属于阳证，而只是恶寒不发热的，就属于阴证。《伤寒论》中太阳、阳明、少阳三经发病的证候特点都有"发热"，所以就都属于阳证的范畴；而太阴、少阴、厥阴三经发病的证候特点都是"无热恶寒"，所以就都属于阴证的范畴。

阴阳若按表里分，则表有表阳证和表阴证，里有里阳证和里阴证，半表半里有半表半里阳证和半表半里阴证。从《伤寒论》六经提纲分析，太阳病属表阳证，以脉浮、头项强痛而恶寒为特征；少阴病属表阴证，以脉微细、但欲寐、恶寒等为特征。阳明病属里阳证，以发热、汗出、烦躁、口渴或大便燥结为特征，表现为火热亢盛之象；太阴病属里阴证，以腹满、呕吐、食不下、自利、时腹痛等为特征，表现为寒凉虚弱之象。少阳病属半表半里阳证，以口苦、咽干、目眩为特征；厥阴病属半表半里阴证，以口渴、气上冲心、心中疼热、饥不欲食等为特征。

因此，所谓六经辨证，其实就是将太阳、阳明、少阳、太阴、少阴、厥阴的辨证分成了阴和阳两大辨证系统。而在六经每一经的辨证中，又有一病一证的阴阳之分。如太阳病是属于阳证范畴的疾病，而"中风"是风伤卫分为阳证，"伤寒"则是邪伤营分为阴证；外感而内挟郁热之大青龙汤证为阳证，外感而内挟水饮之小青龙汤证为阴证；"结胸"病是痰实内结为阳证，而"脏结"病是阴寒内凝为阴证，"膀胱蓄水"是邪在气分为阳证，而"膀胱蓄血"是邪在血分为阴证；寒实结胸无热证，用三物小白散是阴证，而不大便五六日，舌上燥而渴，日晡所小有潮热，从心下至少腹鞕满而痛不可近者，用大陷胸汤是阳证。另如麻黄汤之"九禁"中，第83条云："咽喉干燥者，不可发汗"，第84条云："淋家，不可发汗，发汗必便血"则为阳证；而疮家、衄家、亡血家、汗家，以及患者有寒、胃中冷的则皆为阴证。

二、六经辨证，必分表里

分析病位，明确目标而决定治疗。概而言之，邪在经络，即现表证；邪入脏腑，则见里证。故疾病的治疗原则，就根据病位的在表在里而决定。如太阳表证，宜解表发汗；阳明里证，宜清泄里热，或攻下里实。若表里同病，或表里证候疑似不清之时，分辨病之在表在里，对治疗的正常与否有着重要的意义。如"伤寒不大便六七日，头痛有热者，与承气汤，其小便清者，知不在里，仍在表也，当须发汗"，又如"伤寒医下之，续得下利，清谷不止，身疼痛者，急当救里；后身疼痛，

清便自调者，急当救表”，都是很好的实例。而表里同病的治疗原则，不外乎先
表后里，先里后表，或表里同治。表病而里实者，一般先解表，后攻里；若里实
为急时，亦可先攻其里；表病而里虚者，以里虚为急，应先治其里，后治其表；
表里病均急，则可表里同治。由此可见，理解六经之表里关系，对指导临床实践
有着重要意义。

《伤寒论》中的表里诊治体系具有四个特点：一是其适用范围是所有疾病。
将《伤寒论》《金匮要略》中表里、内外等内容结合来看，表里诊治体系是一个
适用于所有疾病进行定位分析、指导治疗的体系。二是表里的实体性，即表、外
泛指身体的外部躯壳，包括四肢、官窍、经络、血脉等；里、内泛指身体内部的
胸腹腔，包括各个脏腑。三是表里诊断以脉为纲。四是表里与经络的关系具有多
样性的特点，即有四肢、经络为表与脏腑为里，三阳六腑为表与三阴五脏为里，
及太阳为表与阳明为里等多种表里关系。故六经之三阳三阴互为表里，太阳为少
阴之表，少阴为太阳之里；阳明为太阴之表，太阴为阳明之里；少阳为厥阴之表，
厥阴为少阳之里。

总体上来看，三阳是三阴之表，故三阳病变应皆属于表证的范畴，而三阴病
变则多属于里证的范畴。在具体的辨证中，则三阳和三阴又各有表证与里证之不
同，如太阳病属表证，而太阳之中风、伤寒、温病，乃太阳经之表证；太阳之蓄水、
蓄血、结胸、痞证，乃太阳经之里证。阳明经证大汗、大热、大渴、脉洪大，乃
阳明之表证；而阳明腑证痞满燥实，大便干结不通，黄疸及蓄血，又皆阳明之里证。
少阳病寒热往来，胸胁苦满，默默不欲饮食，心烦喜呕，口苦咽干及目眩之用小
柴胡汤，乃少阳之表证；而少阳病呕不止，心下急，郁郁微烦，大便不通之用大
柴胡汤，则为少阳之里证。

温病则也有表里证，外感热病的病位几乎可以涉及所有的脏腑、经络、经筋
皮部及诸官窍等，现大体作如下分类：①邪在卫表：以表证症状为其特点，包括
了太阳病中的太阳经证、卫分证、上焦病中的肺卫证等。②邪在半表半里：以寒
热往来或寒热起伏等症状为特点，包括了少阳病、少阳邪在膜原证、痰热阻于少
阳证、少阳湿热留滞三焦证等。③邪在脏腑属里：以脏腑功能障碍、阴阳失调的
症状为特点，包括肺、脾、胃、胆、大肠、小肠、膀胱、胞宫、脑、心、肝、肾
等脏腑的病证。外感热病往往有一个中心病位，由此而波及其他部位，也可从一
个病位传至其他病位，或出现几个部位同时病变的情况。如阳明卫分温毒证、太
阴肺卫风热证、太阴卫分暑湿证、太阴肺卫表湿证、太阴肺卫表燥证，均属表卫
证。温病里证，则有太阳蓄水证、阳明经热证、阳明腑实证、阳明发黄证、太阴
阳明脾胃湿热证、阳明热犯胸膈证、邪郁少阳证、少阳邪留三焦证、少阳邪伏膜
原证、太阴热邪壅肺证、太阴燥热伤肺证、阳明蓄血证、少阳热入血室证、少阴
热盛动血证、厥阴热闭心包证等。

另外，马家驹等也认为，从八纲角度来看，半表半里阳证是少阳病，以小柴
胡汤为代表，半表半里阴证是厥阴病，以柴胡桂枝干姜汤为代表。其中厥阴病多

存在上热下寒，源自于半表半里病位的特殊性。并结合医案，提出对于半表半里复杂病证，可以采取排除法，除外表证、里证，即半表半里证。此种说法，可供参考。

三、六经辨证，应分虚实

虚指正气虚，实指邪气实，即《经》言："邪气盛则实，精气夺则虚。"辨别邪正的虚实，是治疗时选择扶正或祛邪的关键。只有辨明了虚实，方能决定攻补的治疗方法，才能收到预期的疗效。大体而言，三阳病变多为实证，三阴病变则多为虚证，但仲景六经辨证于各经病变中，又当辨实辨虚。如太阳病，发热，汗出，恶风，脉缓之中风证，是为太阳之表虚证；而太阳病，或已发热，或未发热，必恶寒，体痛，呕逆，脉阴阳俱紧之伤寒证，乃太阳之表实证。就太阳病之演变过程中而言，《伤寒论》第102条云"伤寒二三日，心中悸而烦者，小建中汤主之"。第177条云"伤寒，脉结代，心动悸，炙甘草汤主之"等，皆太阳病变之虚证；而第71条云"太阳病……若脉浮，小便不利，微热消渴者，五苓散主之"；第106条云："太阳病不解，热结膀胱，其人如狂……但少腹急结者，乃可攻之，宜桃核承气汤"；第124条云："太阳病，六七日表证仍在，脉微而沉，反不结胸，其人发狂者，以热在下焦，少腹当鞕满，小便自利者，下血乃愈。所以然者，以太阳随经，瘀热在里故也，抵当汤主之"，则为太阳病变的实证。太阳病误治或治疗失当所引起的病变，其"心下痞"者，则相对为虚证；而"从心下至少腹鞕满而痛不可近"之结胸病，则为实证。

阳明病多为实证，然大热耗伤气阴的用白虎加人参汤者，则为虚证；《伤寒论》第210条其病在腑而作"郑声""直视谵语"而见下利，第211条或谵语而脉短，以及第245条汗出太过，阳绝于里，亡津液，大便因鞕，第246条脉浮而芤，第196条阳明病，反无汗，而身如虫行皮中状者等，则皆为阳明虚证。

少阳有兼实证，也有兼虚证。如第103条的呕不止、心下急、郁郁微烦，用大柴胡汤；第104条的伤寒十三日不解、胸胁满而呕、日晡所发潮热，用柴胡加芒硝汤，皆为少阳病的兼实证；而第100条"伤寒，阳脉涩，阴脉弦，法当腹中急痛"之用小建中汤，则属少阳兼里虚寒证。

太阴病本属虚证，《伤寒论》第273条及第277条若腹满而吐、时腹自痛、自利不渴，宜用理中和四逆辈。但若见第279条"大实痛"时，则又为太阴邪陷阳明的兼实证，故用桂枝加大黄汤。

少阴病亦多虚证，急宜温阳救逆。然《伤寒论》第320条云"少阴病，得之二三日，口燥咽干者，急下之，宜大承气汤"，第321条云"少阴病，自利清水，色纯青，心下必痛，口干燥者，急下之，宜大承气汤"，第322条云："少阴病，六七日，腹胀，不大便者，急下之，宜大承气汤"等，则为少阴转实的三急下证。

厥阴病更是虚实寒热错杂，尤当详辨。《伤寒论》第338条里虚寒而兼肝逆、

虫积，治宜乌梅丸。第 357 条云"手足厥逆，下部脉不至咽喉不利，唾脓血，泄
利不止者，为难治。用麻黄升麻汤"。此虚中挟实，实中呈虚之辨治。第 355 条，
其用瓜蒂散之吐"邪结在胸中"，治心下满而烦，饥不能食。第 371 条和第 373
条用白头翁汤治"热利下重"，第 350 条用白虎汤治"伤寒脉滑而厥"，第 374 条
用小承气汤治"下利谵语，有燥屎"等，则皆为厥阴之实证；而第 370 条用通脉
四逆汤治"下利清谷，里寒外热，汗出而厥"，第 377 条用四逆汤治"呕而脉弱，
小便复利，身有微"以及第 332 条病至治"除中"等，又皆厥阴之虚证。

温病也有虚实证，凡正气强盛而邪气亦甚者属实证，凡阴津阳气虚衰或各脏
腑功能明显衰退，甚至出现阴竭刚亡者属虚证。实证如阳明卫分温毒证、太阴肺
卫风热证、太阴卫分暑湿证、太阴肺卫表湿证、太阴肺卫表燥证，均属表实证。
温病里证，则有太阳蓄水证、阳明经热证、阳明腑实证、阳明发黄证、太阴阳明
脾胃湿热证、阳明热犯胸膈证、邪郁少阳证、少阳邪留三焦证、少阳邪伏膜原证、
太阴热邪壅肺证、太阴燥热伤肺证、阳明蓄血证、少阳热入血室证、少阴热盛动
血证、厥阴热闭心包证等。里虚证阳明热伤营阴证、太阴阳明肺胃阴伤证、太阴
虚寒证、太阴发黄证、太阴正气外脱证、少阴热耗真阴证、厥阴阴虚动风证等。

四、六经辨证，当知寒热

寒和热不同的典型症状，是六经病变过程中的主要表现，外感热病的寒热不
同性质，贯串于六经病发展演变过程的始终。《伤寒论》明确提出有发热和恶寒
症状的原文计有 144 条，加上虽未明确提出有寒热症状，但其实质和临床表现却
含有非寒即热或非热即寒的原文约有 140 条，前后合在一起计有 284 条，占全书
原文的 72%。可见，明辨寒热在六经辨证中及其重要。

在六经病变中，三阳经病和三阴经病，邪正双方在交争中所处地位有优劣，
而临床表现相应地分别以发热、恶寒为特征。《伤寒论》也以外感热病初起有发
热恶寒与无热恶寒，作为辨别病发于阳（指三阳）和病发于阴（指三阴）的纲领，
故明辨寒热在六经辨证中有利于揭露六经病变的本质，为辨证的关键。

辨别寒热是辨别阴阳盛衰的关键，同时又有助于区分人体机能活动的状态和
营卫气血津液盈亏的情况。六经病证在不同阶段，由于体质强弱、所涉及经络脏
腑、营卫气血、邪正消长等不同情况，外在可反映出不同的寒热典型症状，如太
阳病的发热恶寒，阳明病的但热不寒，少阳病的寒热往来，太阴病的手足自温，
少阴病的形寒肢冷，厥阴病的厥热胜复。《伤寒论》共列举二十多种不同寒热证
型，其寒热的不同证象，有的是一经独有，有的是几经共见，有的是说明现象的
真假的。六经热型是由六经病变基本性质所决定的，如太阳病的发热恶寒，阳明
病的但热不寒，少阳病的寒热往来，太阴病的手足自温，少阴病的形寒肢冷，厥
阴病的厥热胜复。六经病变各经有各自寒热不同特征，以此结合具体主要脉证，
不仅可分清表热、里热、经热、腑热、实热、虚热、阳亡发热、阳复发热和阳复

太过发热等，还可分清表寒、里寒和假寒等，并有利于进一步探讨病因、病位、病性、病势进退和预后转归等，为六经辨证提供了可靠的依据。

寒热辨证在六经病变中经常运用。如《伤寒论》第120条云"太阳病，当恶寒、发热，今自汗出，反不恶寒、发热，关上脉细数者，以医吐之过也"。第122条云"病人脉数，数为热，当消谷引食，而反吐者，此以发汗，令阳气微，膈气虚，脉乃数也。数为客热，不能消谷；以胃中虚冷，故吐也"等，皆为太阳寒证之辨。而第63条云"发汗后，不可更行桂枝汤。汗出而喘，无大热者，可与麻黄杏仁甘草石膏汤"，第26条云'服桂枝汤，大汗出后，大烦渴不解，脉洪大者，白虎加人参汤主之"等，则为太阳病热证之辨。

阳明病本为热证，故有栀子豉辈之清上焦，白虎汤、白虎加人参汤、茵陈蒿汤等之清中焦，猪苓汤清下焦，三承气汤、麻子仁丸荡积热。但《伤寒论》第191条病在阳明而"不能食，小便不利，手足濈然汗出，此欲作痼瘕，必大便初鞕后溏"，则为"胃中冷，水谷不别"而致；第197条若"阳明病，反无汗而小便利，二三日呕而咳，手足厥者，必苦头痛"，第226条云"若胃中虚冷，不能食者，饮水则哕"以及第243条云"食谷欲呕"之用吴茱萸汤等，则皆阳明虚寒及寒饮上逆之寒证。

少阳病之小柴胡汤、大柴胡汤及柴胡加芒硝汤等，皆少阳热证之治；而《伤寒论》第100条"腹中急痛"用小建中汤，以及第147条"伤寒五六日，已发汗而复下之，胸胁满微结，小便不利，渴而不呕，但头汗出，往来寒热，心烦者"之用柴胡桂枝干姜汤，则又为少阳病中之寒证。

三阴病皆寒证，而太阴病之用桂枝加大黄汤，则是太阴病中之热证。第303条少阴病之"心中烦，不得卧"用黄连阿胶汤，第319条"少阴病，下利六七日，咳而呕渴，心烦不得眠者"用猪苓汤，以及第320~第322条，少阴病阴伤热炽之用大承气汤急下之，则皆为少阴之热证。厥阴病的特点是寒热挟杂，其间辨证用药，就更加复杂而且详细。如第338条乌梅丸所治，是寒热错杂之厥而吐蛔者；第359条干姜黄芩黄连人参汤所治，是上热下寒之食入口即吐者。而厥阴病中，更有寒热进退胜复以辨病变之逆顺生死者，如第331条云："伤寒，先厥，后发热而利者，必自止，见厥复利"，是辨寒利作止与厥热之关系；第336条云："伤寒病，厥五日，热亦五日。设六日当复厥，不厥者自愈。厥终不过五日，以热五日，故知自愈"，是辨厥热时间相等，阴阳趋于平衡之愈候；第342条云："伤寒厥四日，热反三日，复厥五日，其病为进。寒多热少，阳气退，故为进也"，是辨厥多于热，正负邪胜，病趋恶化之危候；第334条云："伤寒，先厥后发热，下利必自止。而反汗出，咽中痛者，其喉为痹。发热无汗，而利必自止；若不止，必便脓血。便脓血者，其喉不痹"，是辨厥后热作阳复，邪退病愈，以及热势太甚，寒虽退而阳复太过，反致喉痹、便血之证等。而厥阴病转热证者，亦复不少，尤当辨之。如第335条云："伤寒，一二日至四五日，厥者必发热，前热者后必厥，厥深者热亦深，厥微者热亦微。厥应下之，而反发汗者，必口伤烂赤"；第339条云："伤寒热少微厥，指头寒，嘿嘿不欲食，烦躁。……若厥而呕，胸胁烦满者，其后必便血"；第 350 条云："伤寒脉滑而厥者，里有热，白虎汤主之"等，是辨热厥及热厥之治法。第 371 条云："热利下重者，白头翁汤主之"；第 373 条云："下利，欲饮水者，以有热故也，白头翁汤主之"，是辨厥阴热利之证治。第 374 条云："下利谵语者，有燥屎也，宜小承气汤"，是辨厥阴病中实热下利之证治。厥阴寒证之辨，有肝寒犯胃，浊阴上逆，以致干呕、吐涎沫、头痛而用吴茱萸汤治之者（第 378 条）；第 370 条有阴盛于内，格阳于外，以致"下利清谷，里寒外热，汗出而厥"用通脉四逆汤治之者；第 353 条及第 354 条有阴盛阳虚，寒迈凝冽，以致身有热而大汗不止、腹内拘急、四肢冷痛、厥逆下利而用四逆汤治之者；以及第 351 条、第 352 条血虚寒凝，脉络不通，而致"手足厥寒，脉细欲绝"之用当归四逆汤和当归四逆加吴茱萸生姜汤，皆为厥阴病中寒证之辨。

温病也有寒热证，一般是反映外感热病过程中机体的整体反应。以阳气受外寒困遏或阳虚而阴寒内盛者为寒证，包括表寒证和某些外感热病后期的虚寒证；以阳热亢盛者为热证，包括了表热证、里热实证、里虚热证等。如太阳伤寒证、阳明卫分暑湿证、阳明卫分温毒证、太阴肺卫风热证、太阴肺卫湿热证、太阴肺卫温燥证、阳明热犯胸膈证、阳明经热证、阳明腑实热证、阳明发黄证、阳明热盛动血证、阳明蓄血证、邪郁少阳证、少阳邪留三焦证、少阳邪伏膜原证、少阳热入血室证、太阴热盛壅肺证、太阴燥热伤肺证、太阴阳明脾胃湿热证、太阴脾寒湿证、太阴虚寒证、少阴寒化证、少阴热化证、厥阴热闭心包证、热动肝风证等。

五、六经辨证以八纲为用的证治

王肯堂在《证治准绳》中说"医莫不宗本岐黄……有论而无方，方法之备，自张仲景始……两千年来，其间以医名世，为世所师承者，未有不从仲景之书悟入，而能径窥黄岐之壶奥者也。"《伤寒论》的"六经"，应该是张仲景创立的六个辨证系统，此六个系统各自锁定了人体的一定部位，每个部位中的病变都有阴阳、表里、虚实、寒热之分，故八纲辨证本质上属于《伤寒论》六经辨证。

万友生曾就外感病表证并治、半表半里证并治、里证并治提出一个寒温统一的基本概念。现择其要者，引述如下。

1. 外感热病表证并治

外感病初起，邪气在表，营卫奋起抗邪，而出现恶寒发热等症的，则称为表证。表证辨证有寒热虚实之分，论治有辛温解表和辛凉解表之别。

（1）表寒虚实证治

外感病初起，由于风寒邪气犯表，营卫向外抗邪，太阳经气不舒，而现恶寒发热不渴、头项强痛、苔白脉浮等症的，称为表寒证。表寒辨证有虚实之分，论治以辛温解表为主，但虚证多兼益气或助阳。例如：①太阳病，恶风寒发热，头项背腰强痛，无汗脉浮紧的，为表寒实证，治宜辛温解表的麻黄汤，急汗以泄卫畅营。②太阳病，恶风寒发热，头项背腰强痛，汗出脉浮缓虚弱的，为表寒虚证，治宜辛温解表的桂枝汤，缓汗以扶卫敛营（甚者加人参以益气，或加附子以扶阳）。此外，临床常用于表寒虚实证有效的辛温解表方如荆防败毒散、香苏散、参苏饮、玉屏风散等。若属风寒湿痹阻太阳经脉的关节疼痛，表寒实的，宜用麻黄加术汤；表寒虚的，宜用桂枝加术附。若属暑兼寒湿伤表，而见恶寒发热、无汗、头身重痛、心烦尿赤等症的，宜用香薷饮合鸡苏散以解表化湿清暑。若仅表湿，而见恶寒发热、头重身痛、胸脘痞闷、口淡、苔薄白脉濡或缓，宜用藿香正气散加减以芳香化浊解表。若属秋感凉燥，而见恶寒发热、无汗、头身痛、干咳、口鼻咽喉干燥不渴等症的，宜用杏苏散以温润之。

（2）表热虚实证治

外感初起，由于风温犯表，营卫向外抗邪，上焦肺卫之气不舒，症见发热不恶寒或微恶风寒、口渴、头痛、咳嗽、咽喉干痛、舌苔白、脉浮数等的，称为表热证。表热证有虚实之分，论治以辛凉解表为主，但虚证宜兼养血或滋阴。例如：①上焦太阴卫分温病，身热微恶风寒，口渴，咳嗽，舌苔白，脉浮滑数的，为表热实证，治宜辛凉轻剂桑菊饮或辛凉平剂银翘散以宣清肺卫之邪。②上焦太阴卫分温病，身热微恶风寒，口渴，咳嗽，舌苔白质红而瘦薄，脉浮细数，平素咽喉干燥，时或鼻衄咳血的，为表热虚证，治宜辛凉解表的加减葳蕤汤或七味葱白汤以兼滋养阴血。若属风湿热痹阻太阳经脉的关节疼痛，表热实的，宜用麻杏薏甘汤；表热虚的，宜用秦艽地黄汤。若属秋感温燥，而见发热微恶寒、或不恶寒，头身痛、干咳、口鼻咽喉干燥、渴甚等症的，宜用桑杏汤以凉润之。

太阳伤寒和上焦卫分温病的兼变证治遍及于少阳、阳明、太阴、少阴、厥阴和上、中、下焦的气、营、血分。如伤寒表里相兼的太阳病兼少阳的柴胡桂枝汤证，太阳病兼阳明的葛根汤证，太阳病兼太阴的桂枝人参汤证，太阳病兼少阴的麻黄附子细辛汤证与麻黄附子甘草汤证，太阳病兼厥阴的桂枝加龙骨牡蛎汤证等。寒病表里相兼的卫分病兼气分病，宜用桑菊饮或银翘散合白虎汤，或用麻杏石甘汤；卫分病兼血分病，宜用桑菊饮或银翘散合清营汤；卫分病兼营分病，宜用桑菊饮或银翘散合犀角地黄汤等。伤寒由太阳之表入里、实则多传变为阳明里热的白虎汤证、承气汤证，虚则多传变为少阴里寒的真武汤证、四逆汤证等。温病由上焦卫分之表入里，顺传则为上中焦气分里热的白虎汤证、承气汤证，逆传则为营血分里热的牛黄丸或紫雪丹或至宝丹证等。

2. 外感病半表半里证并治

外感病邪入半表半里，少阳之气不舒，正邪分争，而现往来寒热等症的，称为半表半里证。半表半里证辨证有寒温之分，论治以和法为主。

（1）少阳伤寒证治

寒热邪气错杂于半表半里，少阳经腑之气不舒，而现往来寒热、胸胁满痛等症的，治宜小柴胡汤和解之。若因少阳胆火上炎而现口苦咽干目眩等症的，治宜黄芩汤清和之。如少阳病兼太阳表寒的，治宜柴胡桂枝汤和解兼汗；少阳病兼阳明里热的，治宜柴胡白虎汤或大柴胡汤和解兼清或下；少阳病兼三阴里寒的，治宜柴胡桂姜汤或合理中汤、四逆汤、吴茱萸汤等在和解中兼温或补。

（2）少阳温病证治

湿热邪气郁滞于半表半里，少阳经腑之气不舒，而现往来寒热、胸胁脘腹痞满疼痛、口腻苔腻、脉濡等症的，当按湿热轻重论治。湿重热轻而舌苔白多黄少（甚至白如积粉）、脉濡缓的，治宜达原饮或柴胡达原饮以开达膜原、宣化湿浊为主，兼清伏热；热重湿轻而舌苔黄多白少（或黄厚滑腻）、脉濡数的，治宜蒿芩清胆汤以和解少阳、清泄湿热。如其病由少阳气分传入少阴、厥阴营血分，而现昏谵痉厥等症的，则宜合用安宫牛黄丸、紫雪丹、至宝丹或苏合香丸等以开窍、息风。若因少阳久热伤及厥阴肝阴而邪留阴分不解的，则宜用青蒿鳖甲汤以清热养阴透邪。

3. 外感病里证并治

外感病邪深在里，邪正相争于内，而现但热不寒或但寒不热等症的，称为里证。里证辨证有寒热虚实之分，论治有温清补泻之别。

（1）里热虚实证治

热邪由表传里或直中入里，或伏热自发于内，或寒证由阴转阳，正邪相争于内，而现但热不寒等症的，称为里热证。里热辨证有虚实之分，论治以清法为主，但实证宜清而攻之，虚证宜清而补之。

①里热实证治：有温热和湿热之辨。温热邪深在里，正邪相争于内，而现但热不寒，壮热恶热，热不为汗减，烦渴，便秘尿赤，或喘息鼻扇；或昏痉抽搐，或斑疹吐衄便血，舌苔黄燥或焦黑或舌质绛干（深红鲜绛或深红紫绛），脉洪实滑数或细数等症的，为温热里实证。本证辨证有阳明、太阴、少阴、厥阴和上、中、下焦以及气、营、血分之分，论治有清下气热、清营透热、凉血散血、凉开心窍、凉肝息风之别。如气分热蒸中焦阳明或上焦太阴，而现大热、大汗、大烦、大渴、脉洪大、舌苔黄燥或喘息鼻煽等症的，治宜白虎汤清解之；气分热结中焦阳明，而现腹胀满痛拒按、不大便、舌苔老黄甚至焦黑起刺、脉体反小而实等症的，治宜大承气汤急下之；痰热壅肺，症见身热汗出、口渴思冷饮、咳喘气粗、胸胁满闷、咯痰黏稠或白或黄或如铁锈色、舌红苔黄、脉滑数等，治宜清热化痰的千金苇茎汤加减；气营两燔，症见壮热口渴、心烦躁扰、汗出、不寐、舌红苔黄、脉数的，治宜玉女煎加减以清气凉营；热盛动风，症见壮热口渴、心烦躁扰、狂乱谵语、皮肤发斑、斑色紫暗、呼吸气粗、或有吐血衄血、舌红绛苔黄燥、脉数的，治宜化斑汤加减以清热凉血、解毒化斑；热入营血分的，均以身热夜甚、口干反不渴饮、舌绛、脉细数为主症，如其热初入营而时有谵语、斑疹隐隐、舌鲜绛的，治宜清营汤以清营透热；如其热深入血而舌紫绛，或伤血络而斑疹显露吐衄便血的，治宜犀角地黄汤以凉血散血；血热动风，症见壮热神昏、躁扰昏狂、手足抽

搐、颈项强直、角弓反张、牙关紧闭、直视或两目上视、甚则厥逆、舌绛苔黄少津、脉弦急而数的，治宜羚角钩藤汤加减以凉肝息风；热陷心包，症见神昏谵语、身热灼手、烦躁不安、痰壅气盛、舌蹇短缩、舌红绛、苔黄燥、脉滑细的，治宜清宫汤送服牛黄丸、紫雪丹、至宝丹以凉开心窍。

湿热邪深在里，正邪相争于内，而现但热不寒，身热不扬，汗出不透，神识迟钝或昏蒙，口腻不渴或渴不欲饮，胸闷咳喘，脘腹痞满，呕恶，大便溏而不爽或大便不通，小便不利，舌苔白黄厚腻或舌绛而润滑，脉濡数等症的，为湿热里实证。本证辨证有阳明、太阴、少阴、厥阴和上、中、下焦以及气、营、血分的湿热多少之分，论治主要有芳香、苦温、淡渗祛湿和苦寒清热四法。如气分湿热：邪阻上焦气机而现胸闷咳喘等症，若属湿偏重的，治宜三仁汤以祛湿为主；若属热偏重的，治宜千金苇茎汤加杏仁滑石以清热为主。邪阻中焦气机而现脘闷腹胀便溏不爽等症，若属湿偏重的，治宜藿香正气散加减以祛湿为主；若属热偏重的，治宜连朴饮以清热为主；湿热困脾，症见发热时高时低、午后热甚、口黏或甜、胸闷泛恶、肢体困倦嗜卧、苔白腻或黄腻、脉濡数的，治宜藿朴夏苓汤以宣气化湿；肝胆湿热，症见发热口苦、午后热甚、心烦口渴、脘痞腹胀、胁痛如绞、呕吐便秘，或身目发黄、苔黄腻、脉滑数的，治宜蒿芩清胆汤加减以疏肝利胆、清热祛湿；湿热痢疾，症见身热口渴、下利腹痛、里急后重、肛门灼热、苔黄腻、脉滑数的，治宜清肠饮加减以清热解毒、调气和血。邪阻下焦气机而现二便不利等症，若属湿偏重的，治宜茯苓皮汤或宣清导浊汤以祛湿为主；若属热偏重的，治宜八正散或白头翁汤以清热为主。营血分湿热，湿热蒙蔽心包而现神识昏迷等症，若属湿偏重的，治宜苏合香丸以温开之；若属热偏重的，治宜至宝丹以凉开之。

②**里热虚证治**：有上、中、下三焦之辨：上焦心肺虚热而现身热、自汗、烦渴、喘息鼻扇、脉浮芤等症的，治宜白虎加人参汤以清热生津益气；如其脉散大的，应倍人参以防脱，甚者急投生脉散敛补津气以救脱。中焦脾胃虚热而现身热、不大便、攻之不下咽干、舌燥脉沉细数等症的，治宜增液汤以增水行舟。下焦肝肾虚热而现少阴邪多虚少的身热、心烦不卧、舌绛苔黄、脉细数等症的，治宜黄连阿胶汤以清热养阴；或现少阴虚多邪少的身有微热而手足心热甚、咽干、耳聋、舌燥齿黑唇裂、脉虚大等症的，治宜加减复脉汤以滋水济火；如其少阴虚热并入厥阴，而更见痉厥抽搐等症的，则治宜大定风珠以滋阴潜阳、柔肝息风；阴竭阳脱，症见昏愦不语、呼吸短促微弱、汗出肢冷、阴竭者见肌肤湿热、大汗而黏、烦躁口渴、精神萎顿、舌红绛不鲜或干枯而萎、脉细数而微或欲绝，治宜生脉散加减送服至宝丹以益气敛阴；阳脱者见面色苍白、四肢厥冷、汗多清冷、舌淡而润、脉沉微欲绝，治宜四逆汤加减以回阳救逆。

（2）里寒虚实证治

寒邪由表传里或直中入里，或伏寒自发于内，或热证由阳转阴，正邪相争于内，而现但寒不热等症的，称为里寒证。里寒辨证有虚实之分，论治以温法为主，但实证宜温而攻之，虚证宜温而补之。

①**里寒虚证治**：里寒虚证是因体内阴寒邪盛而正阳衰微，正气抗邪无力所致，

治宜温补阳气以祛寒。如太阴里寒虚而现但寒不热、吐利不渴、食不下、腹满时痛、脉弱等症的，治宜理中汤温补脾阳以祛寒；少阴里寒虚而现但寒不热、脉沉微细、蜷卧欲寐、小便清白等症的，治宜四逆汤温补心肾阳气以祛寒；厥阴里寒虚而现但寒不热、头痛干呕、吐涎沫等症的，治宜吴茱萸汤温补肝阳以祛寒，甚者出现脏厥昏痉、肤冷、躁无暂安时等症，则为少阴寒并厥阴所致，法当急投四逆汤合吴茱萸汤以冀挽回垂绝之阳，但势极危殆，多归死亡。

②**里寒实证治**：里寒实证是因体内阳气为阴邪所阻，正气抗邪有力所致，治宜温通阳气以祛寒。如上焦寒实而现结胸等症的，治宜白散以温通之；中焦寒实而现腹满痛、不大便、脉紧弦等症的，治宜大黄附子汤以温下之；下焦寒实而现少腹满、小便不利等症的，治宜五苓散以温渗之。

综上所述，六经辨证中的六个病证系统各自锁定了人体三阴三阳所属脏腑经络的每一个部位，每个部位的病变都有阴阳、表里、虚实、寒热之分，故八纲辨证本质上属于《伤寒论》六经辨证。伤寒温病都属于外感热病，六经所属脏腑及其内含的卫气营血从不同侧面和不同阶段反映了外感热病的病理变化。尽管两者的病因病机、发展及传变不尽相同，但其发展变化却有相同或相似之处：即初期表证，中期多里证，后期多虚证；传变趋势均由表入里，由浅入深；病情由轻到重，由实转虚，亦可由深出浅，由里达表，同时也可寒化或热化、燥化或湿化。其病理变化具有共同的物质基础，即都是由外邪侵袭人体后导致的脏腑经络及其内含的营卫气血发生了病理变化。并且，某些证候十分相似，如伤寒阳明经证与温病的气分热证等。六经寒温统一辨证的实质是通过分析四诊获得的症状、体征，以了解疾病的病因、病位、判断疾病的浅深轻重，掌握疾病的表里寒热虚实，认识疾病的传变，归纳证候，从而为外感热病的治疗提供依据。

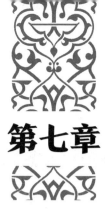

第七章

外感热病六经寒温统一证治纲要

六淫、疠气外袭，首先侵犯六经所属脏腑之虚处，脏腑之营卫必应之，故初期邪正相争于脏腑在表之营卫，天人合一则病有寒化、热化之分。正胜邪则病退，邪胜正则病进，邪气因而入里，脏腑之气血必应之，故中后期邪正相争于脏腑在里之气血，邪正相争，阴虚则热，阳虚则寒，则病有寒化、热化之别。所谓伤寒温病之分，大体如此。伤寒类疾病以六经分论，温病亦是如此。因人之奉身所生即以六经所属脏腑为核心，躯壳外表以及诸官窍乃脏腑在外之体现。《素问·热论》六经分证的实质是三阴三阳经络因受邪而出现的实热性病证。伤寒六经以《素问·热论》六经分证为基础，仲景对外感热病的发生发展、证候特点和传变规律进行分析归纳，创立了六经辨证理论。六经病证就是经络脏腑、卫气营血病理变化的反映，其中三阳病证以六腑的病变为基础，三阴病证以五脏的病变为基础。六经辨证即以六经病证作为辨证纲领，概括了脏腑经络、营卫气血生理功能和病理变化（包括气化在内），用以说明病变部位、性质、正邪的盛衰、病势的趋向以及六经病证之间的传变。温病六经也是以《素问·热论》为基础的，即以六经受邪的临床表现为依据。故温病六经与伤寒六经是既有联系又有区别的。现就外感热病六经证治纲要，论述如下。

第一节 外感伤寒类热病六经提纲

六经提纲的兴起，始于《伤寒来苏集》。柯琴在《伤寒论注》中说："仲景作论大法，六经各立病机一条，提揭一经之纲领，必择本经至当之脉症而表章之。……看诸总纲，各立门户，其意可知。"柯琴在《伤寒论翼》中又说："是六经之为病，不是六经之伤寒，乃是六经分司诸病之提纲，非专为伤寒一症立法也。……所以六经提纲，各立一局，不为经络所拘，弗为风寒划定也。"自柯氏提出"六经提纲"后，诸多研究者对柯氏之说持赞同意见。丹波元简在《伤寒论述义》中亦说："六经各有提纲，而次以细目。"刘渡舟教授说："《伤寒论》乃是一部医文并茂、言简意赅之巨著，其中提纲、子目，仲景虽未明言，然读书如饮水，冷暖自知也。是《伤寒论》本有提纲，并非为后人所强加。……提纲是起指导、统摄作用的关键，凡是科学研究、著书立说，莫不贯以提纲之法，然后得以实施。"

一、太阳病提纲

《伤寒论》曰：太阳之为病，脉浮，头项强痛而恶寒（第1条）。如表7-1-1所示（摘自薄化君硕士论文.时振声伤寒学术特色的初步研究2007年5月。下同）。

表7-1-1　太阳病证

分　类	病　因	主　证	兼　证	治　法
太阳中风	风寒	表虚证	项背强，喘，水饮	桂枝汤为主
太阳伤寒	风寒	表实证	烦躁，水饮，下利	麻黄汤为主
太阳风湿	风寒湿	湿邪束表	寒化热化之不同	麻黄加术汤 麻杏薏甘汤
太阳温病	春月受风	风温证	症状之轻重	辛凉解表剂
太阳暑温	暑邪夹湿	暑湿困表	夹寒夹湿气虚	白虎汤
太阳湿温	湿中有热	湿温郁表	湿温初期	三仁汤
太阳秋燥	温凉之燥	温燥凉燥	温凉之不同	桑杏汤、杏苏散
太阳冬温	非时之温	冬温证	症状之轻重	辛凉解表剂

成无己以经络循行来解释太阳病提纲证。成氏云："经曰：尺寸俱浮者，太阳受病。太阳受病，太阳主表，为诸阳主气。脉浮，头项强痛而恶寒者，太阳表病也"（《注解伤寒论》，下同）。他认为太阳主表，又为诸阳主气。风寒外袭，症见脉浮，头项强痛而恶寒等，即是太阳表证。

张志聪曰："太阳为诸阳主气，有通体、分部之不同。通体太阳如天，主周身皮肤毫毛肌表，一似天之环绕于地外。分部之太阳如日，主头项、脊背、尾闾、血室，一似日之旋转躔度。此首明太阳主通体之毫毛而复有循经之分部也。太阳之为病，脉浮，言太阳运行于周身之肤表，病通体之太阳，故其脉应之而浮也。头项者，太阳经脉循行之分部也，病在表而涉于分部，故强痛也。恶寒者，恶本气之寒也。盖太阳之上，寒气主之，以寒为本，以热为标也。《天元纪大论》云：太阳之上，寒气主之，所谓本也。《六微旨大论》云：本之下，中之见也，见之下，气之标也。六气皆然。"

方有执以太阳经脉循行所过部位和太阳主表主皮肤而统荣卫来解释太阳提纲证。他在《伤寒论条辨·卷一》曰："太阳者膀胱经也……乃六经之首，主皮肤而统荣卫，所以为受病之始也"，即以为太阳主皮肤而统荣卫，所以外邪先由太阳而入。方有执云："表即皮肤荣卫丽焉……颈项后也，强痛者……经络随感而应，邪正争扰也。恶寒者……不胜复被风寒外连而畏恶之。"

柯琴以经络循行所过来解释太阳病头痛之因，以别于阳明头痛、少阳头痛；又以六经气化之太阳寒水来解释恶寒之因，以别于其他诸经之恶寒。柯氏曰："头项主一身之表，太阳经络营于头，故头连项而强痛。""太阳应寒水之化，故恶寒特甚"（《伤寒论注》，下同）。

尤怡以太阳经脉循行所过部位来解释"头项强痛而恶寒"，认为无论是太阳中风或太阳伤寒，外感初起皆有如是脉证。尤氏云："太阳居三阳之表，而其脉上额交巅，故其病初病，无论中风伤寒，其脉证皆如是也"（《伤寒贯珠集》，下同）。

陈修园曰："何谓太阳经症？曰：头痛项强，发热恶寒是也。有虚邪、实邪之辨。脉缓，自汗，恶风为虚邪，宜桂枝汤。……脉浮紧，无汗，恶寒为实邪，宜麻黄汤""何谓太阳腑证？曰：表邪不去，必入于里，膀胱为表中之里也，有蓄水、蓄血之辨。太阳症，其人口渴，烦躁，不得眠，脉浮，小便不利，水入即吐，为膀胱蓄水证，宜五苓散。太阳症，其人如狂，小腹硬满，小便自利，脉沉，为膀胱蓄血证，宜桃核承气汤。此二法，治表中之里也。"

郑钦安认为，脉浮为初感邪；头项强痛，为邪犯太阳经络；恶寒为太阳本气受病。但见头、项、腰、背强痛，恶寒、发热即照太阳病治法治之，又以为太阳无论传经、传腑，皆从须气化上探求即可得（《伤寒恒论》，下同）。

唐宗海曰：太阳者，天之巨阳也；弥沦万物，只此阳气而已矣。然其气虽充塞于太虚，而实发于地下水中。大地惟水最多，因其水多，是以化气极多，而能充塞万物也。……而有太阳膀胱寒水之府，以司人周身之水，称为寒水，以水之本性原寒，而又名太阳经者，以水中化气上行外达，则又为卫外之巨阳，故称太阳经焉。此气不自化，实借心火下交于水，乃蒸而为气。人有心如天之有日，天日下交而大地之水皆化气上腾，心火下交，而膀胱之水亦化气上达。心火之所以能下交者，则以小肠为心之腑，实心火下交于膀胱也。此小肠与膀胱所以化气卫外，而统称为太阳经也，其经行身之背，有如天之赤道，阳气循行之路也。……

太阳经气居外以为卫，元阳之气也，而此气实发于膀胱寒水之中，膀胱为肾之腑。唐容川认为太阳经本寒标阳，中见少阴，完全是太阳两经两腑及其气血津液功能的高度概括。具体是足太阳膀胱主津液，为肾之腑；手太阳小肠主火，为心之腑。两脏两腑以经脉相互络属，心肾火热蒸动膀胱寒水外达皮毛，而成为卫外的阳气。

万友生说："太阳属膀胱与小肠，膀胱为水腑，小肠虽为火腑，但又为受盛水谷，变化精微，分别清浊之处，其精微归之于脾，并分清（水液）入膀胱，别浊（滓秽）入大肠，可见人身水液在太阳占据了重要地位，而水之气为寒，所以说太阳本寒。太阳本寒受到少阴本热的温煦，不但不现寒，反而蒸化出太阳的阳气，敷布周身，温暖皮肤，所以说太阳标阳，这是就正常情况而言。"万氏认为，太阳本寒标阳，中见少阴。阴邪（如寒邪等）入侵，太阳标阳失于内守，即表现为寒证，体表寒盛，故必恶寒；标阳被郁，故多发热；表寒郁阳，水难化气，故多无汗；寒邪收引筋脉，故多脉紧。所以太阳伤寒多表现恶寒发热、无汗、脉紧等症。如果表寒不解，本寒内应，邪传太阳之里，膀胱气化受阻，发生小便不利、少腹满等蓄水证。如果标阳受伤过重，就有可能进一步伤及太阳中见少阴的本热，而变为少阴寒水证，如太阳篇的四逆汤证、干姜附子汤证、真武汤证、茯苓四逆汤证等。这些少阴寒水证和太阳寒水证是不同的，太阳寒水证多属实证，治宜温散渗利，着重驱邪；少阴寒水证多属虚证，治宜温化渗利，着重扶正。但太阳寒证也有虚证，如桂枝加附子汤证和桂枝去芍药加附子汤证等，就是由于太阳标阳受伤，失其固卫健运之职所致。阳邪（如温热）入侵太阳，标阳化热则现表热证。体表热盛，故发热而不恶寒；津液受伤，故口渴。如果表热不解，渐传于里，或归太阳火腑，热伤血络，血溢肠间，瘀蓄不行，而现少腹硬满、小便自利等蓄血证等。

刘树林认为，太阳生理以太阳膀胱和小肠两腑及其足太阳膀胱经与手太阳小肠经所联系的脏腑、经络、皮部及诸官窍等为基础。太阳气化特点：太阳之上，寒气治之，中见少阴。少阴太阳，从本从标。太阳常多血少气，其气主关（开）。太阳病理，以太阳经卫气营血病特点。足太阳膀胱气化津液与卫气，手太阳小肠主液，泌别清浊。卫出下焦，太阳气化，卫气固密，主一身之大表。故太阳病以卫气、气分病为多，可有营分（津液耗伤）及血分病（瘀血、出血）。太阳病卫分证，以风寒邪气为主，亦可有温热邪（太阳之上寒气治之，从本从标）。从所受邪气特点分，可有太阳中风证、太阳伤寒证、太阳风寒轻证、太阳中暍等。

二、阳明病提纲

《伤寒论》曰：阳明之为病，胃家实是也（第180条）。问曰：病有太阳阳明，有正阳阳明，有少阳阳明，何谓也？答曰：太阳阳明者，脾约是也；正阳阳明者，胃家实是也；少阳阳明者，发汗、利小便已，胃中燥烦实、大便难是也"（第179条），如表7-1-2所示。

表 7-1-2　阳明病证

分　类	病　因	主　证	治　法
阳明热盛	太阳传里	经腑证为主或见伤阴	白虎汤、承气剂为主
阳明发黄	湿热内蕴	发黄为主	茵陈剂为主
阳明结胸	水热互结	结胸证为主	结胸汤为主
阳明下利	湿热内生	下利或下利赤白	葛根芩连汤、白头翁汤
阳明湿温	湿温入里	热中湿重肢不同	黄芩滑石汤 五加减正气散等
阳明暑温	夏月暑邪	暑热伤气	清暑益气汤

成无己以经络传脏腑来解释阳明病提纲证。他认为邪从阳明经传入胃腑，为正阳阳明，而正阳阳明即是胃家实。成氏认为"邪传入胃，热毒留结，则胃家为实……是知邪在阳明，为胃家实也"。即当邪热传入胃时，便为胃家实。

张志聪曰：阳明者火，燥热之气也。天有此阳明之气，人亦有此阳明之气。经云：阳明之上，燥气治之。不从标本，从中见太阴湿化。又云：两阳合于前，故为阳明；两火合并，故为阳明。夫阴阳皆从少而太，太少两阳相合则阳明居其中。设太阳阳明、正阳阳明、少阳阳明之问答者，所以明阳明从太少而生也。脾约者，太阳阳热之气入于太阴脾土所主之地中，阳热盛而阴湿消亡，则土烦躁而脾藏穷约矣，此为太阳阳明也。阳明以燥气为本，而胃府水谷之气乃阳明之正气，今燥气在上，胃家则实，此为正阳阳明也。少阳三焦之气外通肌腠，内通水道，发汗、利小便则津液不能还入胃中，故胃中燥，上烦下实而大便难，此为少阳阳明也。阳明从太少两阳而生，故有三者之阳明。

方有执认为阳明病提纲证之所以为"胃家实"，而不是阳明经病，是因为太阳传经阳明的情况较多。若太阳病证状未除，便不是阳明病。只有在太阳病证候消失之后，才算真正进入阳明。所以用"胃家实"来界定阳明病，以便区别太阳、阳明。方氏并没有解释"胃家实"是什么，仅以"胃家实"来区别太阳病和阳明病。

柯琴以开阖枢中的"阖"以及脏腑的生理病理来解释阳明病提纲证。如他认为："阳明为传化之府……若但实不虚，斯为阳明之病根矣……阳明为阖，凡里证不合者，又以阖病为主……故提纲独以胃实为正，胃实不是竟指燥屎坚硬 / 鞕，只对下利言。下利是胃家不实矣""阳明太阴同处中州而所司各别，胃司纳，故以阳明主实；脾司输，故以太阴主利"。柯氏认为，由于胃腑传化物的生理功能以及阳明为阖，所以才导致"阳明之为病，胃家实是也"。即认为"胃家实"只是指不下利而言，如下利即不是胃家实。且"胃家实"可由风寒外束热不得越、或妄汗吐下重亡津液……所致。总之，"胃家实"仅是阳明之为病的病根，不能以为胃实就可下。所以阳明病提纲证是以里不合兼阖病为主而言。如胃虚不大便即是里不合而以阖为主的表现，不可下之。

陈修园曰：何谓阳明经症？曰身热，目痛，鼻干，不得眠，反恶热是也，有未罢太阳、已罢太阳之辨。何谓阳明腑证？曰潮热，谵语，手足腋下濈然汗出，腹满，大便硬是也。有太阳阳明、少阳阳明、正阳阳明之辨。

尤怡以为"胃家实"是邪热入胃，与糟粕相结合而致，而非胃气盛的缘故。尤怡云："凡伤寒腹满便秘、潮热、转矢气、手足濈濈汗出等证，皆是阳明胃实之证"，指明"胃家实"具体有哪些证状。即邪热入胃，与糟粕相结合后，表现于外的有腹满便秘、潮热……

郑钦安以为"阳明乃多气多血之府，邪至阳明燥地，与胃合成一家，其邪易实，故病见邪盛者极多，故曰胃家实"。即郑氏以为外邪传至阳明时，由于阳明经是多气多血，故易见病邪实盛，于是有"胃家实"之说。

唐宗海曰：阳明之上，燥气主之。……人身禀天地之燥气，于是有胃与大肠，二者皆消导水谷之腑。惟其禀燥气，是以水入则消之使出，不得停留于胃中。……然而燥气太过，则又为结硬等证。必赖太阴之湿以济之。……肺津腴润，注于大肠，则燥而不太过。由此可见，阳明本燥标阳，中见太阴，正是胃与大肠、肺两经、两脏及其气血津液功能的高度概括。

万友生说："阳明属胃与大肠，胃为燥土，大肠为燥金，故阳明以燥为本，故胃能受纳水谷，大肠能变化糟粕，而水谷不致停聚成湿。同时，由阳明本燥发出的标阳敷布周身，温暖肌肉，而肌肉中的水液也不致停聚成湿。由于阳明本燥，标阳获得太阴津液的滋养，也就不致偏亢而现躁热。这是就正常情况而言。"他认为，阳明本燥标阳，中见太阴。阳明外主肌肉，其标热亢盛于经，即阳明经证，证现壮热、恶热、自汗、烦渴、脉浮洪等，而宜用白虎汤清解。阳明本燥太过的承气汤证，即阳明腑证，阳明内主胃肠，其本燥结于腑，故现潮热、恶热、腹满痛、大便硬、脉沉实等症。由于阳明与太阴相表里，故阳明病有可能转化成太阴病，例如篇中第247条麻子仁丸所主治的脾约证，就是阳明本燥太过进一步灼伤了太阴津液而成，但这还只能说是阳明与太阴同病。如阳明攻下太早或太过，又可伤及太阴的阳气，使阳明从中见之气湿化，而现出太阴寒证，第209条"此但初头硬，后必溏，不可攻之，攻之必胀满，不能食也"，即是例证。

刘树林认为，阳明生理以阳明胃和大肠两腑以及足阳明胃经与手阳明大肠经所联系的脏腑、经络、皮部和诸官窍等为基础。阳明气化特点：阳明之上，燥气治之，中见太阴。阳明厥阴，不从标本，从乎中。阳明常多气多血，其气主阖。仓廪之本，通于土气。阳明病理，以阳明经卫气营血病特点。足阳明胃水谷之海，仓廪之本，卫气营血之源，足阳明大肠传道之官，主津。二者气皆下降。阳明多气多血，通于土气。故阳明病卫分时间较短，且易热化，最多气分证，以热实证为主；可兼有营分（津液耗伤）及血分病（瘀血、出血）。阳明病卫分证，可有寒热之别。寒伤阳明卫分虽可迅速化热，但尚有阳明本虚则有卫受寒束，如葛根汤；热犯阳明卫分，则极易化热，如栀子豉汤，是气分已有热，但在卫分为主，可加葛根。阳明病气分证可有寒热之别，以热实为主。寒证者为阳明虚寒气逆、阳明虚寒饮停证；热者有阳明气分热盛证，阳明气分热实证，阳明气分湿热证等。阳明营分，总以营阴不足为主，主要为热伤营阴。气分热盛入营阴，当养阳明营阴清热，如玉女煎；气分热实入营阴，当养阳明营阴泄热祛实，如增液承气汤；单为阳明营阴不足，则以养阴生津为法，如增液汤。阳明血分证，主要为热入阳明血瘀或出血证，出现吐血、衄血、便血等表现。如阳明瘀热互结之蓄血证，阳明热伤血络之（齿、鼻）衄血证，阳明热盛吐血证等。

三、少阳病提纲

《伤寒论》曰：少阳之为病，口苦、咽干、目眩也（第263条），如表7-1-3所示。

表7-1-3　少阳病证

分　类	病　因	主　证	治　法
少阳郁热	转属或初感	少阳证为主	小柴胡汤、蒿芩清胆汤
三焦湿热	湿热之邪	湿热证为主	柴胡达原饮、黄连温胆汤

《素问·六元正纪论》云：少阳所至，为慓风燔燎，故目眩。目眩者，风火相煽也。

成无己以经络循行所及而病来解释少阳提纲证。他认为是胆经受病所致。由于胆经循行之故，当少阳受邪时，故可表现为口苦、咽干、目眩等症状。

张志聪曰：此论少阳风火主气。夫少阳之上，相火主之，标本皆热，故病则口苦咽干。

方有执认为少阳病提纲证中的少阳，就是少阳胆经。他认为《灵枢·经脉》少阳之脉的循行所过，胆经受邪，故可出现有口苦、咽干的症状。同时又认为《灵枢·经脉》胆经的是动则病的"口苦"，以及少阳病提纲证中的"咽干"，是因为热聚于胆所致。至于"目眩"，方有执认为，少阳属木，而木生火而主风，胆经受邪，风火相煽，故致"目眩"。即方氏以少阳经脉循行所及，少阳气化、五行属性来解释。

柯琴以少阳经脉循行所及和少阳居半表半里来解释少阳提纲证。他认为"口咽目三者……所谓半表半里也"。即以少阳病提纲证中所提及的病位，属于半表半里。认为"三者能开能阖……恰合枢机之象"，即为病位所处的位置，具有枢机的意象。同时又有"两耳为少阳经络出入之地，苦干眩者，皆相火上走空窍而为病也。此病自内之外"，即以经络循行、相火妄动为病来加以解释"口苦，咽干，目眩"。同时认为"口苦，咽干，目眩"是少阳病的病机，风寒杂病也可兼此，所以"但见一证便是，不必悉俱"。

尤怡以经脉循行和胆腑受邪来解释少阳病。他认为足少阳，胆也。胆汁味苦，因受邪而热，胆气上溢，故口苦。咽属肝胆外候，目锐眦为胆经的起始处，故少阳胆病会"咽干，目眩"。

陈修园曰：何谓少阳经症？曰口苦、咽干、目眩是也。有虚火、实火二症之辨。寒热往来于外，胸胁苦满，默默不欲食，心烦喜呕为虚火症，宜小柴胡汤。寒热往来于外，心中痞硬，郁郁微烦，呕不止，为实火症，宜大柴胡汤。何谓少阳腑症？曰：少阳主寒热，属于半表为经，属于半里为腑，其症虽无寒热往来于外，而有寒热相搏于其中，有痞、痛、呕、利四症之辨。

郑钦安认为"少阳禀风火之脏"，少阳风火相煽，是由于胆之精气为热所扰，不能上荣，故见"目眩"。胆为清净之腑，感受邪热，必致"口苦、咽干"。

唐宗海曰：人禀此气于是而生三焦与胆，三焦根于肾系，秉水中之阳，达于气海，上合肝胆为水生木（《内经》所谓少阳属肾，即指秉于肾阳之义也）。合于胆木，全是生阳，而胆乃布气于胃中，谓木能疏土，以化水谷。上达胸膈，以至心包，而木生火相为表里。《内经》所谓"少阳之上，火气治之"。按：即乃胆木生火而言也。然而少阳之初，为水木之阳，是少阳的根柢；少阳之终，为木火之阳，是少阳的功能作用。如果风木不郁，风火清畅，少阳阳气条达舒畅则不病。

万友生说："少阳属胆与三焦，为相火所寄之处，尤其是三焦，乃命火游行之地，故少阳以火为本。正因为少阳以火为本，故胆中所涵阴液不致凝结，而三焦亦得成其'上焦如雾，中焦如沤，下焦如渎'之功。同时由本火发出的标阳，敷布周身，温暖腠理，而腠理中的水液，也不致停聚成湿。且正因为胆涵阴液，水润三焦，少阳本火标阳才不致偏亢现火热。这是就正常情况而言。"万氏认为，少阳标阳本火，即使感受阴邪也容易从阳化热，所以无论中风（第264条）、伤寒（第265条），或由他经传来之邪（第266条）悉从火化，故少阳病不宜用辛温发汗，而宜用小柴胡汤和解。少阳本火，病多现"口苦、咽干、目眩"（第263条）的腑证，本证《伤寒论》末出方，后世医家认为当用黄芩汤主治，并推崇黄芩汤为少阳腑证主方。由于少阳与厥阴相表里，少阳病可转化成厥阴病，致使风木内动，肝魂不宁，惊悸谵语等，后世医家以柴胡加龙牡汤等方治之。

刘树林认为，少阳生理以少阳胆和三焦两腑以及足少阳胆经与手少阳三焦经所联系的脏腑、经络、经筋、皮部和诸官窍等为基础。少阳气化特点：少阳之上，相火治之，中见厥阴；少阳太阴从本；少阳常多气少血，其气主枢。少阳病理，以少阳经卫气营血病特点。足少阳胆气易郁而化火，三焦为决渎之官，气化不畅则易水停为病。少阳多气少血。故少阳病易气郁，虽有卫分病，亦多与气分病同时而见；少阳多气少血，故临床最多气分证，以少阳胆气郁、三焦气不通为主；其本有营血不足之特点，故治疗多需运中焦补营血。少阳血分证多为热入少阳，损及血络，亦多挟气分之热，如热入血室。少阳病卫分证，为邪气才中少阳，卫气失职。但即使在卫，亦易影响气分，故少阳病卫分只能从卫分气分多少来分在卫、在气，如少阳卫分证多而气分证少的柴胡桂枝汤。少阳病气分证为邪入少阳，胆气郁结，或从火化；三焦枢机不利，或水饮内停，导致胃气不降而见不欲食、呕吐等表现，经气不利则见胸胁满胀等表现。如少阳胆腑热盛的黄芩汤证，少阳胆腑热实的大柴胡汤证，少阳胆腑气分热盛的柴胡加芒硝汤证，少阳三焦气化不利、水饮内停的柴胡桂枝干姜汤证，少阳胆火扰及心（包）、痰热内生的柴胡加龙骨牡蛎汤证等。少阳气卫同病，为邪初入少阳，既影响到卫分，又涉及气分，病在卫分与气分之间。在卫分多则恶寒，在气分多则发热，故有寒热往来，方用小柴胡汤和解之。少阳病营分病变，以少阳多气少血、营血不足为其重要的生理特点之一，少阳病气分病变虽多，但治疗气分病变时仍需兼顾营血。少阳营阴不足主要以复营血生化之源为主，而脾胃为生化之源，故常以补太阴之法来补少阳，如常在方中加人参、大枣、白芍、当归等以养营补血。小建中汤所治之腹痛症，可视为少阳营阴不足、气机不畅的少阳病营分病变。少阳营阴不足兼气机不畅，先治以小柴胡汤，后治以小建中汤。少阳病血分病变，热邪由气分入血分，以致扰乱血分，血不养神，即热入血室证，仍以治少阳气分为主，仍以小柴胡汤治之。若病在少阳血分为主，而气分邪少者，当在小柴胡汤的基础上加鲜生地、桃仁、丹皮、犀角等凉血散血药，以治血分为主。

四、太阴病提纲

《伤寒论》曰：太阴之为病，腹满而吐，食不下，自利益甚，时腹自痛。若下之，必胸下结硬（第 273 条），如表 7-1-4 所示。

表 7-1-4　太阴病证

分　类	病　因	主　证	治　法
太阴下利	脾虚湿盛	腹满下利	理中汤、胃苓汤
霍乱吐下	伤食感秽	暴吐下	理中汤、五苓散
太阴发黄	脾虚湿多 阳明过用苦寒	发黄及中寒证	茵陈理中汤、茵陈术附汤茵陈四逆汤

成无己对于太阴病提纲证的看法，主要是认为太阴病为阳邪传里所致。至于"腹满而吐，食不下，自利益甚"，则是由于太阴之脉循行、属络所致。而"时腹自痛"，则是由于阳邪干里引起的；如果是阴寒在内的腹痛应该是经常痛，而不是"时腹自痛"。

张志聪曰：合下三节皆论少阴标本、水火、阴阳之气。少阴之上，君火主之，本热而标阴，火上而水下。火之精为神，水之精为精。脉微者，神气微也；细者，精气虚也。此少阴水火为病而见于脉也。少阴主枢，外内出入。但欲寐，则气神不能外浮，而阴阳枢转不利，此少阴阴阳为病而见于证也。少阴标本不外水火阴阳，故此节首论水火阴阳而为少阴病之总纲也。太阳、少阴本于先天一炁，并主寒水之精，君火之神，夫精取汁于中焦，神内藏于血脉，是以太阳、少阴为病而言脉也。

陈修园以经络气化来解释太阴病提纲证。他认为若以气而言，太阴主地主腹，所以腹满是太阴病提纲证中的总纲。腹满，是地气不升所致。而地气不升，则天气不降。由此来看，"食不下"是由于天气不降，导致上而不能下故吐；"自利益甚"则是由于地气不升，下而不能上所致。由于太阴湿土主气，所以阴寒在下，湿气不化，故"时腹自痛"。此痛不实，如误以为实而下，必致脾土愈虚而"胸下结鞭"。若以经络而言，由于手足太阴脉循行属络的缘故，同样有如是之证状。若以脏而言，由于脾肺同属太阴经脉，同理可以解释如是之证候。

方有执以经脉循行、脏腑生理病理表现来加以解释太阴病，即以《灵枢·经

《脉》篇内容来解释太阴病提纲证的。以"是动则病""是主所生病"的证状来解释"腹满而吐，食不下"。由于脾胃彼此的相互属络关系，所以方氏认为"自利益甚"是因脾苦于湿病，不能为胃行津液所致。"时腹自痛"，是由于足太阴之别循行、络肠胃，所以当胃实时则肠中切痛。"若下之，则胸下结鞕"，则是由于足太阴之脉有一分支，从胃别上隔注心中，所以当误下时，邪气可聚于太阴之脉的分支上。

柯琴从气化、经脉循行属络关系来解释太阴病提纲证。柯琴云："腹痛吐利，从湿化也"，"脾为湿土，故伤于湿……太阴脉布胃中，又发于胃，胃中寒湿，故食不下而吐利交作也。太阴脉从足入腹，寒气时上，故腹时自痛……若以腹满为实而误下，胃中受寒，故胸下结鞕"，即是认为太阴病提纲证中"腹满"是由湿化所致，而"时腹自痛"是因足太阴脉循行过腹部，由寒气上行到腹，寒凝气滞所致的。"食不下""吐""利"则是因足太阴循行与阳明胃的属络关系，足太阴受寒湿而发于胃所致。"若下之，必胸下结鞕"，则因误把"腹满"做实证而下之所致。

尤怡以经脉循行来解释太阴病提纲证，故有"腹满而吐，食不下，自利""腹痛"等证。尤氏认为，无论是传经，或是寒邪直中，均可引起太阴病。不仅外感热病如此，内伤杂病亦复如此。但有阴阳、虚实之别。太阴属"满而不实"，故不可下。倘若下之，则中气受伤，邪气必留而不去，而"胸下结鞕"。

郑钦安以病因来解释太阴病提纲证。认为引起太阴病的病因有三种：一是饮食停滞，二是邪热结聚上壅，三是寒邪闭结上逆所致腹满而吐，所以需辨明病因为何。又以为腹痛之证，是由于邪气所聚上以迫吐、下以迫泻所致。误下则元气大伤，故有胸下结鞕。

唐宗海曰：太阴者，阴之极大者也。太阳如天，太阴即如地，天无所不包，故太阳起于至阴，而极于皮毛；地无在不有，故太阴内连各脏而外连皮毛。又曰：长夏之时，所以湿气用事者，正阴阳交媾之时，水火相蒸之候，故土居中央。又曰：火不足则湿不发，水不足则湿不流，此太阴之上，湿气治之，其义如是。又曰：无金之清，即不能成土之湿。……特肺与膀胱合于皮毛，又与大肠相合，肺病多见于二经。按：人的脾脏在中焦，以膜与胃相连，脾胃燥湿互济，气旺而能消化水谷，人体外在的肌肉、内在的脏腑均有赖于它濡养，故脾为太阴。此外，足太阴属脾土，而手太阴属肺金，所以肺脾两经、两脏及其营卫气血同属太阴，共主湿气。

万友生说："太阴属脾肺，脾为湿土，肺为清金（肺与大肠同属金而主燥，但大肠属阳腑燥金，肺属阴藏清金，有所不同），故太阴以湿为本。正因为太阴以湿为本，故能涵养脾阳、肺气而滋润胃肠。同时，由本湿发出的标阴，敷布周身，润泽肌肤，使内而胃肠，外而肌肤，不致枯燥。又由于脾阳和肺气的温运流通，可使太阴阴液不致停聚成湿。"万氏认为，太阴本湿标阴，中见阳明。阴邪侵犯太阴之经，必因太阴阳气本身先虚，即现风寒湿表证，如《伤寒论》第276条"太阴病，脉浮者，可发汗，宜桂枝汤"。由此不难看出，为什么治疗太阴风寒表湿证，要用攻中带补的桂枝汤。阴邪侵犯太阴之脏，也必因太阴阳气本身先虚，即现寒湿里证，如太阴篇中 277 条即为例证。后世注家认为太阴里虚寒证，当以理中汤主之。由于太阴与阳明相表里，故太阴病有可能转化成为阳明病，如阳明病篇第187 条"伤寒脉浮而缓，手足自温者，是为系在太阴。太阴者，身当发黄；若小便自利者，不能发黄；至七八日大便硬者，为阳明病也"，即为例证。

刘树林认为，太阴生理以太阴脾肺两脏和足太阴脾经与手太阴肺经所联系的脏腑、经络、皮部及诸官窍为基础的。太阴气化特点：太阴之上，湿气治之，中见阳明。少阳太阴从本。太阴常多气少血，其气主关（开）。肺者属金，脾者属土。太阴病理，以手太阴肺主气象天，具燥金之性；以足太阴脾气主升象地，具湿土之性。《伤寒论》以风寒邪气为主，故太阴病仅论足太阴脾。现结合《温病条辨》等内容补充手太阴相关病变。足太阴脾具湿土之性，故风寒湿邪入中，最易影响及足太阴；手太阴肺具燥金之性，故燥热之邪入中，最易影响及手太阴。但太阴少血多气，且肺主气，脾以阳气之运化为用，病则最易影响及气分，故以气分病变为多。手太阴肺为娇脏易感燥热而扰伤营阴，足太阴脾则易受寒邪而致营阴郁滞。燥热伤及手太阴肺络则咳嗽咯血，足太阴脾阳气虚而不统血则易便血，故太阴亦可见营血分病变。太阴病卫分病变，有寒热之分。寒者以桂枝汤为主，偏湿则麻杏苡甘汤；热者以银翘散、桑菊饮为主，偏燥则桑杏汤。太阴病气分病变与肺气宣降失常或脾气运化失常相关，有寒热虚实之别。包括太阴气分热盛的麻杏甘石汤证，太阴气分燥热的清燥救肺汤；太阴气分寒盛的三拗汤证；太阴气虚的补肺汤、四君子汤证；太阴阳气虚寒的理中汤证；太阴阳气虚寒湿内生黄疸的茵陈附子汤证等。太阴病营分证以肺阴亏虚或脾营郁滞等为主，需分寒热虚实。包括太阴肺津不足的麦门冬汤、养阴清肺汤；太阴脾络不和的桂枝加芍药汤；足太阴营阴亏虚的小建中汤等。太阴血分证，以燥热伤肺的咳血和脾不统血的便血为主，需分寒热虚实。主要包括手太阴燥热伤肺的加减桑杏汤证；太阴肺阴不足热邪伤肺的百合固金汤证；太阴痰热伤肺的千金苇茎汤证；太阴脾络瘀滞的桂枝加大黄汤证；太阴脾气虚不摄血的归脾汤证；太阴阳虚不统血的黄土汤证等。

五、少阴病提纲

《伤寒论》曰：少阴之为病，脉微细，但欲寐也（第 281 条），如表 7-1-5 所示。

成无己以营卫循行、邪气传里来解释少阴病提纲证。认为脉微细，是由邪气传里所致。卫气行阳则寤，行于阴则寐。但欲寐，则是由"邪传少阴，则气行于阴而不行于阳"所致。

张志聪曰：少阴之上，君火主之，本热而标阴，火上而水下。火之精为神，水之精为精。脉微者，神气微也；细者，精气虚也。此少阴水火为病而见于脉也。少阴主枢，外内出入。但欲寐，则气神不能外浮，而阴阳枢转不利，此少阴阴阳为病而见于证也。少阴标本不外水火阴阳，故此节首论水火阴阳而为少阴病之总纲也。太阳、少阴本于先天一炁，并主寒水之精，君火之神，夫精取汁于中焦，神内藏于血脉，是以太阳、少阴为病而言脉也。

表7-1-5 少阴病证

分	类	病 因	主 证	治 法
少阴热化	营血热盛	邪热内传	气营两燔	清营汤、犀角地黄汤
	阴虚心烦	热邪伤阴	心阴不足	黄连阿胶汤
	邪留阴分	邪伏阴分	夜热早凉	青蒿鳖甲汤
	真阴欲竭	邪热久留灼伤真阴	阴虚风动 亡阴液脱	加减复脉汤
少阴寒化	阴寒内盛	汗下太过	心肾阳虚 阴盛内盛	甘草干姜汤、四逆辈
	阳虚水停	阳气受损	阳虚水泛	真武汤
	阳虚下血	阳气受损	阳不摄血	桃花汤

方有执以经脉循行、足少阴病候解释少阴病提纲证。认为少阴单指肾经而言。"脉微细"，是由少阴居极下，脉起于脚掌之下所致。方氏认为在《灵枢·经脉》中肾足少阴之脉的"是主所生病"，"嗜卧"就是"但欲寐"。而"但欲寐"是因为邪客于阴的缘故。

柯琴以营卫运行来解释少阴病提纲证。柯氏云："卫气行阳则寤，行阴则寐……今少阴病，则入阳分多，故欲寐，欲寐是病人意中，非实能寐也。"认为少阴病提纲证中的"但欲寐"，是由于卫气行阳分多，致使病人欲寐而不得。

尤怡以正邪多寡、少阴主枢来解释少阴病提纲证。尤氏认为经脉有阴阳之别，当邪传少阴时，脉微细为阳气不足。阳多则多寤，阴多则多寐。当邪传少阴时，则为但欲寐。尤怡认为太阴、少阴、厥阴同为阴脏，而只有少阴病为"脉微细，但欲寐"，这是因为少阴是三阴开阖枢中的枢，阴阳出入之所，故少阴病脉微细、但欲寐，亦是开阖枢中枢的表现，而非少阴病仅有"脉微细，但欲寐"等脉证。

陈修园以少阴标本、少阴主枢转来论述少阴病提纲证。陈氏先论少阴标本具水火阴阳之气。认为手少阴为心火，足少阴为肾水，故手足少阴本具水火阴阳。陈氏认为欲知少阴病提纲证，必先知少阴病的脉象。提纲中的"但欲寐"为似睡非睡、似醒非醒、神志昏聩，其病理机理是"少阴主枢转，出入于内外，今则入而不出，内而不外故也"。与此同时，陈氏认同柯琴所述的"凡证之寒热与寒热之真假，仿此义以推之，真阴之虚实见矣"。

郑钦安以阴阳多少和阴阳出入来论述少阴病提纲证。郑氏认为，阴有余而阳不足，则"脉微细"。寤为阳主开，寐为阴主阖。而邪少阴，阳气不足，阴气有余，故但欲寐。

唐宗海曰：心肾本分水火，而皆称少阴经者，以心主血，肾主水，皆具阴质，而二经皆阴中有阳，不纯于阴，故曰少阴。皆称热气治之者，盖天地水中之阳气上腾，积聚阳精为日，水中之阳与天上之日亦只是一热气而已。又曰：故就先天根源论之，则少阴统称热，而火属少阳，乃为丽木则明之火。又曰：故就先天根源论之，则少阴统称热，而火属少阳，乃为丽木则明之火。唐氏认为，少阴本热标阴，中见太阳，是六经气化将热与火分别为二气的根本原因。唐氏对手足少阴两经、两脏及其气血津液阐释比较简略，篇之末尾特别提到"余详原文注中"。

万友生说："少阴属心肾，心属火，肾属水，而肾又为先天元阳元阴之所在，坎水中潜龙火，心火且为命火之焰，故火在少阴占据主导地位，而应以热为本，肾水和心血受到火热的温煦，故此流行不息，以成其温滋体内五脏六腑之功。同时，由于本火蒸出肾水、心血所发出的标阴，敷布周身，润泽体外的四肢百骸。因此，水火既济，既不觉其水之寒，亦不觉其火之热，这就是正常情而言。"他认为，少阴本热标阴，中见太阳。当少阴先虚，或者阴邪直中少阴之经，或者阴邪由太阳内传少阴之经，邪在少阴经表，即表现出少阴表寒证，如篇中第 301 条"少阴病始得之，反发热，脉沉者，麻黄细辛附子汤主之"。若少阴经表之寒不解，进一步伤及少阴本热时，或者少阴本热素虚，阴邪直中其脏，即表现为脏腑里寒证，篇中四逆汤证等皆是其例。如果阳邪（如温热）直中少阴本热，或者风寒郁而化热内传少阴本热，内外相合，即现少阴脏腑里热证。第 303 条"少阴病，得之二三日以上，心中烦、不得卧，黄连阿胶汤主之"，则为其例。少阴与太阳相表里，故少阴也有可能转化为太阳病，如第 293 条"少阴病八九日，一身手足尽热者，以热在膀胱，必便血也"，就是少阴脏热转化为太阳腑热的实例。此外，由于阳明居中主土，具备"万物所归，无所复传"的特性，因此少阴本热太过，燥化成实，也可能转化成阳明腑实，少阴篇中第 320～第 322 条少阴三急下反映的就是这一病理转归。

刘树林认为，少阴生理以少阴心肾两脏和足少阴肾经与手少阴心经所联系的脏腑、经络、皮部及诸官窍等为基础的。少阴气化特点：少阴之上，热气治之，中见太阳。少阴太阳从本从标。少阴常少血多气，其气主枢。心主君火，肾者主真水，水火既济。手少阴心为君主之官，其主血脉，心者主血、为营；足少阴肾为先天之本，主藏先天之精气（元阴、元阳），主司二便。《伤寒论》以风寒邪气为主，故少阴病多以少阴阳虚为主，现结合《温病条辨》等内容补充少阴营血分病变。心居上焦，为阳中之太阳，统摄营卫，故卫气病易影响少阴心脏功能；足少阴肾为一身之真阳，膀胱气化以肾为本，即肾将三焦、膀胱两腑，故与卫气相关。所以少阴病可有卫分证，以寒邪中于少阴卫分为主，包括麻黄细辛附子汤及麻黄甘草附子汤证。少阴病气分以少阴心阳气不足及少阴肾阳气虚衰为主要证候，包括桂枝甘草汤、桂甘龙牡汤、桂枝去芍药加蜀漆牡蛎龙骨救逆汤、桂枝加桂汤、四逆汤、通脉四逆汤、白通汤、白通加猪胆汁汤、真武汤等。少阴病营分证，主要为热邪入于心肾，伤寒心肾中之营阴受损。包括少阴热损心营之清营汤，少阴热伤肾阴之青蒿鳖甲汤，少阴心肾不交之黄连阿胶汤，少阴营阴亏虚之生脉散等。少阴病血分证为阳虚不固或热伤血络而出现便血、尿血、斑疹，甚至出现血自口鼻、目出血等。包括少阴虚寒血脱的桃花汤、少阴水热互结的猪苓汤、少阴热入营血的犀角地黄汤等。

六、厥阴病提纲

《伤寒论》曰：厥阴之为病，消渴，气上撞心，心中疼热，饥而不欲食，食则吐蛔。下之利不止（第326条），如表7-1-6所示。

表7-1-6 厥阴病证

分　类	病　因	主　证	治　法
厥阴寒厥	汗吐下亡阳	亡阳或戴阳	四逆汤、白通汤加减
厥阴热厥	邪热内传	热深厥深	承气汤
邪犯心包	邪热内陷	神昏谵语	清宫汤送服"三宝"
肝风内动	热盛伤阴	风动之象	羚角钩藤汤、三甲复脉汤
热与血结	邪热内陷下焦	热结血室	桃核承气汤
厥热斑疹	热入营血	气营两燔	清瘟败毒饮

成无己以邪传入里、经脉循行、脏腑五行生克来论述厥阴病提纲证的。如成氏曰："邪传厥阴，则热已深也。邪……传至太阴，则腹满而嗌干，未成渴也……至少阴者，口燥舌干而渴，未成消也；至厥阴成消渴者，热甚能消水故也。"即认为邪传入里，外感初起始有发热恶寒，入太阴则腹满而干，入少阴继而口燥舌干而渴，当入厥阴时则是成消渴。热势渐次加重，"气上撞心，心中疼热"，则为肝气通心之故。"饥不欲食，食则吐蛔"，成氏认为当此之时，传经已尽当入腑，却因胃虚有热而邪留厥阴经所致。"下之利下不止"，由于更虚胃气，而厥阴风木来克，致有如是证状。

张志聪曰：厥阴者，阴之极也。夫两阴交尽，是为厥阴，阴极而阳生，故厥阴不从标本，从中见少阳之气化也。厥阴之为病，消渴者，经云：厥阴之上，风气主之，所谓本也，病干本气，故风消而渴也。其上撞心，下焦之气不和也；心中疼热，中焦之气不和也；饥而不欲食，上焦之气不和也。夫三焦者，少阳也。经云：本之下，中之见也。厥阴中见少阳，故有三焦之病也。食则吐蛔，下之利不止者，乃厥阴标阴为病，经云：见之下，气之标也，厥阴以阴寒为标，蛔乃阴类，不得阳热之化则顿生。而吐下之则阴极而阳不生，故利不止。莫氏曰：……厥阴心包之主血也，消渴而利不止，阴有寒热之气化也，气血寒热四者，乃厥阴之大纲也。

方有执以经络、脏腑五行生克来论述厥阴病提纲证。方氏认为厥阴病的"厥阴"是指肝经。厥阴属木，少阴属水。若厥阴邪热甚，肾水因此消亡。肾消，则饮水自救，故成"消渴"。又心主火，木火通气，肝气通心，故有"气上撞心，心中疼热"。胃属阳土，邪气甚，风木克土，胃气失健，则"不欲食"。"食则吐蛔"，乃胃中有蛔虫，未进食时则安静不动，当闻食臭，蛔虫骚动，胃失和降则吐。"下之利不止"，方有执则是以为邪在厥阴时木已盛，而再下之令阳明胃更虚，所以"利不止"。

柯琴以气化来解释厥阴病提纲证。柯氏由厥阴的释名,推导出厥阴病不宜病热。由气化理论和厥阴经脉属络关系,柯氏得出厥阴热证是由相火化令所致。因此,"消渴、气上撞心、心中疼热、饥而不食"都是因为气有余化火致使的诸证。"不欲食,食则吐蛔",柯氏认为风木克土则不欲食,而虫是风化,故使食则吐蛔。至于"下之利不止",柯琴以为"病发于阴而反下之,则气无止息而利不止矣",即由"虚虚之患"所致。

尤怡以气化、脏腑五行生克来论述厥阴病提纲证。尤氏曰:"厥阴为阴之尽,而风木之气,又足以生阳火而烁阴津……则为消渴",即是以六经气化解释,风火相煽以致消渴。而"气上撞心,心中疼热",则是以为肝气通心,木可生火所致。"饥不欲食",则是以为厥阴风木乘胃土,胃虚求食所以饥。邪热致使无法消谷,所以不欲食。"食则吐蛔",则因蛔闻食臭而出。"下之利不止",则以为胃重虚,而邪热下注所致。

陈修园以气化来论述厥阴病提纲证。认为厥阴以风为本,以阴寒为标,而火热在中。陈氏认为厥阴之气为病的总纲,即厥阴自得之病。认为"消渴"是厥阴之上,而中见少阳热化。"气上撞心,心中疼热"是由风木之气下而上,合心包在上,风火相击所致。中见少阳热化,火能消物,故为"饥"。厥阴为病,木盛克土,故为"饥而不欲食"。蛔虫感风木之气以生,蛔闻食臭而出,故有"食则吐蛔"。厥阴之标阴在下,阴在下而反下之,有阴无阳,故下之"利不止"。

郑钦安以寒热错杂来论述厥阴病提纲证。认为"厥阴之为病,消渴,气上撞心,心中疼热,饥而不食,食则吐蛔,下之利不止",是厥阴寒热错杂之候。"消渴,气上撞心"为里有热,热伤津液,邪热上干心所致。"饥而不食,食则吐蛔",则是里有寒所致。"食则吐蛔"则是里寒甚,故蛔不安而外出,又以为"下之利不止"则是不可妄下之戒。

唐宗海曰:厥阴之上,风气主之。……人生秉此风气,是生厥阴肝木之脏,肝贯膈,下连于肾系,为水生木,肝隔上连包络,合为一经,为木生火。三者合化氤氲畅达,而血气得以周流,此为厥阴风气之和也。风之为病,又由于水冷、火热不得其平之故。又曰:在人属厥阴肝经,厥者,尽也,逆也。阴尽而阳生,极而复返,故曰厥阴。谓厥阴肝脏内含胆火,厥阴包络下通三焦,阴为体而阳为用。《内经》所谓厥阴不从标本,从中见之气化者,正谓其通阳和阴,以成氤氲摩荡之和风,则气血无病也。若肝挟肾水发而为寒风,如风从冷带吹来者也,遂发为厥利;若包络挟心火发而为热风,如风从热带吹来者也,遂发为脓血。或寒热互相进退,为厥热往来;或外寒内热,为热深厥亦深;或下寒上热为饥渴,或阴搏阳回为左旋右转之抽风;或阳回阴复,为厥热停匀而自愈。至于风之生虫,必先积湿,故虫从风化。唐氏认为,厥阴本风标阴,中见少阳。风是因阴阳之气摩荡而发生的。自然界东方生风,应春季的阴退之象。

万友生说:"厥阴属肝与心包络,肝为阴木,属阴风,心包络为心之外膜,心属火,心包络自亦属火,但因心包络在五脏中居于辅助地位,故厥阴应以风为本。由于肝之阴风获得震阳和心包络火的温煦，阴阳相济，既不现寒，亦不现热，而为和风。且因风主疏泄，故厥阴所藏之血和本风所输出的标阴乃得以流畅，而不致郁滞，以成其养内滋外之功。这是就正常情况而言。"他认为，厥阴本风标阴，中见少阳。厥阴阳气、肝中相火和心包络火先虚，乃因阴寒邪气直中厥阴之经，或者因阴寒邪气由它经传入厥阴之经，导致厥阴标阴为病，而成为厥阴经表寒证。如《伤寒论》第351条"手足厥寒，脉细欲厥者，当归四逆汤主之"，第352条"若其人内有久寒者，宜当归四逆加吴茱萸生姜汤"即是其例。从后条"内有久寒者"体会，前者必然是新感外寒，纯属厥阴经表证，后者兼有久寒，当是厥阴经络脏腑同病，方中再加吴茱萸、生姜暖肝温胃，体现出上二证的区别。厥阴本风为病有三种病理变化，因肝阳和心包络火不足，阴寒之邪直中厥阴肝脏，导致阴风挟寒饮内动，如第378条"干呕，吐涎沫，头痛者，吴茱萸汤主之"；因厥阴肝脏阴血不足，阳热之邪直中厥阴，致使阳风挟火内动肆虐，因此表现为热证，如第371条"热利下重者，白头翁汤主之"；第373条"下利，欲饮水者，以有热故也，白头翁汤主之"；厥阴阴阳两虚，寒热之邪杂处其中，故现寒热错杂证。这是因为手厥阴心包络在上主火，足厥阴肝在下主阴风的缘故。提纲证第326条，对本证进行了详细具体论述。厥阴与少阳相表里，因此厥阴病有可能转化少阳病，篇中"呕而发热者，小柴胡汤主之"（第379条）。另外，厥阴病火气太盛，燥化成实，也可能转化成阳明病，篇中第374条"下利，谵语，有燥屎也，宜小承气汤"。病证由脏出腑，一般来说应是一种良好转归。

刘树林认为，厥阴生理以厥阴肝脏和心包及足厥阴肝经与手厥阴心包经所联系的脏腑、经络、皮部和诸官窍等为基础的。厥阴气化特点：厥阴之上，风气治之，中见少阳。阳明厥阴不从标本，从乎中。厥阴常多血少气，其气主阖。肝主藏血，主疏泄，主情志，心包代心受邪，凡入心者必犯心包。厥阴病理，因肝主藏血，主疏泄，所谓体阴而用阳，中寄少阳相火；心包为臣使之官，代心受邪。厥阴为两阴交尽，阳气欲萌，故主阴尽而阳生之时。故其表现以阴不足为本，而阳气虚而寒生，或阳气升发太过郁而为热。故厥阴病可有寒热之变。《伤寒论》以论述寒邪为主，故在营血不足基础上，多厥阴阳虚寒盛证，或阳气郁而化热而至寒热错杂证，或阳气升发太过而致热化证。温病学以温热邪气为主，温热邪气最易伤阴，故温热邪气侵及厥阴，多耗伤营血、或热犯心包而为病。现结合《温病条辨》等内容补充厥阴营血分病变。厥阴病卫分病变，厥阴本已营血不足，卫分感受寒邪，卫气为寒气所阻，营阴郁滞，更不能荣养四肢，故出现四肢厥逆、脉细欲绝的当归四逆汤证。若寒及厥阴气分则易合吴茱萸、生姜。厥阴病气分病变，主要为邪中厥阴，肝阳气虚、内寒盛，或肝气郁滞等表现。厥阴肝阳不足，肝寒犯胃则呕吐，肝寒上逆则巅顶痛的吴茱萸汤证；厥阴阳气易郁，可出现四肢厥逆之四逆散证。厥阴病营分病变，因厥阴营阴不足，不能濡养筋脉则挛急，可用芍药甘草汤；热邪入于厥阴，心包受邪，则易神错谵语，如清宫汤；若热入厥阴、热闭心包则以安宫牛黄丸、紫雪丹、至宝丹等清热息风开窍醒神；若热邪日久，则极易耗伤厥阴营血，则可以加减复脉汤、三甲复脉汤、大定风珠等滋补厥阴之营血为主。厥阴气营同病，因厥阴为阴尽阳生，营阴易不足，阳气尚虚弱。寒邪入于厥阴，若阳气郁而化热，则极易犯胃而呕吐，阳气不升而阳更虚、寒更盛，热气所伤营血更虚，故可见寒热错杂、虚实夹杂的乌梅丸证。厥阴病血分病变，以肝主藏血，故热入厥阴极易伤血，以麻黄升麻汤治之。厥阴阳郁化热上攻犯肺则咳唾脓血，下迫大肠则便脓血，以白头翁汤治之。

综上所述，由历代医家注释评选的六经病提纲证可知，以脏腑经络、营卫气血、气化方式所得的注解，在上下文义贯串上，较为优良。从历代医家注释中可知，六经病提纲证所论述的，部分为脏腑经络之病，部分为气化因素之病（如表7-1-7所示。摘自王亚伟博士学位论文—黄元御六经气化思想研究）。在此基础上，对六经病提纲证与十二经脉病候相比较，则知六经病提纲证所论述的脏腑经络病候与同名经脉病候相合，且十二经脉病候亦是脏腑、经络循行所致诸病候相结合。细察、比对历代医家注释六气司天病候后，可知六气司天病候，与十二经脉病候具有密切相关性。六气司天病候，与所克、或同名经脉病候相合多，除方药中所论述，有时并非如此吻合外。其余医家论述基本上均属所克，或同名经脉病候。故可知六经病提纲证是高度总括六气司天病候。六经病应是六气各自为病的结果。所以有各自独立的表证、里证、变证、坏证。而非始由太阳，太阳未罢而传经致有其他五经之病。

表7-1-7　黄元御六经经气正常司化从化关系表

六气	手足十二经	五行配属	六经主令从化
厥阴风木	足厥阴肝经 手厥阴心包经	乙木 相火	足厥阴以风木主令，手厥阴之火从母化气而为风
少阴君火	手少阴心经 足少阴肾经	丁火 癸水	手少阴以君火主令，足少阴之水从妻化气而为热
少阳相火	手少阳三焦经 足少阳胆经	相火 甲木	手少阳以相火主令，足少阳之木从子化气而为暑
太阴湿土	足太阴脾经 手太阴肺经	己土 辛金	足太阴以湿土主令，手太阴之金从母化气而为湿
阳明燥金	手阳明大肠经 足阳明胃经	庚金 戊土	手阳明以燥金主令，足阳明之土从子化气而为燥
太阳寒水	足太阳膀胱经 手太阳小肠经	壬水 丙火	足太阳以寒水主令，手太阳之火从夫化气而为寒

《医宗金鉴·伤寒论心法要诀》云："六经为病尽伤寒，气同病异岂期然，推其形脏原非一，因从类化故多端，明诸水火相胜义，化寒变热理何难，漫言变化千般状，不外阴阳表里间。"此乃认识六经提纲之要义也。刘渡舟教授对六经提纲的重要性更有深刻的认识，他认为六经"提纲是起指导、统摄作用的关键。凡是科学研究，著书立说，莫不贯以提纲之法，然后得以实施。《伤寒论》于六经辨证中各有提纲一条，犹大将之建旗鼓，使人知有所向，这是何等重要之事！"

第二节　外感伤寒类热病六经证治纲要

一、太阳病证

太阳者，六经之首也，主一身之表，六淫外袭，首当其冲。太阳之经荣于头而会于顶，故太阳受邪，经脉不利，可见"头项强痛"；营卫向外拒邪，则其脉阴阳俱浮，为太阳受邪也；邪正相争，则病发热。故太阳病之纲目，当以"发热、脉浮、头项强痛"为是。而恶风、恶寒是太阳中风、太阳伤寒之特征性表现；不恶寒而渴，则为太阳温病之特点。必须指出的是：六经俱有卫表证，太阴所主之肌肉，少阴所主之经络，厥阴所主之络脉，皆分布于机体之体表部位，是以三阴表证之治法亦见于《伤寒论》太阳病篇。

时振声教授认为：太阳病是六经辨证的开始阶段，也是急性热病的表证阶段。太阳病是人体阳气最为旺盛的阶段，此时人体正气抗邪有力，又由于人的体质差异的原因，所以临床表现多种多样，同时病证也是最为复杂的。卫气出于下焦，充养于中焦，开发于上焦。太阳病除以经脉气化解释外，还宜从藏象的角度，和肺联系起来，也符合临床实际，和温病学在辨证上也就统一起来了。总之，太阳病的提纲反映了表证表脉。外邪侵犯，卫阳与之抗拒于表，故现脉浮；太阳经气运行受阻，故头项强痛；因开始卫阳被遏，阳气外达不及，故有恶寒，继则卫阳与邪抗拒，阳气浮盛，故必发热。凡言太阳病必有这样的证候，凡是太阳病必都是表证，但有风、寒、温、暑、湿、燥等邪之分。时振声教授所述之太阳病，实际上是广义的外感热病的表证阶段，急性热病无论是风、寒、温、暑、湿、燥中的何种邪气为患或相兼为患，均有邪气袭表、卫气抗邪的表现。此时卫外功能是良好的，这是和太阳主表，为一身之藩篱，以及肺主皮毛的功能是分不开的，无论邪气从何种途径入侵人体，不外乎从口鼻或皮毛而入，由于体质等各种因素的影响，邪气进入人体后会产生不同的临床表现，如汗出或不汗出，恶寒或不恶寒，口渴或不口渴，发热或不发热等症状的差异，但是正如其所述，表证表脉是必有的要素。

秦伯未认为，太阳邪气初犯表，则正气不畅，屈而为恶寒，激而为发热，使血脉动惕逆行，故显脉浮、头痛项强、恶寒等症。此病有二：一则腠理开疏，邪气不内迫，徒泛漫肌肉，故汗出脉浮缓，是为中风。二则腠理紧闭，邪气怫郁，遂迫骨节，故骨节烦疼，无汗脉浮紧，是为伤寒。中风为散漫之邪，阳浮而阴弱；

伤寒为紧缩之邪，脉阴阳俱紧。两者轻重有别，此即表病之大纲，桂枝、麻黄之分野。桂枝之轻，自有阴阳之变化；麻黄之重，亦有阴阳之机变。如桂枝加葛根汤、桂枝加厚朴杏子汤、桂枝去芍加茯苓白术汤，则在桂枝之部位，而因项背强，或喘，或小便不利而加减。桂枝麻黄各半汤、桂枝二麻黄一汤、桂枝二越婢一汤，则失汗数日，热郁不解，致寒热偏胜如疟，桂枝之力不能及，故借麻黄越婢之遏其势。因证有剧易，而方有紧慢之别也。若多汗、或误汗，邪气不解，大烦渴，脉洪大，及胃气不和谵语者，则入阳明，为白虎调胃承气之所主，是为阳浮之极也。如桂枝加附子汤、桂枝去芍药加附子汤，则过汗伤津，小便难，四肢微急，或气虚上迫胸满，将陷于阴位也。若误汗，烦躁、吐逆、厥冷者，为甘草干姜四逆之所主，是为阴弱之极也。麻黄汤亦然。若邪气郁遏大筋，项背强急者，为葛根汤。若势稍及里，呕逆者，为葛根加半夏汤。若内壅下利，脉促、喘而汗出者，为葛根黄芩黄连汤。邪气迫筋骨，疼痛而喘者，为麻黄汤。若其势剧一等，表热郁极而烦躁者，及邪气不迫筋骨，而沉于肌肉，不能宣达，但身重者，为大青龙汤。若其势逊一等，夹水饮而不解，咳喘者，为小青龙汤。若表既解，而饮热迫肺，汗出而喘者，为麻杏石甘汤。若表不解而热更入里，与水相得烦渴，或下滞为小便不利，上逆为水入则吐者，为五苓散。其不渴者，为茯苓甘草汤。若外已解，而胸满胁痛者，及往来寒热，胸胁苦满，默默不欲饮食，心烦喜呕者，为小柴胡汤。但热灼膈间，虚烦不得眠，或反复颠倒，或胸中窒，或心中结痛者，为栀子豉汤。少气者，为甘草豉汤。呕者，为生姜豉汤。腹满、卧起不安者，为栀子厚朴汤。微烦者，为栀子干姜汤。此皆少阳也。若表邪入里，不恶寒但恶热者，及蒸蒸发热者，为调胃承气汤。不大便六七日，头痛有热者，为大小承气汤。若里热散漫，口燥渴，心烦，背微恶寒者，为白虎人参汤。若里热壅郁血中，病则如狂，少腹急结者，为桃仁承气汤。若蓄血甚，少腹硬满，小便自利者，为抵当汤丸。以上皆属阳明也，是为脉浮紧进于阳位之极矣。若表证兼湿邪，两邪相合，身体疼烦，不能自转侧者，为桂枝附子汤。若热少湿多，大便硬，小便自利者，为桂枝附子去桂加术汤。若两邪迫于骨节，烦疼掣痛，不得屈伸者，为甘草附子汤。若既无表证，虚寒昼日烦躁，不得眠者，为干姜附子汤。主恶寒者，为芍甘附子汤。主烦躁者，为茯苓四逆汤。主下利清谷者，为四逆汤。以上皆属三阴也，是为脉紧陷于阴位之极矣。

1. 太阳伤寒

太阳病，或已发热，或未发热，必恶寒，体痛、呕逆，脉阴阳俱紧者，名为伤寒（《伤寒论》第 3 条）。太阳病，头痛发热，身疼腰痛，骨节疼痛，恶风，无汗而喘者，麻黄汤主之（第 35 条）。太阳病，脉浮紧，无汗，发热，身疼痛，八九日不解，表证仍在，此当发其汗。服药已微除，其人发烦目瞑，剧者必衄，衄乃解。所以然者，阳气重故也。麻黄汤主之（第 46 条）。伤寒脉浮紧，不发汗，因致衄者，麻黄汤主之（第 21 条）。太阳病，脉浮紧，发热，身无汗，自衄者，愈（第47条）。脉浮者，病在表，可发汗，宜麻黄汤（第51条）。

按：太阳伤寒为表实证，是因风寒外束，卫阳被遏，营阴郁滞，简称"卫闭营凝"。临床证候归纳起来有三组：寒热、疼痛与无汗而喘。麻黄汤以麻黄得桂枝，一发卫分之郁，一透营卫之邪，并奏发汗解表、宣通肺卫、畅达营阴之功，务使寒邪从汗而出。

2. 太阳中风

太阳病，发热、汗出、恶风、脉缓者，名为中风（第2条）。太阳中风，阳浮而阴弱，阳浮者热自发，阴弱者汗自出，啬啬恶寒，淅淅恶风，翕翕发热，鼻鸣干呕者，桂枝汤主之（第12条）。太阳病，头痛，发热，汗出，恶风，桂枝汤主之（第13条）。太阳病，发热、汗出者，此为荣弱卫强，故使汗出。欲救邪风者，宜桂枝汤（第95条）。太阳病，初服桂枝汤，反烦不解者，先刺风池、风府，却与桂枝汤则愈（第24条）。太阳病，外证未解，脉浮弱者，当以汗解，宜桂枝汤（第42条）。太阳病，外证未解，不可下也，下之为逆；欲解外者，宜桂枝汤（第44条）。太阳病，先发汗不解，而复下之，脉浮者不愈。浮为在外，而反下之，故令不愈。今脉浮，故在外，当须解外则愈，宜桂枝汤（第45条）。吐利止而身痛不休者，当消息和解其外，宜桂枝汤小和之（第387条）。伤寒发汗已解，半日许复烦，脉浮数者，可更发汗，宜桂枝汤（第57条）。

按：太阳中风，为表虚证，乃外感风寒导致的营卫、气血、阴阳、表里不和之证，临床以汗出、畏恶风寒、脉弱为主要见证。桂枝汤主要功效：①具有调和营卫，发汗而又止汗之功效。②调和阴阳，解表而又治里。③调理脾胃，顾护后天之本。后世又有疏肝理气、平肝降冲之说。

3. 太阳温病

太阳病，发热而渴，不恶寒者，为温病。若发汗已，身灼热者，名曰风温，风温为病，脉阴阳俱浮，自汗出，身重、多眠睡、鼻息必鼾、语言难出（第6条）。

按：太阳温病的主要表现：发热，无恶寒，在临床上温病刚开始可以有轻微恶寒，持续时间比较短，恶寒的症状也很轻。渴，温病的渴是刚开始就有的，伤寒太阳病一般要入里化热传到阳明或者太阳，才出现口渴。风温病表现为脉寸尺部浮，脉应该是脉浮数，和脉浮缓、脉浮紧区别开来；有汗出、身重，有的时候身重也可以受湿；心神被扰，昏睡；肺气被抑，鼻鼾。太阳温病不可下法，若下之，则小便不利，眼球转动不灵，小便失禁。温病禁用火法，比如艾灸等火疗，会出现皮肤发黄，抽搐，如果再用了火熏，治疗方法一错再错，就可能会导致死亡。故治宜辛凉解表，宣肺平喘。方选麻黄杏仁甘草石膏汤。

4. 太阳中燥

太阳病，发热无汗，反恶寒者，名曰刚痉（《金匮要略·痉湿暍病脉证治第二》条文1，下简称金匮条文）。太阳病，发热汗出，而不恶寒，名曰柔痉（金匮条文2）。

病者身热足寒，颈项强急，恶寒，时头热面赤目赤，独头动摇，卒口噤，背反张者，痉病也（金匮条文7）。

（1）柔痉

太阳病，其证备，身体强，几几然，脉反沉迟，此为痉，栝蒌桂枝汤主之（金匮条文11）。治宜调和营卫、滋液润燥。方选栝蒌桂枝汤。

（2）刚痉

太阳病，无汗而小便反少，气上冲胸，口噤不得语，欲作刚痉，葛根汤主之（金匮条文12）。

按：仲景曾提出"太阳病，发汗太多，因致痉"；"夫风病，下之则痉，复发汗，必拘急"；"疮家，虽身疼痛，不可发汗，汗出则痉"三条，来说明误治损伤津液，病从燥化，可以病痉，但这不意味着是忽视了外感燥邪病痉。临床上也确实有外感引起的痉病，即西医所说的流行性斜颈。后人认为风邪偏胜则病柔痉，寒邪偏胜则病刚痉，这种认识，忽视了痉病的主要病因燥邪，是片面的。痉是燥病，其病原主要是燥邪，燥伤太阳即为太阳痉病，至于风邪、寒邪，不过是其兼夹之气，如只讲风、寒，只讲误治，反而不讲主要病因燥邪，就本末倒置了。仲景治太阳痉病二方，一主以栝蒌根，二主以葛根，此二味均是生津药，即阳明痉病之用大承气，目的也在存阴。可见仲景治痉病，是以治燥邪为主眼的。

5. 太阳中湿

太阳病，关节疼痛而烦，脉沉细者，此名湿痹。湿痹之候，小便不利，大便反快，但当利其小便（金匮条文14）。

（1）太阳寒湿证

湿家身疼烦，可与麻黄加术汤发其汗为宜。慎不可以火攻之（金匮条文20）。治宜太阳寒湿、发汗散寒、健脾除湿，方选麻黄加术汤。

（2）太阳风湿证

病者一身尽疼，发热日晡所剧者，此名风湿。此病伤于汗出当风，或久伤取冷所致也。可与麻黄杏仁薏苡甘草汤（金匮条文21）。治宜散寒驱风、健脾渗湿，方选麻黄杏仁薏苡甘草汤。

按：中湿，是指湿邪外袭，兼夹风寒，侵犯太阳，导致太阳经脉痹阻、腑气不利而引起的一种疾病。其证以一身尽疼为主，兼见太阳病的共有证候。六淫犯人，可外袭太阳，亦可从少阳、阳明或三阴起病。至于从何经而发，关键在于看患者的体质状况（六经何经为虚，营卫气血何者为虚），病邪之致病特性（包括六淫与何经同气相求）。故外湿犯人，并非一定从太阳为病。但湿邪侵犯太阳，即为太阳湿痹。

《医宗金鉴》说："太阳病，一身关节烦疼，若脉浮细者，湿在外也，当汗之；小便不利，大便反快，脉沉细者，湿在内也，当利之。"利之，宜五苓散之类；汗之，宜麻黄加术汤之类。前者属于太阳腑病治法，后者属于太阳经病治法。外湿侵犯太阳，初起经病居多，故《金匮要略》论治湿痹，于汗法独详。而麻黄加术汤之治湿痹，诚如尤怡所说："麻黄得术，虽发汗不致过汗；术得麻黄，并能行表里之湿"，此方很符合"微微似欲汗出者，风湿俱去也"的治则。故可以作为治太阳湿淫病的代表方。因六淫伤人，每多兼夹，湿邪侵犯太阳，又常与风寒相间杂至，故《伤寒论》说与伤寒相滥。《温病明理》遂据此而谓湿痹即后世所谓之湿温，但湿温初起病位在足阳明、足太阴二经，考之《金匮要略》治湿痹诸方，似不甚合，故这个问题，尚须加以研讨。

6. 太阳中暍

太阳中暍，发热恶寒，身重而疼痛，其脉弦细芤迟。小便已，洒洒然毛耸，手足逆冷，小有劳，身即热，口开，前板齿燥。若发其汗，则恶寒甚；加温针，则发热甚，数下之，则淋甚（金匮条文25）。太阳中热者，暍是也，汗出，恶寒，身热而渴，白虎加人参汤主之（金匮条文26）。

按：中暑即中暍。太阳中暍，暑热耗气伤液。耗气则腠理开泄，故汗出恶寒；热蒸肌腠，阴津被伤，故身热口渴。治宜清暑泄热、益气养津。方选白虎加人参汤。恽铁樵说："暍字文义，本是伤暑，伤暑伤寒相滥，非暑温而何。"仲景用白虎加人参汤治疗。由于白虎汤几乎被世所公认地认为是阳明病之方，所以叶天士说："夏暑发自阳明，古人以白虎汤为主方。"但仲景明明是说太阳中暍，足见后人见解与仲景见不同。仲景认为六淫病都可从太阳开始，中暍也不例外，若暍病初起恶寒，即属太阳，太阳中暍用白虎，这与阳明伤寒用麻黄，太阴中风用桂枝，都是同样道理。也就是说，白虎汤是阳明病之主剂，不是阳明病的专方。厥阴病篇350条"伤寒，脉滑而厥者，里有热，白虎汤主之"。说明厥阴病也有用白虎汤的，故不能因为用了白虎汤，就说太阳中暍是阳明病。暑邪侵袭太阳，就是太阳中暍。太阳病初起，因所伤之邪不同，故有用麻黄汤的，也有用白虎汤的，仲景于太阳病，辨因论治，原文如此，一一可以核对，后人不宜凭己见强解经文本意，自说自话。

7. 太阳蓄水证

太阳病，小便利者，以饮水多，必心下悸；小便少者，必苦里急也（第127条）。太阳病，发汗后，大汗出、胃中干、烦躁不得眠，欲得饮水者，少少与饮之，令胃气和则愈；若脉浮、小便不利、微热、消渴者，五苓散主之（第71条）。发汗已，脉浮数、烦渴者，五苓散主之（第72条）。伤寒，汗出而渴者，五苓散主之；不渴者，茯苓甘草汤主之（第73条）。中风发热，六七日不解而烦，有表里证，渴欲饮水，水入则吐者，名曰水逆，五苓散主之（第74条）。本以下之，故心下痞；与泻心汤，痞不解。其人渴而口燥烦，小便不利者，五苓散主之（第156条）。

按：太阳蓄水证，是外感风寒，外遏卫阳，内有水饮，导致水蓄膀胱，气化不利为基本病机。临床以小便不利、微热、消渴为辨证要点。五苓散重在化气行水，水行气化则阳气宣通，故叶天士说："通阳不在温，而在利小便。"

8. 太阳蓄血证

太阳病不解，热结膀胱，其人如狂，血自下，下者愈。其外不解者，尚未可攻，当先解其外；外解已，但少腹急结者，乃可攻之，宜桃核承气汤（第106条）。太阳病，六七日表证仍在，脉微而沉，反不结胸；其人发狂者，以热在下焦，少腹当鞕满，小便自利者，下血乃愈。所以然者，以太阳随经，瘀热在里故也。抵当汤主之（第124条）。太阳病，身黄、脉沉结、少腹鞕、小便不利者，为无血也；小便自利，其人如狂者，血证谛也，抵当汤主之（第125条）。伤寒有热，少腹满，应小便不利，今反利者，为有血也，当下之，不可余药，宜抵当丸（第126条）。

按：太阳蓄血证为瘀血与邪热相结于下焦所致，以"少腹急结，其人如狂"或"少腹硬满，其人发狂"为主要临床表现。治当活血化瘀、通下瘀热。若热大于瘀，其人大便秘结，干燥难下的，则用桃核承气汤；若瘀大于热，而大便虽硬，但排解容易，大便色黑如煤，精神情志症状明显的，则用抵当汤或抵当丸。就个人实践而言，临证只要有"少腹鞕"而无小便不利，不必"其人如狂""其人发狂"，即可用于治疗下腹部的疑难杂病。

9. 太阳湿热郁表证

湿热证，恶寒无汗，身重头痛，湿在表分（《湿热病篇》第2条）；湿热证，恶寒发热，身重关节疼痛，湿在肌肉，不为汗解（《湿热病篇》第3条）。此乃湿热之变局也。

按：第2条名为阴湿伤表，实为湿热从太阳而入，湿重遏太阳卫气的证候。第2条所列的方药仅可暂用，一旦寒解热透，湿邪化热，汗出不恶寒则需改弦易辙，另立新法。第3条较第2条病位略深，而且热邪渐盛。这种情况不但要辛凉解表，更要重用清利湿热之品，"不欲湿邪之郁热上蒸，而欲湿邪之淡渗下走耳"。因此，第2条和第3条所示的是病在太阳的湿热证，与暑月寒湿证截然不同。治宜祛风化湿，药用藿香、香薷、羌活、苍术皮、薄荷、牛蒡子等味。头不痛者，去羌活（第2条）；治宜祛风化湿、淡渗清热，药用滑石、大豆黄卷、茯苓皮、苍术皮、藿香叶、鲜荷叶、白通草、桔梗等味。不恶寒者，去苍术皮（第3条）。

10. 太阳暑温，暑湿困表证

形似伤寒，但右脉洪大而数，左脉反小于右，口渴甚，面赤，汗大出者，多曰暑温，……（《温病条辨·卷一·上焦篇》第22条）。暑兼湿热，偏于暑之热者为暑温，……（《温病条辨·卷一·上焦篇》第35条）。

按：本条病证是由感受暑热病邪，太阳卫阳被遏所致，每兼湿热，发病急骤，初起即见壮热、汗多、烦渴引饮、面赤、舌红苔黄腻、脉洪大或濡数等。治宜清暑化湿、辛凉解肌，方选白虎加苍术汤，或卫分宣湿饮（《暑病证治要略》）。

11. 太阳湿热下注证

湿热证，数日后自利，溺赤，口渴，湿流下焦，宜滑石、猪苓、茯苓、泽泻、萆薢、通草等味（《湿热病篇》第11条）。

按：湿热之邪，流注下焦，小肠泌别失职，太阴膀胱气化及阳明大肠传导失司，而见小便赤涩，大便自利，口渴乃湿邪内阻，津不上承所致。故治当分利湿邪为要，方中药物取淡渗利湿之品，所谓"治湿不利小便，非其治也"，"利小便所以实大便"，湿邪去则诸症愈。

12. 太阳卫阳暂亡，湿热邪结证

湿热证，四五日，忽大汗出，手足冷，脉细如丝或绝，口渴，茎痛，而起坐自如，神清语亮。乃汗出过多，卫外之阳暂亡，湿热之邪仍结，一时表里不通，脉故伏，非真阳外脱也，宜五苓散去术加滑石、酒炒川连、生地、芪皮等味（《湿热病篇》第29条）。

按："忽大汗出，手足冷，脉细如丝或绝"，全似阴盛阳亡之象。但阴盛者，当神疲倦卧，欲寐郑声，"今起坐自如，神清语亮"，则可知非阴盛阳亡，实乃一时汗出过多，太阳卫阳随汗泄越，在里之阳气一时未达于肌表的卫阳暂亡之象。茎痛，为湿热结于膀胱；口渴为汗出过多，阴液耗伤所致。王孟英云："以四苓加滑石导湿下行，川连、生地清火救阴，芪皮固其卫气，用法颇极周密。"王氏之方药解释，甚是可取。

二、阳明病证

秦伯未认为，阳明实热充斥于表里内外，故在外之发热恶热潮热，在内之腹满谵语燥屎，即胃家实是也。此病有二：一则胃热散漫未结实，其脉洪大或浮滑，腹满身重，谵语遗尿者，为白虎汤。渴欲饮水，口干舌燥者，为白虎人参汤。二则胃热已结实。若胃气不和，恶热心烦，将结实者，为谓胃承气汤。脉滑而疾，谵语发潮热，大便硬未至燥屎，或腹大满不通者，为小承气汤。脉实大迟，燥屎搏结，手足濈然汗出，身重短气，腹满而喘，谵语如见鬼状者，为大承气汤。若不识人，循衣摸床，惕而不安，微喘直视者，为胃实已极。其脉弦者，精气尚存，宜下之。若脉微涩者，为精气萎弱之候，难治。此皆太阳少阳之邪，渐陷于胃者，其证属缓下之治。若目中不了了睛不和，或汗多，或腹满痛者，剧热迅传，势近危恶，与少阴大承气汤同属急下之列，此阳明之正治也。其他表证未解，脉迟汗出多，微恶寒者，为桂枝汤。脉浮无汗而喘者，为麻黄汤。少阳未解，潮热大便溏，小便自可，胸胁满，或胁下硬满，不大便而呕，舌上白苔者，为小柴胡汤。上焦郁热，心中懊憹，舌上苔，胃中空虚者，为栀子豉汤。下焦郁热，渴欲饮水，小便不利者，为猪苓汤。热入血室，下血谵语者，为小柴胡汤。热结膀胱，其人善忘，屎虽硬大便反易，其色黑者，及脉数，消谷喜饥，不大便者，为抵当汤。瘀

热在表身黄者，为麻黄连轺赤小豆汤。瘀热在表里间，身黄发热者，为栀子柏皮汤。瘀热在里，身黄如桔子色，小便不利，腹微满，渴引水浆者，为茵陈蒿汤。此阳明之旁证，而皆属热也。若胃中有寒，食谷欲呕者，为吴茱萸汤。下利清谷者，为四逆汤。此亦阳明之旁证，而皆属寒也。若胃中无邪气，汗出，小便自利，大便硬者，为津液内竭，宜以蜜煎、土瓜根、猪胆导之。若但汗多，胃中燥而渴欲饮水，小便数，大便硬，无所苦者，宜少少与水以润之。

1. 阳明中风

阳明病，脉迟、汗出多、微恶寒者，表未解也，可发汗，宜桂枝汤（第234条）。阳明中风，脉弦浮大，而短气，腹都满，胁下及心痛，久按之气不通，鼻干，不得汗，嗜卧，一身及目悉黄，小便难，有潮热，时时哕，耳前后肿，刺之小差，外不解。病过十日，脉续浮者，与小柴胡汤（第231条）。

按：阳明中风，治宜调和营卫、解肌发表，方选桂枝汤。阳明经表受邪，亦有风寒之分，若阳明中于风邪则脉迟，此比太阳中风之邪入渐深，其证汗出虽多而恶寒反微，反映了阳明中风与太阳中风不同。外邪初入阳明，持续时间较短，只在一二日间，症状是微恶风寒，汗出多，或无汗而喘，此表也是风寒外束所致，故用桂枝汤、麻黄汤发汗解表。虽然发汗、利小便是阳明经病治疗之大禁，然风寒初入阳明之表，用麻黄桂枝发汗，是取急以除热而存阴液之意。值得强调的是，由于阳明是水谷之海、多气多血之经，外邪极易化燥从热，所以，阳明表证持续时间很短，"阳明恶寒，二日自止"，且恶寒程度较轻，往往被人们感觉不到，或者容易忽略。

2. 阳明伤寒

阳明病，脉浮、无汗而喘者，发汗则愈，宜麻黄汤（第235条）。脉但浮，无余证者，与麻黄汤。若不尿，腹满加哕者，不治（第232条）。

按：阳明伤寒，治宜辛温发汗，疏风解表。方选麻黄汤或葛根汤。第235条论述阳明经表被寒邪所伤，脉浮而不紧，浮为邪尚在表；若兼紧则"邪反入里"（第36条）。寒邪束于经表，皮毛为之闭塞不开，以致肺气不宣而喘，发汗解表，则喘可愈，宜用麻黄汤。第232条承第231条若"脉但浮"（不夹弦大）而"文无余证者"，即无阳明"腹满"和少阳"胁下"及"心下痛"（见第231条）等症，只有发热、无汗、脉浮短气等症，可与麻黄汤发汗解其表郁。若其证由小便难转为无尿，同时腹又胀满不消的，叫作"关"，关者出入废矣。或由时时哕而变重为呕吐饮食不入的，叫作"格"，格者主升降已息。《难经》曰："关格者，不得尽其命而死。"

3. 阳明温病，邪热炽盛证

面目俱赤，语声重浊，呼吸俱粗，大便闭，小便涩，舌苔老黄，甚则黑有芒刺，但恶热，不恶寒，日晡益甚者，传至中焦，阳明温病也。脉浮洪，躁甚者，白虎汤主之。脉沉数有力,甚则脉体反小而实者,大承气汤主之。暑温、湿温、温疟,不在此例(《温病条辨·卷二·中焦篇》第1条)。

按:阳明之脉荣于面,阳明热炽,故面赤而热;火盛必克金,故目白睛亦赤;金受火刑,故语声重浊,呼吸俱粗。大便闭,阳明实也;小便涩,火腑不通也;口燥渴,火烁津也;舌苔老黄,肺受胃浊。若火热赤盛未成燥结,宜白虎汤以清热生津;若燥热腑实已成,则宜大承气汤以通腑泄热。

4. 阳明湿温入里证

脉缓身疼痛,舌淡黄而滑,渴不多饮,或竟不渴汗出热解,继而复热,内不能运水谷之湿,外复感时令之湿,发表攻里,两不可施,误认伤寒,必转坏证,徒清热则湿不退,徒劫湿则热愈炽,黄芩滑石汤主之(《温病条辨·卷二·中焦篇》第63条)。

按:湿热郁闭卫阳,故身疼痛;舌苔淡黄而滑,渴不多饮,为湿热之象;今继而复热者,乃湿热相蒸之汗,湿属阴邪,性属黏腻,留连气分不能因汗而退,故继而复热。治宜清热利湿、宣通气机,方选黄芩滑石汤。

5. 阳明热扰胸膈证

阳明病,下之,其外有热,手足温,不结胸,心中懊憹,饥不能食,但头汗出者,栀子豉汤主之(第228条)。阳明病,脉浮而紧,咽燥,口苦,腹满而喘,发热汗出,不恶寒反恶热、身重。若发汗则躁,心愦愦反谵语;若加温针,必怵惕烦躁不得眠;若下之,则胃中空虚,客气动膈,心中懊憹,舌上胎者,栀子豉汤主之(第221条)。

按:大凡病邪在表宜汗,在上脘宜吐,在腹宜下。今吐下后,有形之邪已去,而余热未尽,留扰于胸膈;或是在病变过程中,外邪初步入里化热,尚未归并胃肠之际,热扰胸膈,均可致心烦不得眠,甚者反复颠倒,心中懊憹。如热邪损伤中气,可见短气;胃热因热上逆则见呕吐。治宜清宣胸膈郁热,方选栀子豉汤。

6. 阳明水热互结证

若脉浮,发热,渴欲饮水,小便不利者,猪苓汤主之(第223条)。阳明病,汗出多而渴者,不可与猪苓汤。以汗多胃中燥,猪苓汤复利其小便故也(第224条)。

按:阳明水热互结,客热入里,津液不足,水气停蓄,故见脉浮、发热,渴欲饮水,小便不利。治宜清热滋阴利水,方选猪苓汤。本证既有阴虚里热的一面,又有气化不利的一面;水气停蓄,气不布津,则已伤之阴愈亏;津液不能正常输布,则既蓄之水愈甚,形成干、湿不均之复杂局面。如单纯滋阴则水蓄更甚;或单纯利水则阴液更伤;如此非但不能解决矛盾,反使病情加重,故必须滋阴与利水兼顾,治宜猪苓汤。值得一提的是:治疗阳明热病有起手三法之说。热在上者,开郁清热,宜栀子豉汤;热在下者,育阴利水,宜猪苓汤;热在中者,清热以滋气阴。然阳明胃脘上近于胸膈,从太阳看,胸膈则为里;若从阳明看,胸膈则为表。可见栀子豉汤实为半表半里之剂,它于清热之中而又有宣邪外出的作用。

7. 阳明里热炽盛证

伤寒，脉浮滑，此以表有热，里有寒，白虎汤主之（第176条）。三阳合病，腹满，身重，难以转侧，口不仁，面垢，谵语，遗尿。发汗，则谵语；下之，则额上生汗，手足逆冷；若自汗出者，白虎汤主之（第219条）。阳明病，脉浮而紧者，必潮热发作有时；但浮者，必盗汗出（第201条）。

按：阳明气分热盛，乃由伤寒化热传入阳明，或温病邪传气分所致。临床以大热、大汗、大渴、脉洪大，或身热、腹满、身重、难以转侧、口不仁、谵语、面垢、遗尿为主要表现。治宜清热生津，方选白虎汤。若热伤气阴，宜白虎加人参汤。另外，"里有寒"，诸家皆以为错文，实则为邪热充斥表里，导致气血不能荣养阳明之里而出现"里有寒"之假象。

8. 阳明胃家燥热证

阳明病，不吐，不下，心烦者，可与调胃承气汤（第207条）。太阳病三日，发汗不解，蒸蒸发热者，属胃也，调胃承气汤主之（第248条）。伤寒吐后，腹胀满者，与调胃承气汤（第249条）。伤寒十三日，过经，谵语者，以有热也，当以汤药下之。若小便利者，大便当硬，而反下利，脉调和者，知医以丸药下之，非其治也。若自下利者，脉当微厥，今反和者，此为内实也，调胃承气汤主之（第105条）。

按：阳明胃家燥热，乃燥热初结胃肠，或大便燥坚，痞满不甚，或腑实重下后，邪热宿垢未尽，或大便秘结，火热在上所致。症见蒸蒸发热，大便秘结，腹中胀满，心烦，谵语，脉实。治宜荡涤实热，方选调胃承气汤。

9. 阳明燥热，气滞腑实证

阳明病，其人多汗，以津液外出，胃中燥，大便必鞕，鞕则谵语，小承气汤主之。若一服谵语止者，更莫复服（第213条）。阳明病，谵语，发潮热，脉滑而疾者，小承气汤主之。因与承气汤一升，腹中转气者，更服一升；若不转气者，勿更与之。明日又不大便，脉反微涩者，里虚也，为难治，不可更与承气汤也（第214条）。太阳病，若吐、若下、若发汗后，微烦，小便数，大便因鞕者，与小承气汤，和之愈（第250条）。

按：阳明燥热移肠，乃阳明热盛，燥屎初结，痞满而实，燥坚不甚之腑实证。症见大便结硬，谵语，潮热，心烦，脉来滑疾。治宜泻热行气、破滞通腑，方选小承气汤。

10. 阳明燥热腑实证

病人不大便五六日，绕脐痛，烦躁，发作有时者，此有燥屎，故使不大便也（第239条）。阳明病，下之，心中懊憹而烦，胃中有燥屎者，可攻。腹微满，初头硬，后必溏，不可攻之。若有燥屎者，宜大承气汤（第238条）。阳明病，谵语，有潮热，反不能食者，胃中必有燥屎五六枚也；若能食者，但鞕耳。宜大承气汤下之（第215条）。大下后，六七日不大便，烦不解，腹满痛者，此有燥屎也。所以然者，本有宿食故也，宜大承气汤（第241条）。病人小便不利，大便乍难乍易，时有微热，喘冒不能卧者，有燥屎也，宜大承气汤（第242条）。腹满不减，减不足言，当下之，宜大承气汤（第255条）。伤寒若吐、若下后不解，不大便五六日，上至十余日，日晡所发潮热，不恶寒，独语如见鬼状；若剧者，发则不识人，循衣摸床，惕而不安，微喘直视，脉弦者生，涩者死。微者，但发热谵语者，大承气汤主之。若一服利，则止后服（第212条）。伤寒六七日，目中不了了，睛不和，无表里证，大便难，身微热者，此为实也。急下之，宜大承气汤（第252条）。阳明病，发热汗多者，急下之，宜大承气汤（第253条）。发汗不解，腹满痛者，急下之，宜大承气汤（第254条）。阳明少阳合病，必下利。其脉不负者，为顺也；负者，失也。互相克贼，名为负也。脉滑而数者，有宿食也，当下之，宜大承气汤（第256条）。汗出谵语者，以有燥屎在胃中，此为风也。须下者，过经乃可下之；下之若早，言语必乱，以表虚里实故也。下之则愈，宜大承气汤（第217条）。二阳并病，太阳证罢，但发潮热，手足漐漐汗出，大便难而谵语者，下之则愈，宜大承气汤（第220条）。

按：阳明燥热腑实，乃伤寒温病，邪传阳明之腑，入里化热，与肠中燥屎相结而成为里实热证。症见大便秘结，绕脐痛，或腹满疼痛拒按，烦躁发作有时，或手足躁扰而不安，神昏谵语，心惕不稳，日晡所发潮热，循衣摸床，微喘直视，目不了了，睛不和。治宜峻下燥结、荡涤肠胃，方选大承气汤。

11. 阳明津伤腑实证

津液不足，无水舟停者，间服增液，再不下者，增液承气汤主之（《温病条辨·中焦篇》）。

按：阳明温病热结阴亏证，燥屎不行，下之不通，脘腹胀满，口干唇燥，舌红苔黄，脉细数。治宜滋阴增液、攻下腑实。方选增液承气汤。

12. 阳明脾约证

脉阳微而汗出少者，为自和也；汗出多者，为太过；阳脉实，因发其汗，出多者，亦为太过。太过者，为阳绝于里，亡津液，大便因鞕也（第245条）。脉浮而芤，浮为阳，芤为阴，浮芤相搏，胃气生热，其阳则绝（第246条）。趺阳脉浮而涩，浮则胃气强，涩则小便数。浮涩相搏，大便则硬，其脾为约，麻子仁丸主之（第247条）。阳明病，自汗出。若发汗，小便自利者，此为津液内竭，虽硬不可攻之；当须自欲大便，宜蜜煎导而通之。若土瓜根及大猪胆汁，皆可为导（第233条）。

按：阳明脾约证，乃胃中燥热（胃强），脾津不足（脾弱）所致。症见大便秘结，小便频数。宜泻胃滋脾、润燥通便，方选麻子仁丸；若津液内亏 润肠滋燥、滋润通便，方选蜜导煎，或土瓜根及大猪胆汁，皆可为导。

13. 阳明湿热发黄证

阳明病，无汗，小便不利，心中懊憹者，身必发黄（第 199 条）。阳明病，被火，额上微汗出，而小便不利者，必发黄（第 200 条）。阳明病，发热汗出者，此为热越，不能发黄也。但头汗出，身无汗，剂颈而还，小便不利，渴饮水浆者，此为瘀热在里，身必发黄，茵陈蒿汤主之（第 236 条）。伤寒七八日，身黄如橘子色，小便不利，腹微满者，茵陈蒿汤主之（第 260 条）。伤寒瘀热在里，身必发黄，麻黄连轺赤小豆汤主之（第 262 条）。伤寒身黄发热，栀子柏皮汤主之（第 261 条）。

按：阳明发黄，乃湿热郁蒸，里有结滞，影响肝胆疏泄，胆汁外溢所致。若湿重于热、发黄偏里者，症见黄疸，小便不利，发热，无汗，腹满，苔黄腻，脉滑数，宜泻热利湿，方选茵陈蒿汤。若湿重于热、发黄偏表者，症见身黄，发热恶寒，无汗，身痒，宜散热利湿，方选麻黄连轺赤小豆汤。若湿重于热、无表里证者，症见身黄，发热，心中懊憹，口渴，舌红苔黄，而无腹满，宜清热里湿，方选栀子柏皮汤。

14. 阳明衄血证

阳明病，口燥，但欲嗽水不欲饮咽者，此必衄（第 202 条）。脉浮发热，口干鼻燥，能食者则衄（第 277 条）。

按：阳明衄血，治宜解表泄热，方选麻黄汤加生石膏、芦根、茅根；里热动血者，宜清热凉血，方选犀角地黄汤。

15. 阳明下血证

阳明病，下血谵语者，此为热入血室，但头汗出者，刺期门，随其实而泻之，濈然汗出则愈（第 216 条）。

按：阳明气分之热不解，可迫于血分，其人可发生热入血室。邪热迫血妄行，故见卜血。妇女表现为月经不当至而至，或经水过多；热扰神明，因而谵语；头为诸阳之会，阳热入于血分，不能达于表，而蒸腾于上，故仅头汗出。治疗用刺期门的方法，以泻肝之实。因肝藏血，血室隶属于肝脉，故泻肝之所以泻血室之热。血室邪热得去，则机体阳气伸，枢机利，故濈然汗出而病愈。

16. 阳明蓄血证

阳明证，其人喜忘者，必有蓄血。所以然者，本有久瘀血，故令喜忘，屎虽硬，大便反易，其色必黑者，宜抵当汤下之（第 237 条）。病人无表里证，发热七八日，虽脉浮数者，可下之。假令已下，脉数不解，合热则消谷喜饥，至六七日，不大便者，有瘀血，宜抵当汤（第 257 条）。若脉数不解，而下不止，必协热便脓血也（第 258 条）。

按：阳明蓄血，乃阳明气分之热不解，迫于血分，热入血室所致。症见喜忘，谵语，屎虽硬，大便反易，其色必黑；或妇女月经不当至而至，或经水过多，谵语，头汗出。治宜攻逐瘀血，方选抵当汤，针刺期门。若下后，脉数不解，而下利不止，是瘀血被邪热蒸腐，必协热而为便脓血。其虽非抵当汤所宜，当亦不外清热化瘀。常器之谓宜白头翁汤，柯韵伯谓宜黄连阿胶汤，两说可参。

17. 阳明余热不解证

伤寒解后，虚羸少气，气逆欲吐，竹叶石膏汤主之（第 397 条）。

按：阳明余热不解，治宜滋养气液、和胃止吐，方选竹叶石膏汤。本条之"虚羸"，言其形体瘦弱；"少气"，言其气虚不足。本证乃大病瘥后而形气皆衰，津液不足，余热未尽，饮食少思，胃气上逆而欲吐。治以竹叶石膏汤滋养气液、和胃止吐。

18. 阳明伤湿表证

湿热证，汗出，恶寒发热，身重关节疼痛，湿在肌肉，不为汗解，宜滑石、大豆黄卷、茯苓皮、苍术皮、藿香叶、鲜荷叶、通草、桔梗等味（《湿热病篇》第 3 条）。

按：湿邪初犯阳明之表，阳明主肌肉，故见恶寒发热，身重，关节疼痛；因湿性黏滞，故不为汗解。治宜解表化湿、淡渗清利为法。

19. 阳明暑湿，郁闭腠理证

湿热证，始恶寒，后但热不寒，汗出，胸痞，舌白或黄，口渴不引饮（薛生白《湿热条辨》第 1 条）。湿热证，胸痞发热，肌肉微疼，始终无汗者，腠理暑邪内闭，宜六一散一两，薄荷叶三四分，泡汤调下即汗解（《湿热病篇》第 21 条）。此皆湿热之正局也。

按：本条病证为暑湿郁闭腠理，卫阳不展，故始恶寒；暑热内蒸，故但热不寒，汗出，胸痞，舌白或黄；暑热闭阻，津不上承，故口渴，湿为阴邪，故虽渴不欲引饮。治宜清暑利湿、辛凉开表，方选鸡苏散。

20. 阳明湿热，热扰胸膈证

湿热证，初起壮热口渴，脘闷懊憹，眼欲闭，时谵语，浊邪蒙闭上焦，宜涌泄，用枳壳、桔梗、淡豆豉、生山栀，无汗者加葛根（《湿热病篇》第 31 条）。

按：阳明湿热炽盛，故初起壮热口渴，时有谵语；热扰胸膈，故脘闷懊憹；肺气不舒，故眼欲闭。治宜涌泄开表，方选栀子豉汤加减。

21. 阳明湿热在里证

湿热证，舌遍体白，口渴，湿滞阳明，宜用辛开，如厚朴、草果、半夏、干菖蒲等味（《湿热病篇》第 12 条），此乃湿邪极盛，尚未化热。湿热证，初起发热，汗出胸痞，口渴舌白，湿伏中焦，宜藿梗、蔻仁、杏仁、枳壳、桔梗、郁金、苍术、厚朴、草果、半夏、干菖蒲、佩兰叶、六一散等味（《湿热病篇》第 10 条），此乃湿伏中焦，始见化热，湿重于热也。湿热证，舌根白，舌尖红，湿渐化热，余湿犹滞，宜辛泄佐清热，如蔻仁、半夏、干菖蒲、大豆黄卷、连翘、绿豆衣、六一散等味（《湿热病篇》第 13 条），此乃湿渐化热，余湿犹滞。湿热证，壮热口渴，自汗，身重，胸痞，脉洪大而长者，此太阴之湿与阳明之热相合，宜白虎加苍术汤（《湿热病篇》第 37 条），此乃热多湿少也。

按：湿热病提纲证，是薛氏仿仲景体例，写出了温病中湿中阳明之表的提纲证，与寒中太阳之表相对举。自注中薛氏从天人相应、同气相求的观点出发，以仲景之伤寒、《内经》之温病为对照，以六经辨证为方法解析了湿热证的病机规律：湿热多由口鼻而入，阳明之表（肌肉、胸中）先受邪，湿遏阳气则恶寒，湿痹清阳则胸痞，湿邪内盛则舌白不引饮，湿郁化热或暑湿内袭，阳明热蒸，故后发热汗出，口渴不恶寒，治宜白虎加苍术汤或桂苓甘露饮（第 1 条）；阳明暑湿在表，治宜清暑化湿解表，方选鸡苏散（第 21 条）；湿热伤阳明在里之表、热扰胸膈证，治宜涌泄，药用枳壳、桔梗、淡豆豉、生山栀，无汗者加葛根（第 31 条）；阳明湿热在里，湿邪极盛，尚未化热治宜辛开，药用厚朴、草果、半夏、干菖蒲等味（第 12 条）；湿伏中焦，始见化热，湿重于热，治宜藿梗、蔻仁、杏仁、枳壳、桔梗、郁金、苍术、厚朴、草果、半夏、干菖蒲、佩兰叶、六一散等味；湿渐化热，余湿犹滞，治宜燥湿之中，即佐清热，药用蔻仁、半夏、干菖蒲、大豆黄卷、连翘、绿豆衣、六一散等味。因为湿邪氤氲黏腻，易于阻遏阳气，膜原三焦为相火通行的道路，日久相火化成壮火，而兼见耳聋干呕（"少阳三焦"）、发痉发厥（"厥阴风木"）。此外，薛氏还仿照《内经》温病的理论认为湿热病的发生"太阴内伤"是本，湿热外受是标，而且标本的多少与湿热病的预后相关，"中气实者，其病必微"。

22. 湿热化燥，热盛阳明，充斥三焦证

湿热证，壮热烦渴，舌焦红或缩，斑疹，胸痞，自利，神昏痉厥，热邪充斥表里三焦，宜大剂犀角、羚羊角、生地、玄参、银花露、紫草、方诸水、金汁、鲜菖蒲等味（《湿热病篇》第 7 条）。

按：湿热化燥化火，热盛阳明，充斥三焦表里。壮热烦渴为气分热炽，舌焦红或缩，外发斑疹为热燔血分，热毒充斥于上则胸痞，下迫大肠则自利，窜入手足厥阴则见神昏痉厥。自注云："此条乃痉厥中最重者"，急需凉血解毒，清热生津，开窍息风为治。方中犀角、羚羊角清热凉血息风，银花、紫草、金汁清热解毒，生地、玄参滋养阴液，方诸水清热止渴除烦，菖蒲化痰开窍。

23. 阳明湿热蒙蔽清阳，胃气不舒证

湿热证，数日后，脘中微闷，知饥不食，湿邪蒙绕三焦，宜藿香叶、薄荷叶、鲜荷叶、枇杷叶、佩兰叶、芦尖、冬瓜仁等（《湿热病篇》第 9 条）。

按：薛氏自按"此湿热已解，余邪蒙蔽清阳，胃气不舒"，故以化湿和胃、

清宣清阳之品。

24. 湿热充斥阳明，热扰心营证

湿热证，上下失血或汗血，毒邪深入营分，走窜欲泄，宜大剂犀角、生地、赤芍、丹皮、连翘、紫草、茜根、银花等味（《湿热病篇》第33条）。

按：湿热化燥，热盛动血，迫血外溢。阳络伤则血从上溢为吐血，衄血；阴络伤则血内溢，为便血、溺血；表络伤则血从肌肤而出，为汗血，又名肌衄。上述出血皆为热邪极盛，迫血妄行所致，故曰："势极危。"薛氏用犀角地黄汤清热凉血、活血化瘀，再加银花、连翘、紫草清热解毒，茜草助丹皮、赤芍活血行瘀。

25. 阳明湿热化燥证

湿热证，发痉，神昏笑妄，脉洪数有力，开泄不效者，湿热蕴结胸膈，宜仿凉膈散；若大便数日不通者，热邪闭结肠胃，宜仿承气微下之例（《湿热病篇》第6条）。湿热证，发痉撮空，神昏笑妄，舌苔干黄起刺或转黑色，大便不通者，热邪闭结胃腑，宜用承气汤下之（《湿热病篇》第36条）。湿热证，口渴，苔黄起刺，脉弦缓，囊缩舌硬，谵语昏不知人，两手搐搦，津枯邪滞，宜鲜生地、芦根、生首乌、鲜稻根等味。若脉有力，大便不通，大黄亦可加入（《湿热病篇》第35条）。

按：湿热化燥，阳明热盛而发痉、神昏笑妄。热极生风，故脉洪数有力。因热结胸膈，故仿凉膈散清除膈上实热。若燥结在肠腑，大便数日不通，宜承气汤泻下，釜底抽薪（第6条）。阳明化燥热结尤甚，窜及厥阴心包、肝经而发痉厥。撮空一症，其表现为神志昏糊时两手无意识地抓空而动，因于腑实邪热扰于厥阴所致。舌苔干黄起刺或转黑色，大便不通为阳明热邪内结。故用承气急下存津，若阴津耗伤较甚者，当配合养阴生津之品以滋阴攻下（第36条）。阳明湿热化燥，热结阴伤，故见口渴，苔黄起刺，神昏谵语，为阳明腑实伤津之象；脉弦，囊缩舌硬，搐搦，为肝经热盛动风之征。综合分析，为阳明胃热引动肝风，劫灼阴液，津液枯涸，邪热留滞，证属危重。药用鲜生地、芦根、生首乌、鲜稻根滋养阴液，冀肠中阴液得复而热结自下，即所谓"增水行舟"。若腑实较甚，脉有力而便秘者，大黄亦可用之。

26. 阳明湿热，阴虚木旺，耗劫津液证

湿热证，四五日，口大渴，胸闷欲绝，干呕不止，脉细数，舌光如镜，胃液受劫，胆火上冲，宜西瓜汁、鲜生地汁、甘蔗汁金汁、磨郁金、木香、香附、乌药等味（《湿热病篇》第15条）。

按：此营阴素亏，阴虚木旺，木乘阳明而耗其津液。故一清阳明之热，一散少阳之邪。

27. 阳明湿热，兼少阳痰饮证

湿热证，呕吐清水，或痰多，湿热内留，木火上逆，宜温胆汤加瓜蒌、碧玉

散等味（《湿热病篇》第 16 条）。

按：此条文为少阳素有痰饮，外感阳明湿热，故宜一以涤痰饮，一以降逆为主，佐以淡渗为治。

28. 阳明湿热，热移太阴证

湿热证，呕恶不止，昼夜不瘥，欲死者，肺胃不和，胃热移肺，肺不受邪也。宜用川连三四分，苏叶二三分，两味煎汤，呷下即止（《湿热病篇》第 17 条）。

按：本条为阳明湿热，热移于肺，肺不受邪，还归于胃，呕恶不止。故宜苦降湿热、疏通肺胃，方选连苏饮。

29. 阳明水饮证

伤寒，若吐、若下后，心下逆满，气上冲胸，起则头眩，脉沉紧，发汗则动经，身为振振摇者，茯苓桂枝白术甘草汤主之（第 67 条）。

其人素盛今瘦，水走肠间，沥沥有声，谓之痰饮。病痰饮者，当以温药和之。心下有痰饮，胸胁支满，目眩，茯苓桂枝白术甘草汤主之（《金匮要略·痰饮咳嗽病脉证并治第十二》条文 16）。

按：本证为中阳不足，饮停心下所致。症见心下逆满，气上冲胸，胸闷气短，眩晕，心悸，身振振摇，腹泻肠鸣，舌质淡嫩，苔白滑，脉沉紧。治宜健脾和中、通阳化饮，方选茯苓桂枝白术甘草汤。若水饮日久凝结成痰，可发展为伏饮，仅以温药恐不能和之，如《金匮要略·痰饮咳嗽病脉证并治》中"膈间支饮，其人喘满……虚者即愈，实者三日复发，复与不愈者，宜木防己去石膏加茯苓芒硝汤主之"，取芒硝逐五脏六腑顽痰伏饮。

30. 阳明留饮证

病者脉伏，其人欲自利，利反快，虽利，心下续坚满，此为留饮欲去故也，甘遂半夏汤主之（《金匮要略·痰饮咳嗽病脉证并治第十二》条文 18）。

按：本证为水饮留结于胃肠，阳气不通所致。以脉伏、心下坚满、利后其满减而复满为特点。当此之时，治应因势利导，以甘遂半夏汤攻逐水饮。

31. 阳明支饮，饮停于胃证

呕家本渴，渴者为欲解，今反不渴，心下有支饮故也，小半夏汤主之（《金匮要略·痰饮咳嗽病脉证并治第十二》条文 28）。

按：本证为支饮呕吐，乃胃有停饮，上逆作呕。其以呕而不渴为主症。治宜和胃止呕、散饮降逆，方选小半夏汤。若伴有心下痞满，头目昏眩，心悸等，乃水停心下，支结膈间所致，治宜小半夏加茯苓汤（《金匮要略·痰饮咳嗽病脉证并治第十二》条文 30、41）。

32. 阳明肠间水气证

腹满，口舌干燥，此肠间有水气，己椒苈黄丸主之（《金匮要略·痰饮咳嗽病脉证并治第十二》条文 29）。

按：本证为水走肠间，饮邪内结，壅滞气机，津不上承，故尔腹满、口渴，然当有四肢浮肿之症。治宜分消水饮、导邪下行，方选己椒苈黄丸。

33. 阳明痰热互结，小结胸证

小结胸病，正在心下，按之则痛，脉浮滑者，小陷胸汤主之（第138条）。

按：本证为痰热之邪结于胃脘，不蔓不枝的小结胸证。其证候特点是心下硬满，按之疼痛，不按不痛，脉象浮滑。治宜清热涤痰开结，方选小陷胸汤。

34. 阳明热痞证

心下痞，按之濡，其脉关上浮者，大黄黄连泻心汤主之（第154条）。

伤寒大下后，复发汗，心下痞，恶寒者，表未解也，不可攻痞，当先解表，表解乃可攻痞。解表，宜桂枝汤；攻痞，宜大黄黄连泻心汤（第164条）。

按：本证为阳明热痞证，由于无形邪热结于心下（胃脘部），气窒不通而成。盖心下居中焦，乃阴阳气机升降之要道，邪气阻滞，则气机痞塞，故临床以心下痞满为特征，因无实物结聚，故按之不硬不痛。治宜泄热消痞，方选大黄黄连泻心汤。本方不仅可治热痞，而且可治疗火邪所致的诸般血证以及上焦有热得目赤肿痛、头痛、牙痛、口舌生疮、胸膈烦躁之证。若热痞兼表阳不足者，可以附子泻心汤泄热消痞、扶阳固表。

35. 阳明痰气痞结，寒热错杂证

伤寒五六日，呕而发热者，柴胡汤证具，而以他药下之，柴胡证仍在者，复与柴胡汤。此虽已下之，不为逆，必蒸蒸而振，却发热汗出而解。若心下满而硬痛者，此为结胸也，大陷胸汤主之；但满而不痛者，此为痞，柴胡不中与之，宜半夏泻心汤（第149条）。

按：本证为痰气痞结，以脾胃虚弱、气机升降失常为发病基础。胃气不降则生热，脾气不升而生寒，进一步寒热之气错杂于中焦，故此心下痞又属"寒热错杂痞"类。其临床特征为：中见心下痞满不舒，上见呕吐或吐涎，下见大便泻利，苔白腻，脉多见滑。治宜辛开苦降、散寒泄热、补益脾胃，方选半夏泻心汤。若胃虚食滞，兼有水气内停，以心下痞、干噫食臭、腹中雷鸣下利、苔水滑、脉沉弦者（第157条），治宜和降胃气、宣散水气，方选生姜泻心汤。若脾胃虚痞，证以痞、利俱甚，干呕心烦为主（第158条），治宜辛开苦降、调中补虚，方选甘草泻心汤。

36. 阳明胃肠实热，胃气上逆证

食已即吐者，大黄甘草汤主之（《金匮要略·呕吐哕下利病脉证并治第十七》条文17）。

按：本证为阳明实热阻滞胃肠，腑气不通，势必引起胃气上逆而呕吐。因呕

吐为火热所成，火性急迫，故食已即吐，其势往往剧烈。《素问·至真要大论》所谓"诸逆上冲，皆属于火"，王冰所谓"食已即吐，是有火也"，即此候也。因腑气不通，必有大便秘结。治当因势利导，采用攻下之法，以降逆止呕，方选大黄甘草汤。

37. 阳明寒呕证

食谷欲吐，属阳明也，吴茱萸汤主之，得汤反剧者，属上焦也（第234条）。

按：本证病机关键是禀赋胃中虚寒，寒气客于肠胃，浊阴上逆。《素问·举痛论》曰："寒气客于肠胃，厥逆上出，故痛而呕也。"临床以胃脘冷痛，干呕，吐涎沫或清水，纳呆，下利，头痛，手足逆冷，烦躁欲死为特征。治宜温胃散寒、降逆止呕，方选吴茱萸汤。关于阳明中寒的论述，原文第190条："阳明病，若能食，名中风；不能食，名中寒。"凡素体胃阳偏旺，感受风热、燥热，或感寒化热等阳热类病邪，导致以胃肠燥热为主要病机，以不大便或大便硬结为主要症状且"能食"者，皆属阳明中风；凡素体胃阳不足，感受风寒、寒湿等阴寒病邪，导致以胃阳虚弱为主要病机，以不大便或大便硬结为主要症状，且伴见呕吐、呕逆而不能食者，称为阳明中寒。

38. 阳明胃阳内虚，寒饮内盛证

干呕吐逆，吐涎沫，半夏干姜散主之（《金匮要略·呕吐哕下利病脉证并治第十七》条文20）。

按：本证为胃阳不足，寒饮内盛所致。其症以呕吐、吐涎沫为主。治宜温胃散寒、化饮降逆，方选半夏干姜散。

39. 阳明大肠气利证

气利，诃梨勒散主之（《金匮要略·呕吐哕下利病脉证并治第十七》条文17）。

按：所谓"气利"，乃指大肠下利滑脱，大便随矢气排出，且所下之物不黏，所矢之气不臭。此由阳明气虚下陷，气虚不固所致。治宜涩肠固脱，方选诃梨勒散，以粥饮和服，意在益肠补气。

三、少阳病证

秦伯未认为，少阳邪气屯逡在表里之间，不借物而结，但与正气更互分争，留于胸胁而上熏，故以往来寒热，胸胁苦满，默默不欲饮食，心烦喜呕为本，以口苦咽干目眩为标，脉不数不大而弦紧，皆为邪在于表里之征，汗吐下俱禁，为小柴胡汤。若耳无所闻，目赤，胸中满而烦，不可吐下，吐下则悸而惊。又少阳不可发汗，发汗则谵语。盖其来路必经太阳，而其归路多入阳明。于是太阳未解，微呕，心下支结者，为柴胡桂枝汤。胸胁满微结，小便不利，但头汗出，渴而不呕，心烦者，为柴胡桂枝干姜汤。其既及于阳明而少阳未解，心下急，郁郁微烦者，

为大柴胡汤。胸胁满而呕，日晡所发潮热者，为柴胡加芒硝汤。胸满烦惊，小便不利，谵语，一身尽重者，为柴胡加龙骨牡蛎汤。其既服柴胡汤已渴者，为属阳明。无大热而烦躁者，为陷阴位，阳明厥阴篇中论柴胡汤者，随处可见，此少阳之要领也。

1. 邪入少阳证

伤寒五六日中风，往来寒热，胸胁苦满，默默不欲饮食，心烦喜呕，或胸中烦而不呕，或渴，或腹中痛，或胁下痞鞕，或心下悸，小便不利，或不渴，身有微热，或咳者，小柴胡汤主之（第 96 条）。血弱气尽，腠理开，邪气因入，与正气相，结于胁下。正邪分争，往来寒热，休作有时，默默不欲饮食，藏腑相连，其痛必下，邪高痛下，故使呕也，小柴胡汤主之。服柴胡汤已，渴者属阳明，以法治之（第 97 条）。伤寒，阳脉涩，阴脉弦，法当腹中急痛，先与小建中汤；不差者，小柴胡汤主之（第 100 条）。伤寒中风，有柴胡证，但见一证便是，不必悉具。凡柴胡汤病证而下之，若柴胡证不罢者，复与柴胡汤，必蒸蒸而振，却复发热汗出而解（第 101 条）。伤寒四五日，身热、恶风、颈项强、胁下满、手足温而渴者，小柴胡汤主之（第 99 条）。阳明病，发潮热、大便溏、小便自可、胸胁满不去者，与小柴胡汤（第 229 条）。阳明病，胁下硬满，不大便而呕，舌上白胎者，可与小柴胡汤。上焦得通，津液得下，胃气因和，身濈然汗出而解（第 230 条）。太阳病，十日已去，脉浮细而嗜卧者，外已解也。设胸满胁痛者，与小柴胡汤；脉但浮者，与麻黄汤（第 37 条）。伤寒差以后更发热，小柴胡汤主之；脉浮者，以汗解之；脉沉实者，以下解之（第 394 条）。伤寒五六日，头汗出，微恶寒，手足冷，心下满，口不欲食，大便硬，脉细者，此为阳微结，必有表，复有里也。脉沉，亦在里也。汗出，为阳微。假令纯阴结，不得复有外证，悉入在里，此为半在里半在外也。脉虽沉紧，不得为少阴病。所以然者，阴不得有汗，今头汗出，故知非少阴也，可与小柴胡汤；设不了了者，得屎而解（第 148 条）。本太阳病不解，传入少阳者，胁下硬满，干呕不能食，往来寒热，尚未吐下，脉沉紧者，与小柴胡汤（第 266 条）。

按：邪入少阳，治宜和解少阳、宣通三焦，方选小柴胡汤。少阳热病本证，其病因即所谓"血弱气尽，腠理开，邪气因入"者，其主证有四：即往来寒热，胸胁苦满，默默不欲饮食，心烦喜呕，耳聋目赤，舌苔白滑；但必须结合少阳病提纲"口苦、咽干、目眩"，以及主脉弦细，才能正确辨证。其或然证（或渴、或腹中痛、或胁下痞硬、或心下悸、小便不利、或身微热、或咳）则要求排除太阳表证和阳明病证，方能"但见一证，不必悉具"而确认为少阳病证。少阳病之病机为邪在表里之间，三焦气机不利，故其治当以和解表里、通利三焦为法，宜小柴胡汤主之。然太阴虚寒、湿邪郁滞者，不得用小柴胡汤。

2. 少阳太阳合病

伤寒六七日，发热，微恶寒，支节烦疼，微呕，心下支结，外证未去者，柴胡桂枝汤主之（第 146 条）。

按：少阳太阳，即少阳中风。伤寒六七日，属传变之期。发热、微恶寒、肢节烦疼属太阳表不解。微呕、心下支结，属少阳枢机不利。先病太阳，后属少阳，名"太少并病"。治宜解肌和营、和解少阳，方选柴胡桂枝汤。

3. 少阳阳明合病

太阳病，过经十余日，反二三下之。后四五日，柴胡证仍在者，先与小柴胡。呕不止，心下急，郁郁微烦者，为未解也，与大柴胡汤下之则愈（第103条）。伤寒发热，汗出不解，心中痞硬，呕吐而下利者，大柴胡汤主之。伤寒十三日不解，胸胁满而呕，日晡所发潮热，已而微利。此本柴胡证，下之以不得利；今反利者，知医以丸药下之，此非其治也。潮热者，实也。先宜服小柴胡汤以解外，后以柴胡加芒硝汤主之（第104条）。

按：少阳阳明合病，乃邪已去表而入于里，邪热结聚阻滞少阳枢机，迫于阳明则致上下升降失和。症见心中痞硬，按之有紧张急迫或疼痛的感觉，呕吐与下利并作，或心下急迫、郁满烦躁，或胸胁满且呕、日晡所发潮热。治宜解少阳热结、泻阳明里热，方选大柴胡汤或柴胡加芒硝汤。

4. 少阳太阴合病

伤寒五六日，已发汗而复下之，胸胁满微结，小便不利，渴而不呕，但头汗出，往来寒热，心烦者，此为未解也，柴胡桂枝干姜汤主之（第147条）。

按：少阳太阴合病，乃邪热内陷少阳，太阴脾气虚寒，气化不利，津液不滋所致。症见往来寒热，胸胁苦满或胁痛控背，口渴心烦，腹胀，大便溏泻，小便不利，手指发麻，舌红苔白，脉弦而缓。治宜和解少阳、温补太阴，方选柴胡桂枝干姜汤。此外，本条文亦可看作少阳已向太阴传入解。

5. 少阳表证未解，水火逆扰厥阴心包证

伤寒八九日，下之，胸满烦惊，小便不利，谵语，一身尽重，不可转侧者，柴胡加龙骨牡蛎汤主之（第107条）。

按：辨证要点为往来寒热，胸胁苦满，小便不利，烦躁惊狂不安，时有谵语，身重难以转侧，脉弦偏数。少阳与厥阴经脉为表里经，经脉相连，厥阴心包膜与手少阳焦膜亦相互联系，因此发病时可由少阳传厥阴。本病的病变核心是以手少阳三焦为主，水逆火郁，影响中上焦则胸胁苦满，影响下焦则小便不利，涉及全身焦膜则一身尽重，难以转侧，郁火上犯心包则烦躁惊狂不安，时有谵语。治宜和解清热、重镇安神，方选柴胡加龙骨牡蛎汤以和解清热、重镇安神。

6. 少阳寒风郁火，充斥三焦内外证

……如头痛眩运，胸膈胀闷，心腹疼痛，呕哕吐食者；如内烧作渴，上吐下泻，身不发热者；如憎寒壮热，一身骨节酸痛，饮水无度者；如四肢厥冷，身凉如冰，而气喷如火，烦躁不宁者；如身热如火，烦渴引饮，头面猝肿，其大如斗

者；如咽喉肿痛，痰涎壅盛，滴水不能下咽者；如遍身红肿，发块如瘤者；如斑疹杂出，有似丹毒风疮者；如胸高胁起胀痛，呕如血汁者；如血从口鼻出，或目出，或牙缝出，毛孔出者；如血从大便出，甚如烂瓜肉、屋漏水者；如小便涩淋如血，滴点作疼不可忍者；如小便不通，大便火泻无度，腹痛肠鸣如雷者；如便清泻白，足重难移者；如肉瞤筋惕者；如舌卷囊缩者；如舌出寸许，绞扰不住，音声不出者；如谵语狂乱，不省人事，如醉如痴者；如头疼如破，腰痛如折，满面红肿，目不能开者；如热盛神昏，形如醉人，哭笑无常，目不能闭者；如手舞足蹈，见神见鬼，似风癫狂祟者；如误服发汗之药，变为亡阳之证，而发狂叫跳，或昏不识人者，外证不同，受邪则一（《伤寒瘟疫条辨》卷四）。

按：本条辨证要点为憎寒壮热，一身骨节酸痛，饮水无度，头面肿大，咽喉肿痛，胸膈满闷，呕吐腹痛，发斑出血，丹毒，谵语狂乱，不省人事，吐泻不出，胸烦膈热，红肿成块，头部赤肿，颈项肿大，其证不可名状者。此证症状颇多，病在上焦则头面肿大，咽喉肿痛；中焦则胸膈满闷，呕吐腹痛，胸烦膈热；下焦则泄泻不止，且涉及卫气营血各个阶段，如卫分的憎寒，气分的口渴大饮，营分的咽喉充血、肌肤红肿成块，血分的发斑，亦可出现邪热郁闭心包的谵语狂乱、不省人事。虽症状纷繁不一，但病机均是由于手少阳相火妄行，充斥三焦内外。何以断定为郁火？盖病人有轻微恶寒，内热虽重，但不以气分大汗出为显症。治宜宣通内外、畅达三焦，方选升降散以宣通内外、畅达三焦。

7. 少阳痰疟证

痰湿阻于膜原，胸膈痞满，心烦懊憹，头眩口腻，咳痰不爽，间日疟发，舌苔粗如积粉，扪之糙涩者（《通俗伤寒论》卷二）。

按：辨证要点为胸膈痞闷，心烦懊憹，头眩口腻，咳痰不爽，间日发疟，舌苔厚如积粉，扪之糙湿，脉弦而滑。湿温之邪从口鼻入，踞于膜原，聚而成痰，久而成浊，湿痰浊堵水火运行通道，则胸膈胀满，往往呈持续性。因为焦膜的痰不同于呼吸道的痰，总是以梗阻感、咳痰不爽为主症，舌苔也不像单纯的湿邪重以厚为主，而是以聚湿成浊的积粉苔呈现，内有郁热，因此舌苔干燥。治宜宣湿化痰、透达膜原，方选柴胡达原饮（《通俗伤寒论》卷二）。

8. 少阳郁火犯胃，痰热扰心证

心胆虚怯，触事易惊，或梦寐不祥，或异象惑，遂致心惊胆慑，气郁生涎，涎与气搏，变生诸证，或短气悸乏，或复自汗，四肢浮肿，饮食无味，心虚烦闷，坐卧不安（《三因极一病证方论》卷十）。

按：邪热少阳，郁火犯胃，炼液成痰，上扰心神。辨证要点为惊悸不宁，头眩心悸，心烦不眠，夜多异梦；或呕恶呃逆，眩晕口苦，苔白腻，脉弦滑。胆为清净之腑，喜温和而主升发，胆气升发失常则木郁不达，进一步引起胃失和降，从而化生痰热，随胃气上逆则呕恶呃逆、眩晕，胆火上扰则口苦，由胃络通心则可见惊悸不宁，头眩心悸，心烦不眠，夜多异梦，甚者蒙脑窍而发为癫痫。值得注意的是虽病机为痰热内扰，但由于痰热阻碍了胆气正常的升发的道路，仍属郁火的范畴，治宜温胆汤。诚如张秉成在《成方便读》中指出："此方纯以二陈竹茹枳实生姜，和胃豁痰，破气开郁之品，内中并无温胆之药，亦以胆为甲木，常欲其得春气温和之意耳。"

9. 少阳风热疫毒，壅滞上焦证

大头天行，初觉憎寒体重，次传头面肿盛，目不能开，上喘，咽喉不利，口渴舌燥（《东垣试效方》卷九）。

按：大头瘟发病始于风热疫毒，热毒初袭肌表，卫阳奋起抗争，正邪相争，则自觉恶寒发热，继而以手少阳上焦症状为主，风性主动，火性炎上，风火相煽，壅滞于上焦，集中于头面部，气血壅滞则头面红肿热痛，甚则目不能开，咽喉红肿而痛，里热甚可见口渴大饮。辨证要点为恶寒发热，头面红肿焮痛，目不能开，咽喉不利，舌燥口渴，舌红苔自兼黄，脉弦数有力。治宜疏散风邪、清热解毒，方选普济消毒饮（《东垣试效方》卷九）。

10. 少阳热入血室证

妇人中风，发热恶寒，经水适来，得之七八日，热除而脉迟身凉，胸胁下满，如结胸状，谵语者，此为热入血室也，当刺期门，随其实而取之（第143条）。妇人中风，七八日续得寒热，发作有时，经水适断者，此为热入血室，其血必结，故使如疟状发作有时，小柴胡汤主之（第144条）。妇人伤寒，发热，经水适来，昼日明了，暮则谵语，如见鬼状者，此为热入血室。无犯胃气及上二焦，必自愈（第145条）。阳明病，下血谵语者，此为热入血室，但头汗出者，刺期门，随其实而泻之，濈然汗出则愈（第216条）。

按：少阳热入血室，乃外邪内陷少阳，表证虽罢，而热入血室，结于血分；或妇人月经已来，既病之后，而经水适断，外邪得以内陷，热入血室。症见妇人适值月经来潮，发热恶寒，胸胁下满如结胸状，谵语，脉迟；或妇人经水适断，来寒热如疟状，昼日明了，暮则谵语，头汗出。治宜和解少阳、活血化瘀，方选小柴胡汤，针刺期门。对于本证之治，各家有不同的用药经验，许叔微主张以小柴胡汤加生地以凉血；杨仁斋则主张加五灵脂以活血化瘀；钱天来则主张加牛膝、桃仁、丹皮，或酒制大黄少许以凉血活血。

11. 少阳湿热，阻遏膜原证

湿热证，寒热如疟，湿热阻遏膜原，宜柴胡、厚朴、槟榔、草果、藿香、苍术、半夏、干菖蒲、六一散等味（《湿热病篇》第8条）。

按：本证表现寒热如疟，但不似疟之寒热发有定期，而是寒热交替或寒热起伏，尚可见到舌苔白腻甚或满布垢浊，苔如积粉，脘腹满闷等湿浊内盛的症状。治以宣透膜原，辟秽化浊。方中柴胡透达少阳膜原之邪，厚朴苦温燥湿，下气宽中，草果燥脾去湿，芳香辟秽，槟榔疏利壅滞，半夏散逆降气，苍术燥湿健脾，藿香、菖蒲芳香化浊，六一散清利湿热；或可用俞根初柴胡达原饮。

12. 少阳湿热化燥，热入血室证

湿热证，经水适来，壮热口渴，谵语神昏，胸腹痛，或舌无苔，脉滑数，邪陷营分，宜大剂犀角、紫草、茜根、贯众、连翘、鲜菖蒲、银花露等味（《湿热病篇》第32条）。

按：妇女患湿热病，月经适来，壮热口渴，神昏谵语，有似阳明经证。但阳明经证必口渴引饮，汗出，脉洪大，舌苔黄燥。本证舌无苔，则知病邪不在气分，而是热毒入于血分。心主血，主神志。血热扰心则神昏谵语。经水适来，血行凝滞，则胸腹痛，当以少腹部疼痛为著。热毒陷于血分，则舌无苔而质必深绛，口虽渴而必不甚引饮。薛氏主张用重剂凉血解毒之品治之，甚合病机（《湿热病篇》第32条）。

13. 少阳湿热，胆气不舒证

湿热证，按法治之，诸症皆退，惟目瞑则惊悸梦惕，余邪内留，胆气未舒，宜酒浸郁李仁、姜汁炒枣仁、猪胆皮等味（《湿热病篇》第27条）。

按：湿热证，按法治之，诸症皆退，余邪内留，胆热内扰，肝魂不宁，故治宜清胆安神。

四、太阴病证

秦伯未认为，阴寒盛于里者，其人若感寒邪，则从里化，故腹满而吐，食不下，自利不渴，腹痛，以理中四逆温其脏也。若始于太阳误下，胃气生寒，表邪陷里，而腹满时痛者，为桂枝加芍药汤。若壅塞痛甚者当有瘀热，宜桂枝加大黄汤。若脉浮兼表证者，为桂枝汤。此太阴之要领也。但太阴脾与阳明胃，为寒热表里。阳明篇曰，不能食名中寒，曰欲作固瘕，曰攻其热必哕，曰食谷欲呕，曰饮水则哕，曰寒湿在里，曰欲作谷疸。此皆转系太阴者，可见太阴阳明几乎同局，而虚实一转，互相变也。若此证误以下之，则胃寒益甚，而胸下结硬等变证并至。不但太阴，三阴皆然，当以戒之。

1. 太阴中风

太阴病，脉浮者，可发汗，宜桂枝汤（第276条）。

按：太阴中风可见发热，热势不高，恶寒，无汗出，周身肌肉酸痛，手足温温发热，大便软而不成形，小便不利，脉浮。治宜解肌发表、调和脾胃，方选桂枝汤，或桂枝新加汤，或用黄芪桂枝五物汤益气解表（《金匮要略》）。柯韵伯云：六经皆有表证。是因太阳统卫、少阳主三焦、阳明主肌、太阴主肉、厥阴主筋、少阴生卫也，六经在表皆有分部使然；且卫气生发于下焦，充养于中焦，宣发于上焦，故六经皆有表证。三阴中风伤寒者，因有正气不足，故不用麻黄汤（以麻

黄太峻之故），而有"虚人伤寒建其中"之说。王肯堂曾云："不用麻黄汤而用桂枝汤，盖以三阴兼表证，均不当大发汗也。须识无汗亦有桂枝者"（《证治准绳·伤寒》），其说可参。

2. 太阴肺卫风寒证

皮毛者，肺之合也，皮毛先受邪气，邪气以从其合也。其寒饮食入胃，从肺脉上至于肺则肺寒，肺寒则内外合邪，因而客之，则为肺咳。……此皆聚于胃，关于肺，使人多涕唾而浮肿气逆也（《素问·咳论》）。风嗽，风乘肺也。其脉浮，必兼鼻塞，流涕声重，口干喉痒，憎寒发热，自汗恶风……寒嗽，脾肺皆受寒邪也，其脉弦微，必兼面白……痰白作泡……或有遇寒即发者，乃寒包热也。……寒伤肺而咳者，其脉紧，必兼鼻塞声重，憎寒发热，无汗烦躁，不渴，胸紧，甚至音哑（《杂病源流犀烛·咳嗽哮喘源流》）。

按：太阴风寒，风寒束肺，若兼有夹水饮，宜解表散寒、宣肺化饮，方选小青龙汤；若无水饮者，可用三拗汤（《太平惠民和剂局方》）。肺合皮毛而主卫，卫阳被风寒之邪所束而不得散越，故恶寒发热，或有头痛身痛；肺为水之上源，通调水道，风寒束肺，则水道不通，故咳痰清稀，头面四肢浮肿；风寒束肺，肺失宣肃，故有咳嗽、气喘吁吁；肺主皮毛，风寒束于皮毛，故表实无汗。

3. 太阴肺卫风热证

肺热病者，先淅然厥，起毫毛，恶风寒，舌上黄，身热。热争则喘咳，痛走胸膺背，不得大息，头痛不堪，汗出而寒（《素问·刺热篇》）。

按：肺之为热病者，多由外感温热之邪或寒邪郁而化热所致。其主要表现为恶寒发热，头痛咳嗽、胸痛不得以大口呼吸、汗出、舌上黄。若邪热壅肺，则胸中烦热、喘息鼻张、接手以呼、汗出、咳动肩背等，即所谓"邪在肺，则病皮肤痛，寒热，上气喘，汗出，咳动肩背"（《灵枢·五邪》）。热病后期，也可因津液亏虚而出现皮毛焦枯之现象。

太阴风温，但咳，身不甚热，微渴者，辛凉轻剂桑菊饮主之（《温病条辨》）。太阴风温、温热、瘟疫、冬温，……但热不恶寒而渴者，辛凉平剂银翘散主之（《温病条辨》）。喘咳息促，吐稀涎，脉洪数，右大于左，喉哑，是为热饮，麻杏石甘汤主之（《温病条辨》）。

按：太阴风热外袭，宣降失司，空窍不利，导致热伤津液，炼液成痰，故咳嗽喘促，或有鼻六浊涕，咯痰黄黏稠不易咳，口渴咽痛喉哑，身痛发热，舌红、脉数。治宜清宣肺热、止咳平喘，方选桑菊饮或银翘散（《温病条辨》），或麻杏石甘汤（《伤寒论》）。

4. 太阴伤暑表证

伤暑初起，无汗恶寒，头痛身热，渴不引饮，舌白呕恶，此邪初袭卫。宜用香薷饮加杏仁、薄荷、通草、豆卷、连翘、大力、丝瓜叶等味，汗解可也（《六因条辨·伤暑条辨第一》)。

按：太阴伤暑，治宜涤暑清热、宣肺化湿，方选香薷饮加味，或雷氏清凉涤暑法（《时病论》）。

5. 太阴伤湿表里证

伤湿恶寒发热，肢体重痛，胸膈满闷，或呕或泻，脉浮而缓，此湿伤表里（《六因条辨·伤湿辨论》）。

按：凡湿伤于表，则恶寒发热，身重而痛；伤于内，则呕恶泄泻，脘满而闷；脉见浮缓者，表里俱病也。治宜解表化湿。方选藿香正气散（《太平惠民和剂局方》）。

6. 太阴伤燥肺卫证

秋燥初起，头胀无汗，洒洒恶寒，翕翕发热，鼻鸣干燥，舌白少津，此燥热伤气，邪尚在表；秋燥汗出，不恶寒，而但发热，咳痰不爽，鼻衄口干，舌白转黄，此邪热伤肺（《六因条辨·秋燥辨论》）。

按："太阴伤燥。"凉燥，疏风散寒、润燥止咳，方选杏苏散（《温病条辨》）。温燥，疏风清肺、润肺止咳，方选桑杏汤（《温病条辨》）。

7. 太阴暑湿，邪入肺络证

湿热证，咳嗽昼夜不安，甚至喘而不得眠，暑邪入于肺，宜葶苈、枇杷叶、六一散等味（《湿热病篇》第18条）。

按：暑湿伤肺，阻滞肺络，故以葶苈引滑石直泻肺邪，其病自除。

8. 太阴气分湿热证

湿热证，咳嗽昼夜不安，甚至喘不得眠者，暑邪入于肺络，宜葶苈、枇杷叶、六一散等味（《湿热病篇》第18条）。

薛生白自注：人但知暑伤肺气则肺虚，而不知暑滞肺络则肺实。葶苈引滑石，直泻肺邪则病自除。此乃暑湿伤肺，邪滞肺络证治。

9. 太阴湿热，湿流下焦证

湿热证，数日后自利，溺赤口渴，湿流下焦。宜滑石、猪苓、茯苓、泽泻、萆薢、通草等味（《湿热病篇》第11条）。

按：太阴湿胜，浊邪上犯则胸闷，脾虚湿盛则自利，下注膀胱则溺赤，脾不转津则口渴，然不必引饮。故宜清热利湿。若症兼口渴脘痞，须佐入桔梗、杏仁、大豆黄卷以"开泄中上，源清则流自洁矣"。

10. 太阴阳明湿热证

湿热证，初起即胸闷不知人，瞀乱大叫痛，湿热阻闭中上二焦。宜草果、槟榔、鲜菖蒲、芫荽、六一散各重用，或加皂角，地浆水煎（《湿热病篇》第14条）。

按：薛氏所云暑伤肺气之虚喘与暑滞肺络之实喘，不仅证候有虚实之别，且病因亦有性质区别。前者为暑热之邪，耗伤津气，治宜葶苈、枇杷叶、六一散等味（第18条）；后者为暑湿黏滞，壅阻肺气。除薛氏所云症状外，尚可见面垢、口渴不欲饮，苔厚腻，脉濡软而数，两寸有力等症。

湿热病早期即见胸闷不知人，瞀乱大叫痛，乃湿热秽浊之邪阻闭上中二焦所致。清阳闭阻不行则闷乱叫痛，机窍闭塞，浊邪害清则不省人事。此证似指时俗的痧秽为患。所以药取辛开理气化湿，芳香辟秽解毒为治，以草果、槟榔辛开理气，菖蒲、芫荽芳香辟秽，六一散清利湿热，皂角辟秽解毒。临床治此痧证多用藿香正气水、十滴水等中成药，或以刮痧法，针刺法急求（第14条）。

11. 太阴因暑伤冷，湿困脾阳证

暑月病初起，但恶寒，面黄，口不渴，神倦，四肢懒，脉沉弱，腹痛下利，湿困太阴之阳。宜仿缩脾饮、冷香饮子，甚则大顺散、来复丹等法（《湿热病篇》第26条）。

按：本条病证为因暑月酷热而贪凉饮冷，寒湿困脾，故见但恶寒，面黄，口不渴，神倦，四肢懒，腹痛下利，脉沉弱。治宜温中化湿，甚则回阳救逆。

12. 太阴寒湿发黄证

伤寒发汗已，身目为黄，所以然者，以寒湿在里不解故也。以为不可下也，于寒湿中求之（第259条）。伤寒脉浮而缓，手足自温者，系在太阴。太阴当发身黄，若小便自利者，不能发黄。至七八日，虽暴烦下利日十余行，必自止，以脾家实，腐秽当去故也（第278条）。伤寒脉浮而缓，手足自温者，是为系在太阴。太阴者，身当发黄。若小便自利者，不能发黄，至七八日大便硬者，为阳明病也（第187条）。

按：伤寒发汗，则热从外越，不能发黄。今却身目为黄，究其原因，是素有寒湿在里，汗后表解而寒湿不解；且汗后伤阳，阳伤则寒湿不化，脾胃寒湿更郁，故发为黄。寒湿发黄，其色必黯，其脉必沉，而与阳明湿热之阳黄自然不同。太阴为湿土之脏，脾虚湿郁最易发黄，故云"太阴病身当发黄"。"当"为推断之词，并不以为一定发黄，发黄与否，决定于湿郁的程度，如果小便自利，湿邪得从下泄，则不会发黄；若小便不利，湿无去路，湿浊郁滞则可能发黄。因此，小便利与不利，对于诊断是否发黄具有重要意义。寒湿发黄，治宜温阳化湿为法。方选茵陈术附汤（《医学心悟》）。

13. 太阴脾气虚寒证

霍乱，头痛发热，身疼痛，热多欲饮水者，五苓散主之；寒多不用水者，理中丸主之（第386条）。伤寒四五日，腹中痛，若转气下趋少腹者，此欲自利也（第358条）。

按：《素问·六元正纪大论》云："太阴所至，为中满霍乱吐下。"因其病变以太阴脾病为主，故移至本篇。霍乱常由饮食不节、寒热不调，以致脾胃升降失和、清浊相干所引起的一种病证。若吐利伴有头痛、发热、身疼痛等，是霍乱兼表证

不解，当视其表里寒热病情而施治；热多欲饮水、小便不利者、外感风寒、内杂水湿，表里皆病，以致气机不利，清浊不分，胃肠不和，治以五苓散内利其湿，外解其表，使表里和则吐泻止；若但吐利重而口淡不渴、无发热等症，则以太阴脏寒为主，治宜温中散寒，方选理中丸。

14. 太阴脾虚气滞证

发汗后，腹胀满者，厚朴生姜半夏甘草人参汤主之（第 66 条）。

按：本证为外感发汗后，阳随汗泄，脾气虚寒，痰湿内生，阻碍气机，而发为胀满。治宜除湿消满、补虚扶正，方选厚朴生姜半夏甘草人参汤。

15. 太阴脾虚内寒，气血不足证

伤寒，阳脉涩，阴脉弦，法当腹中急痛，先与小建中汤；不差者，小柴胡汤主之（第 100 条）。伤寒二三日，心中悸而烦者，小建中汤主之（第 102 条）。

按：太阴脾气虚寒，运化失职，不能生化气血而致气血不足，心神失养，故见腹中急痛、心悸、烦躁。治宜温中健脾、补气养血，方选小建中汤。

16. 太阴脾阳内虚，外兼风寒证

太阳病，外证未除而数下之，遂协热而利，利下不止，心下痞硬，表里不解者，桂枝人参汤主之（第 163 条）。

按：本证为脾阳内虚，外兼风寒，表里俱寒。表证不解，当有发热恶寒之证；脾阳内虚，则升降失常，清阳不升则下利不止，浊阴不降而心下痞硬。治宜温中解表，方选桂枝人参汤。

17. 太阴营血不足，筋脉失养证

发汗后，身疼痛，脉沉迟者，桂枝加芍药生姜各一两人参三两新加汤主之（第 62 条）。

按：本证乃发汗太过，损伤营血，筋脉失养所致，以脉迟等为。辨曾云："脉浮紧者，法当身疼痛，宜以汗解之；假令尺中迟者，不可发汗，何以知然？以营气不足，血少故也。"故治宜养血补气、调和营卫，方选桂枝新加汤。

18. 太阴虚寒，水湿内停证

腹中寒气，雷鸣切痛，胸胁逆满，呕吐，附子粳米汤主之（《金匮要略·腹满寒疝宿食病脉证治第十》条文 10）。

按：本证为太阴阳虚寒盛，或兼寒邪直中，不能运化水湿，改走肠中，故见肠鸣；寒滞气机，不通则痛，故见腹痛；寒气上逆犯胃，故见呕吐。治宜温阳散寒、降气化饮，方选附子粳米汤。

19. 太阴脾阳衰微，寒气上攻证

心胸大寒痛，呕不能食，腹中寒，上冲皮起，出见有头足，上下痛而不可触

近，大建中汤主之（《金匮要略·腹满寒疝宿食病脉证治第十》条文 14）。

按：本证由脾阳衰微，中焦寒盛，寒气攻冲胸腹所致。临床以从腹部到心胸剧烈疼痛，手不可近，或见腹中隆起，状如头足之块状物，呕吐不食，甚则手足逆冷，脉沉伏为特征。治宜温中阳、驱寒邪、止疼痛，方用大建中汤。

20. 太阴寒疝，阳虚阴盛，寒饮上逆证

寒气厥逆，赤丸主之（《金匮要略·腹满寒疝宿食病脉证治第十》条文 16）。

按：本证为脾阳虚衰，寒饮上逆所致。症见四肢厥冷，腹痛，呕吐，心下动悸等。治宜温阳散寒、逐饮宁心，方选赤丸。

21. 太阴寒疝，阴寒内盛，寒滞中阳证

腹痛，脉弦而紧，弦则卫气不行，即恶寒，紧则不欲食，邪正相搏，即为寒疝。寒疝绕脐痛，若发则白汗出，手足厥冷，其脉沉紧，大乌头煎主之（《金匮要略·腹满寒疝宿食病脉证治第十》条文 17）。

按：本证为阴寒内盛，搏击不散，中阳不行，故见绕脐疼痛，手足厥冷，冷汗自出，其脉沉紧。治宜破积散寒止痛，方用大乌头煎。

22. 太阴寒疝，血虚寒凝证

寒疝腹中痛，及胁痛里急者，当归生姜羊肉汤主之（《金匮要略·腹满寒疝宿食病脉证治第十》条文 18）。

按：本证为气血不足，脾胃虚寒所致。血虚不濡，阳虚失温，筋脉失养，故拘急作痛。其腹痛多表现为绵绵作痛，喜温喜按的特点。治宜养血通经、温阳散寒，方选当归生姜羊肉汤，并治产后腹中绞痛。

23. 太阴寒疝兼表证

寒疝，腹中痛，逆冷，手足不仁，若身疼痛，灸、刺、诸药不能治，抵挡乌头桂枝汤主之（《金匮要略·腹满寒疝宿食病脉证治第十》条文 19）。

按：本证为太阴寒疝，阳虚寒盛，寒邪外袭，内外皆寒，表里同病。症见腹中痛，手足逆冷而不仁，恶寒，身体疼痛，舌淡苔白。治宜温阳散寒、表里两解，方选乌头桂枝汤。

24. 太阴脾肺虚寒证

伤寒，脉浮，自汗出，小便数，心烦，微恶寒，脚挛急，反与桂枝欲攻其表，此误也。得之便厥，咽中干，烦躁吐逆者，作甘草干姜汤与之，以复其阳。若厥愈足温者，更作芍药甘草汤与之，其脚自伸；若胃气不和，谵语者，少与调胃承气汤；若重发汗，复加烧针者，四逆汤主之（第 29 条）。

按：古人治阴阳两虚之证，往往扶阳于先，滋阴于后。本证先用甘草干姜汤复其阳，使阳生则阴长，阳固而阴存。然本证毕竟有脚挛急、咽干等阴伤之象，

在回阳时亦不能不加考虑。甘草干姜汤重甘草用量大于干姜一倍，即意在温中回阳而又不伤下焦之阴。后世多将甘草干姜汤用于脾肺虚寒之证，如治虚寒肺痿，津冷气沮，上不制下之吐涎沫、头眩、遗尿；又如脾阳虚衰，不能统血之大便下血，易干姜为炮姜，以温脾摄血。

25. 太阴虚寒，脾不摄血证

吐血不止者，柏叶汤主之（《金匮要略·惊悸吐衄胸满瘀血病脉证并治第十六》条文 14）。下血，先便后血，此远血也，黄土汤主之（《金匮要略·惊悸吐衄胸满瘀血病脉证并治第十六》条文 15）。

按：本证为脾气虚寒，气不摄血所致。症见吐血日久不止，伴有面色萎黄、舌淡苔薄白、脉虚弱之症。治宜温中止血，方选柏叶汤。若"下血，先便后血，此远血也"，多由脾气虚寒，统摄无权所致。所便之血必血色黯淡，四肢不温，面色萎黄，舌淡苔白，脉细无力，治宜温阳健脾摄血，方选黄土汤。

26. 太阴脾虚，水气在皮证

皮水为病，四肢肿，水气在皮肤中，四肢聂聂动者，防己茯苓汤主之（《金匮要略·水气病脉证并治第十四》条文 24）。

按：本证为脾虚不运，水气内停，走于皮肤所致。其以四肢浮肿、按之没指、小便不利，或肌肉瞤动为特征。治宜益气健脾、通阳化气、表里分消，方选防己茯苓汤。

27. 太阴气滞水停证

心下坚，大如盘，边如旋盘，水饮所作，枳术汤主之（《金匮要略·水气病脉证并治第十四》条文 32）。

按：本证为脾虚气滞，失于传输，水湿内停所致。其特征为心下痞满而坚，治宜行气消痞，方选枳术汤。

28. 太阴饮邪挟热，上迫于肺证

咳而脉浮者，厚朴麻黄汤主之（《金匮要略·肺痿肺痈咳嗽上气病脉证治第七》条文 8）。

按：本证由饮邪挟热，犯上充外，导致脉浮之显现。以药测证，当有：咳喘气逆，痰声漉漉，胸满烦躁，咽喉不利，倚息不能平卧，或见但头汗出，脉浮苔滑等。治宜清热化饮、宣肺平喘，方选厚朴麻黄汤主之。若水饮内停、喘咳身肿之证，则宜用泽漆汤攻逐水饮、通便利尿。

29. 太阴肺虚有热，津液不布证

火逆上气，咽喉不利，止逆下气者，麦门冬汤主之（《金匮要略·肺痿肺痈咳嗽上气病脉证治第七》条文 10）。

外感热病·六经寒温统一证治纲要

按：本证为虚热肺痿，乃肺虚有热，津液不布，以咳吐浊唾涎沫、口渴为主症，治宜养阴清热、润燥止咳，方选麦门冬汤。

30. 太阴痰饮壅肺，水道不调证

肺痈，胸满胀，一身面目浮肿，鼻塞清涕出，不闻香臭酸辛，咳逆上气，喘鸣迫塞者，葶苈大枣泻肺汤主之（《金匮要略·肺痿肺痈咳嗽上气病脉证治第七》条文12）。

按：《千金方衍义》："肺痈已成，吐如米粥，浊垢壅遏清气之道，所以喘不得卧，鼻塞不闻香臭。故用葶苈破水泻肺，大枣护脾通津，乃泻肺而不伤脾之法，保全母气以为向后复长肺叶之根本。然肺胃素虚者，葶苈亦难轻试，不可不慎。"

31. 太阴邪热壅肺，肺失宣降证

咳而上气，此为肺胀，其人喘，目如脱状，脉浮大者，越婢加半夏汤主之（《金匮要略·肺痿肺痈咳嗽上气病脉证治第七》条文13）。

按：本证为肺胀，乃外感袭肺，饮热壅肺，热甚于饮。其以咳喘为主，且喘重于咳。因热壅饮聚，憋气严重，致使眼球胀突，犹如脱出之状，脉浮大有力。治宜宣肺泄热、止咳平喘，方选越婢加半夏汤。

32. 太阴寒饮夹热，饮甚于热证

肺胀，咳而上气，烦躁而喘，脉浮者，心下有水，小青龙加石膏汤主之（《金匮要略·肺痿肺痈咳嗽上气病脉证治第七》条文14）。

按：本证为寒饮夹热，饮甚于热。其以咳喘并重为特征，伴有烦躁、脉浮之症，可见口渴、舌红、苔水滑。治宜散寒化饮清热，方选小青龙加石膏汤。

33. 太阴寒饮搏肺证

咳而上气，喉中水鸡声，射干麻黄汤主之（《金匮要略·肺痿肺痈咳嗽上气病脉证治第七》条文3）。

按：本证为外有风寒，内有痰饮，内外相引，搏击于肺，则咳逆上气，喉中痰鸣。治宜散寒化饮、止咳平喘，方选射干麻黄汤。

34. 太阴痰浊壅肺证

咳逆上气，时时吐浊，但坐不得眠，皂荚丸主之（《金匮要略·肺痿肺痈咳嗽上气病脉证治第七》条文7）。

按：本证为痰浊壅肺，气道被阻，呼吸不利，其势每多危急，故治宜速除其痰，方选皂荚丸。

五、少阴病证

秦伯未认为，少阴以脉微细，但欲寐，恶寒，四肢厥冷，下利清谷为候也。

此病有二：一则里证未具。若发热者，为麻黄附子细辛汤。其轻一等，经二三日，自若者，为麻黄附子甘草汤。若二三日以上，上焦燥热，心中烦，不得卧者，为黄连阿胶汤。若下焦水热相并，下利，咳而呕渴，心烦不得眠者，为猪苓汤。若热壅表里间，咳悸、腹痛、泄利下重者，为四逆散。若里实，口燥咽干，或自利清水，心下必痛，或腹胀，不大便者，为大承气汤。此皆阴寒化热之治法也。一则里证已具。若其始无发热，背恶寒，或身体骨节痛，手足寒者，为附子汤。若至四五日，加腹痛下利等里证者，为真武汤。下利滑脱，便脓血者，为桃花汤。虚寒下利甚者，为白通汤。其重一等，厥逆无脉，呕烦者，为白通猪胆汤。下利反少，脉微涩，呕而汗出，或膈上有寒饮，干呕者，为四逆汤。其重一等，下利清谷，手足厥逆，身反不恶寒者，为通脉四逆汤。若吐利手足厥冷，烦躁欲死者，为吴茱萸汤。此皆表里纯阴、虚寒之治法也。其他如咽痛咽疮诸方，则不过少阴治标之药。如瓜蒂散亦以其证相似，此仍对比之意也。

1. 少阴伤寒

少阴病始得之，反发热，脉沉者，麻黄附子细辛汤主之（第301条）。

少阴病，得之二三日，麻黄附子甘草汤微发汗。以二三日无证，故微发汗也（第302条）。

按：少阴也有表证，但因少阴寒化阳虚为本，病虽有自表而起，但表证发热很轻浅，持续时间亦很短，邪随即传里，从而出现典型的少阴里虚寒证。治宜温经散寒解表。重者选麻黄附子细辛汤，轻者选麻黄附子甘草汤。若少阴风寒，一身尽肿，方选麻附五皮饮以温下发汗（《重订通俗伤寒论》第二章第一节）。

2. 少阴中风

风病，胸中痛，胁支满，膺背肩胛间痛，嗌干，善噫，咽肿，喉痹，脉浮洪而数，此风邪乘心也，黄连黄芩麦冬桔梗甘草汤主之（《桂林古本伤寒论》）。

按：风邪侵犯少阴经脉形成的表证，称作少阴中风证。手少阴心经支脉行于咽喉，风邪合热上攻，故而咽干、咽喉肿痛。手少阴心经，其筋结于胸中，下系于脐。风邪影响营卫运行，经脉不利则胸背疼痛、两肋支满。本条文所言为心风症状，但在选方用药方面，却无祛风药，此乃因为少阴本阴虚内热，暗风内蕴，恰值风邪外袭，协热上攻，故只要清其热、滋其阴，热去阴平，风邪独木难支，其病自愈。

3. 少阴表热证

（少阴）标病：肌热，畏寒，战栗，舌不能言，面赤目黄，手心烦热，胸肋满痛，引腰背肩胛肘臂（《脏腑标本寒热虚实用药式》）。

少阴标证：肌虽热而不甚恶热，反畏寒战栗，面赤目红，咽痛舌燥，胸胁烦闷而痛，痛引腰、背、肩胛、肘臂，泄利下重，甚或躁扰谵语，自汗指厥（《重订通俗伤寒论》）。

按：热邪侵犯少阴经脉形成的表证，称作少阴表热证。徐荣斋解释"肌虽热而不甚恶热，反畏寒战栗"的机理为火极似水，但外感表证初起，邪气尚轻浅，鲜有火极似水之象。此处肌热畏寒当为寒邪未罢，热邪渐起，但之后必见但恶热不恶寒，这和《温病条辨》第一条举"桂枝汤"为温病初起因阴阳低水平的阳虚阴盛而寒化相似，其后必因邪热伤阴，阴虚甚则热化，故而后其病必但恶热不恶寒。表寒未罢则无汗或汗出不彻，若风热在表则汗出，其机理为风邪合热邪迫津液外出而为汗。心之络脉上行于目，故风热上攻可出现面红目赤。目内外眦为血轮，其中，目内眦属心，风热虽少阴之脉上攻则见目内眦红赤。耳疮、耳肿均为肾经风热上攻所致。手少阴支脉从心系上行，挟咽喉；足少阴直行之脉循行咽喉，风热之邪上攻，伤津液则咽干，经脉不利则咽痛。正如《素问·热论》所述："五日少阴受之……故口燥舌干而渴。手少阴心经直行脉循行前臂，经筋循行乳房内，从膈向下，连于肚脐。足少阴肾经经脉循行于腰、背、肩胛。热邪影响经脉，经气不畅则疼痛。邪气内陷，下迫于肠则可出现下利。故治宜发散郁火、凉血和营，方选银翘散去豆豉加生地、丹皮、大青叶、倍元参方加减（《温病条辨》）。

4. 少阴中湿证

（少阴）肾着之病，其人身体重，腰中冷，如坐水中，形如水状，反不渴，小便自利，饮食如故，病属下焦，身劳汗出，衣里冷湿，久久得之，腰以下冷痛，腹重如带五千钱，甘草干姜茯苓白术汤主之（《金匮要略·五脏风寒积聚脉证并治第十一》条16）。

按：湿邪侵犯少阴经脉形成的表证，称作少阴中湿证。湿邪留于腰部，湿性重浊，故而身体沉重。湿胜则阳微，湿邪阻碍阳气敷布，故而出现腰部畏寒。或因"风寒湿三气杂至合而为痹也"，故见骨节沉重、酸痛，僵硬，屈伸不利。湿中于里，阻滞气机则小便不利。值得注意的是，湿邪还可经由少阴经入侵带脉。徐忠可云："盖肾有邪，则腰间带脉常病。"此因足少阴经别，从腘窝分出，循行于背部，下行部分从第二脊柱分出，连接带脉。肾经受病则可引起带脉疾病，带脉环绕腰背，且主带下，故肾着病也可出现腹部沉重、带下增多等临床表现。治宜燠土制水，方选甘草干姜茯苓白术汤。

5. 少阴伤燥证

少阴病，下利，咽痛，胸满，心烦，猪肤汤主之（第310条）。

诸涩枯涸，干劲皴揭，皆属于燥。燥胜则干……外感之燥，首伤上焦气分，燥甚则目无泪而干涩。液枯燥，则致目涩痛。

按：燥邪侵犯少阴经脉形成的表证，称作少阴伤燥证。燥邪袭表，上犯清窍，则咽干咽痛；燥邪消灼津液，目珠失其润泽，出现目干涩疼痛；燥邪外袭皮毛，则皮肤皴裂、脱皮；心阴虚则热扰心神，故见心烦；燥热下迫大肠，则下利。治宜育阴润燥，方选猪肤汤。

6. 少阴阳虚厥逆证

少阴病，欲吐不吐，心烦但欲寐，五六日自利而渴者，属少阴也。虚故引水自救；若小便色白者，少阴病形悉具；小便白者，以下焦有寒，不能制水，故令色白也（第282条）。少阴病，脉沉者，急温之，宜四逆汤（第323条）。少阴病，饮食入口则吐；心中温温欲吐，复不能吐。始得之，手足寒，脉弦迟者，此胸中实，不可下也，当吐之；若膈上有寒饮，干呕者，不可吐也，当温之，宜四逆汤（第324条）。大汗，若大下利而厥冷者，四逆汤主之（第354条）。吐利汗出，发热恶寒，四肢拘急，手足厥冷者，四逆汤主之（第388条）。既吐且利，小便复利而大汗出，下利清谷，内寒外热，脉微欲绝者，四逆汤主之（第389条）。

按：本证为少阴阳虚，阴寒内盛所致。症见四肢厥冷，恶寒倦卧，神疲欲寐，呕吐腹痛，或欲吐不吐，心烦口渴，下利清谷，小便色白，或大汗亡阳，脉沉或微细欲绝，舌质淡苔白滑或灰黑而滑润等。治宜回阳救逆，方选四逆汤。四逆汤为回阳救逆的代表方，凡疾病发展到三阴阶段，心脾肾阳虚，阴寒内盛的严重阶段，如太阴病之腹痛下利、完谷不化；少阴病之恶寒厥逆、脉微细、但欲寐；厥阴病之表热里寒、手足厥冷等，均可使用。此即《素问·至真要大论》所谓"寒淫于内，治以甘热，佐以苦辛，以咸泻之"之意。附子大辛大热，纯阳有毒，为补益先天命门真火之第一要剂，通行十二经脉，先用尤能迅达内外以逐寒；干姜温中焦之阳而除里寒，助附子升发阳气；甘草既能解毒，又能缓姜、附辛烈之性，合而回阳救逆，又不致有暴散之虑。

7. 少阴阳虚阴亏证

（少阴）恶寒、脉微而复利，利止，亡血也，四逆加人参汤主之（第385条）。

按：少阴恶寒脉微，而复泻利，为阳虚阴盛之证，治宜四逆汤可矣。若其人不经治疗，而下利自止，是寒随利减，其病当愈；若不愈而诸证仍在者，为津液内竭无复可利。此证不但伤阳，且也伤阴，即所谓"亡血也"，故以补阳生津，方选四逆加人参汤。

8. 少阴阳虚阴盛，格阳于外证

少阴病，下利清谷，里寒外热，手足厥逆，脉微欲绝，身反不恶寒，其人面色赤；或腹痛，或干呕，或咽痛，或利止脉不出者，通脉四逆汤主之（第317条）。

按：少阴病下利清谷，手足厥逆，脉微欲绝，为阳虚而寒盛于里；身反不恶寒，面色发赤，乃"格阳""戴阳"之反映。概称之"里寒外热"。里寒是本质，外热为假象。阳气浮散于外，阴寒盛结于内，阴阳有离绝之势。故证情严重，而有不同之兼证，或面色赤，或腹痛，或干呕，或咽痛，或利止而脉不出。治宜破阴回阳、通达内外，方选通脉四逆汤。

9. 少阴阳脱阴竭，格阳于外证

（少阴）吐已下断，汗出而厥，四肢拘急不解，脉微欲绝者，通脉四逆加猪胆汤主之（第 390 条）。

按：吐已下断，指原有的呕吐下利俱止。若手足变温，脉来缓和的，当是阳回阴消欲愈之证。今吐里虽止，但仍见汗出而厥、四肢拘急不解、脉微欲绝的，为阳虚阴盛之证，此乃因吐泻过度，阴阳气血俱虚，水谷津液为之枯竭所致，当以回阳救逆、益阴补液，方选通脉四逆加猪胆汁汤。

10. 少阴阳虚阴盛，格阳于上证

少阴病，下利，白通汤主之（第 314 条）。

按：少阴病阳虚阴盛，格阳于上，称为戴阳证。其证候特点是周身寒象，面部独赤。条文叙证简略，除下利清谷外，当有手足厥逆、脉微细、面赤等证。治宜破阴回阳、宣通上下，白通汤主之。

11. 少阴阳虚寒盛，寒热相格证

少阴病，下利，脉微者，与白通汤；利不止，厥逆无脉，干呕烦者，白通加猪胆汁汤主之。服汤，脉暴出者死，微续者生（第 315 条）。

按：少阴病下利，脉微，主阴盛寒拒，格阳于上，可与白通汤。然给药之后，前之下利变为不止，前之脉微而至于无；又增厥逆之寒甚、干呕心烦之热象，何以故也？盖以热治寒为正治；若阴寒太盛，拒不受药，反增阴邪与阳药格拒之象，即王冰所说："甚大寒热，必与违性者争雄。"故治之之法，仍用白通汤破阴回阳，另加猪胆汁之苦寒或人尿之咸寒，从阴寒之性引阳药内入，以解阴阳格拒之势，此即反佐之法，亦即《内经》"甚者从之""反佐以取之"之意。热药冷服法，也寓有反佐之意。服白通加猪胆汁汤后，可有两种不同之转归：若脉搏突然暴露，急疾搏指，此阴竭阳越也，俗称"回光返照"，属于死证。若脉搏逐渐恢复，则是阴液未竭，阳气渐复之佳兆，预后良好。诚如尤在泾指出的"脉暴出者，无根之阳发露无遗，故死；脉微续者，被抑之阳来复有渐，故生"。

12. 少阴阳虚，寒湿凝滞证

少阴病，得之一二日，口中和，其背恶寒者，当灸之，附子汤主之（第 304 条）。少阴病，身体痛，手足寒，骨节痛，脉沉者，附子汤主之（第 305 条）。

按：少阴阳虚，寒湿凝滞经脉骨节，故身体痛、骨节痛；阳虚失于温煦，则手足寒、背微寒；口中和为里无热之证据；脉沉主里，当有微细无力矣。治宜温阳散寒、祛除寒湿，方选附子汤。

13. 少阴阳虚水泛证

少阴病，二三日不已，至四五日，腹痛，小便不利，四肢沉重疼痛，自下利者，此为有水气。其人或咳，或小便利，或下利，或呕者，真武汤主之（第 316 条）。太阳病发汗，汗出不解，其人仍发热，心下悸、头眩，身瞤动、振振欲擗地者，真武汤主之（第 82 条）。

按：少阴病，属肾阳虚，二三日，其病不愈，至四五日则邪入已深；或为太阳病发汗，汗出，非表邪不解，系少阴阳虚而言。若寒邪内伤肾阳，阳衰不能制水，则水邪泛滥为患。阳虚阴盛，阴盛格阳于外，则见发热；周身阳虚，经脉失于柔养，故周身瞤动而振振欲擗地；水寒在内，寒凝则腹痛；水寒外溢，则四肢沉重疼痛；水寒在下，气化不行，则小便不利；水寒下注于肠，则腹泻下利；水寒犯胃，胃气上逆则作呕；水气射肺则咳；水气凌心，故心下作悸。水性变动不居，或见之证最多。凡此，皆阳虚水泛所致者也。治宜温肾阳、散水寒，方选真武汤。

14. 少阴阴盛阳虚，浊阴上逆证

少阴病，吐利，手足逆冷，烦躁欲死者，吴茱萸汤主之（第309条）。

按：少阴寒邪犯胃，则见上吐下利；阳虚而寒，则手足厥逆，然不及四肢，反映了阳虽虚而未绝。烦躁欲死和躁烦欲死不同，此以烦为主，为阳有力而与阴争之象。治宜温里补中、散寒降逆，方选吴茱萸汤。

15. 少阴阳虚阴寒，气不摄血证

少阴病，下利便脓血者，桃花汤主之（第306条）。少阴病，二三日至四五日，腹痛，小便不利，下利不止，便脓血者，桃花汤主之（第307条）。

按：少阴阳虚寒证，火不暖土则下利或下利清谷；阳虚寒凝则腹痛；下利则津液下夺，故小便不利。但亦有阳气虚寒，气不摄血的，当有滑脱不禁而便脓血，其色黯黑，味必腥臭。治宜温里涩下固脱，方选桃花汤。

16. 少阴阳虚，水湿下趋证

伤寒服汤药，下利不止，心下痞硬，服泻心汤已，复以他药下之，利不止；医以理中与之，利益甚。理中者，理中焦，此利下焦，赤石脂禹余粮汤主之。复不止者，当利其小便（第159条）。

按："此利下焦"，下焦者肾，肾为胃之关，主司二便。如下焦虚寒而失约，关门不固，则下利不止，治宜涩肠固脱，方选赤石脂禹余粮汤，以固涩下焦则愈。"复不止者"，是指湿盛作泻，其人当有小便不利，所以当利其小便，分利水湿，则水道通而谷道实，其病则愈。

17. 少阴阴虚火旺，心肾不交证

少阴病，得之二三日以上，心中烦，不得卧，黄连阿胶汤主之（第303条）。

按：少阴病得之二三日以上，若阳虚而寒者，以但欲寐；若阴虚而热、心火上旺者，则以但欲寐而不寐为主，即心中烦不得卧矣。然亦有阳虚虚阳上越致但欲寐而不寐者。本证之心烦不寐，入夜尤甚，可伴舌尖绛，舌乳头突出如杨梅，苔多净，偶见薄黄，脉细数，小便黄。治宜滋水泻火，方选黄连阿胶汤。

18. 少阴阴虚有热，水气不利证

少阴病，下利六七日，咳而呕渴，心烦，不得眠者，猪苓汤主之（第319条）。

按：少阴肾为水脏，若肾阳虚，气化不行而停水，治用真武汤；若阴虚有热，气化不利而水蓄，宜用猪苓汤。阴虚则热，热与水结，气化不利则小便为之不利；水邪渗于肠则下利；水气上逆，犯肺则咳，犯胃则呕；气不化津液，津不上承，且阴虚有热，故渴欲饮水；阴虚热扰，故心烦不得眠。治宜育阴清热利水，方选猪苓汤。

19. 少阴阴虚有热，热伤血络证

少阴病，下利便脓血者，可刺（第 308 条）。

按：少阴病下利日久而便脓血者，属于下焦滑脱，可用桃花汤治之；若先下脓血的，属于热伤血络，可用针刺之法，以泻阴中伏藏之热则愈。可刺幽门、交信等穴，或酌情选用黄连阿胶汤与猪苓汤治之。

20. 少阴阴虚热化，少阴阳明并病

少阴病，得之二三日，口燥咽干者，急下之，宜大承气汤（第 320 条）。少阴病，自利清水，色纯青，心下必痛，口干燥者，可下之，宜大承气汤（第 321 条）。少阴病六七日，腹胀、不大便者，急下之，宜大承气汤（第 322 条）。

按：少阴阴虚热化，与阳明并病，有腑病及脏者，有脏病及腑者，然以燥热灼烁少阴真阴为急，此所以有少阴三急下证矣。治宜急下存阴，方选大承气汤。

21. 少阴枢机不利，阳气不宣证

少阴病，四逆，其人或咳，或悸，或小便不利，或腹中痛，或泄利下重者，四逆散主之（第 318 条）。

按：厥逆之证，分为寒热两种。寒厥，为阳虚有寒，四肢逆冷，伴有吐利等证；热厥，为阳热内盛，格阴于外，虽四肢不温，必伴有烦渴或大便秘结等证。若因于少阴枢机不利，阳气不得宣达四肢，亦可见四逆；此证之厥逆，既无可温之寒，又无可下可清之热，当以四逆散疏通郁结之阳气。治宜疏达阳郁，方选四逆散。

22. 少阴阳虚阴盛，格阳于咽证

病人脉阴阳俱紧，反汗出者，亡阳也。此属少阴，法当咽痛而复吐利（第 283 条）。

按：脉阴阳俱紧，如属太阳伤寒，法当无汗。今反汗出者，为"亡阳也"，乃少阴在内之阳已虚，不能固摄津液所致。此病不属太阳而属少阴。邪在少阴之脏则吐利（肾者，胃之关也），邪在少阴之经则咽痛（少阴经脉，循喉咙，挟舌本也）。治宜温肾潜阳，方选潜阳封髓加半夏干姜汤（《吴佩衡医案》）。

23. 少阴下虚上热，水火不济证

少阴病，下利，咽痛，胸满心烦，猪肤汤主之（第 310 条）。

按：少阴病虚寒下利，有时寒从利减，而肠胃津液反伤，导致阴虚热浮，循经上炎，故见咽痛、胸满、心烦等证。似此下虚上热、水火不济之证，用温则燥，

用凉则寒，治宜滋肾润肺、清泄虚热，方选猪肤汤。

24. 少阴客热证

少阴病二三日，咽痛者，可与甘草汤；不差，与桔梗汤（第311条）。

按：少阴之经，循喉咙，挟舌本，故少阴阴中之热可循经上犯，故见咽痛。然只有咽痛，别无它证，故寒热之治，皆非所宜，治宜清热利咽，方选甘草汤。服后不瘥，再加桔梗以开喉痹。

25. 少阴客寒证

少阴病，咽中痛，半夏散及汤主之（第313条）。

按：少阴本阳虚，今风寒外束少阴经络，故咽中痛；因其性属寒，故咽喉不红不肿；舌苔必白而滑润；可伴有恶寒、气逆、涎多等证。治宜散寒通阳、涤痰开结，方选半夏散及汤。

26. 少阴虚火上炎，熏灼咽喉证

少阴病，咽中伤，生疮，不能言语，声不出者，苦酒汤主之（第312条）。

按：少阴虚热或谓阴火，循经上炎，熏灼咽喉，以致咽喉肿痛、破溃生疮，不能言语，声音不出。治当消肿散结、敛疮止痛。方选苦酒汤。

27. 少阴热盛，热动营血证

伤寒及温病应发汗而不汗之，内蓄血者，及鼻衄、吐血不尽，内余瘀血，面黄，大便黑，消瘀血方（《外台秘要》卷二录《小品方》）。

按：本条为温热暑疫，邪入营分证。热扰心神，身热谵语，舌绛起刺，脉细数；热伤血络，夜热早凉，斑色紫黑、吐血、衄血、便血、尿血等，舌绛红，脉数；蓄血瘀热，喜忘如狂，漱水不欲咽，大便色黑易解等。治宜清热解毒、凉血散瘀，方选犀角地黄汤（《千金要方》），或清营汤《温热论》。

28. 少阴湿热证

湿热证，身冷脉细，汗出胸痞，口渴，舌白，湿中少阴之阳。宜人参、白术、附子、茯苓、益智等味（《湿热病篇》第25条）。此乃湿热之变局也。

按：第25条为"湿中少阴之阳"证治，本方是由《伤寒论》真武汤去生姜、白芍，加人参、益智仁而成，其中附子、白术、茯苓配伍是温阳逐湿的核心药物，加益智仁温燥寒湿，人参补益胃阳。其立意，薛氏用"扶阳逐湿"做了精辟的概括。

六、厥阴病证

秦伯未认为，厥阴以消渴，气上撞心，心中疼热，饥而不能食，厥热交替为候也。此病有二：一则脏厥。其脉微而厥，甚则肤冷，躁无暂安时者，为脏厥，治法与少阴之极者无异。故大汗出，热不去，内拘急，四肢疼，又下利厥逆而恶寒者，

及呕而脉弱,小便复利,身有微热者,为四逆汤。下利清谷,里寒外热,汗出而厥者,为通脉四逆汤。干呕吐涎沫,头痛者,为吴茱萸汤。若烦躁有时,得食则呕吐蛔者,为乌梅丸。一则寒化热。盖厥阴者,三阴之极,无有所传。然物极则必变,于是有阴化阳、寒化热之证。如干姜黄芩黄连人参汤之于吐下,则未离虚寒也。如白头翁汤之于下利,渴欲饮水,已专于热也。小柴胡汤之于呕而发热,则专于少阳也。如栀子豉汤之于虚烦,则专于上焦也。如白虎汤之于脉滑而厥,则热盛于里也。如小承气汤之于下利谵语,则热实于里也。此皆阴变阳、寒化热之治法也。其他外寒暴迫,手足厥寒,脉细欲绝者,为当归四逆汤。内有久寒者,为当归四逆吴茱萸汤。胸中有寒饮,心中满而烦,饥不能食,脉乍紧者,为瓜蒂散。心下有水饮,悸而厥者,为茯苓甘草汤。此其旁证也。

姜元安等认为,厥阴为"两阴交尽"而阴尽阳生之意甚明。厥阴之阴外连少阳,故厥阴之中,内含少阳升发之阳,阴中有阳,则厥阴之病亦必以此为基础,阴盛则寒,阳复则热,寒热之进退,则有寒热错杂之机,故厥阴病当以寒热错杂为特点。提纲条文中,消渴、气上撞心、心中疼热,皆阳复为热之象;食则吐蛔,则阴盛为寒之变;饥而不欲食,正是寒热并存而错杂之证。故厥阴之为病,既可为寒,亦可为热,更有寒热错杂之变。若只见其炽热之象而以为可用寒凉之药下之,则势必更伤本虚之阳而下利不止。更何况厥阴阳复之热亦能为寒凉之药所遏,故张遂辰有"尝见厥阴消渴数证,舌尽红赤,厥冷脉微,渴甚,服白虎、黄连等汤,皆不救"之语。以此而论,注家之中,舒驰远、《医宗金鉴》寒热错杂之论庶几能得仲景之意。因未能明提纲所示只是揭厥阴之病机特点,故亦有谓"本条作厥阴病提纲尚欠周密。

厥阴为两阴交尽,根于少阴而出于少阳。故伤寒病中,厥阴受邪而为病,除了厥阴自身之寒证外,其阳气退而寒气胜,则病至少阴而成少阴阳虚之变。若厥阴之气能借少阳之阳而于阴中胜复,则其病向愈;若阳复太过而为热,则又多阳复之热证。故《厥阴病篇》中尽显阴阳进退、寒热错杂、或寒或热诸证,此厥阴病之大要。提纲所示诸证,正是厥阴病中阴阳进退、寒热错杂之机。其阳复之热源于少阳升发之阳,故有向上而燎原之势,谓"消渴,气上撞心,心中疼热"。其寒则本厥阴之寒而有呕吐下利之变,《平脉法》云"肝者,木也,名厥阴";《素问·玉机真藏论》亦云"肝也,东方木也,万物之所以始生也"。厥阴在脏为肝,藏血而主疏泄,故华岫云谓之"体阴用阳"。厥阴受邪,肝之疏泄不利,则木邪犯上而脾胃气机为之失和,故厥阴病中多呕吐、哕、下利之变。提纲证中,"饥而不欲食,食则吐蛔,下之利不止",正是仲景欲明厥阴为病,肝木受邪而脾胃失和之机。

仲景论伤寒病,由太阳病而至厥阴病,虽有三阳、三阴之序,但却无由太阳而至阳明、至少阳、至太阴、至少阴,最后至厥阴之循经传变之实。虽以"太阳之为病,头项强痛而恶寒"之表证为提纲,但风寒邪气之伤人,未必始于太阳,故不可言太阳病为伤寒病之初期阶段。同样,以三阳三阴之法认识伤寒病,虽将厥阴病列于是六经病之末，而厥阴却具阴尽阳生之机，其病虽以寒热错杂为特点，然厥热胜复，则尽显阴阳进退之机。厥多热少，阳气退，其病为进；热多厥少，阳气复，则其病当愈。若厥阴为六经病之最后阶段，其病已历经少阴之亡阳，焉得有阴阳进退、寒热错杂之理？此理甚易明了，何须拘泥于《素问·热论》日传一经，始于太阳而终于厥阴之意。

以厥阴为六经病最后阶段者，非但不明厥阴为病之机，更是未能明仲景论伤寒病"见病知源"之旨。"见病知源"，乃仲景要求从疾病动态过程来认识其完整的发生、发展、变化过程。故仲景论伤寒病，必详论其三阳、三阴病之发展变化及传变规律。如病始于太阳，或传阳明、或传少阳、或传太阴、或传少阴、或传厥阴，不必依次循经。而三阳、三阴之病，则根据其实际之临床发展而各有不同。如厥阴之病，既可因其阳退阴进而病传少阴，甚或终成不治死证；亦可因其阳进阴退而其病向愈，或阳复太过而复传少阳、阳明。厥阴之病，亦多不同之传变，何以能谓其为六经病之最后阶段？仲景不过借三阳三阴之序以论伤寒病之六经病证，绝非以此而论六经病之序。

1. 厥阴中风

厥阴中风，脉微浮为欲愈，不浮为不愈（第327条）。

《外台秘要》云小前胡汤"疗伤寒六七日不解，寒热往来，胸胁苦满，默默不欲食，心烦喜呕，寒疝腹痛。胡洽云出张仲景"。

按：厥阴中风是在厥阴病"寒热错杂，水火相兼，里虚津亏"核心病机基础上感受风邪所得，病性为半表半里之阴证，故治宜寒温互用、攻补兼施，方选小前胡汤。方中前胡辛可畅肺以散在表之风邪，甘滋生津以救已伤之阴液，苦泄厥阴之伏火，温散内生之寒饮，仲景一药多用，堪称匠心独运。《神农本草经》云黄芩"味苦平，主诸热黄疸……"黄芩治诸热黄疸，与前胡配伍以泄厥阴之里热里实。半夏为之使，与前胡相伍，治水治气，厥阴中风里虚寒，常致浊水，浊气上冲，此为对证之治。方中生姜、炙甘草、人参、大枣，为生姜甘草汤，有温中和营之功。全方合用，共奏解表下气、温中降饮、清热补津之功效。

2. 厥阴伤寒

手足厥寒，脉细欲绝者，当归四逆汤主之（第351条）。下利腹胀满，身体疼痛者，先温其里，乃攻其表，温里宜四逆汤，攻表宜桂枝汤（第372条）。

按：厥阴表证有二，即厥阴中风和厥阴伤寒涉及的条文有两条。尤在泾认为，上文327条为厥阴经受风邪之证，脉微为邪气少，浮者病在表经，经病而邪少，故为欲愈。351条应为平素肝血虚少，复感寒邪之厥阴伤寒证，脉细主血虚，外来寒邪侵袭经脉，血脉不畅，四肢失于温养，故手足厥寒有外感寒邪，故用桂枝汤解其外，当归补肝血，桂枝合细辛温经散寒，通草专通血脉，最终使经脉得通，寒邪得解。他如372条首冠"下利腹胀满"，乃言脾肾两虚，寒湿阻滞。"身体疼痛者"为表证，推之，尚有其它表里之见证，此为仲景以"一症概其余"文法。尽管有表证，但里证为急，治宜先里后表，治里以四逆汤，治表以桂枝汤。这是表里同病治疗大法，临证尚须细辨表里先后缓急，灵活施治。此条亦为厥阴表证。

厥阴变证表证，即厥阴协热利为外邪引动肝胆之气不舒、脾胃运化之机不畅，属于阳郁气厥证。临床表现以四逆、腹痛、泄利下重为主，病位在肝脾，病因属外寒引起阳郁证。

3. 厥阴表寒血虚，素有内寒证

手足厥寒，脉细欲绝者，当归四逆汤主之（第351条）。若其人内有久寒者，宜当归四逆加吴茱萸生姜汤（第352条）。

按：本条为素有内寒，且血虚中寒，为外寒所引发，寒邪较重。治宜散寒温里、养血通脉，方选当归四逆加吴茱萸生姜汤。本证关键在于：一、认准寒痛连及两胁与脉细欲绝，微为气虚、细为血少，其与脉微欲绝是有显著不同。二、本条是厥寒无阳热证可放胆用之，若寒邪郁热见咽红干痛者，则另当别论。另外，本条与当归四逆汤鉴别之区别与联系，在于二者均有血亏经脉伤寒，若素有内寒者，加吴茱萸、生姜以温之。

4. 厥阴阳毒，湿热上蒸，充滞营血证

阳毒之为病，面赤斑斑如锦纹，咽喉痛，唾脓血。五日可治，七日不可治。升麻鳖甲汤主之（《金匮要略·百合狐惑阴阳毒脉证并治第三篇》第14条）。

按：本条为湿热酿毒上蒸头面咽喉，热重于湿，充滞营血，外达不畅，故见面部起红斑如锦纹、咽喉痛、唾脓血之阳证。治宜清热解毒祛湿，方选升麻鳖甲汤。

5. 厥阴湿浊化热动风，转筋入腹证

转筋之为病，其人臂脚直，脉上下行，微弦，转筋入腹者，鸡屎白散主之（《金匮要略·趺厥手指臂肿转筋阴狐疝蛔虫病脉证并治第十九篇》第3条）。

按：本条为厥阴经表，湿浊郁热伤阴，筋脉失养，病在气分，当属下焦。症见臂脚直，脉上下行而微弦，转筋入腹。治宜祛风利湿清热，方选鸡屎白散。

6. 厥阴肝经湿热，瘀热上攻下迫证

病者脉数，无热，微烦，默默但欲卧，汗出，初得之三四日，目赤如鸠眼，七八日，目四眦黑。若能食者，脓已成也，赤小豆当归散主之（《金匮要略·狐惑阴阳毒病脉证并治第三篇》第13条）。下血，先血后便，此近血也，赤小豆当归散主之（《金匮要略·惊悸吐衄下血胸满瘀血病篇脉证并治第十六篇》第16条）。

按：本条为厥阴肝经营分湿热，瘀热上攻，或下迫肠间血络。症见脉数，无热，微烦，默默但欲卧，汗出，三四日目赤如鸠眼；七八日目四眦黑，能食。治宜行湿清热、解毒活营，方选赤豆当归散。

7. 厥阴肝木乘脾，寒热错杂证

伤寒脉微而厥，至七八日肤冷，其人躁无暂安时者，此为藏厥，非蛔厥也。蛔厥者，其人当吐蛔。今病者静，而复时烦者，此为藏寒。蛔上入其膈，故烦，须臾复止；得食而呕，又烦者，蛔闻食臭出，其人常自吐蛔。蛔厥者，乌梅丸主之。又主久利（第338条）。

按：本条所论系肝木乘脾，胃热脾寒所致。因厥阴肝木相火内寄，病则木火上炎，燔灼胃津，故有消渴；肝胃气逆，所以气上冲心，心中疼热似饥；木横乘土，脾气虚寒而气机不运，所以不欲食。如肠中有蛔虫，则可能在进食时上窜而吐出。脾既虚寒，若再用苦寒攻下则脾气更伤，必然下利不止。治当扶土抑木、温阳清热安蛔，方选乌梅丸。

8. 厥阴热迫大肠证

热利下重者，白头翁汤主之（第371条）。下利欲饮水者，以有热故也，白头翁汤主之（第373条）。下利脉数而渴者，今自愈；设不瘥，必清脓血，以有热故也（第367条）。下利，寸脉反浮数，尺中自涩者，必清脓血（第363条）。

按：厥阴热利，主要指热性痢疾，《内经》谓之"肠澼"。以腹痛便血为主证，由于肝经湿热损伤大肠脉络所致。因肝热下迫大肠，秽气郁滞于魄门，故后重为必具之证，是以"下重"为辨证之要点也。热必伤津，津伤则口渴，故有提出"欲饮水"作为有热之旁证。程郊倩云："下重者，厥阴经邪热下入于大肠之间，肝性急速，邪热甚则气滞壅塞，其恶浊之物急欲出而不得，故下重也"（《伤寒论后条辨》）。下利脉数而渴，为寒去阳复，故云自愈。设不瘥，为阳复太过，热陷下焦，伤及阴络，必便脓血。下利若属虚寒者，脉必见沉迟，若寸脉反见浮数而尺中自涩；寸以候阳，尺以候阴；浮数为阳盛，涩则为阴伤；是以阳复太过，阳盛灼阴，阴络必伤，血腐为脓，随利而下，故必便脓血。治宜清热燥湿、凉肝解毒，方选白头翁汤。

9. 厥阴寒风犯表，火郁上攻下迫证

伤寒六七日，大下后，寸脉沉而迟，手足厥逆，下部脉不至，喉咽不利，唾脓血，泄利不止者，为难治。麻黄升麻汤主之（第357条）。

按：本病为寒风犯厥阴之表，火郁于咽喉，下迫大肠热郁血伤而成脓，阳陷于下。症见恶寒发热，汗出不彻，厥逆，咽喉不利，唾脓血，泄利不止，寸口脉沉而迟，下部趺阳脉不至。治宜发越郁阳、清上温下，方选麻黄升麻汤。

10. 厥阴阳复热厥证

伤寒一二日至四五日，厥者，必发热，前热者后必厥。厥深者热亦深，厥微者热亦微。厥应下之，而反发汗者，必口伤烂赤（第335条）。伤寒热少微厥，指头寒，嘿嘿不欲食，烦躁，数日小便利，色白者，此热除也，欲得食，其病愈。

若厥而呕，胸胁烦满者，其后必便血（第 339 条）。伤寒脉滑而厥者，里有热，白虎汤主之（第 350 条）。

按：厥阴之为病，阴极则阳生，阳极则阴生。伤寒一二日至四五日，病程不长，正气不衰，伤于寒可化热。先发热而后见厥，厥从发热得之，是为热厥。热厥者，因热邪深伏，阳盛而郁不得外达，故四肢厥冷也。由于厥从阳郁热伏而得，因此厥逆之程度，与热伏之深浅有着密切的关系。"厥深者热亦深，厥微者热亦微"，即指出了厥逆之微甚，是判断热势深浅的一个重要标志。热厥除见身热（以胸腹部为甚）、肢厥外，还必见舌红苔黄、口渴喜冷、便秘尿赤等症。与阴盛格阳、里寒外热之寒厥截然不同。

热少厥微，乃热厥之轻证，所以仅是指头寒而已，但毕竟内有郁热，胃气不苏，因而嘿嘿不欲饮食。阳虽郁而求伸，故有烦躁。热厥轻证有两种转归：若经数日后，小便利色白，欲得食，为热除而胃气和，病可愈；若厥逆加重，并伴有肝郁气逆的呕而胸胁烦满，则为阳郁更甚，病势转剧，进而伤及下焦血分，其后可出现便血之变证。

厥逆证有因阳虚寒盛而致者，脉必见微细，或促急无力之象。若手足厥冷而见滑脉，滑而动数流利为阳脉，故属"里有热"。钱天来云："滑者，动数流利之象，无沉细微涩之形，故为阳脉，乃伤寒郁热之邪在里，阻绝阳气，不得畅达于四肢而厥，所谓厥深热亦深也"（《伤寒溯源集》）。是以阳热盛于内，不能达于外，则阴阳之气不相顺接，手足为之厥逆；且阳热内伏越深，则手足厥逆越甚。既属里热，则言外之意必见身热、烦渴、尿赤、舌红苔黄等症。

"厥应下之"，是热厥之治则，但不应理解为单纯攻下，应当包括清泄方法在内，承气汤或白虎汤皆可随证选用。切忌辛温发汗，误汗则伤津助热而邪热更炽，火势上炎，势必发生口伤烂赤或便血之变证。成无己云："前热后厥者，阳气内陷也。厥深热深，厥微热微，随阳气陷之深浅也。热之深伏，必须下去之。反发汗者，引热上行，必口伤烂赤，《内经》曰：'火气内发，上为口糜'"（《注解伤寒论》），其说可参。

11. 厥阴阳虚寒厥证

大汗出，热不去，内拘急，四肢疼，又下利厥逆而恶寒者，四逆汤主之（第353 条）。

按：大汗出，则热当去。今热反不去，是否属于阴盛格阳？阴盛则为是，但不一定是格阳，因格阳证的特征是"身反不恶寒"，此有恶寒，恶寒与发热同时存在，而且"热不去"，可见大汗之先就有发热，故此发热当属于表未解，而不是格阳证。表未罢，何以不先解表，却用四逆汤主之？因下利厥逆，内拘急，四肢疼，皆阳虚阴盛之证。经云：阳气者，精则养神，柔则养筋。是以阳虚则筋脉失养而见内拘急，火不暖土则下利。且里证颇急，虽表证未罢，也应先温其里。条文92"病发热头痛，脉反沉，若不差，当救其里，宜四逆汤。"与条文225"脉浮而迟，表热里寒，下利清谷者，四逆汤主之"，就是例证。经云：急则治其表，缓则治其本；标本俱急，甚者独行，间者并行，此之谓也。治宜回阳救逆、急温其里，方选四逆汤。

12. 厥阴阳虚阴盛，逼迫大肠证

伤寒四五日，腹中痛，若转气下趋少腹者，此欲自利也（第358条）。

按：伤寒四五日，水谷之气不能运化，出现腹痛转气下趋少腹，这是因为阳厥而尽（厥为尽也），尽则阴盛，寒凝肝脉，逼迫大肠，欲作自利之先兆，据此即可判断患者欲作自利。然亦有属于热证者，必须结合其他证候判断，如热利多有发热、口渴、尿短赤、脉数等证；寒利多有形寒不渴、小便清长，脉迟等证。治宜温肝健脾，方选丁萸理中汤（《医宗金鉴》）。

13. 厥阴阳虚而厥，阴盛格阳证

呕而脉弱，小便复利，身有微热，见厥者，难治，四逆汤主之（第377条）。

按：呕而脉弱，是阳厥（厥为尽也）阴盛，阴盛格阳，气逆于上，故呕；阳尽而不鼓动血脉，故脉弱；下焦虚寒，肾气不固，是以"小便复利"也。程郊倩曰："上不纳，下不固，阳气衰微可知。"身有微热，似为阳复，然阳复肢厥当回，今与肢厥并见，则知身热不是阳复，而是阴盛格阳，虚阳外浮之故。治宜回阳救逆，方选四逆汤。

14. 厥阴阳复不及证

下利，脉沉而迟，其人面少赤，身有微热，下利清谷者，必郁冒汗出而解，病人必微厥，所以然者，其面戴阳，下虚故也（条文366）。下利清谷，里寒外热，汗出而厥者，通脉四逆汤主之（第370条）。

按：厥阴下利，脉沉而迟，为下焦阳厥（厥为尽也），阳尽则复而不及，故阴盛里寒，可见下利清谷而脉沉迟，此即所谓"诸病水液，澄澈清冷，皆属于寒"；阴盛格阳，虚阳外浮，外有微邪郁表，故面少赤，身有微热；微厥者，阳复不及而虚尚不太甚；阳虚不摄阴津则汗出；汗出阳益虚，故可见肢厥。治宜通脉四逆汤主之。

15. 厥阴阳复太过证

下利，谵语者，有燥屎也，宜小承气汤（第374条）。

按：下利有虚寒证，有实热证。厥阴属阴，故有虚寒证。然厥者，尽也，阴尽则阳复，阳复太过，邪从燥热而化；热上熏神明则谵语；热结肠腑而旁流则下利，故以小承气汤治之。本条之所以入厥阴病篇，其意与少阴热化证"少阴病，自利清水，色纯青，心下必痛，口干燥者，急下之，宜大承气汤"之理同矣。

16. 厥阴阳复太过，热扰胸膈证

下利后，更烦，按之心下濡者，为虚烦也，宜栀子豉汤（第375条）。

按：厥阴下利本为虚寒所致，阴尽阳生则利止。若阳复太过，余热未尽，郁于胸膈，则心烦更甚。按之心下濡，表明非有形之实邪，而为无形之邪热，唯其无形之热致烦，所以称之"虚烦"，既不可用补，又不可以泻，只能以栀子豉汤清宣郁热。

17. 厥阴肝寒犯胃，浊阴上逆证

干呕，吐涎沫，头痛者，吴茱萸汤主之（第 378 条）。

按：干呕者可因多种原因所致。因肝寒犯胃，浊阴上逆所致者，与少阳喜呕不同；胃阳不布，产生涎沫，随肝气上逆而吐出。因厥阴肝经与督脉会于巅顶，厥阴寒邪随经上逆，故头痛大多位于巅顶部位。治宜温降肝胃、泄浊通阳，方选吴茱萸汤。

18. 厥阴阳复，转出少阳证

呕而发热者，小柴胡汤主之（第 379 条）。

按：凡厥阴阴寒上攻作呕，则无发热而或有恶寒（条文 378）；若少阳气逆作呕，则每见伴有发热。少阳与厥阴为表里，若厥阴阳复而正不虚，则其邪可外出少阳，由阴转阳，可见呕而发热。其治法，前者阴寒上逆而呕，可用吴茱萸汤；后者发热之呕，治宜和解枢机，方选小柴胡汤。

19. 厥阴肝经寒结斜疝证

阴狐疝气者，偏有小大，时时上下，蜘蛛散主之（《金匮要略·趺蹶手指臂肿转筋阴狐疝蛔虫病脉证治第十九篇》第 4 条）。

按：本病为寒犯厥阴肝经，肝气凝滞所致。症见腹股沟斜疝，重则阴囊牵引少腹剧痛，轻则仅有重坠感。治宜温散通利，方选蜘蛛散。

20. 厥阴气营偏虚，寒湿伤筋证

病历节不可屈伸，疼痛，乌头汤主之。乌头汤方：治脚气疼痛，不可屈伸（《金匮要略·中风历节病脉证并治第五篇》第 10 条）。

按：厥阴肝主筋。本病为素体卫营偏虚，复受寒湿邪，导致筋脉拘挛疼痛，不可屈伸，脚气。治宜温散寒湿、益气柔肝缓急，方选乌头汤。

21. 厥阴癥瘕，痰瘀互结，寒热错杂，虚实夹杂证

病疟，以月一日发，当以十五日愈；设不瘥，当月尽解；如其不瘥，当云何？师曰：此结为癥瘕，名曰疟母，急治之，宜鳖甲煎丸（《金匮要略·疟病脉证并治第四》第 2 条）。

按：本条为疟疾日久不愈，寒热虚实错杂，痰瘀互结，肝脏经脉受阻，胁下有硬块（疟母）。治宜寒热并用、攻补兼施、行气化瘀、除痰消癥，方选鳖甲煎丸证。本证较为复杂，正虚邪恋，而且气血痰饮互结，必须"杂合以治"，方中以柴胡汤、

桂枝汤、大承气汤的主药，又佐以温养行气、消血化痰。

22. 厥阴肝阴不足，筋脉失养证

伤寒脉浮，自汗出，小便数，心烦，微恶寒，脚挛急，反与桂枝欲攻其表，此误也。得之便厥，咽中干，烦躁吐逆者，作甘草干姜汤与之，以复其阳。若厥愈足温者，更作芍药甘草汤与之，其脚即伸。若胃气不和，谵语者，少与小承气汤。若重发汗，复加烧针者，四逆汤主之（第29条）。

问曰：证象阳旦，按法治之而增剧，厥逆，咽中干，两胫拘急而谵语。师曰：言夜半手足当温，两脚当伸，后如师言，何以知此？答曰：寸口脉浮而大，浮为风，大为虚，风则生微热，虚则两胫挛，病形象桂枝，因加附子参其间，增桂令其汗出，附子温经，亡阳故也。厥逆，咽中干，烦躁，阳明内结，谵语烦乱，更饮甘草干姜汤。夜半阳气还，两足当热，胫尚微拘急，重与芍药甘草汤，尔乃胫伸；以承气汤微溏，则止其谵语，故知病可愈（条文30）。

按：本条为肝阴不足，筋脉失养，症见手足拘挛，或腹中拘急而痛，按之痛缓，苔少脉弦。治宜柔肝缓急，方选芍药甘草汤。若阴阳两虚，以恶寒、脚挛急、脉微细临床特点，宜芍药甘草附子汤以扶阳益阴。

23. 厥阴肝血不足，虚热内生，热扰心神证

虚劳，虚烦不得眠，酸枣仁汤主之（《金匮要略·血痹虚劳病脉证并治第六篇》第17条）。

按：本证为厥阴肝血不足，心失其养，虚热内生，热扰心神所致失眠。治宜养肝清热、理气安神，方选酸枣仁汤。

24. 厥阴肝气郁滞，升降失调证

少阴病，四逆，其人或咳，或悸，或小便不利，或腹中痛，或泄利下重者，四逆散主之（第318条）。

按：本病之来源很多，其直接的内因莫过于素性抑郁，肝气不舒，外因莫过于肝主风，卫外而为将，内外可以相引。《伤寒论》为外感风寒而作，其中疾病也多由外感风寒演变而成。病虽属于厥阴，却由客寒直中少阴而来，故将其列于少阴病篇。本证为木郁不能疏土，脾胃运化之机不畅，升降失司，清浊不泌所致。治宜疏肝理气，方选四逆散。

25. 厥阴血虚热郁，血瘀成劳证

五劳虚极羸瘦，腹满不能饮食，食伤、忧伤、饮伤、房室伤、饥伤、劳伤、经络营卫气伤，内有干血，肌肤甲错，两目黯黑。缓中补虚，大黄䗪虫丸主之（《金匮要略·血痹虚劳病脉证并治第六篇》第18条）。

按：本病多由外邪或内伤饮食不节，忧思郁结，致瘀血内积，干血成劳。病理因素为瘀血、热邪、血虚；病位在肝为主，血分为主。症见消瘦，腹满，不能饮食，

肌肤甲错，两目黯黑。治宜祛瘀消癥，方选大黄䗪虫丸。

26. 寒伤厥阴，气上冲心证

烧针令其汗，针处被寒，核起而赤者，必发奔豚，气从少腹上冲心者，灸其核上各一壮，与桂枝加桂汤，更加桂二两也（第117条）。

按：本病为寒伤于表，医者却以烧针令其汗，寒从肌膜腠理入里，肝之筋脉收引拘急。症见气上冲胸，腹痛欲死，不上冲时痛可缓解，舌淡苔白，脉弦紧。治宜温经散寒、柔肝缓急、平冲降逆，方选桂枝加桂汤。本病之奔豚属寒，若为肝郁化热之奔豚，则为《金匮》之"奔豚，气上冲胸，腹痛，往来寒热，奔豚汤主之"（《金匮要略·奔豚气病脉证治第八篇》第2条）。

27. 厥阴肝着，气郁血滞证

（厥阴）肝着，其人常欲蹈其胸上，先未苦时，但欲饮热，旋复花汤主之（《金匮要略·五脏风寒积聚病脉证并治第十一篇》第7条）。

按：本病为肝脏气血瘀滞，着而不行所致得名。其症以胸胁痞满不舒，甚或胀痛，常喜人按揉或蹈其胸上为特点。本病初起病在气分，进一步发展则病在血分，久则入络，使络脉瘀滞。治宜宣通气机、活血通络，方选旋复花汤。

28. 厥阴血虚寒疝，虚多痛少证

（厥阴）寒疝，腹中痛，及胁痛里急，当归生姜羊肉汤主之（《金匮要略·腹满寒疝宿食病脉证并治第十篇》第18条）。

按：本病为厥阴血虚中寒，或为外寒引发，血虚较重。症见腹胁微痛，里急，喜按喜温，手足厥寒，头昏目眩，手足发麻，舌淡青苔白，脉细欲绝。治宜温补血脉以祛寒，方选当归生姜羊肉汤。

29. 厥阴气血不足，风中腠理证

治中风痱，身体不能自收持，口不能言，冒昧不知痛处，或拘急不得转（《金匮要略》附篇《古今录验》续命汤）。

按：本病为厥阴气血不足，腠理空疏，风寒中入腠理，阻碍营卫运行，气血痹阻为病；或因寒动其水，气津上逆，肺失宣降，则咳逆上气、面目浮肿。治宜益气血以祛寒风，方选《古今录验》续命汤。

30. 厥阴寒疝，寒气内结证

（厥阴）腹痛，脉弦而紧，弦则卫气不行，即恶寒，紧则不欲食，邪正相搏，即为寒疝。寒疝绕脐痛，若发则白汗出，手足厥冷，其脉沉紧者，大乌头煎主之（《金匮要略·腹满寒疝宿食病脉证并治第十篇》第17条）。

按：本条为厥阴阳气偏衰，寒气内结，气机郁闭所致。症见发作性寒病绕脐痛，发时汗出、肢冷，伴唇青面白，脉沉迟或弦紧。治宜散寒止痛，方选大乌头煎。

31. 厥阴寒疝，寒中表里证

（厥阴）寒疝，腹中痛，逆冷，手足不仁，若身疼痛，灸刺、诸药不能治，抵挡乌头桂枝汤主之（《金匮要略·腹满寒疝宿食病脉证并治第十篇》第 19 条）。

按：本条病证为寒中厥阴表里，寒气内结伤阳，郁遏营卫所致。症见腹中剧痛、身疼痛、得温减、逆冷，手足不仁，伴汗出恶寒，口不渴，舌淡青偏润，脉多浮紧。治宜祛散内外寒邪而止痛，方选乌头桂枝汤。

32. 厥阴肝热动风，外风袭扰证

风引汤"除瘫痫"（《金匮要略·中风历节病脉证并治第五篇》第 3 条）。

按：本条病证为外风袭扰，肝热动风，风动阳亢所致。症见语音高亢，发热数日不解，四肢抽搐，头目眩，舌红苔黄脉弦数或偏浮。治宜重镇潜阳、清热熄风，方选风引汤。

33. 厥阴肝阴不足，气血两虚，风气外袭证

虚劳诸不足，风气百疾，薯蓣丸主之（《金匮要略·血痹虚劳病脉证并治第六篇》第 16 条）。

按：本条病证为肝阴不足、气血两虚而成虚劳，导致抵抗不足，易受风侵袭。症见头颈背四肢酸痛、短气乏力、胃纳不佳、心悸、短气、心慌、头晕等。治宜扶正祛邪、益气健脾、养血祛风，方选薯蓣丸。

34. 厥阴梅核气，气郁痰结证

妇人咽中如有炙脔，半夏厚朴汤主之（《金匮要略·妇人杂病脉证并治第二十二》第 5 条）。

按：本条病证为肝气郁结，痰气互结所致。症见咽中如有物阻塞、吞不下吐不出，暖气，胃胀，痰白，舌淡红苔白腻，脉弦滑。治宜行气化痰解郁，方选半夏厚朴汤。

35. 厥阴血热瘀结，下焦蓄血证

太阳病，六七日表证仍在，脉微而沉，反不结胸其人发狂者，以热在下焦，少腹当硬满，小便自利者，下血乃愈。所以然者，以太阳随经，瘀热在里故也。抵当汤主之（第 124 条）。太阳病，身黄，脉沉结，少腹硬，小便不利者，为无血也。小便自利，其人若狂者，血证谛也，抵当汤主之（第 125 条）。

按：本条病证为肝经瘀热结于下，而热并于上，扰乱神所致。症见少腹硬满，发狂，小便自利，身黄，脉沉而微（结）。治宜破血逐瘀，方选抵当汤。

36. 厥阴肝气郁滞，痰热扰心证

伤寒八九日，下之，胸满烦惊，小便不利，谵语，一身尽重，不可转侧者，柴胡加龙骨牡蛎汤主之（第 107 条）。

按：本条病证为风寒中少阳，误治入里，三焦气津停滞，肝气郁滞，痰热扰心所致。症见胸满烦悸而惊，小便不利，谵语，一身尽重不可转侧，舌偏红苔白滑，脉弦数。治宜解郁镇惊，火郁发之。方选柴胡加龙骨牡蛎汤。

37. 厥阴少阴心肝热炽，迫血妄行证

心气不足，吐血衄血，泻心汤主之（《金匮要略·惊悸吐衄下血胸满瘀血第十六篇》第 17 条）。

按："心气不足"，心之阴气不足也。阴不足则阳独盛，阳盛则生火，火迫阴血而不藏于肝脉，乃由吐血、衄血之变，当伴有舌红面赤，心烦口渴，尿黄便干，舌红苔黄，脉数或洪大。治宜清热止血、釜底抽薪，方选泻心汤。

38. 厥阴邪气郁结，闭阻肝气证

伤寒哕而腹满，视其前后，知何部不利，利之即愈（第 381 条）。

按：哕证有虚实之别，陈修园云："凡病有虚实，不特一哕为然也，然即一哕，而凡病之虚实皆可类推矣。"从"利之即愈"看，可知本条所述之哕而腹满为因实所致。邪气内结，二便不利，闭阻肝气（肝主疏利气机之用能），则浊气不降，胃气上逆而腹部胀满、呃逆。若由于腑气不通，肝失疏泄，胃气不降而致腹满哕逆者，必有大便不通之见证，则当疏通大便，宜大柴胡汤；如因水饮内停，肝失疏理而致腹满呃逆的，必见小便不利，则当疏利小便，宜木香流气饮（《医宗金鉴》）。

39. 厥阴湿热受风，内窜经络证

湿热证，三四日即口噤，四肢牵引拘急，甚则角弓反张，此湿热侵入经络脉遂中，宜鲜地龙、秦艽、威灵仙、滑石、苍耳子、丝瓜藤、海风藤、酒炒黄连等味（《湿热病篇》第 4 条）。

按：本条病证为湿热并重或热重于湿，湿热受风、内窜厥阴经络所致。症见湿热病三四日即口噤，四肢牵引拘急，甚角弓反张，舌红苔腻，脉浮濡数。治宜辛散祛风通络、熄风清热利湿，方选薛氏地龙秦艽汤。

40. 厥阴湿热，邪入心包，内陷心营证

湿热证，壮热口渴，舌黄或焦红，发痉，神昏谵语或笑，邪灼心包，营血已耗。宜犀角、羚羊角、连翘、生地、玄参、钩藤、银花露、鲜菖蒲、至宝丹等味（《湿热病篇》第 5 条）。

按：湿热化燥，气分里热亢盛，则见壮热口渴，舌黄；邪热由气入营，劫灼营阴则见舌焦红；发痉为邪热引动肝风；神昏谵语或笑为热灼心包。综观本证为气营两燔之候，故用银花露、连翘清气分热；犀角、生地、元参清心凉营，滋养阴液；羚羊角、钩藤凉肝熄风止痉；至宝丹、鲜菖蒲芳香开窍，解毒苏神（第 5 条）。

41. 厥阴湿热化燥，营阴亏耗，风火上逆证

湿热证，数日后，汗出热不除，或痉，忽头痛不止者，营液大亏，厥阴风火

上升，宜羚羊角、蔓荆子、钩藤、元参、生地、女贞子等味（《湿热病篇》第23条）。

按：湿热蕴蒸于里则见汗出而热不除，湿热化燥，阴液亏耗，筋脉失养，肝风横窜经络则发痉，风阳上冒清空则头痛不止。从自注"热气已退"知湿热虽化燥化火，但邪热已不甚，乃阴液大亏，肝阳独亢，风阳内动所致，故"痉而不厥"，其病理属虚中挟实之候。薛氏提出："以熄风为标，养阴为本"，以羚羊角、钩藤凉肝熄风治其标，玄参、生地、女贞子滋养阴液治其本，蔓荆子止头痛。王好古《珍珠囊》载：蔓荆子有凉诸经血、止头痛、搜肝风之效，薛氏本于此说，故用之。

42. 厥阴湿热化燥，热动营血证

湿热证，上下失血或汗血，毒邪深入营分，走窜欲泄。宜大剂犀角、生地、赤芍、丹皮、连翘、紫草、茜根、银花等味（《湿热病篇》第33条）。

按：本条病证为热重于湿，湿热化燥化火，深入厥阴营血，走窜欲泄，上下动血。症见上下失血或汗血，舌质红绛苔腻，脉数疾而边界不清。治宜清营凉血、解毒化瘀，方选薛氏犀角地黄汤。

43. 湿热深入厥阴心包，络脉凝瘀，气血呆滞证

湿热证，七八日，口不渴，声不出，与饮食亦不却，默默不语，神识昏迷，进辛开凉泄，芳香逐秽，俱不效。此邪入厥阴，主客浑受。宜仿吴又可三甲散，醉地鳖虫、醋炒鳖甲、土炒穿山甲、生僵蚕、柴胡、桃仁泥等味（《湿热病篇》第34条）。

按：湿热深入厥阴心包而见神昏的一种变证。同时又见口不渴，知非阳明热盛上蒸心包之神昏；"与饮食亦不却"，知非腑实熏蒸心包，且与"辛开凉泄，芳香逐秽，俱不效"知非热闭或痰蒙心包之证。乃由于湿热"先伤阳分"，日久及阴分，即由气分入于营血，而致阴阳两困，气血呆滞，继而深入厥阴，灵机不运所致，故见"默默不语，神识昏迷""声不出""与饮食亦不却"是神情呆顿的表现。治当活血通络，"破滞破瘀"，仿吴又可三甲散治之。此方之义，以薛生白解释较为透彻，即："鳖甲入厥阴，用柴胡引之，俾阴中之邪尽达于表；虫入血，用桃仁引之，俾血分之邪尽泄于下，山甲入络，用僵蚕引之，俾络中之邪亦经风化而散"（《湿热病篇》第34条）。

44. 湿热化燥伤津，内陷厥阴动风证

湿热证，口渴，舌黄起刺，脉弦缓，囊缩舌硬，谵语昏不知人，两手搐搦，津枯邪滞。宜鲜生地、芦根、生首乌、鲜稻根等味。若脉有力，大便不通，大黄亦可加入（《湿热病篇》第35条）。

按：本条病证为湿热化燥、劫伤津液，内陷厥阴所致。症见口渴，苔黄起刺，脉弦缓，囊缩舌硬，谵语昏不知人，两手搐搦。治宜泄热救阴、熄风开窍，甚则润下存阴，方选薛氏增液熄风汤。

45. 暑邪深入厥阴少阴证

暑邪深入少阴消渴者，连梅汤主之；入厥阴麻痹者，连梅汤主之；心热烦躁神迷甚者，先与紫雪丹，再与连梅汤（《温病条辨·卷三·下焦暑温》第 36 条）。

按：本条病证为暑热深入手足厥阴，虚热"消渴"，阴伤风动则"麻痹"。症见消渴，气上冲心，心中烦热、不寐，饥不欲食，手足麻痹，舌偏红瘦，脉细弦偏数。治宜酸甘化阴、酸苦泄热，方选连梅汤。

46. 厥阴燥血互结证

燥气延入下焦，搏于血分，而成瘕者，无论男妇，化瘕回生丹主之（《温病条辨·补秋燥气胜论》第 7 条）。

按：本条病证为燥邪深陷下焦血分，燥血互结厥阴所致。症见瘕积，痛或不痛；血痹；疟母、左胁痛，寒热；妇女干血劳，属于实证；闭经、痛经、经来紫黑有块；产后瘀血腹痛；跌打损伤所致的头晕、腰痛有瘀滞。治宜扶正祛邪、活血化瘀、缓消瘕积，方选化瘕回生丹。

47. 厥阴温病，烁肝为厥，扰动冲脉证

且哕（俗名呃忒），脉细而劲，小定风珠主之（《温病条辨·下焦温病》第 15 条）。

按：本条病证为温邪久踞下焦，烁肝液为厥，肝木横强，扰冲脉为哕，脉阴阳俱减所致。症见既厥且哕（俗名呃忒），脉细而劲，舌红瘦苔少或净。治宜养阴熄风、镇冲清热，方选小定风珠。

48. 厥阴热伤阴分，余热未尽证

夜热早凉，热退无汗，热自阴来者，青蒿鳖甲汤主之（《温病条辨·卷三·下焦篇》第 12 条）。

按：本条病证为温病后期，热邪伤厥阴肝阴，余热未尽，邪伏下焦阴分。症见夜热早凉，热退无汗，舌红少苔，脉象细数。治宜滋阴透热，方选青蒿鳖甲汤。

49. 厥阴暴感寒湿，寒凝气滞肝经证

暴感寒湿成疝，寒热往来，脉弦反数，舌白滑，或无苔不渴，当脐痛，或胁下痛，椒桂汤主之（《温病条辨·下焦篇·寒湿》第 52 条）。

按：本条病证为暴感寒湿寒为主，寒凝气滞于肝经，影响少阳所致。症见寒热往来，脐痛或胁下痛，脉弦数，舌白滑或无苔不渴。治宜温肝散寒、行气止痛（苦辛热兼芳香法），方选椒桂汤。

50. 寒入厥阴，痰湿内阻，阴阳两虚，气机逆乱证

厥阴三疟，日久不已，劳则发热，或有痞结，气逆欲呕（《温病条辨·下焦篇》第 62 条）。

按：本条病证为寒入厥阴，久居不解而化热，痰湿内阻，阴阳损伤，阴不足

则阳浮，劳则阳浮于外而发热，阳不足则阴邪易生而或有痞结，木易犯土，厥阴则易犯胆胃，而气逆呕恶。治宜辛甘化阳、酸苦养阴，方选减味乌梅丸。

51. 寒湿下侵厥阴，气滞寒凝，肝经拘急证

寒疝少腹或脐旁，下引睾丸，或掣胁下，掣腰，痛不可忍者，天台乌药散主之（《温病条辨·下焦篇》第54条）。

按：本条病证为寒湿下侵肝经，气滞寒凝，经脉拘急所致。症见少腹或脐旁寒痛，下引睾丸，或掣胁，或下掣腰，不可忍，拒按喜温，舌淡青苔白，脉沉迟或弦。治宜温经散寒、行气止痛，方选天台乌药散。

52. 厥阴肝热乘脾，湿热下注证

腹满，其胁下及心下痛，谵语，其热不潮，亦无便秘矢气，目赤肿痛、耳前后肿，口苦尿黄，急躁易怒，舌红苔黄，脉弦数或滑数。

按：本条为补入病证，病机为太阳伤寒失治内传，肝热实而阳明未燥结，肝热欲借道肠胃为出路。症见腹满，其胁下及心下痛，谵语，其热不潮，亦无便秘矢气，目赤肿痛，耳前后肿，口苦尿黄，急躁易怒，舌红苔黄，脉弦数或滑数。治宜清肝泄热，方选龙胆泻肝汤。

53. 厥阴寒湿疫，阴寒内积，气机逆乱证

……中燥吐泻腹痛，甚则四肢厥逆，转筋，腿痛、肢麻，起卧不安，烦躁不宁，甚则六脉全无，阴毒发斑，疝瘕等证，并一切凝寒痼冷积聚。寒轻者，不可多服；寒重者，不可少服，以愈为度。非实在纯受湿燥寒三气阴邪者，不可服（《温病条辨·上焦篇·补秋燥胜气论》）。

按：本条病证为凉燥之季，寒湿与秽浊异气相参所致的寒湿疫，外犯厥阴筋经，内伤少阴真阳所致。症见吐泻腹痛，甚则四肢厥逆，转筋，腿痛、肢麻，起卧不安，烦躁不宁，甚则六脉全无，阴毒发斑，疝瘕等证，并一切凝寒固冷积聚，舌淡苔白腻滑，脉沉紧。治宜温阳散寒、燥湿行气止痛、开窍逐秽，方选霹雳散（《温病条辨》）。

54. 暑入厥阴，湿热痰阻结，肝风上犯下迫证

暑邪深入厥阴，舌灰，消渴，心下板实，呕恶吐蛔，寒热，下利血水，甚至声音不出，上下格拒者，椒梅汤主之（《湿热病篇·暑温伏暑》第37条）。

按：本条病证为暑邪深入厥阴，湿热痰痞结中焦，肝风夹邪上犯下迫所致。症见舌灰，消渴，心下板实，呕恶吐蛔，寒热，下利血水，甚至声音不出，上下格拒。治宜酸苦复辛甘法，方选椒梅汤。

55. 热入胞宫，内陷厥阴证

妇女温病，经水适来，脉数耳聋，干呕烦渴，辛凉退热，兼清血分，甚至十

数日不解，邪陷发痉者，竹叶玉女煎主之（《温病条辨·卷三》第27条）。

按：本条病证为妇人温病，十数日不解，热入胞宫，邪陷厥阴发痉，外热未除，里热又急。症见妇女温病，经水适来，脉数耳聋，干呕烦渴，十数日不解，邪陷发痉。治宜气血双解、辛凉解肌、凉血养阴，方选竹叶玉女煎。

56. 厥阴热入血室，余邪不解证

热入血室，医与两清气血，邪去其半，脉数，余邪不解者，护阳和阴汤主之（《温病条辨·卷三》第28条）。

按：本条病证为体质素虚之人，热入血室，驱邪及半，气阴两虚，正虚邪恋所致。症见低热，乏力，口渴，脉数。治宜甘凉甘温复法、偏于甘凉，方选护阳和阴汤。

57. 热伤厥阴少阴，阴液被劫，阳随液脱证

温病误表，津液被劫，心中震震，舌强神昏，宜复脉法复其津液，舌上津回则生；汗自出，中无所主者，救逆汤主之（《温病条辨·卷三》第2条）。

按：本条病证为温病伤及厥阴少阴，阴亏液竭，阳随阴脱。症见心动悸，舌本强，汗自出，中无所主者。治宜滋阴潜阳、复脉救逆，方选救逆汤。若"下后大便溏甚，周十二时三、四行，脉仍数者，未可与复脉汤，一甲煎主之；服一二日，大便不溏者，可与一甲复脉汤"（温病条辨第9条）、"下焦温病，但大便溏者，即与一甲复脉汤"（温病条辨第10条）。若"热邪深入下焦，脉沉数，舌干齿黑，手指但觉蠕动，急防痉厥，二甲复脉汤主之"（温病条辨第13条）。"下焦温病，热深厥甚，脉细促，心中憺憺大动，甚则心中痛者，三甲复脉汤主之"（温病条辨第14条）。若"热邪久羁，吸烁真阴，或因误表，或因妄攻，神倦瘛疭，脉气虚弱，舌绛苔少，时时欲脱者，大定风珠主之"（温病条辨第15条）。

58. 燥伤厥阴少阴，真阴亏损证

燥久伤及肝肾之阴，上盛下虚，昼凉夜热，或干咳，或不咳，甚则痉厥者，三甲复脉汤主之，定风珠亦主之，专翕大生膏亦主之（《温病条辨·下焦篇》第78条）。

按：本条病证为燥伤肝肾，阴液被损，虚热上浮，或火克金而咳，或虚阳过亢阴阳不相接续而痉厥。症见昼凉夜热，或干咳或不咳，甚则痉厥者，口干，口苦，或头晕，舌红或黯红，苔少，脉弦细数，久不愈。治宜填补下焦肝肾，方选专翕大生膏。

59. 燥气久伏厥阴少阴，阳虚及阴证

燥气久伏下焦，不与血搏，老年八脉空虚，不可与化癥回生丹，复亨丹主之（《温病条辨·卷二·秋燥论》第8条）。

按：本条病证为老年阳气血精偏虚，寒湿燥气久伏下焦肝肾，更伤其正气。症见老年八脉空虚。治宜温阳补气、养血补精、燥湿化浊，方选复亨丹。

60. 厥阴湿热生痰，肝络阻滞证

伏暑、湿温胁痛，或咳，或不咳，无寒，但潮热，或竟寒热如疟状，不可误认柴胡证，香附旋复花汤主之；久不解者，间用控涎丹（《温病条辨·下焦篇》第41条）。

按：本条病证为：由少阳伏暑、湿温，湿热生痰，痰湿气滞阻于肝络所致。症见胸胁痛，或咳或不咳，不恶寒，但潮热，或寒热如疟状，舌边红苔腻，脉弦滑数或濡数。治宜行气化痰、除湿退热，方选香附旋复花汤。

第三节　外感温病类热病六经提纲

《素问·热论》六经分证的实质是人体三阴三阳经络外感邪气而出现的实热性病证，即经络受病理论。温病六经是在《素问·热论》的基础上，以临床表现为依据来论述外感热病的发生和发展的。《伤寒论》六经也是在《素问·热论》的基础上，以感受外邪的病因为依据，通过大量临床实践总结出来的六经辨治体系，是包括六经所属脏腑经络、营卫气血及气化理论在内的辨证论治体系。《伤寒论》不仅论述了外感热病的六经实证、热证，而且涉及六经的虚证、寒证及杂病。故温病与伤寒所论述的六经是有区别和联系的。现仅就温病六经病证，概述如下。

一、太阳病提纲

1. 太阳温病提纲

伤寒一日，巨阳受之，故头项痛，腰脊强。……七日巨阳病衰，头痛少愈。……病一日则巨阳与少阴俱病，则头痛口干而烦满（《素问·热论》）。

发热作渴，不恶寒，头项痛，腰脊强（《四圣悬枢》）。

伤寒绪论曰：初发病时，……发热面赤，恶风，手太阳也。……医略曰：太阳之脉上连风府，循腰脊，故头项痛，腰脊强（《温热逢源·论伏邪外发须辨六经形证》）。

太阳表证：发热，恶寒，身痛，四肢拘急，喘（《温热逢源·论伏邪外发须辨六经形证》）。

太阳经证：头痛，项脊强，脉浮，脉伏（《温热逢源·论伏邪外发须辨六经形证》）。

太阳腑证：口渴，溺赤（《温热逢源·论伏邪外发须辨六经形证》）。

按：太阳一经，足太阳以寒水司气，手太阳丙火化气，阴盛则壬水司气而为寒，阳盛则丙火化气而为热。温病原有内热，火旺水亏，故病感一日，营郁热盛金燥，即发热作渴。热从内发，阴弱水亏，火自少阴外透太阳，故不恶寒。太阳为一身之藩篱，故感之先病。太阳一经，行身背之项脊，故感病即现头项痛而腰脊强。治当清营凉宣，方选玄霜丹（《四圣悬枢》）。

2. 太阳病标本中见兼证

（1）太阳标证

头痛身热，恶寒怕风，项强腰痛。骨节烦疼，无汗者寒甚于风；自汗者风重于寒（《重订通俗伤寒论》第一章第 3 节，下同）。

（2）太阳本证

渴欲饮水，水入则吐，小便不利，甚或短数淋沥，或反小便自利，蓄血如狂。

（3）太阳中见证

凡见太阳标证而大便不实，小便清白，甚则男子遗精，女子带多，腰脊坠痛，痛如被杖，甚或气促而喘，角弓发痉。若目戴眼上视，尤为危候。

（4）太阳兼证

兼肺经证，鼻塞流涕，鼻鸣喷嚏，嗽痰稀白，甚则喘而胸满。兼脾经证，肢懈嗜卧，口腻腹泻。兼胃经证，饱闷恶食，嗳腐吞酸。

俞根初认为，太阳宜汗，轻则杏、苏、橘红，重则麻、桂、薄荷，而葱头尤为发汗之通用（《重订通俗伤寒论》第一章第 7 节）。若夹湿，方选苏羌达表汤以解表化湿。若风温风热等初起，方选葱豉桔梗汤以疏风清热。若气虚风寒，方选九味仓廪汤以益气解表。若血虚风寒，方选七味葱白汤以养血发汗。若阴虚感冒风温及冬温咳嗽、咽干痰结，方选加减葳蕤汤以养阴发汗。若阳虚风寒，方选参附再造汤以助阳发汗。若气滞风寒，方选香苏葱豉汤以理气。小儿伤寒初起一二日，头痛身热，发冷无汗，方选葱豉荷米煎以和中发汗。若足太阳与手太阴二经之病，方选新加三拗汤以宣上发汗。若风寒外搏，痰饮内伏，方选小青龙汤以发汗化饮。若外感风寒，激动肺脏痰火，发为喘嗽，目突如脱，右脉浮大者，则以越脾加半夏汤以蠲痰发汗（《重订通俗伤寒论》第二章第 1 节）。

二、阳明病提纲

1. 阳明温病提纲

二日阳明受之，阳明主肉，其脉挟鼻，络于目，故身热目疼而鼻干，不得卧也。……八日阳明病衰，身热少愈。……二日则阳明与太阴俱病，则腹满身热，不欲食谵言（《素问·热论》）。

胸燥口渴，鼻干目痛，身热不得卧（《四圣悬枢》）。

伤寒绪论曰：……目疼，鼻干，不得卧，足阳明也；蒸热而渴，手阳明也。……医略曰：……阳明之脉，挟鼻络目，故身热，目痛，鼻干不得卧（《温热逢源·论伏邪外发须辨六经形证》）。

阳明经证：目痛鼻干，唇焦，漱水不欲咽，尺寸俱长（《温热逢源·论伏邪外发须辨六经形证》）。

阳明腑证：潮热，谵语，狂乱，不得眠，自汗，手足汗，便闭（《温热逢源·论伏邪外发须辨六经形证》）。

按：阳明以燥金主令，足阳明以戊土而化气于燥金，太阴胜则阳明化气而为湿，阳明胜则太阴化气而为燥，故阳明之病，易于燥化。温病冬不藏水，相火升炎，胃津急涸，脾津亦亡，太阴之湿从阳明而化燥。春夏新感，卫阳遏闭，营虚热郁，土燥金炽，燥气愈甚，故胸燥口干。阳明经挟鼻络目，行身之前，故鼻干目痛。阳明燥热，使卫阳不能入阴则不能寐，故身热不得卧。治宜清热发表，方选白虎加人参汤（《伤寒论》），或素雪丹（《四圣悬枢》）。

按：温病内热素积，病由外感表热先发，三阳传经，经热郁闭而外无泄路，必入阳明胃腑，热郁燥结，腑热郁积，因此胃热大作，必烁藏阴。治宜泻其腑热、滋其藏阴，方选增液承气汤（《温病条辨》），或白英丹（《四圣悬枢》）。

2. 阳明病标本中见兼证

（1）阳明标证

始虽恶寒，二日自止，身大热，汗自出，不恶寒，反恶热，目痛鼻干，不得眠，或多眠睡（《重订通俗伤寒论·六经病证》第一章第3节，下同）。

（2）阳明本证

在上脘，病尚浅，咽干口苦，气上冲喉，胸满而喘，心中懊扰。在中脘，病已重，大烦大渴，胃实满，手足汗，发潮热，不大便，小便不利。在下脘，由幽门直逼小肠，且与大肠相表里，病尤深重，日晡所热，谵语发狂，目睛不和，腹胀满，绕脐痛，喘冒不得卧，腹中转矢气，大便胶闭，或自利纯青水，昏不识人，甚则循衣摸床，撮空理线。

（3）阳明中见证

四肢烦疼，口腻而淡，脘腹痞满，便如红酱，溺短数热，甚或小便不利，便硬发黄，黄色鲜明，或斑点隐隐，发而不透，神识模糊，躁扰异常。

（4）阳明兼证

兼肺经证，头胀心烦，脘闷嗽痰，痰色黄白相兼，喉燥渴饮；若热壮胸闷，呕恶足冷者，将发痧疹；若胸胁滞痛，咳嗽气喘者，肺多伏痰。兼心经证，嗌干舌燥，口糜气秽，欲寐而不得寐，或似寐而非寐，甚则郑声作笑，面色娇红。兼肾经证，口燥咽干，心下急痛，腹胀便闭，或自利酸臭水。兼包络证，口燥消渴，气上冲心，膈上热痛，神昏谵语，甚或晕厥如尸，口吐黏涎。兼肝经证，脘中大痛，呕吐酸水，或吐黄绿苦水，四肢厥逆，泄利下重，或便脓血，甚则脐间动气，跃跃震手。

俞根初认为，阳明宜下，轻则枳实、槟榔，重则大黄、芒硝；滑则桃杏、五仁，润则当归、苁蓉。下水结则甘遂、大戟；下瘀结则醋炒生军；下寒结则巴豆霜；下热结则主生军。应用则用，别无他药可代。切勿以疲药塞责，药稳当而病反不稳当也。惟清宁丸最为缓下之通用。麻仁脾约丸，亦为滑肠之要药（《重订通俗伤寒论·六经用药法》）。若阳明燥热，初结胃腑，方选调胃承气汤以缓下胃腑结热。若阳明实热，蕴结小肠，方选小承气汤以直下小肠结热。若阳明大肠燥热腑实，方选大承气汤以峻下大肠结热。若胃燥脾约，液枯便闭，方选三仁承气汤以缓下脾脏结热。若肺伏痰火，闭结大肠，则胸膈痞满而痛，甚则神昏谵语，腹满便闭，方选胸承气汤以开肺通腑。若热结在腑，上蒸心包，症必神昏谵语，甚则不语如尸，方选犀连承气汤以泻心通肠、清火逐毒。若阳明火炽，腑气不通，昏不识人，谵语发狂，大热大烦，大渴大汗，大便燥结，小便赤涩等症俱见，方选白虎承气汤以清下胃腑结热。若阳明热结，下焦瘀热，热结血室，瘀热不去，势必上蒸心脑，蓄血如狂，谵语；下烁肝肾，亦多小腹串疼，带下如注，腰痛如折，病最危急，方选桃仁承气汤以急下肠中瘀热。若疫必有毒，毒必传染，充斥三焦，方选解毒承气汤以峻下三焦毒火。若火盛烁血，液枯便闭，方选养荣承气汤以润燥兼下结热。若阳明腑实，兼有表证，方选厚朴七物汤以攻里解表。若少阳表邪，内结膈中，膈上如焚，寒热如疟，心烦懊憹，大便不通，方选柴芩清膈煎以攻里兼和解。若郁火伤中，痞满便秘，方选六磨饮子以下气通便。若温病热症，里热燥结，气郁里滞，斑疹郁闭不发，方选枳实导滞汤以下滞通便，便通之后则疹斑齐发。若温热者，多挟痰火壅肺。其证痰多咳嗽，喉有水鸡声，鼻孔煽张，气出入多热，胸膈痞胀，腹满便秘，甚则喘胀闷乱，胸腹坚如铁石，胀闷而死，方选加味凉膈煎以下痰通便。若为失下证，循衣撮空，神昏肢厥，虚极热盛，不下必死者，方选陶氏黄龙汤以攻补兼施。若肠燥气滞，津亏阴伤，方选五仁橘皮汤以滑肠通便。（《重订通俗伤寒论·六经病证》）。

三、少阳病提纲

1. 少阳温病提纲

三日少阳受之，少阳主胆，其脉循胁络于耳，故胸胁痛而耳聋。……九日少阳病衰，耳聋微闻。……三日则少阳与厥阴俱病，则耳聋囊缩而厥，水浆不入，不知人，六日死（《素问·热论》）。

胸胁疼痛，耳聋口苦，咽干作渴（《四圣悬枢》）。

伤寒绪论曰：……胸胁满痛，口苦，足少阳也；耳聋，及病寒热往来，手少阳也。医略曰：……少阳之脉，循胁，络于耳，故胸胁痛而耳聋（《温热逢源·论伏邪外发须辨六经形证》）。

少阳温病经腑证：耳聋，胸满，胁痛，口苦，目眩，苔滑，脉弦（《温热逢源·论伏邪外发须辨六经形证》)。

少阳半表半里证：往来寒热，呕吐，头汗，盗汗（《温热逢源·论伏邪外发须辨六经形证》)。

按：少阳以相火主令，足少阳以甲木而化气于相火，顺则下蛰而温肾水，逆则上炎而灼辛金，故少阳之病，最易火化。温病寒水失藏，肾水不足，相火炎蒸。春夏新感，卫闭营郁，内外合邪，必火发热盛。少阳有二阳在表，三阴在里，在伤寒则三阴经气为阳虚而寒，故有寒热往来。但温病之三阴经气为阴虚而热，从阳化热，故温病少阳但热而无寒。少阳一经，络耳循胁，行身之侧，故见胸胁疼痛而耳聋。火曰炎上，伤津耗液，故咽干作渴。治宜清凉和解，方选蒿芩清胆汤（《通俗伤寒论》)，或柴胡白虎汤（《重订通俗伤寒论》)，或红雨丹（《四圣悬枢》)。

2. 少阳病标本中见兼证

（1）少阳标证

寒热往来，耳聋胁痛（《重订通俗伤寒论》第六经病证 3 节，下同)。

（2）少阳本证

目眩咽干，口苦善呕，膈中气塞。

（3）少阳中见证

手足乍温乍冷，烦满消渴，甚则谵语发痉，四肢厥逆。

（4）少阳兼证

兼胃经证，烦闷恶心，面赤便闭，身痛足冷，斑点隐隐。兼脾经证，四肢倦懈，肌肉烦疼，唇燥口渴，膈中痞满，斑欲出而不出。兼肾经证，耳大聋，齿焦枯，腰背酸痛如折，甚则精自遗，冲任脉动。兼肺经证，喉痛红肿，咳则胁痛，甚则咯血。兼心经证，舌红齿燥，午后壮热，神昏不语，甚则郑声作笑。兼小肠经证，舌赤神呆，语言颠倒，小便赤涩，点滴如稠。兼大肠经证，胸膈硬满而呕，腹中痛。发潮热，大便秘，或反自利。

俞根初认为，少阳宜和，轻则生姜、绿茶，重则柴胡、黄芩；浅则木贼、青皮，深则青蒿、鳖甲，而阴阳水尤为和解之通用（《重订通俗伤寒论》六经用药法)。若初传少阳三焦，势必逆于胸胁，痞满不通，方选柴胡枳桔汤以轻剂和解表里。若邪入少阳，表寒里热，方选柴芩双解汤以和解表里。若邪入三焦膜原，方选柴胡达原饮以和解三焦。若受湿遏热郁，则三焦之气机不畅，胆中之相火乃炽，方选蒿芩清胆汤和解胆经。若夏伤暑邪，深伏阴分，至深秋新感冷风，重伤卫阳，发为痎疟，其证寒多热少，肢冷胁痛，方选柴胡桂姜汤以和解偏重温通。若寒热往来，四肢倦怠，肌肉烦疼者，名曰湿疟，方选柴平汤以和解偏重温燥。若少阳表寒重里热轻，方选新加木贼煎以和解偏重清泄。若少阳热轻，阳明热中，方选柴胡白虎汤以和解偏重清降。若少阳证具，胸膈痞满，按之痛，若用柴胡枳桔汤未效，方选小柴胡合小陷胸汤以和解兼降。若少阳未罢，阳明热结，方选大柴胡汤以和解兼轻下。若温热、暑湿诸疟，邪从口鼻而受，肺胃之气，先已窒滞，病发即不饥恶谷，脘闷苔黄，苟不分别，但选小柴胡汤以和解益气。若少阳证初病在气，久必入络，其血在将结未结之间，而寒热如疟，胸胁串痛，至夜尤甚者，陷入于足厥阴之肝络也，方选柴胡四物汤以和解补血。若妇人中风七八日，经水适断者，此为热入血室，其血必结，寒热如疟，发作有时，方选加减小柴胡汤以和解通瘀。若妇人温病发热，经水适断，昼日明了，夜则谵语，甚则昏厥，舌干口臭，便闭溺短，此为热结血室，乃少阳内陷阳明、厥阴之危候，方选柴胡羚角汤以和解偏重破结（《重订通俗伤寒论·和解剂》）。

四、太阴病提纲

1. 太阴温病提纲

四日太阴受之，太阴脉布胃中，络于嗌，故腹满而嗌干。……十日太阴病衰，腹减如故，则思饮食。……二日则阳明与太阴俱病，则腹满身热，不欲食谵语（《素问·热论》）。

腹满嗌干，发热作渴（《四圣悬枢》）。

伤寒绪论曰：……口干，津不到咽，手太阴也。……医略曰：……太阴之脉布胃中，络于嗌，故腹满嗌干（《温热逢源·论伏邪外发须辨六经形证》）。

太阴经证：腹微满，自利，脉沉实（《温热逢源·论伏邪外发须辨六经形证》）。

按：太阴以湿土主令，手太阴以辛金而化气于湿土，阳明盛则太阴化气而为燥，太阴盛则阳明化气而为湿，故太阴之病，最易湿化。外感风寒及内伤杂病，其在太阴者，无不是湿。而唯温病之在太阴，则化湿为燥，因其冬不藏精，相火升腾而太阴被烁也。温热营虚热郁火旺，相火灼津，湿气被耗，太阴一经布胃络嗌，故腹满嗌干。治宜清宣皮毛，泻阳明之燥，滋太阴之湿。方选黄酥丹（《四圣悬枢》），或桑菊饮加生石膏、知母、玄参、生地。

按：脏以太阴为主，所谓脾者，"孤脏以灌溉四旁也"。腑以阳明为主，所谓阳明者，五脏六腑之海，十二经脉之长也。足太阴以湿土主令，足阳明从燥金化气，温病阳明之燥劫夺太阴之湿，故滋太阴之湿而泻阳明之燥。推原其故，太阴湿土实源于少阴肾水。而肾水之所以枯槁，一是耗伤于燥土，二是盗泄于风木。因而脏腑之治当为：以麦冬润阳明之燥，以生地滋太阴之湿，以玄参、天冬、知母清金而养少阴之水，以当归、白芍、丹皮润目而息厥阴之风。而生地之性，滋阴息风润燥，兼而能之，故三阴并宜。

2. 太阴病标本中见兼证

（1）太阴标证

四肢倦怠，肌肉烦疼，或一身尽痛，四末微冷，甚则发黄，黄色晦暗（《重订通俗伤寒论·六经病证》，下同）。

（2）太阴本证

腹满而吐，食不下，时腹自痛，自利不渴，即渴亦不喜饮，胸脘痞满，嗌干口腻，热结则暴下赤黄，小便不利，若腹痛烦闷，欲吐不吐，欲泻不泻，多挟痧秽。

（3）太阴中见证

腹痛痞满。呕吐不纳，大便胶秘，小溲不利，或下赤黄，或二便俱闭，发黄鲜明。

（4）太阴兼证

兼心经证，神烦而悸，汗出津津，似寐非寐，或不得卧。兼肝经证，心中痛热，饥不欲食，食即呕酸吐苦，胸胁满疼，甚则霍乱吐泻。

俞根初认为，太阴宜温，轻则藿、朴、橘、半，重则附、桂、姜、萸，而香、砂尤为温运之和药，姜枣亦为温调之常品（《重订通俗伤寒论》第一章第7节）。若太阴湿温寒湿，秽湿着里，脘闷便溏；或风寒外感，食滞内停，或兼湿邪，或吸秽气，或伤生冷，或不服水土等证，方选藿香正气汤加减以温中化浊。若素有肝气，一受痧秽，即胸膈烦闷，络郁腹痛，夏秋最多，通称痧气，方选仁香汤以疏肝快脾、辟秽散痧。若素禀湿滞，恣食生冷油腻，成湿霍乱，陡然吐泻腹痛，胸膈痞满者，方选神术汤以温中导滞、平胃快脾。若脾气虚寒者，最易停湿，往往腹泻溺少，脉缓舌白，肢懒神倦，胃钝气滞，方选苓术二陈煎以温脾健胃、运气利湿。若湿温初起，如湿重热轻，或湿遏热伏，方选大橘皮汤以温化湿热。若脾受寒湿，营卫不和，方选桂枝橘皮汤以温调营卫。若夏月饮冷过多，寒湿内留，上吐下泻，肢冷脉微，脾阳怠甚，中气不支者，方选香砂理中汤以温健脾阳。若若脾阴亏而胃阳尚能支持者，方选理阴煎以温理脾阴。若胃有停饮，或伤冷食，每致胸痞脘痛，呕吐黄水，方选香砂二陈汤以温运胃阳。若夏令恣食瓜果，寒湿内蕴，每致上吐下泻，肢冷脉伏，乃由胃阳为寒水所侵，累及脾阳，不得健运，方选胃苓汤以温利胃湿。若湿证夹食，气虚则滞，滞则中满，甚或成臌，多由湿聚为满，气壅为胀，中空无物，按之不坚，亦不痛，或时胀时减，病名气虚中满，方选白术和中汤以温和脾胃。若肝脾不调，过服香燥，耗气劫阴，则营卫不和，症多寒热类疟，四肢疼，手足烦热，咽干口燥，里急腹痛，方选加味小建中汤以温和肝脾。若恣食生冷油腻，及过用克伐，或寒中太阴，致伤脾阳再及肾阳而为寒湿霍乱，症必上吐下泻，胸膈痞满，胁肋胀痛，气怯神倦，甚至眶陷腨瘪，四肢厥冷，脉微似伏，证极危笃，方选神香圣术煎以热通脾肾。若猝中阴寒，口食生冷，忽然吐泻腹痛，手足厥逆，冷汗自出，肉𥆧筋惕，神气倦怯，转头项若冰，浑身青紫而死，方选附子理中汤以热壮脾肾、急救回阳（《重订通俗伤寒论·温热剂》）。

五、少阴病提纲

1. 少阴温病提纲

五日少阴受之，少阴脉贯肾络于肺，系舌本，故口燥舌干而喝。……十一日少阴病衰，渴止不满，舌干已而嚏。……一日则巨阳与少阴俱病，则头痛口干而烦满（《素问·热论》）。

舌干口燥，发热作渴（《四圣悬枢》）。

伤寒绪论曰：……脉沉细，口燥渴，足少阴也；舌干不得卧，手少阴也。……医略曰：……少阴脉贯肾，络于肺，系舌本，故口燥舌干而渴（《温热逢源·论伏邪外发须辨六经形证》）。

口燥咽干而渴，咽痛，下利清水，目不明（《温热逢源·论伏邪外发须辨六经形证》）。

按：少阴以君火主令，足少阴以癸水而化气于丁火，阴虚阳盛则丁火司权而化热，阳虚阴盛则癸水违令而生寒。故少阴以君火主令，而最易寒化为病。外感风寒及内伤杂病，其在少阴，无不是寒。而温病在少阴则化寒为热，以其冬不藏精，水亏火旺，春夏外感，又更值火旺水虚之时。其经贯肾络肺，而系舌本，故口燥舌干而作渴。治宜清散皮毛，泻其君火，滋其肾水。方选紫玉丹（《四圣悬枢》）。

2. 少阴病标本中见兼证

（1）少阴标证

肌虽热而不甚恶热，反畏寒战栗，面赤目红，咽痛舌燥，胸胁烦闷而痛，痛引腰、背、肩胛、肘臂，泄利下重，甚或躁扰谵语，自汗指厥（《重订通俗伤寒论·六经病证》，下同）。

（2）少阴本证

肢厥四逆，腹痛吐泻，下利清谷。引衣蜷卧，喜向里睡，甚则面赤戴阳。

（3）少阴中见证

里寒外热，手足厥冷，身反不恶寒，下利清谷，腹痛干呕，面色娇红，咽痛口燥，渴而饮，饮而吐，吐而复渴。甚则烦躁欲死，扬手踯足，或欲坐卧水中。

（4）少阴兼证

兼肺经证，微见恶寒，发热不已，咳嗽不渴，咯痰稀白，身静蜷卧，似寐非寐。兼心包证，初起发热，即神呆不语，欲寐而不得寐，心烦躁扰，口干舌燥，欲吐黏涎而不吐，身虽热，仍欲暖盖，或目睛上视。兼脾经证，初虽头痛恶寒，继即发热不止，口燥而渴，一食瓜果，即腹痛自利，脘满而吐。兼肝经证，初起口干舌燥，心烦恶热，即吐泻如霍乱，陡然神识昏昧，虽醒似睡，手足瘛疭。

俞根初认为，少阴宜补。滋阴，轻则归芍、生地，重则阿胶、鸡黄，而石斛、麦冬尤生津液之良药。补阳，刚则附子、肉桂，柔则鹿胶、虎骨，而黄连、官桂尤交阴阳之良品。（《重订通俗伤寒论·六经用药法》）。若数下后，两目加涩，舌肉枯干，津不到咽，唇口燥裂，缘其人阳脏多火，重亡津液而阴亏也，方选清燥养营汤以滋阴润燥。《经》云：少阴之上，热气治之。凡外邪挟火而动者，总属血热，其症心烦不寐，肌肤枯燥，神气衰弱，咽干溺短，方选阿胶黄连汤以滋阴清火。凡血虚生风者，非真有风也，实因血不养筋，筋脉拘挛，伸缩不能自如，故手足瘛疭，类似风动，名曰内虚暗风，方选阿胶鸡子黄汤以滋阴熄风。若肾经阴虚，则阳无所附而上越；任阴不足，则冲气失纳而上冲，故仲景谓阴下竭、阳上厥，欲潜其阳以定厥，必先滋其阴以镇冲，方选坎气潜龙汤以滋阴潜阳。若肝不摄血，心包之血又不四布，则手足厥寒；且不能横通于经脉，则血行于脉中者少，故脉细欲绝，方选当归四逆汤以滋阴通脉（如宿病寒疝，小腹痛甚，口吐白沫者，则加吴茱萸以止疝痛，生姜汁以止吐沫）。若邪入少阴，血中气虚，心动悸，脉结代，方选复脉汤以滋阴复脉。若血虚则脉络郁涩，络涩则血郁化火，每致郁结伤中，脘胁串痛，甚则络松血溢，色多紫黯，方选四物绛复汤以滋阴濡络。若气血暴郁，血多虚而气多滞，必先调气，继则活络，方选新加酒沥汤以滋阴养血、调气疏郁。若男子便血，妇人血崩，无论去血多少，但见声微气怯，面白神馁，心悸肢软者，气不摄血，血从下脱也，方选补阴益气煎以滋阴补气。若伤寒夹阴，误服升散，及温热多服清凉克伐，以致肾中虚阳上冒，而口鼻失血，气短息促者，其足必冷，小便必白，大便必或溏，或泻，上虽假热，下显真寒；阳既上越，阴必下虚伤寒夹阴，误服升散，及温热多服清凉克伐，以致肾中虚阳上冒，而口鼻失血，气短息促者，其足必冷，小便必白，大便必或溏，或泻，上虽假热，下显真寒；阳既上越，阴必下虚，方选加味金匮肾气汤以滋阴纳阳。若少阴病初起，不头痛身热，即恶寒肢厥，战栗蜷卧，甚则吐泻腹痛，脉沉，或伏，此名直中阴经真寒症；若兼面色青，囊缩舌短者，此名夹阴中寒，证皆危险，方选四逆汤以回阳破阴。若伤寒发汗过多，汗漏不止，恶风，小便难，四肢微急，此为亡阳之轻证，方选桂枝加附子汤以回阳摄阴。若外感证，发汗过多，津液亏少，阳气偏虚，自汗不止，筋失所养而惕惕跳动；肉失所养而瞤然蠕动，目眩心悸，振振欲擗地者，此为亡阳之重证，方选真武汤以回阳摄阴。若病至下利清谷，里寒外热，手足厥逆，脉微欲绝，身反不恶寒，面赤色，一派阴霾用事，只有外热面赤，身不恶寒数症，可以知阳未尽灭，方选通脉四逆汤以回阳通脉。若少阴病下利脉微，甚则利不止，肢厥无脉，干呕心烦者，方选回阳急救汤以回阳生脉。若猝中阴寒，厥逆呕吐，下利色青气冷，肌肤凛栗无汗，脉微欲绝，甚则十指脶纹绉瘪，俗名瘪脶痧证，实则为盛阴没阳之候，方选附姜白通汤以回阳通格。若中寒暴病，用附姜回阳后，营阴受伤者，方选附姜归桂汤以回阳温营。若阴寒渐衰，阳气将回，气血不足者，方选附姜归桂参甘汤以回阳益气补血。若猝中阴毒，吐利腹疼，身如被杖，四肢厥逆，冷过肘膝，昏沉不省，心下硬满，面唇手指皆有黑色，舌卷囊缩，烦躁冷汗自出，或时呻吟，六脉或沉伏，或沉微欲绝，汤药每多不受，此皆阴寒毒气入深，乃最危最急之证，较中寒证尤笃，方选正阳四逆汤以回阳攻毒。若肾气虚喘，动则喘甚，腰痛足冷，小便不利，肾水上泛为痰，嗽出如沫而味咸，方选新加八味地黄汤以补阳镇冲（《重订通俗伤寒论·滋补剂》）。

六、厥阴病提纲

1. 厥阴温病提纲

六日厥阴受之，厥阴脉循阴器而络于肝，故烦满而囊缩。……十二日厥阴病衰，囊纵，少腹微下，大气皆去，病日已矣。……三日则少阳与厥阴俱病，则耳聋囊缩而厥，水浆不入，不知人，六日死（《素问·热论》）。

烦满囊缩，发热作渴（《四圣悬枢》）。

伤寒绪论曰：耳聋，囊缩，不知人事，足厥阴也；烦满，厥逆，手厥阴也。医略曰：……厥阴脉循阴器，而络于肝，故烦满而囊缩（《温热逢源·论伏邪外发须辨六经形证》）。

厥阴经证：满少腹，囊缩，厥逆，消渴，舌卷（《温热逢源·论伏邪外发须辨六经形证》）。

按：厥阴以风木主令，手厥阴以相火而化气于风木，直则木达而化温，曲则火郁而生热。以厥阴乙木，原胎丁火，故厥阴主令，最易热化。温病卫气闭遏营血，营郁是以发热。而营藏于肝，故温病之来，卫闭营遏，血热自当加剧，甚则动风动血，热闭心包。治宜清散皮毛，泻相火之炎，滋风木之燥。方选苍霖丹（《四圣悬枢》），或犀地桑丹汤（《重订广温热论》）或泻青丸（《小儿药证直诀》）加生地、生白芍、丹皮。

2. 厥阴病标本中见兼证

（1）厥阴标证

手足厥冷，一身筋挛，寒热类疟，头痛吐涎，面青目赤。耳聋颊肿，胸满呕逆，甚或男子睾丸疝疼，妇人少腹肿痛（《重订通俗伤寒论·六经病证》）。

（2）厥阴本证

口渴消水，气上冲心，心中痛热，饥不欲食，食则吐蛔，泄利下重，误下则利不止，或便脓血，甚则晕厥如尸，手足瘛疭，体厥脉厥，舌卷囊缩，妇人乳缩，冲任脉动跃震手。

（3）厥阴兼证

兼肺经证，气咳痰粘，胸痛串胁，甚则咯血，或痰带血丝血珠。兼心经证，舌卷焦短，鸦口喝嘴，昏不知人，醒作睡声，撮空上视，面青目紫。兼脾经证，脘满而吐，腹痛自利，四肢厥逆，渴不喜饮，面色痿黄，神气倦怠。兼胃经证，胸脘满闷，格食不下，两胁抽痛，胃疼呕酸，饥不欲食，胃中嘈杂。兼肾经证，面色憔悴，两颧嫩红，喘息短促，气不接续，手足厥冷，腰膝酸软，男子足冷精泄，女子带下如注。

俞根初认为，厥阴宜清。清宣心包,轻则栀翘、菖蒲,重则犀羚、牛黄,而竹叶、灯心尤为清宣包络之轻品。清泄肝阳，轻则桑菊、丹皮，重则龙胆、芦荟，而条芩、竹茹尤为清泄肝阳之轻品（《重订通俗伤寒论·六经用药法》）。若邪热内陷包络，郁蒸津液而为痰，迷漫心孔，即堵其神明出入之窍，其人即妄言妄见，疑鬼疑神，神识昏蒙，咯痰不爽，俗名痰蒙，方选玳瑁郁金汤以清宣包络痰火。若热陷包络神昏，非痰迷心窍，即瘀塞心孔，方选犀地清络饮以清宣包络瘀热。若邪陷包络，挟痰瘀互结清窍。症必痉厥并发，终日昏睡不醒，或错语呻吟，或独语如见鬼，目白多现红丝，舌虽纯红，兼罩黏涎，最为危急之重证，方选犀羚三汁饮以清宣包络痰瘀。若一切感症，汗吐下后，轻则虚烦不眠，重即心中懊憹，反复颠倒，心窝苦闷，或心下结痛，卧起不安，舌上苔滑者，皆心包气郁之见证，方选连翘栀豉汤以清宣心包气机。若心包邪热，开透整肃后，血液必枯，往往血虚生烦，愦愦无奈，心中不舒，间吐黏涎，呻吟错语，方选五汁一枝煎以清润心包、濡血增液。若肺胃痰火湿热，内壅心经包络，每致神昏谵语，心烦懊憹，惟舌苔黄腻，与舌绛神昏，由于心血虚燥者不同，方选增减黄连泻心汤以泻心通络、蠲痰泄湿。若热陷心经，内蒸包络，舌赤神昏，小便短涩赤热，舌赤无苔，方选导赤清心汤以清降虚热、导火下行。若肝郁不伸，郁于胸胁，则胸满胁痛。郁于肠间，则腹满而痛，甚则欲泄不得泄，即泄亦不畅，方选清肝达郁汤以清疏肝郁。若善怒肝逆，轻则嗳气胸痞，重则呃逆胃胀，方选增减旋复代赭汤以清降肝逆。若肝气横逆，久必入络，症多筋脉拘挛，胸胁串疼，脉弦而涩者，方选连茹绛复汤以清通肝络。若肝胆湿热，实火炽盛，阴液未涸，脉弦数，舌紫赤苔黄腻者，方选龙胆泻肝汤以凉泻肝火。若肝风上翔，症必头晕胀痛，耳鸣心悸，手足躁扰，甚则瘛疭，狂乱痉厥，方选羚角钩藤汤以凉熄肝风。若肝火入胃，胃热如沸，饥不欲食，食则吐蛔，甚则蛔动不安，脘痛烦躁，昏乱欲死者，方选连梅安蛔汤以清肝安蛔。若肝阳犯胃，症多火动痰升，或吐黏涎，或呕酸汁，或吐苦水，或饥不欲食，食即胃满不舒，甚则胀痛，或嘈杂心烦，方选芩连二陈汤以清肝和胃。若厥阴热痢，赤痢居多，虽属小肠，而内关肝脏，方选加味白头翁汤以清肝坚肠。若大便飧泄，肠鸣腹痛，欲泄而不得畅泄，即泄亦里急气坠，脉左弦右弱者，虽多由肝气下逼而致，然脾阳每因泄而衰，方选香连治中汤以清肝健脾。若阴虚肝旺，热灼阴枯，方选龟柏地黄汤以清肝益肾。若肝火烁肺，咳则胁痛，不能转侧，甚则咳血，或痰中夹有血丝血珠，最易酿成肺痨，名曰木扣金鸣，方选桑丹泻白汤以清肝保肺。若肝挟胆火化风上翔，则冲气上逆而冲心，心中痛热，甚则为气咳，为呃逆，为晕厥，方选新加玉女煎以清肝镇冲。若肝阳下逼任脉，男子遗精，妇女带多，以及胎漏小产等症，虽多属任阴不固，实由于冲阳不潜，方选滋任益阴煎以清肝滋任。若邪热传胃，外而肌腠，内而肝胆，上则心肺，下则小肠膀胱，无不受其蒸灼，是以热汗烦渴，皮肤隐隐见疹，溺短赤热，甚则咳血昏狂，但尚为散漫之浮热，未曾结实，方选新加白虎汤以清肝胃辛凉心肺（《重订通俗伤寒论·清凉剂》）。

第四节　外感四时六气类热病六经证治纲要

外感四时六气类热病是指感受四时不同的六气（淫）引起的一类急性外感热病。六淫感而即发者为新感温病，与当季时令六气直接相关。六淫延迟发作者为伏气温病，是指六淫邪气感而不发，伏于体内为伏气。由于邪气入侵人体的深浅不同，伏气潜伏时间长短不一，其证候特点和发作时间也有各自差异。因此，发病季节对于鉴别不同的伏气温病具有重要的作用。

新感温病主要包括："春伤于风"的新感病有伤风、冒风、风寒、风热、风湿等；"夏伤于暑"的新感病有伤暑、冒暑、中暑、暑温、霉湿等；"秋伤于湿（燥）"的新感病有伤湿、冒湿、湿热、湿温、秋燥、寒湿等；"冬伤于寒"的新感病有伤寒、中寒、冒寒、冬温等。

伏气温病主要包括：春温、风温、温病、温毒、晚发等，为冬之伏寒化温；飧泄、洞泄、风痢等，为春之伏风，发于夏秋之际；伏暑、暑疟、风疟、寒疟、湿疟、温疟、瘴疟、牝疟等，因夏之暑邪伏留，至秋复感凉风，暑与风凉合邪为病；秋之伏气至冬季发为咳嗽，为伏气咳嗽，分燥湿两种，干咳因体内有伏燥，痰嗽因体内有伏湿。总之，风、寒、暑、湿、燥、火六淫，皆可引起伏气温病。

现择其要者，概述如下。

一、外感风温

风温是由冬令受寒，当时未发，肾虚之体，邪气伏藏于少阴，劳苦之人，伏藏于肌腠，必待来春感受风热邪气，触动伏气而发。其特点是初起以肺卫表热证为主要证候，临床常见发热，微恶风寒，口微渴，咳嗽等表现，一年四季均可发生，但多发于冬春两季。发于冬季者，也叫冬温。

1. 风温—太阴肺卫风热证

风热外袭，触动伏气，邪郁肺卫，肺气失宣。症见发热，微恶风寒，口微渴，咳嗽，咽喉红痛，舌边尖红，苔薄白欠润，脉浮数等。治宜辛凉解表，宣肺泄热。方选银翘散、桑菊饮，或雷氏辛凉解表法（《时病论》）、陈氏凉解表邪方（《外感温病篇》）、陆氏辛凉汗解方（《六因条辨》）。

2. 风温—邪入阳明，热扰胸膈证

风热外侵，触发伏气，邪入阳明，热扰胸膈。症见身热，心烦懊憹，卧起不

安,苔微黄腻,脉数。治宜轻清宣气、透邪达表。方选栀子豉汤合清气化痰汤(《医方考》)。

3. 风温—邪入太阴,热盛壅肺证

风热入里,触发伏气,热盛壅肺,肺气失宣。症见身热,汗出,口渴,咳喘,痰黄稠或痰中带血丝,甚则气急鼻煽,胸闷胸痛,舌质红,苔黄,脉数。治宜清热宣肺平喘。方选麻杏石甘汤,或陈氏凉泄里热方(《外感温病篇》)、陆氏清肺化邪方(《六因条辨》)、清络饮加甘桔甜杏仁麦冬知母方(《温病条辨》)。

4. 风温—热传阳明,里热炽盛证

肺热不解,热传阳明,里热炽盛。症见壮热,不恶寒反恶热,面赤,多汗,口渴喜冷饮,心烦,咳嗽,气喘,舌质红,苔黄燥,脉洪大有力。治宜清热保津,宣肺化痰。方选白虎汤合小陷胸汤(《伤寒论》)。

5. 风温—热炽阳明,燥热互结证

肺热不解,热传阳明,与燥屎相结。症见发热或日晡潮热,大便秘结或纯利稀水,腹满硬痛,咳嗽气喘,痰涎壅盛,或时有烦躁、谵语,舌红苔黄燥或焦燥起芒刺,脉沉滑有力。治宜宣肺化痰,泄热攻下。方选宣白承气汤(《温病条辨》)。

6. 风温—火毒充斥少阳,表里皆热证

火毒充斥三焦,表里内外皆热。症见高热,头痛剧烈,神昏谵语,骨节疼痛,吐血衄血,斑疹鲜红或紫黑,舌绛苔焦,脉洪数或六脉沉细数。治宜清火解毒、凉血透热。方选清瘟败毒饮(《疫疹一得》)。

7. 风温—太阴肺热壅盛,下迫阳明,协热下利证

太阴肺热壅盛,下迫阳明大肠。症见身热,咳喘,咯痰,汗出口渴,下利稀便,色黄秽臭,肛门灼热,苔黄,脉数。治宜清热止利。方选葛根芩连汤(《伤寒论》)、阿胶黄芩汤(《通俗伤寒论》)、通利州都法去苍术加芩连方(《时病论》)。

8. 风温—太阴邪热,波及营络证

风热入里,伏气内发,邪热壅肺,波及营络。症见身热,肌肤红疹,咯血,咳喘,咳痰,胸闷,舌红苔薄,脉数。治宜宣肺泄热,凉营透疹。方选银翘散去豆豉加细生地、丹皮、大青叶倍玄参方(《温病条辨》)。

9. 风温—太阴肺热壅遏,厥阴热盛动风证

伏气内发,风热入里,热壅于肺,不能制约厥阴肝木,热盛动风。症见高热,咳喘,咳痰,烦闷躁扰,手足抽搐,神昏谵语,舌红苔黄,或舌红绛,脉弦滑而数或弦细滑数。治宜清肺泄热,凉肝息风。方选陈氏息风清热方(《外感温病篇》)、雷氏清离定巽法(《时病论》)。

10. 风温—厥阴邪热内陷，逆传心包证

邪热内陷，逆传心包。症见身体灼热，神昏谵语，或昏愦不语，咳嗽气喘，咯痰量少，舌蹇肢厥，舌质鲜绛，脉细数。治宜清心凉营，豁痰开窍。方选清宫汤送服安宫牛黄丸或至宝丹或紫雪丹（《温病条辨》）。

11. 风温—热烁太阴，液竭气脱证

热烁太阴，化源欲绝，液竭气脱。症见骤然大汗淋漓，烦躁，喘喝不止，鼻煽，甚则咳唾粉红色血水，脉散乱欲绝。治宜益气养阴，救逆固脱。方选加减复脉汤（《温病条辨》）合生脉散（《医学启源》）或参附汤（《济生续方》）。

12. 风温—热传少阴，内扰心神证

伏气内发，热传少阴，热灼营阴，内扰心神。症见发热，斑疹，烦躁不安，甚或神昏谵语，咳嗽气喘，咯痰，或舌蹇肢厥，舌红绛少苔。治宜清营解毒，透热养阴。方选清营汤（《温病条辨》）。

13. 风温—热传少阴，迫血妄行证

伏气内发，热传少阴血分，侵扰心神，迫血妄行。症见高热瞻望，斑疹紫黑，吐血衄血，便血，舌深绛，脉细数。治宜凉血解毒。方选犀角地黄汤。若血热互结，瘀血内阻。症见夜热躁谵，时昏时醒，口干漱水不欲咽，舌紫晦，脉涩细数。治宜凉血解毒散瘀。方选犀地清络饮。

14. 风温—少阴邪热，内闭外脱证

少阴邪热不得外泄，以致内闭外脱。症见骤然大汗热退，皮肤发斑，烦躁神昏，肢厥，面色苍白，脉伏或细数无力。治宜清心开窍，固脱救逆。方选参附汤（《济生续方》）送服安宫牛黄丸、至宝丹、紫雪丹（《温病条辨》），或六味回阳饮（《景岳全书》）、四逆加人参汤（《伤寒论》）、回阳救急汤（《伤寒六书》）送服安宫牛黄丸、至宝丹、紫雪丹。

15. 风温—少阴阴伤热炽证

余热未尽，少阴阴液已伤。症见身热，心烦不得卧，痉厥，舌红苔黄，脉细数。治宜清热育阴。方选黄连阿胶汤。温病后期，若余热未尽，热伏阴分，症见夜热早凉，热退无汗，能食形瘦，舌红少苔，脉弦数，则宜养阴透热，方选青蒿鳖甲汤。若邪少虚多，下焦真阴耗损，症见低热不退，消瘦颧红，手足心灼热，口干舌燥，或神倦，咽痛耳聋，舌绛，脉细数或虚大，治宜滋阴清热，方选加减复脉汤或一甲复脉汤。若肾阴虚亏，水不涵木，筋脉失养，肝风内动，症见低热口干，手足蠕动，甚或瘛疭，心中憺憺大动，舌绛，脉虚，甚或欲脱，治宜养阴平肝熄风，方选三甲复脉汤或大定风珠。

16. 风温—太阴津伤，阳明液亏证

邪热已去，太阴肺津伤，阳明胃液亏。症见低热或不发热，干咳或痰少而黏，口舌干燥而渴，舌光红少苔，脉细数。治宜滋养肺胃，清涤余邪。方选麦门冬汤（《金匮要略》），或沙参麦冬汤、益胃饮、五汁饮（《温病条辨》）。

二、外感春温

外感春温是因冬受微寒，伏于肌肤而不即发，或因冬不藏精，伏于少阴而不即发，皆待来春复感外寒，触动伏气而发，即《内经》所谓"冬伤于寒，春必病温；冬不藏精，春必病温"是也。其特点是初起即见里热炽盛证候，临床常见高热，烦渴，甚则神昏、痉厥、斑疹等表现，多发生于春季或冬春之交或春夏之际。

1. 春温—热郁少阳证

春温初起，伏气内发，热郁少阳气分。症见身热，口苦而渴，胸胁不舒，心烦干呕，小便短赤，舌红苔黄，脉弦。治宜苦寒清热、宣郁透邪，方选黄芩汤加豆豉元参方。兼有表证者，佐以疏表透邪。

2. 春温—热郁阳明，热扰胸膈证

伏气内发，热郁阳明气分，热扰胸膈，气机不畅。症见身热不甚，心烦懊憹，坐卧不安，苔微黄，脉数。治宜清宣郁热，方选栀子豉汤。

3. 春温—伏热内发，热传阳明证

伏热内发，热传阳明，气分热盛。症见壮热，不恶寒发恶热，面赤，汗多，心烦，口渴喜冷饮，舌质红，苔黄燥，脉洪大有力。治宜清热保津，方选白虎汤（《伤寒论》）。若身热，烦渴，斑疹，出血，苔黄，舌绛者，宜用白虎加生地汤。若邪热炽盛，引动厥阴肝风，症见高热，烦渴，痉厥，脉弦数者，可配合羚羊角、钩藤、菊花等以凉肝息风；若热扰少阴心神，症见谵语者，加水牛角、连翘、竹叶卷心、莲子心以泄热清心。

4. 春温—伏热外发，阳明热结证

伏热内发，热传阳明，与燥屎互结。症见发热或日晡潮热，大便秘结或纯利稀水，腹满硬痛，咳嗽气喘，痰涎壅盛，或时有烦躁、谵语，舌红苔黄燥或焦燥起芒刺，脉沉滑有力。治宜宣肺化痰，泄热攻下。方选宣白承气汤（《温病条辨》）。若阳明热结，兼有阴液亏损，以腹满、便秘、苔焦燥为主，兼见口干咽燥、唇裂、脉沉细等症，治宜滋阴攻下，方用增液承气汤。若阳明热结，兼有气阴两虚，以腹满、便秘、口干咽燥、倦怠少气、苔焦燥为主，兼见撮空理线、肢体震颤、目不了了、脉沉弱或沉细等症，治宜攻下腑实、补益气阴，方用新加黄龙汤。

5. 春温—热盛阳明，波及心营，气营（血）两燔证

伏热内发，热传阳明，邪热炽盛，波及心营，气营（血）两燔。症见壮热，目赤，口渴饮冷，心烦躁扰，甚则谵语，斑疹隐隐；甚或大渴引饮，烦躁不安，或时有谵语，甚则昏狂谵妄，或发斑吐血、尿血便血，舌绛或深绛，苔黄燥，脉弦滑数、弦数或洪大有力。治宜气营两清。方选化斑汤或玉女煎去牛膝、熟地加细生地、玄参方（《温病条辨》）。热毒亢盛，病情危重者，用清瘟败毒饮（《疫疹一得》）、加味清毒化斑汤（《医学摘粹》）、犀角大清汤（《伤寒瘟疫条辨》）。

6. 春温—伏热炽盛，内传心营证

伏热炽盛，内传心营，耗伤阴液。症见身热夜甚，神昏躁扰，口反不甚渴，斑点隐隐，舌红绛少苔或无苔，脉细数。治宜清营透热、养阴生津，方选清营汤。

7. 春温—热传少阴，热盛动血证

伏热炽盛，内传心营，热盛动血，灼伤血络，迫血妄行。症见身体灼热，躁扰不安，甚至昏狂谵妄，斑疹显露，其色深红或紫黑，或吐血、衄血、便血、尿血，舌质深绛，脉细数。治宜清热解毒，凉血散血。方选犀角地黄汤（《千金要方》），或拔萃犀角地黄汤（《温毒病论》）、和血败毒汤（《揣摩有得集》）。

8. 春温—厥阴伏热炽盛，内闭心包证

伏热炽盛，内闭厥阴心包。症见身体灼热，神昏谵语，或昏愦不语，舌蹇肢厥，舌质鲜绛，脉细数。治宜清心凉营，豁痰开窍。方选清宫汤（《温病条辨》）送服安宫牛黄丸或至宝丹或紫雪丹。

9. 春温—厥阴伏热炽盛，热动肝风证

伏热炽盛，热动厥阴肝风。症见高热不退，头痛头胀，烦闷躁扰，手足抽搐，颈项强直，甚则角弓反张，神昏，舌红苔黄，或舌质红，脉弦数或弦细数。治宜凉肝息风，增液舒筋。方选羚角钩藤汤（《通俗伤寒论》），或雷氏清离定巽法（《时病论》）。若阳明气分热盛，症见壮热汗多，渴欲冷饮者，加生石膏、知母以大清气热；兼阳明腑实便秘者，加大黄、芒硝攻下泄热；若热毒迫血妄行，肌肤斑疹，甚或窍道出血者，加水牛角、赤芍、丹皮、紫草、板蓝根等以凉血解毒；发痉较重，甚或角弓反张者，加全蝎、蜈蚣、地龙等以息风止痉；若兼少阴心经热盛，症见神昏谵语者，加用紫雪丹以镇痉息风、清心开窍。

10. 春温—热传厥阴，热入血室，瘀热互结证

伏热炽盛，热传厥阴，瘀热互结下焦，热入血室。症见身热，少腹坚满，按之疼痛，小便自里，大便闭结或色黑易下，神志若狂，时清时乱，口干漱水不欲咽，舌紫绛或有瘀斑，脉沉实而涩或细涩。治宜凉血逐瘀。方选桃仁承气汤（《温病条辨》）。

11. 春温—热伤少阴，心肾不交证

伏热内发，热伤少阴，心火亢盛，下灼肾水，心肾不交。症见身热，心烦躁扰不得卧，口燥咽干，舌红，苔黄或薄黑而干，脉细数。治宜泻火育阴。方选黄连阿胶汤（《伤寒论》）。

12. 春温—热邪久羁，热伤少阴，真阴亏耗证

热邪久羁，灼伤少阴，真阴耗竭。症见低热不退，手足心热甚于手足背，口干咽燥，齿黑，或心悸，或神疲多眠，耳聋，舌干绛或枯萎，甚或紫晦而干，脉虚细或结代。治宜滋养真阴。方选加减复脉汤（《温病条辨》）。

13. 春温—热邪久羁，热伤少阴，留恋厥阴证

热邪久羁，热伤少阴，真阴耗竭，留恋厥阴。症见夜热早凉，热退无汗，能食形瘦，舌红苔少，脉细数，治宜滋阴透热，方用青蒿鳖甲汤（《温病条辨》），或秦艽鳖甲散（《卫生宝鉴》），或三甲散（《湿热病篇》）。

14. 春温—热伤少阴，真阴耗竭，虚风内动证

热邪久羁，灼伤少阴，真阴耗竭，虚风内动。症见低热，手足蠕动，甚或瘛疭，心悸或心中憺憺大动，甚则心中痛，时时欲脱，形消神倦，舌干绛，脉虚细无力。治宜滋阴养血，柔肝息风。方选大定风珠或三甲复脉汤（《温病条辨》）。

三、外感暑温

外感暑温是由暑热引动伏气，或感受暑热，兼夹湿邪所致的急性外感热病。其特点是初起多以阳明气分热盛为主要证候，临床常见壮热，烦渴，汗多，面赤，脉洪大等表现，多发生于夏至与立秋之间。

1. 暑温—太阴暑热犯肺，肺卫郁遏证

暑热伤肺，引动伏热，卫气郁遏，肺失宣降。症见发热恶寒，微汗，身重困倦，头痛身疼，或咳嗽无痰而声高，或咳嗽多痰而咳声重浊，舌质红，苔白或腻，脉濡数或濡缓，可称为冒暑。治宜清热涤暑，方选雷氏清凉涤暑法。若咳嗽无痰而声高者，加桔梗、杏仁、麦冬、知母；咳嗽多痰而咳声重浊，加杏仁、法夏、茯苓、厚朴。若暑湿内蕴，寒束肌表，症见发热恶寒，头痛无汗，身形拘急，脘痞心烦，苔薄腻，也可称为冒暑，治宜疏表散寒、涤暑化湿，方选新加香薷饮。

2. 暑温—太阴暑热，热伤肺络证

暑热外侵，引动伏热，热伤肺络，肺失宣降。症见身热烦躁，骤然吐血、衄血，咳嗽气喘，头目不清，口渴喜冷，舌红苔黄，脉洪数或洪大而芤，又称为暑瘵。治宜清热涤暑、凉血止血，方用清络饮合化斑汤（《温病条辨》卷一）加仙鹤草、

侧柏叶、生蒲黄。

3. 暑温—暑入阳明证

暑热内入，引动伏热，热盛阳明。症见壮热，烦渴，汗多，面赤，脉洪大。治宜清热存津。方选白虎汤（《伤寒论》）。若热盛伤津，症兼脉芤，口渴引饮，时时恶风者，宜用白虎加人参汤，夹湿宜白虎加苍术汤。若暑伤津气明显，身热，体倦少气，脉虚无力者，方用王氏清暑益气汤以清热涤暑，益气养阴；若汗出不止，津气欲脱者，症见大汗不止，气短喘喝，脉虚欲绝或散大无根，方用生脉散以补气敛津，生脉固脱；若汗出过多，阳气将脱，症见冷汗淋漓，四肢厥冷，脉微欲绝，神志不清，是亡阳危象，应于生脉散中加附子以回阳固脱，亦可改用参附汤加龙骨、牡蛎以益气回阳，敛汗固脱。

4. 暑温—暑热弥漫少阳，充斥三焦证

暑热炽盛，引动伏热，兼见湿热，充斥三焦，枢机不利。症见高热面赤，身重困倦，咳嗽或带血，胸闷脘痞，或腹泻清稀，小便短赤，渴不喜饮，或喜热饮，甚或耳聋，舌红，苔白厚微黄，或黄滑或灰白。治宜清暑利湿、舒畅气机，方用三石汤合柴苓汤。

5. 暑温—暑入少阴，热扰心营证

暑热内传，引动伏热，热扰心营。症见身热夜甚，心烦躁扰，甚或时有谵语，斑疹隐隐，咽干口燥反不甚渴，舌质红绛而干，苔薄或无苔，脉细数。治宜清暑养阴，清营解毒。治宜加味清营汤（《镐京直指》），或导赤清心汤（《通俗伤寒论》）。

6. 暑温—暑热内入厥阴，内闭心包证

暑热内传，灼津成痰，内闭厥阴心包。症见身体灼热，神昏谵语，或昏愦不语，舌蹇肢厥（名暑厥），舌质鲜绛，脉细数。治宜清暑凉营，豁痰开窍。方选清宫汤加生石膏或合白虎汤，送服安宫牛黄丸，或至宝丹、或紫雪丹（《温病条辨》）。若暑湿秽浊交阻于中，困遏气机，蒙蔽清窍，称为暑秽，症见头胀痛，胸脘痞闷，烦躁呕恶，面赤气粗，肤热有汗，甚至神昏耳聋，治宜清暑化湿、辟秽开窍，方用雷氏芳香化浊法。若冒暑劳作，暑邪直犯包络，症见猝然昏倒，不省人事，不能言语，牙噤或口张，身热肢厥，气粗似喘，脉洪大或滑数，称为暑厥，治宜清心开窍，方用安宫牛黄丸或紫雪丹。

7. 暑温—厥阴暑热炽盛，热盛动风证

暑热炽盛，引动肝风。症见高热不退，痉厥抽搐，手足抽搐，颈项强直，甚则角弓反张（名暑风，亦称暑痫），发斑，舌红苔黄，或舌质红绛，脉弦数或弦细数，又称为暑风。治宜清暑增液，凉肝息风。方选羚角钩藤汤（《通俗伤寒论》）加生石膏、六一散，送服安宫牛黄丸或至宝丹或紫雪丹。

8. 暑温—暑热燔灼少阴，血热妄行证

暑热燔灼，血热妄行。症见身体灼热，躁扰不安，甚至昏狂谵妄，斑疹显露，其色深红或紫黑，或吐血、衄血、尿血、便血，舌质深绛，脉细数。治宜清暑解毒，凉血散血。方选犀角地黄汤（《温病条辨》），或合用化斑汤。

9. 暑温—暑热留恋，热伤太阴，气阴两虚证

暑热留恋，热伤脾胃，气阴两伤。症见低热，口舌干燥而渴，虚烦不得眠，气短神疲，时时泛恶，纳谷不香，舌红而干，脉细数无力。治宜清暑生津，益气和胃。方选竹叶石膏汤（《伤寒论》）。

10. 暑温—暑伤少阴，心肾两虚证

暑伤少阴，心肾两虚。症见烦躁口渴，心热肢麻，舌红绛苔黄燥，脉细数。治宜清心滋肾，可选连梅汤（《温病条辨》）。

四、外感暑湿

外感暑湿是感受暑湿病邪所致的急性外感热病。其特点为初起以暑湿阻遏肺卫为主要证候，临床常见身热、微恶风寒、头胀、胸闷、身重肢酸等表现。本病好发于夏末秋初。

1. 暑湿—太阴暑湿束表，肺卫郁遏证

暑湿束表，肺卫郁遏。症见发热，微恶风寒，稍有汗出，头身困重，肢体倦怠，咳嗽胸闷，苔白薄腻，脉浮濡数。治宜清暑解表、宣肺化湿，方选卫分宣湿饮（《暑病证治要略》）或新加香薷饮（《温病条辨》）。若恶寒明显而无汗者，重用香薷，或加佩兰、藿香以助解表；发热较甚，可见银花、连翘、六一散；咳嗽痰多，加象贝母、牛蒡子等清肺化痰。

2. 暑湿—阳明暑湿积滞，郁结肠道证

暑湿内侵，积滞阳明，郁结肠道。症见身热稽留，胸腹灼热，呕恶，便溏不爽，色黄如酱，苔黄垢腻，脉滑数。治宜导滞通下，清热化湿。方选枳实导滞汤（《通俗伤寒论》），或枳实导滞丸（《内外伤辨惑论》）、或宣清导浊汤（《温病条辨》）。若腹胀显著，可加木香等理气散满；若呕逆较重，可加半夏以降逆和胃。

3. 暑湿—暑湿内侵，郁阻少阳证

暑湿内侵，郁阻少阳，枢机不利。症见午后身热加重，入暮尤剧，天明得汗诸症稍减，但胸腹灼热始终不除，口渴心烦，脘痞呕恶，舌红苔薄黄而腻，脉弦数。治宜和解少阳，清热化湿，方选蒿芩清胆汤（《通俗伤寒论》）。若心烦较甚，可加栀子、淡豆豉等清热除烦；如恶心呕吐明显，可加黄连、苏叶、生姜和胃止呕；

有黄疸者，可加茵陈、栀子、苦参、金钱草等；若胁痛者，可见柴胡、郁金、橘络、枳壳等；若湿邪较重，可加蔻仁、薏仁、厚朴等。

4. 暑湿—暑犯少阳，弥漫三焦证

暑湿内侵少阳，弥漫三焦，气机不畅。症见发热汗出口渴，面赤耳聋，胸闷喘咳，痰中带血，脘痞腹胀，下利稀水，小便短赤，舌红苔黄滑，脉滑数。治宜清暑化湿，宣通三焦。方选三石汤（《温病条辨》），或桂苓甘露饮（《黄帝素问宣明论》）

5. 暑湿—暑伤太阴，耗伤元气证

暑湿内侵，脾胃受损，耗伤元气。症见身热自汗，烦渴胸闷，神疲肢倦，小便短赤，大便稀溏，苔腻，脉浮大无力或濡滑带数。治宜清暑化湿，培元和中。方选东垣清暑益气汤，或雷氏祛暑调元法（《时病论》）。

6. 暑湿—暑湿内陷，深入少阴，心营受扰证

暑湿内陷，深入少阴，心营受扰。症见灼热烦躁，目合耳聋，神识不清，时有谵语或四肢抽搐，舌绛苔黄腻，脉滑数。治宜涤暑化湿、清心开窍。方选清营汤合六一散，送服至宝丹；或用导赤清心汤（《通俗伤寒论》）。若湿邪较重，可加菖蒲、半夏以助温开燥湿；若抽搐明显，可加羚羊角、钩藤或止痉散以凉肝息风止痉。

7. 暑湿—暑湿炽盛，深入厥阴，迫血妄行，内闭心包证

暑湿炽盛，深入厥阴，迫血妄行，灼津成痰，内闭心包。症见灼热不已，神昏谵语，口干漱水不欲咽，皮肤、黏膜出血进行性扩大，唇青肢厥，舌质深绛或紫晦，脉细数而涩。治宜清热凉血、活血散瘀、化痰通络。方选犀地清络饮（《通俗伤寒论》），或用犀珀至宝丹（《重订广温热论》）。若瘀热互结，兼气阴两虚，症见身热面赤，皮肤、黏膜瘀斑，心烦躁扰，四肢厥冷，汗出不止，舌色暗绛，脉虚数者，急予凉血化瘀、益气养阴固脱，方选犀角地黄汤合生脉散；若热瘀互结，兼阳气外脱，症见肢厥大汗，息微喘喝，神疲倦卧，面唇青灰，舌淡暗，脉微者，救予益气回阳固脱，兼以化瘀通络，方选参附汤加丹皮、赤芍、桃仁。

8. 暑湿—太阴阳明合病，余邪未尽，气阴两伤证

暑湿余邪未尽，损伤脾胃，气阴两虚。症见身热已退，或有低热，神思不清，倦怠懒言，不思饮食，舌红苔少，脉虚数。治宜清暑益气养阴。方选人参竹叶汤（《三因极一病证方论》）。

五、外感湿温

湿温是感受湿热病邪所引起的急性外感热病，其特点为初起以湿热阻遏卫气

为主要证候，临床常见身热缠绵，恶寒少汗，头重肢困，胸闷脘痞，苔腻脉缓等湿象偏重、热象不显的表现。本病全年可见，但好发于夏秋雨湿较盛，气候炎热之季。

1. 湿温—湿阻太阴，郁遏卫气证

太阴内伤，湿饮停聚，客邪再至，内外相引，邪遏卫气。症见身热不扬，午后热势较显，恶寒，无汗或少汗，头重如裹，身重酸困，四肢倦怠，胸闷脘痞，口不渴，苔白腻，脉濡缓。治宜芳香辛散，宣化表里湿邪。方选藿朴夏苓汤（《医原》），或雷氏宣疏表湿法（《时病论》），或藿香正气散《太平惠民和剂局方》。若湿重于热，则热势不显，食少口淡无味，渴不欲饮或不渴，苔白腻，脉濡缓，加佩兰、蔻仁、砂仁等以化湿和胃；若见表闭较重而恶寒、无汗者，可加苍术、羌活、防风等以祛湿解表；若表湿较重，可加佩兰、香薷、大豆卷等以增强化湿之功；若因湿热干肺而咳嗽气急、胸闷者，可加桑皮、枇杷叶宣开肺气。

2. 湿温—湿入阳明，热扰胸膈证

湿热由卫分初入阳明气分，郁阻阳明之表的胸膈。症见身热，心烦懊憹，脘闷，不饥不食，苔腻或黄白相兼，脉濡。治宜芳香宣化，轻清泄热。方选三香汤。

3. 湿温—湿遏少阳，三焦水道不利证

湿热阻遏三焦，下气化失司，水道不利。症见发热身痛，汗出热减，继而复热，小便不利，大便溏滞不爽，渴不多饮，或竟不渴，胸闷脘痞腹胀，舌苔淡黄滑腻，脉濡缓。治宜清利湿热，宣通气机。方选黄芩滑石汤《温病条辨》。

4. 湿温—湿阻膜原，郁遏少阳证

湿热外袭，邪阻膜原，少阳枢机不利。症见往来寒热，寒甚热微，身痛有汗，手足沉重，呕逆胀满，舌苔白厚腻浊如积粉，脉缓。治宜疏利透达，宣化湿浊。方选雷氏宣透膜原法（《时病论》），或用达原饮（《瘟疫论》）。

5. 湿温—湿毒郁遏少阳，横窜三焦证

湿热蕴毒充斥少阳，横窜上中下三焦。症见发热口渴，咽喉肿痛，小便黄赤，或身目发黄，脘腹胀满，肢酸倦怠，苔黄腻，脉滑数。治宜清热化湿解毒。方选甘露消毒丹（《温热经纬》），或用茵陈蒿汤（《伤寒论》）。若湿热仅阻中焦，阳明肠道气机痹阻，传导失司，症见神识如蒙，少腹硬满，大便不通，苔垢腻，则治宜宣通气机、清化湿浊，方用宣清导浊汤。若湿热仅阻下焦，小肠失于分清泌浊，症见热蒸头胀，小便不通，渴不多饮，苔白腻，则治宜利湿清热，方用茯苓皮汤。

6. 湿温—阳明湿热下注，阻滞大肠证

阳明湿热下注，阻滞大肠，气机不畅。症见身热不扬，肢体重楚，脘痞腹胀，

纳呆呕恶，大便溏滞不爽，夹不消化食物，或大便胶闭，舌苔白腻，脉濡。治宜辛开苦降，化湿导滞。方选一加减正气散《温病条辨》，或枳实导滞丸。

7. 湿温—湿重热轻，困阻太阴阳明

湿重热轻，困阻脾胃。症见身热不扬，胸闷脘痞，腹胀纳呆，恶心呕吐，口不渴或渴不欲饮或渴喜热饮，大便溏泄，小便浑浊，苔白腻，脉濡滑。治宜芳香宣化，燥湿运脾。方选雷氏芳香化浊法（《时病论》）合三仁汤（《温病条辨》）。若兼湿浊上蒙，症见神识如蒙，头胀，呕逆，渴饮不多等，治宜芳香化浊、辟秽开窍，方用苏合香丸（《太平惠民和剂局方》）。若兼湿阻大肠，症见大便不通，少腹硬满不痛，苔垢腻等，治宜清化湿浊、宣通气机，方用宣清导浊汤（《温病条辨》）。

8. 湿温—湿热并重，困阻阳明太阴

湿热并重，困阻脾胃。症见发热，汗出不解，口渴不欲多饮，脘痞呕恶，心中烦闷，或见白痦，便溏色黄，小溲短赤，苔黄滑腻，脉濡数。治宜辛开苦降，燥湿泄热。方选王氏连朴饮（《霍乱论》）。若出现白痦，可加连翘、淡竹叶、生薏仁、滑石等轻清淡渗，泄热利湿；若津伤较甚而口渴，小便短赤显著者，可加白茅根、芦根等生津之品。

9. 湿温—热重湿轻，蕴结阳明太阴

热重湿轻，蕴结脾胃。症见壮热面赤，汗多口渴，烦躁气粗，脘痞身重，苔黄微腻，脉洪大滑数。治宜清泄胃热，兼燥脾湿。方选白虎加苍术汤（《类证活人全书》）。若腹满较甚加厚朴，呕逆加竹茹、半夏，溲短赤加鲜芦根。中焦湿盛加藿香、佩兰、滑石、通草、大豆卷等芳化渗利之品。

10. 湿温—阳明湿热化燥，伤及大肠血络证

阳明湿热化燥，伤及大肠血络。症见灼热烦躁，骤然腹痛，便下鲜血，苔腻剥脱或转黑燥，舌质红绛。治宜清火解毒，凉血止血。方选犀角地黄汤《温病条辨》合黄连解毒汤（《外台秘要》）。若出血不止，骤然热退身凉，汗出肢冷，脉细欲绝，则为气随血脱，当以益气救急固脱为主，方选参附汤或独参汤。

11. 湿温—湿热酿痰，蒙蔽厥阴心包证

湿热酿痰，蒙蔽心包。症见身热不退，朝轻暮重，神识昏蒙，清醒之时，表情淡漠，耳聋目瞑，反应迟钝，问答间有清醒之时，昏则谵语乱言，苔浊腻，脉濡滑数。治宜清热化湿，豁痰开窍。方选菖蒲郁金汤（《温病全书》）送服苏合香丸或至宝丹。若神昏程度加重，由神识昏蒙转为神昏谵语或昏愦不语，苔腻渐化，舌转红绛，乃湿热化燥，热陷心包。当予清心开窍，可用清宫汤合安宫牛黄丸、至宝丹、紫雪丹施治。并见痉厥者，兼以息风止痉，可见全蝎、蜈蚣、地龙、僵蚕等。

12. 湿温—太阴湿胜阳微证

湿温后期，湿胜阳微，脾阳虚衰。症见形寒肢冷，脘痞口渴，呕吐泄泻，舌淡苔白腻，脉沉细。治宜温阳健脾，祛寒逐湿。方选薛氏扶阳逐湿汤（《温热经纬·湿热病篇》）或附子理中丸（《奇效良方》）。若湿胜阳虚，水饮内停，症见头晕心悸，神倦畏寒，小便不利，肢肿足甚，或瞤惕，舌淡，脉沉弱，治宜温肾利水、健脾化湿，方用真武汤。若病久不愈，津气大伤，心肾阳虚，阳气将亡，症见骤然腹泻，或便血不止，腹痛肢厥，面白神昏，汗出粘冷，脉微欲绝，治宜回阳固脱，方用参附龙牡汤或参附汤。

13. 湿温—太阴阳明合病，余湿留恋证

湿热余邪未尽，留恋肺胃。症见身热已退，或有低热，脘中微闷，知饥不食，苔薄腻，脉濡弱或缓。治宜轻宣芳化，淡渗余湿。方选薛氏五叶芦根汤（《温热经纬·湿热病篇》），或用雷氏芳香化浊法（《时病论》）。若湿热留恋气分不解，郁蒸肌表。症见发热身痛，有汗不解，胸脘痞闷欲呕，胸腹等处出现白㾦，苔黄滑腻，治宜清泄湿热、透邪外达，方用薏苡竹叶散合生脉散。

14. 湿温—阴阳明合并，余邪留扰，气阴两虚证

湿热化燥，邪伤脾胃，气阴两虚，余邪留扰。症见身热已退，或有低热，神思不清，倦怠懒言，不思饮食，舌红苔少，脉虚数。治宜清泄余热，益气养阴。方选薛氏参麦汤（《温热经纬·湿热病篇》），或用人参竹叶汤（《三因极一病证方论》）、沙参麦冬汤。

六、外感伏暑

外感伏暑是指夏季感受暑湿病邪，伏藏体内，发于秋冬季节的急性外感热病。其特点是初起即有高热、心烦、口渴、脘痞、苔腻等暑湿郁蒸气分的证候，或为高热、烦躁、口干不甚渴饮、舌绛苔少等热炽营分见证。由于本病发病季节有秋冬迟早之不同，因而又有晚发、伏暑晚发、伏暑秋发、伏暑伤寒、冬月伏暑等别称。

1. 伏暑—暑热内伏，热盛阳明，太阴风热郁表证

暑湿内伏化热，热盛阳明，逢热侵袭肺卫，卫气同病。症见发热恶寒、头痛、心烦口渴、脘痞、周身酸痛、无汗或少汗、小便短赤、苔腻等症。治宜清暑化湿、疏解表邪。方选雷氏清宣温化法（《时病论》），或用银翘散去牛蒡子、元参加杏仁、滑石方（《温病条辨》），或黄连香薷饮（《丹溪心法》）。

2. 伏暑—暑热内伏少阴，太阴风热袭肺证

暑热内伏于肾，热扰心营，风热袭肺，卫气被郁。症见发热、恶寒、心烦、口干、

头痛、无汗或少汗、舌绛、脉浮细数等症。治宜清营泄热，辛凉解表。方用银翘散加生地、丹皮、赤芍、麦冬方（《温病条辨》）。

3. 伏暑—暑湿郁遏少阳证

暑湿内伏化热，外发少阳，枢机被遏。症见寒热似疟、胸腹灼热、口渴心烦、脘痞、苔腻、脉弦数等症。治宜清泄少阳，和解化湿。方选蒿芩清胆汤（《通俗伤寒论》）。

4. 伏暑—暑湿夹滞，郁阻阳明证

暑湿内伏化热，热盛阳明，与燥矢互结肠道。症见身热，胸腹灼热，便溏不爽、色黄如酱、呕恶、苔黄垢腻、脉滑数等症。治宜清热化湿，导滞通下。方用枳实导滞汤。本证为暑湿挟滞胶粘滞着肠腑，须多次缓下，多次清利，其邪始尽。对此证的治疗应注重连续攻下，但制剂宜轻，因势利导，不宜猛攻，即所谓"轻法频下"。正如叶天士所说："伤寒大便溏为邪已尽，不可再下；湿温病大便溏为邪未尽，必大便硬，慎不可再攻也，以粪燥为无湿矣。"

5. 伏暑—暑热内伏少阴，热在心营，下移小肠证

暑热内伏，热在心营，下移小肠。症见身热夜甚、心烦不寐、小便短赤热痛、口干但不甚渴饮、舌绛、脉细数等症。治宜清心凉营，清泻小肠。方用导赤清心汤（《通俗伤寒论》）。

6. 伏暑—热闭厥阴心包，血络瘀滞证

伏暑化热，热伤心营，内闭心包，热与血结，瘀滞脉络。症见身热夜甚、神昏谵语、皮肤、黏膜有出血斑、口干而漱水不欲咽、舌深绛等症。治宜凉血化瘀，开窍通络。方用犀地清络饮（《通俗伤寒论》）。

7. 伏暑—少阴阳明合病，热瘀血脱证

暑热内郁少阴，热盛阳明，耗气伤阴，气阴欲脱，热瘀交结。症见皮肤、黏膜斑疹透发、四肢厥冷、汗出、身热面赤、心烦躁扰、舌暗绛、脉虚数等症。治宜凉血化瘀，益气养阴固脱。方用犀角地黄汤（《温病条辨》）合生脉散。

8. 伏暑—少阴肾亏，固摄失职证

邪热已退，肾气大伤，固摄失职。症见小便量过多、口渴、头晕耳鸣、腰酸肢软、舌淡、脉沉弱等症。治宜温阳化气，益肾缩尿。方用右归丸（《景岳全书》）合缩泉丸（《妇人良方》）。

七、外感秋燥

外感秋燥是感受燥热邪气所致的急性外感热病，其特点是初起邪在肺卫时

即有津液干燥见症，常见发热，微恶风寒，咳嗽，口鼻干燥等表现，多发于初秋季节。

1. 秋燥—燥袭太阴，肺卫郁遏证

燥袭太阴，肺卫郁遏，津液受损。症见发热，微恶风寒，无汗或少汗，咳嗽无痰或痰少而粘，甚则咳声嘶哑，口鼻干燥，咽干痒痛，头痛，舌边尖红，苔薄白而燥，脉浮数。治宜辛凉甘润，清透肺卫。方选桑杏汤（《温病条辨》）。或陆氏辛凉透解方（《六因条辨》）。若咽喉红肿干痛，加牛蒡子、玄参、桔梗、生甘草以清利咽喉；干咳少痰者，加海蛤壳、瓜蒌皮、枇杷叶等润燥化痰；发热较重，加银花、连翘清热透表；若鼻燥而衄或肺燥痰中带血，加白茅根、侧柏叶、茜草、旱莲草等凉血润燥止血。若属凉燥在太阴肺卫，症见恶寒重、发热轻、咽干唇燥、苔薄白少津而舌质正常为主症，兼见头痛无汗、咳嗽稀痰等症，治宜辛开温润，方用杏苏散。

2. 秋燥—燥伤太阴，灼肺伤津证

邪入气分，燥热伤肺，伤津耗液。症见身热，干咳无痰或痰少而粘，甚则痰中带血丝，气逆而喘，胸满胁痛，鼻咽干燥，心烦口渴，少气倦怠，舌红，苔薄白燥或薄黄燥，脉数。治宜清肺泄热，养阴润燥。方选清燥救肺汤（《医门法律》），或雷氏清金宁络法（《时病论》），或陆氏清肺泄热方（《六因条辨》）。若肺中燥热下移大肠，导致肺燥肠闭之咳嗽便秘，可用增液承气汤。

3. 秋燥—燥犯太阴，热迫阳明，络伤咳血证

燥热犯肺，下迫大肠，热伤血络。症见干咳、咳血、腹部灼热、泄泻、舌红、苔薄黄而干、脉数等症，为肺中燥热之邪移肠所致。治宜清热止血、润肺清肠，方选阿胶黄芩汤（《通俗伤寒论》）。

4. 秋燥—燥犯太阴，下迫阳明，肺燥肠闭证

燥热犯肺，下迫大肠，燥热互结。症见咳嗽不爽、胸满腹胀、便秘、舌红而干、痰多等症。本证为燥热伤肺，肺气失宣，津失敷布，肠失濡润所致。治宜肃肺化痰、润肠通便，方选五仁橘皮汤（《重订通俗伤寒论》）。

5. 秋燥—阳明燥热，气血两燔证

阳明燥热化火，迫入营血，气血两燔。症见身热、口渴、斑疹、吐血、咯血、烦躁不安、舌绛、脉数等症。本证为阳明气分燥热化火，迫入营血所致。治宜清气凉血。方用玉女煎去牛膝、熟地，加细生地、元参方（《温病条辨》）。

6. 秋燥—太阴阳明合病，肺胃阴伤证

秋燥后期，燥热已退，肺胃阴液未复。症见低热或不发热，干咳或痰少而粘，口舌干燥而渴，舌光红少苔，脉细数。治宜滋养肺胃，清涤余邪。方选麦门冬汤

（《金匮要略》），或沙参麦门冬汤（《温病条辨》）。

7. 秋燥—燥伤少阴，真阴耗伤证

燥热病邪深入下焦，伤及肝肾，真阴耗伤，虚风内动。症见昼凉夜热、口渴、痉厥、舌质干绛、脉虚等症。本证为燥热病邪深入下焦，真阴耗伤所致。治宜滋养肝肾、潜镇息风，方选三甲脉汤（《温病条辨》）。

八、外感大头瘟

外感大头瘟是指由于冬令过暖，人感乖戾之气，至春夏之交，更感风热时邪，伏毒自内而出，表里皆热的急性外感热病。其特点为初起见邪犯肺卫和热毒壅盛证候，临床常见憎寒壮热，头面或咽喉红肿热痛表现。本病多发生于冬春季节。

1. 大头瘟—风热毒邪上受，外袭太阴肺卫证

风热时邪外袭太阴肺卫，伏毒外发，上窜头面咽喉。症见恶寒发热，无汗或少汗，头面红肿，头痛，全身酸楚，目赤，咽痛，口渴，苔薄黄，脉浮数。治宜疏风解表，解毒消肿。内服葱豉桔梗汤（《重订通俗伤寒论》），外敷金黄散（《医宗金鉴》）。

2. 大头瘟—毒热结聚太阴，侵犯阳明证

伏毒外发，风热时邪内侵，火热毒邪结聚于太阴肺经，侵入阳明胃腑，充斥头面咽喉。症见初起即见憎寒发热，头面红肿，或伴咽喉疼痛，继而恶寒渐解而热势益增，口渴引饮，烦躁不安，头面焮肿，咽喉疼痛加剧，舌赤苔黄，脉实而数。治宜疏风清热，解毒消肿。内服普济消毒饮（《东垣十书·东垣试效方》），外敷三黄二香散（《温病条辨》）。

3. 大头瘟—热毒充斥，阳明热盛证

伏毒外发，火热毒邪深入阳明胃腑，毒热上攻，搏结头面咽喉。症见身热如焚，气粗而促，烦躁口渴，咽痛，头面及两耳上下前后焮肿疼痛，大便干结，小便热赤短少，舌赤苔黄，脉实而数。治宜清热解毒消肿、通腑泄热。内服通圣消毒散（《证治准绳》）或凉膈攻毒饮（《医宗金鉴·痘疹心法要诀》），外敷三黄二香散（《温病条辨》）。

4. 大头瘟—阳明胃阴耗伤证

火热毒邪虽退，但已耗伤阳明胃阴。症见身热已退，头面红肿消失，口渴但欲饮，不欲食，咽干，目干涩，唇干红，舌干少津，无苔或少苔，脉细微数。治宜滋养胃阴。方选七鲜育阴汤（《重订通俗伤寒论》），或清咽汤（《杂病源流犀烛·脏腑门》）。

九、外感烂喉痧

外感烂喉痧是感受风热时邪、引动伏毒引起的急性外感热病。其临床特征为咽喉肿痛糜烂，肌肤丹痧密布。本病具有较强的传染性，易引起流行。多发于冬春两季。

1. 烂喉痧—热毒外袭，肺胃受邪，太阴阳明合病证

风热时邪，引动伏毒化火，肺胃受邪。咽喉为肺胃门户，火毒上冲咽喉，热壅毒聚。症见憎寒发热，咽喉红肿疼痛，甚或溃烂，肌肤丹痧隐隐，舌红赤，见珠状突起，苔白而干，脉浮数。治宜透表泄热，解毒利咽，凉营透疹。内服清咽栀豉汤或清咽凉膈散（《疫喉浅论》）或三黄凉膈散（《喉症全科紫珍集》），外用吹喉方玉钥匙（《三因极一病证方论》）。

2. 烂喉痧—毒壅太阴，热郁心营（上焦）证

风热时邪，引动伏毒化火，壅滞肺胃，热郁心营，气血两燔，上冲咽喉，外窜肌表。症见壮热口渴，烦躁，咽喉红肿糜烂，肌肤丹痧显露，舌红赤有珠，苔黄燥，脉洪数。治宜清气解毒，凉营透疹。内服余氏清心凉膈散（《疫疹一得》），或清咽利膈丸（《全国中药成药处方集》），外用吹喉方锡类散（《金匮翼》）。

3. 烂喉痧—毒壅阳明气分，热燔少阴心营证

风热时邪，引动伏毒化火，热毒内壅阳明胃腑，热燔少阴心营，上冲肺胃门户，外窜肺胃肌表。症见咽喉红肿糜烂，甚则气道阻塞，声嘶气急，丹痧密布，红晕如斑，赤紫成片，壮热，汗多，口渴，烦躁，舌绛干燥，遍起芒刺状如杨梅，脉细数。治宜清气凉营，解毒救阴。内服凉营清气汤（《丁甘仁医案》），或清咽白虎汤、清咽甘露饮（《疫喉浅论》）。

4. 烂喉痧—毒陷厥阴心包，内闭外脱证

风热时邪，引动伏毒化火，毒热壅盛，气血两燔，上冲咽喉，内陷心包。见咽喉红肿糜烂，甚则气道阻塞，声嘶气急，丹痧密布，红晕如斑，赤紫成片，身体灼热，神志昏愦不语，汗多倦卧，舌红绛少苔，脉细数无力或散大；甚者身热骤降，烦躁不宁，呼吸浅促，面色苍白，冷汗淋漓，四肢厥冷，脉细微欲绝。治宜清心开窍解毒，固脱救逆。方选生脉散（《医学启源》）或参附汤（《济生续方》），送服安宫牛黄丸，或至宝丹，或紫雪丹。

5. 烂喉痧—太阴阳明合病，余毒未尽，肺胃津亏证

病发后期，津液受损，余毒未尽，肺胃津亏。症见咽喉糜烂渐减，但仍疼痛，壮热已除，唯午后仍低热，口干唇燥，皮肤干燥脱屑，舌红而干，脉细数。治宜滋阴生津，兼清余热。方选清咽养营汤或清咽复脉汤（《疫喉浅论》）。

第五节　外感疠气类热病六经证治纲要

外感疠气类热病是指由疠气疫毒引起的一类具有强烈传染性的热病，主要包括风疹、麻疹、温热疫、暑热疫、湿热疫、疟疾等。本类疾病除风疹外，均发病急剧，病情险恶，复杂多变。其中温热疫，疠气怫郁于里，充斥表里、上下、内外；暑热疫，火热性质显著，暑热燔炽阳明，易动血闭窍。

一、外感风疹

外感风疹是感受风热疠气引起的急性出疹性传染病，是春季常见的小儿呼吸道疾病，临床上以前驱期短、低热、皮疹和耳后、枕部淋巴结肿大为特征。一般病情较轻，病程短，预后良好。但孕妇感染风疹，将会导致胎儿严重损害，引起先天性风疹综合征。

1. 风疹—风热时邪外袭，邪在太阴肺卫

风热疠气外袭，太阴肺气失宣，卫郁营遏。症见发热恶风，喷嚏流涕，伴有轻微咳嗽，精神倦怠，胃纳欠佳，疹色浅红，先起于头面、躯干，随即遍及四肢，分布均匀，稀疏细小，二三日消退，有瘙痒感，耳后及枕部淋巴结肿大，舌质偏红，苔薄白或薄黄，脉浮数。治宜疏风解表、清热解毒。内服银翘散加减（《温病条辨》），外服三黄散（《伤寒瘟疫条辨》）。

2. 风疹—邪入阳明，气营两燔证

风热疠气深入，阳明气分热盛，热动营血，气营两燔。症见壮热口渴，烦躁哭闹，疹色鲜红或紫黯，疹点较密，甚则融合成片，小便黄少，大便秘结，舌质红，苔黄糙，脉洪数。治宜清营凉血解毒。内服加味清毒化斑汤（《医学摘粹》），外敷紫雪散：紫雪散1支，加清水适量调为稀糊状处敷肚脐孔处，伤湿止痛膏固定，一日换药1次，连续二至三日，适用于风疹发热。

二、外感麻疹

麻疹是感受风热疠气、引动伏毒所致的一种急性发疹性传染病，临床以发热、全身出现红色疹点、稍见隆起、扪之碍手、状如麻粒为特征，小儿多见。好发于

春夏季节，其他季节也可发生。

1. 麻疹—风热外袭太阴，邪犯肺卫证

风热疫气外袭，引动伏毒，肺失肃降，郁遏卫表。症见发热，咳嗽，流涕鼻塞，喷嚏，倦怠嗜睡，眼胞微肿，目红畏光，眼泪汪汪，耳尻俱冷，中指发凉，耳后红筋隐现，第一天到第三天内，口腔黏膜上有如针尖大小颜色灰白、四周黏膜发红之疹点（费-柯氏斑），舌质红，苔薄白或薄黄，脉浮数。治宜辛凉透疹。方选宣毒发表汤加减（《麻科活人全书》）。如身热无汗，苔白肢冷，鼻流清涕，感受风寒者可选加麻黄、苏叶；有泄泻者加葛根、升麻；咳嗽多痰加瓜蒌、川贝母；咽喉肿痛加山豆根、射干。

2. 麻疹—太阴风热壅盛，热扰气营证

风热疫气内攻，引动伏毒，壅盛于肺，肺失宣肃，热盛气分，扰及心营。症见壮热，唇红，皮肤灼热，燥躁或沉睡，多汗，咳嗽，口渴，纳呆，常伴有呕吐及轻度腹泻。疹点先从耳后、发际、面颈部出现，渐及额部、颜面、胸腹、四肢、后至手足为止，即为出透，疹点初起细小红点，大小不等，稍隆起似麻子粒，后渐加密，互相融合，但疹间有正常皮肤，疹色由鲜红至黯红，舌质红，苔黄腻或黄燥。脉洪数或滑数。若无并发他证则壮热渐消，转入收没期。治宜清热解毒，佐以透疹。方选银翘散（《温病条辨》）合升麻葛根汤（《太平惠民和剂局方》）。

3. 麻疹—毒壅太阴，肺失宣降证

风热疫气深入，引动伏毒，热壅于肺，肺失宣降，气分热盛。症见出疹期高热持续，烦躁不安，咳嗽气急，鼻翼煽动，痰粘稠黄。疹色深红紫暗，疹布密集成片，或乍出乍收，或吐血衄血，舌质红或绛，苔黄腻或黄燥，脉洪数或滑数。治宜清热解毒，宣肺透疹。方选麻杏石甘汤（《伤寒论》）加减。

4. 麻疹—热壅气郁，内闭厥阴心包证

风热疫气内侵，引动伏毒化火，热壅气郁，内闭厥阴心包，热扰心神。症见出疹初期，疹未能出透，伴高热，手足抽动，神昏谵语，舌质红、苔薄黄，脉弦数或滑数。治宜清热解毒，透疹镇惊。方选清热镇惊汤（《痘疹活幼至宝》）。

5. 麻疹—热动厥阴肝风，内陷心包证

风热疫气内犯，引动伏毒化火，热毒壅盛，热动厥阴肝风，内陷厥阴心包。症见高热，神昏谵语，循衣摸床，牙关紧闭，四肢抽搐，舌质红绛少苔，脉弦数。治宜清营开窍，平肝熄风。方选羚角钩藤汤（《通俗伤寒论》）。

6. 麻疹—热伤少阴，阴竭欲脱证

风热疫气深入，引动伏毒化火，热毒壅盛，热伤肾阴，阴竭欲脱。症见高热，咳喘，气促鼻煽，或面唇指甲青紫，热汗多而粘，涕泪干涩，口干欲饮，尿少色

黄，舌红绛而干燥无苔，脉细无力。治宜清热宣肺，益阴强心。方选麻杏石甘汤（《伤寒论》）合生脉散（《温病条辨》）。

7. 麻疹—热伤少阴，阴阳两竭，内闭外脱证

风热疠气内侵，引动伏毒化火，热毒壅盛，耗气伤阴，阴阳两竭，内闭外脱。症见高热骤降，咳喘，气促鼻煽，四肢不温，神疲乏力，面色苍白，冷汗多而稀，或面唇指甲青紫，热汗多而粘，涕泪干涩，口干欲饮，舌质淡而干苔白，脉沉细弱或微细欲绝。治宜扶阳救阴固脱。方选生脉散（《温病条辨》）合参附汤（《妇人良方》），送服安宫牛黄丸、至宝丹、紫雪丹。

8. 麻疹—太阴阳明合病，肺胃津伤阴亏证

麻疹后期，热毒虽退，但肺胃阴津已伤。症见皮疹亦按其出疹顺序逐渐消失，疹退后皮肤可见麦麸状细微脱屑，并留下棕色斑痕，约二三周才完全消失，体温下降，精神好转。此期常因伤津劫液，可见舌质干燥，舌尖发红起刺或光泽少津。若唇干口渴，或手足心发热为阴虚余热未清。治宜甘凉养阴。方选沙参麦冬汤（《温病条辨》）。

9. 麻疹—太阴阳明合病，肺胃气阴两虚证

麻疹后期，热毒虽退，但肺胃已气耗阴伤。症见疹后期喘促，体质虚弱或喘促较久，常低热自汗，盗汗，干咳少痰，面萎黄或㿠白，两颊潮红，纳差，便溏，舌质红无苔或少薄黄苔。脉虚细数。治宜益气养阴，解毒化瘀。方选沙参麦冬汤合生脉散（《温病条辨》）。

10. 麻疹—太阴少阴合病，肺肾阴虚，摄纳失司证

麻疹后期，热毒虽退，但肺肾之阴已伤，上不能摄气，下不能纳气。症见咳嗽常呈犬吠样，声音嘶哑，病情严重时出现喉道阻塞症状和体征，如吸气期喘鸣声和吸入性三凹征，由于缺氧而烦躁不安，不愿进食，饮水即呛，不睡，更有甚者颜面紫青或苍白，即麻后喉风。治宜宣肺利咽，清热养阴。方选清咽利膈汤（《证治准绳·幼科》）加味。

11. 麻疹—热伤少阴厥阴，虚风内动证

麻疹后期，热毒虽退，但肝肾已伤，真阴耗竭，虚风内动。症见热病后期，体温不高，龄齿弄舌，四肢惊惕，抽掣强直，舌质红绛少苔，脉弦细数。治宜育阴潜阳，平肝熄风。方选大定风珠（《温病条辨》）加减。

12. 麻疹—太阴余热未尽，下移阳明大肠证

麻疹虽出，但肺热未尽，热移大肠，传导失司。症见麻疹虽出，但身热未退，大便粘冻状，夹有脓血，里急后重，日十余次，伴有腹疼，哭闹不安。治宜清肠止痢。方选葛根芩连汤（《伤寒论》）合芍药汤（《素问病机气宜保命集》）。

13. 麻疹—余热未尽，热扰太阴脾土证

麻疹虽出，但余热未尽，热扰太阴脾土。症见疹后口内生疮或齿龈肿痛出血，甚则溃疡或走马牙疳。治宜清热泻脾。内服清热泻脾散（《医宗金鉴》），外敷金不换口疳散（黄连3g、生甘草3g、青黛3g，白芨6g、人中白3g、冰片1g、硼砂6g、龙骨6g、海螵蛸9g、轻粉0.01g。共为极细末，装瓶，一日2次，涂搽患处）。

14. 麻疹—少阴阴血不足，血虚生风证

麻疹后期，少阴阴血已伤，血虚生风，且余热未尽。故症见皮肤疹出，遍及全身、下肢尤多奇痒难忍，搔则飞屑，抓破则赤红出血，结痂则成癞皮，经久不愈。治宜清热解毒、养血祛风。方选连翘生地黄汤（《麻科活人全书》）。

15. 麻疹—太阴余热未尽，肺阴亏虚证

麻疹后期，余热未尽，热留于肺，伤阴耗津，肺阴亏虚。症见麻后潮热日久不解，咳嗽口干，形体消瘦，皮肤干燥，舌质红少苔，脉细数。治宜养阴清肺，解毒退热。方选地骨皮饮（《奇效良方》）。

16. 麻疹—少阴阳虚，热从寒化，气竭欲脱证

麻疹发病时，若素体阳虚，或过用寒药，邪热从寒而化，耗气伤阳，气竭欲证，症见四肢不温，神疲乏力，面色苍白，冷汗多而稀，舌质淡苔白，脉沉细弱或微细欲绝。治宜回阳救逆。方选参附汤（《妇人良方》），或参附龙牡救逆汤。

三、外感温热疫

外感温热疫是由疠气疫毒引动伏热所致的急性外感热病。其特点为初起以里热外发为主要证候表现，临床初起即出现但热不恶寒、头身痛、口干咽燥、烦躁便干等症状。本病四季皆可发生，以春季为多。

1. 温热疫—太阴热毒壅肺，卫气不布，热盛阳明证

疠气疫毒外袭引动伏热，热毒壅肺，肺气膹郁，卫气不布，热盛阳明。症见发热恶寒，无汗或有汗，头痛项强，肢体酸楚，口渴唇焦，恶心呕吐，腹胀便秘，或见精神不振、嗜睡，或烦躁不安，舌边尖红，苔微黄或黄燥，脉浮数，或洪数。治宜透表清里。方选增损双解散或增损大柴胡汤（《伤寒瘟疫条辨》）。

2. 温热疫—阳明里热炽盛，充斥少阳三焦证

疠气疫毒自口鼻而入，引动伏热，阳明里热炽盛，充斥三焦。症见壮热，不恶寒反恶热，头痛目眩，身痛，鼻干咽燥，口干口苦，烦渴引饮，胸膈胀满，心腹疼痛，大便干结，小便短赤，舌红苔黄，脉洪数。治宜升清降浊，透泻里热。方选升降散、或神解散、或清化汤、或加味凉膈散（《伤寒瘟疫条辨》）。若偏于

上焦者,可加金银花、连翘、栀子、薄荷;偏于阳明经气者,可合白虎汤;兼有便秘者,可加芒硝、枳实。

3. 温热疫—阳明邪热炽盛证

疠气疫毒引动伏热,侵犯阳明,气分邪热炽盛,或与燥矢互结肠道。症见壮热口渴,大汗出,舌苔黄燥,脉洪大而数;或身热烦渴,午后热甚,鼻如烟煤,腹满硬痛,通舌变黑起刺。治宜清热生津或急下存阴。方选白虎汤或大承气汤(《伤寒论》)。若兼阴伤口渴唇焦,可加生地、麦冬、玄参等;热扰心神而谵语,可加水牛角、连翘、竹叶心、黄连等;若热盛动风,可选犀羚白虎汤(《重订通俗伤寒论》);若热结于里,发热便秘腹胀,口干唇燥,舌苔薄黄而干,脉细数,可选增液承气汤。

4. 温热疫—阳明热毒壅盛,卫气不布,热动肝风,耗伤心营证

疠气疫毒攻窜,引动伏热,热毒壅盛,太阳卫气不布,阳明里热壅盛,热动厥阴肝风,耗伤心营。症见身大热,头痛如劈,两目昏瞀,或狂躁谵妄,口干咽痛,腰如被杖,骨节烦疼,或惊厥抽搐,或吐衄发斑,舌绛苔焦或生芒刺,脉浮大而数,或沉数,或六脉沉细而数。治宜解毒凉血。方选清瘟败毒饮(《疫疹一得》),或神犀丹(《温热经纬》)。若疠气充斥心经,躁扰心神,谵语发狂,宜泻心经之火;邪入血分,瘀热搏结,蓄血下焦或胃肠,可化瘀攻下;瘀热发黄,宜化瘀清热退黄;热与痰结,结于胸脘,宜化痰开结。

5. 温热疫—余热留恋阳明,耗气伤阴证

温热疫后期,余热留恋阳明,耗气伤阴。症见低热,口舌干燥而渴,虚烦不眠,神疲气短,时时泛恶,纳谷不香,舌红而干,脉细数无力。治宜清热生津,益气和胃。方选竹叶石膏汤(《伤寒论》)。

四、外感暑热疫

外感暑热疫是由暑热疫毒所引起的急性外感热病。其特点为初起即见热毒燔炽阳明,充斥表里、上下、内外,甚至卫气营血并见,临床常见高热、头痛、身痛、斑疹、出血,甚至昏谵、痉厥等一派热毒极盛的表现。本病具有剧烈的传染性和流行性,严重威胁生命健康,夏暑季节多见。

1. 暑热疫—太阴肺卫郁遏,阳明热炽证

暑热疫毒自口鼻而入,郁遏太阴肺卫,卫气不布,阳明里热炽盛。症见发热恶寒,无汗或有汗,头痛项强,肢体酸楚,口渴唇焦,恶心呕吐,腹胀便秘,或见精神不振、嗜睡,或烦躁不安,舌边尖红,苔微黄或黄燥,脉浮数,或洪数。治宜透表清里。方选增损双解散(《伤寒瘟疫条辨》)合六一散(《黄帝素问宣明论》)。

2. 暑热疫—少阳阳明里热充斥证

暑热疫毒，侵犯少阳，热盛阳明，充斥表里上下。症见壮热，不恶寒反恶热，头痛目眩，身痛，鼻干咽燥，口干口苦，烦渴引饮，胸膈胀满，心腹疼痛，大便干结，小便短赤，舌红苔黄，脉洪数。治宜升清降浊，透泻里热。方选升降散合蒿芩清胆汤（《通俗伤寒论》），或神解散、或清化汤、或加味凉膈散（《伤寒瘟疫条辨》）等合蒿芩清胆汤。若偏于上焦者，可加金银花、连翘、栀子、薄荷；偏于阳明经气者，可合白虎汤；兼有便秘者，可加芒硝、枳实。

3. 暑热疫—阳明里热炽盛证

暑热疫毒，侵犯阳明，里热炽盛。症见壮热口渴，大汗出，舌苔黄燥，脉洪大而数。或身热烦渴，午后热甚，鼻如烟煤，腹满硬痛，通舌变黑起刺。治宜清热生津或急下存阴。方选白虎汤或大承气汤（《伤寒论》）。若兼阴伤口渴唇焦，可加生地、麦冬、玄参等；热扰心神而谵语，可加水牛角、连翘、竹叶心、黄连等；若热盛动风而痉厥，可选犀羚白虎汤（《重订通俗伤寒论》）；若热结于里，发热便秘腹胀，口干唇燥，舌苔薄黄而干，脉细数，可选增液承气汤。

4. 暑热疫—阳明热毒壅盛，卫气不布，热动肝风，耗伤心营证

暑热疫毒自口鼻而入，阳明热毒壅盛，太阳卫气不布，热动肝风，耗伤心营。症见身大热，头痛如劈，两目昏瞀，或狂躁谵妄，口干咽痛，腰如被杖，骨节烦疼，或惊厥抽搐，或吐衄发斑，舌绛苔焦或生芒刺，脉浮大而数，或沉数，或六脉沉细而数。治宜解毒凉血。方选清瘟败毒饮（《疫疹一得》），或神犀丹（《温热经纬》）。若暑热充斥心经，躁扰心神，谵语发狂，宜泻心经泻火，可合导赤清心汤送服至宝丹；邪入血分，瘀热搏结，蓄血下焦或胃肠，可化瘀攻下，可合桃仁承气汤；瘀热发黄，宜化瘀清热退黄，可合茵陈蒿汤；热与痰结，结于胸脘，宜化痰开结，可合小陷胸汤。

5. 暑热疫—暑热留恋阳明，耗气伤阴证

暑热疫后期，余邪留恋阳明，耗气伤阴，热扰心神。症见身热多汗，口舌干燥而渴，心胸烦闷，虚烦不眠，神疲气短，时时泛恶，纳谷不香，舌红而干苔少，脉细数无力。治宜清热生津，益气和胃。方选人参竹叶汤（《三因极一病证方论》）。

五、外感湿热疫

外感湿热疫是由湿热疫毒引起的急性外感热病，其特点为初起宜湿热疫毒遏伏膜原的表现为主要证候，临床常见寒热交作，苔白厚腻如积粉，脉不浮不沉而数等表现。以夏季和热带雨水地区多见。

1. 湿热疫—湿热遏伏少阳膜原证

湿热疫毒从口鼻而入，郁遏少阳膜原，内迫于营。症见初始憎寒而后发热，

但热不寒，昼夜发热，日晡尤甚，头疼身痛，脉不浮不沉而数，苔白厚腻如积粉，舌质红绛。治宜透达膜原，疏利化浊。方选达原饮（《瘟疫论》），或雷氏宣透膜原法（《时病论》），或薛氏加味达原饮（《湿热病篇》）。

2. 湿热疫—邪入阳明，湿热燥化证

湿热疫毒，侵犯阳明，阳明热炽，湿从燥化。症见但热不寒，昼夜发热，日晡尤甚，口渴，汗出热不退，头疼身痛，脉不浮不沉而数，苔白厚而燥，通舌变黑起刺。治宜白虎加苍术汤（《类证活人全书》），或苓桂甘露饮。若大便干结，腹满硬痛者，可选用大承气汤。

3. 湿热疫—太阴阳明合病，湿热直走中焦，清浊相干证

湿热疫毒，直走脾胃，清浊相干，乱于肠胃，阳明胃失和降，太阴脾乏升运。症见发热较重，即见暴吐暴泻，甚则呕吐如喷，吐出酸腐物，夹有食物残渣，泻下物热臭呈黄水样，甚如米泔水，头身疼痛，烦渴，脘痞，腹中绞痛阵作，小便黄赤灼热，苔黄腻，脉濡数；甚或转筋，肢冷腹痛，目陷脉伏。治宜芳香化浊，分利逐邪。方选燃照汤（《重订霍乱论》），或蚕矢汤（《重订霍乱论》）。若脘闷较甚，汤药难进，可先服玉枢丹。苔腻而厚浊者，去白蔻，加草果少许，煎服。脘痞干呕较甚，重用厚朴、白豆蔻，加竹茹；热甚者，可用甘露消毒丹或白虎汤、竹叶石膏汤加减；兼夹食滞者，可选加神曲、焦山楂；小便短少，加通草、车前草；手足厥冷，腹痛自汗，口渴，口唇指甲青紫，小便黄赤，六脉俱伏，为热深厥深，真热假寒，应加生石膏、竹叶、天花粉等清热生津，补气养阴；若发热，腹中绞痛，欲吐不得吐，欲泻不得泻，乃湿热秽浊疠气闭阻中焦，俗称"干霍乱"，宜解毒劈秽、芳香开闭，可予玉枢丹、行军散之类。

4. 湿热疫—邪犯太阴，困阻脾土证

湿热疫毒，侵犯太阴，困阻脾土，运化失司。症见起病缓慢，胁肋胀痛，脘痞腹胀，纳谷不香，口不渴，身重乏力，便溏，或有发热，头痛，恶心呕吐，苔白腻。治宜解毒劈秽，运脾渗利，方选胃苓汤（《太平惠民和剂局方》），或甘露消毒丹（《温热经纬》）。若兼阴伤口渴唇焦，可加生地、麦冬、玄参等；热扰心神而谵语，可加水牛角、连翘、竹叶心、黄连等；若热盛动风而痉厥，可选犀羚白虎汤（《通俗伤寒论》）；若热结于里，发热便秘腹胀，口干唇燥，舌苔薄黄而干，脉细数，可选增液承气汤（《温病条辨》）。

5. 湿热疫—邪伤太阴少阴，气随液脱证

湿热疫毒，侵犯脾土，清浊相干，上吐下泄，津液亏竭，气随液脱。重则损及脾肾，元气耗散，则阴盛格阳。症见吐泻不止，目眶凹陷，指螺皱瘪，面色苍白，呼吸急促，声嘶，神疲乏力，心烦，口渴引饮，尿少或尿闭，舌质红干，脉细数；或恶寒倦卧，精神萎靡，呼吸微弱，语声低微，汗出身凉，四肢厥冷，舌

质淡白，脉沉细，甚则细微欲绝。亡阴须益气养阴；亡阳则益气固脱，回阳救逆。亡阴，方选生脉散、大定风珠；亡阳，方选通脉四逆汤（《伤寒论》），或参附汤（《正体类要》）。

6. 湿热疫—邪陷少阴，热扰心营证

湿热疫毒，从燥而化，内陷少阴，热扰心营。症见灼热烦躁，目合耳聋，神识不清，时有谵语或四肢抽搐，舌绛苔黄腻，脉滑数。治宜涤暑化湿，清心开窍。方选清营汤合六一散，送服至宝丹；或用导赤清心汤（《通俗伤寒论》）。若湿邪较重，可加菖蒲、半夏以助温开燥湿；若抽搐明显，可加羚羊角、钩藤或止痉散以凉肝息风止痉。

7. 湿热疫—湿热攻窜，热动厥阴肝风，热扰少阴营血证

湿热攻窜，从燥而化，热动厥阴肝风，耗伤少阴，热扰营血。症见身大热，头痛如劈，两目昏瞀，或狂躁谵妄，口干咽痛，腰如被杖，骨节烦疼，或惊厥抽搐，或吐衄发斑，舌绛苔焦或生芒刺，脉伏而数，或六脉沉细而数。治宜解毒凉血。方选清瘟败毒饮（《疫疹一得》），或神犀丹（《温热经纬》）。若湿热充斥心经，躁扰心神，谵语发狂，宜泻心经泻火，可合导赤清心汤送服至宝丹；邪入血分，瘀热搏结，蓄血下焦或胃肠，可化瘀攻下，可合桃仁承气汤；瘀热发黄，宜化瘀清热退黄，可合茵陈蒿汤；热与痰结，结于胸脘，宜化痰开结，可合小陷胸汤。

8. 湿热疫—热闭厥阴心包，瘀阻血脉证

湿热疫毒，从燥而化，热闭心包，迫血妄行，瘀热互结，痹阻血脉。症见灼热不已，神昏谵语，口干漱水不欲咽，皮肤、黏膜出血斑进行性扩大，唇青肢厥，舌质深绛或紫晦，脉细数而涩。治宜犀地清络饮（《通俗伤寒论》），或用犀珀至宝丹（《重订广温热论》）。若瘀热互结，兼气阴两虚，症见身热面赤，皮肤、黏膜瘀斑，心烦躁扰，四肢厥冷，汗出不止，舌色黯绛，脉虚数者，急予凉血化瘀、益气养阴固脱，方选犀角地黄汤合生脉散；若热瘀互结，兼阳气外脱，症见肢厥大汗，息微喘喝，神疲倦卧，面唇青灰，舌淡黯，脉微者，救予益气回阳固脱，兼以化瘀通络，方选参附汤加丹皮、赤芍、桃仁。

9. 湿热疫—正衰邪恋，深入厥阴证

湿热疫后期，真阴耗衰，邪气留恋，深入厥阴。症见身热，口不渴，默默不语，神识不清，或胁下刺痛，或肢体时疼，脉数。治宜扶正祛邪。方选吴氏三甲散（《瘟疫论》），或薛氏三甲散（《湿热病篇》）。

六、疟疾

疟疾是由疟邪引起的一种夏秋季节多发病。所谓疟邪，多由疠气夹杂暑、风、

湿等邪气变化而成。其主要症状一般是寒热往来，发作有时，先发冷后发热，最后汗出而热退。如《素问·疟论》所说："疟之始发也，先起于毫毛，伸欠乃作，寒慄鼓颌，腰脊俱痛，寒去则内外皆热，头痛如破，渴欲冷饮""足阳明之疟，令人先寒，洒洒淅淅，寒甚久乃热，热去汗出，喜见日月光火气，乃快然""夫疟者之寒，烫火不能温也，及其热，冰水不能寒也。"《素问》按发作日期将疟疾分为"是以日作（日日疟）""故间日乃作也（间日疟）""时有间二日或数日发（三日疟）"三个类型，又以寒热表现将疟疾"先寒后热"（寒疟）、"先热后寒"（温疟）、"独热无寒"（瘅疟）三个类型。《金匮要略》更有"如其不差"，则"结为癥瘕，名曰疟母"的记载。

1. 少阳正疟

疟邪侵犯，邪在少阳证。症见寒热往来，起迄分明，初起时先觉肩背抽胀，四肢酸楚，呵欠伸腰，当此之时，虽厚复衣被亦不能温，迨寒过则周身大热，头痛面杠，胸痞呕恶，口渴喜冷，先后持续数小时之久，乃遍身大汗，热退身凉，诸症皆除，与平人无异，唯觉头昏疲倦而已。其脉多弦，治宜和解少阳。方选小柴胡汤（《伤寒论》）、清脾饮（《痘疹金镜录》）。

2. 少阳太阴牝疟

疟邪侵犯，邪在少阳太阴证。症见寒多热少，或但寒不热，口不渴，即渴亦喜热散，面色㿠白，唇舌亦白，脉沉迟或带弦象。治宜和解少阳，温阳扶脾。方选柴胡桂枝干姜汤（《伤寒论》），寒甚选加味术附汤（《世医得效方》），或蜀漆散（《金匮要略》）。

3. 少阳太阴瘴疟

疟邪侵犯，邪在少阳太阴证。症见乍寒乍热，肢体沉重，头痛身疼，呕逆，剧则迷狂妄，或声哑不能言，舌苔浊腻，脉细数或沉伏。治宜辟秽解瘴，和解少阳。方选藿香正气散（《太平惠民和剂局方》）、小柴胡汤加木香、大黄之类；或草果饮（《太平惠民和剂局方》）、四兽饮（《景岳全书》）。

4. 少阳阳明温疟（瘅疟）

疟邪侵犯，邪在少阳阳明证。症见微寒热甚，或独热无寒，或热后微寒，骨节烦冤欲呕，脉法数，或洪教，或脉如平，或洪大无力。治宜和解少阳，清热达邪。方选柴胡白虎汤（《重订广通俗伤寒论》）、白虎加桂枝汤（《金匮要略》）、外台知母鳖甲汤、人参白虎汤等。

5. 厥阴疟疾——疟邪不解，混入厥阴血络证

疟邪不解，混入肝经血络。症见久疟不愈，寒热时作，以致左胁下结有癥瘕，触之可得，质较坚硬，经久不退，名为疟母。治宜疟母丸、鳖甲煎丸之属，虚人

可用芍归鳖甲饮或补中益气汤加鳖甲。

6. 太阴疟疾—久疟不愈，邪伤太阴证

疟邪不解，伤及脾胃。症见久疟不愈，面色不华，唇舌淡白，肢体消瘦，形神憔悴，脉弦弱，或虚弱者。治宜扶正祛疟。方选补中益气汤加常山、草果、乌梅，或用何人饮（《景岳全书》），或用大剂当归、白术、煨姜以治之。

参 考 文 献

[1] 杜勒."三"的文化符号论 [M]. 上海：上海古籍出版社，2003：115-119.

[2] 庞朴. 一分为三论 [M]. 上海：上海古籍出版社，2003：115-119.

[3] 周德义. 关于"一分为三"由来的探讨 [J]. 湖南：湖南大众传媒职业技术学院学报，2002，2（2）：91-94.

[4] 王文蔚.《伤寒论》三阴三阳的文化渊源与本质研究 [D].2018.

[5] 姚廷周.《伤寒论》三阴三阳实质探谜 [J]. 国医论坛，1992，7（6）：1-4.

[6] 高兴. 三阴三阳理论溯源 [J]. 中华中医药学刊，2006，24（8）：1511-1512.

[7] 杨玉英. 脏腑经络表里相合取决于三阴三阳时空轴对称 [J]. 山东中医学院学报，1993，17（4）：6-8.

[8] 杨迎霞. 论《伤寒论》三阴三阳实质 [J]. 辽宁中医药大学学报，2009，11（1）：18.

[9] 赵进喜. 三阴三阳辨证与糖尿病 [J]. 辽宁中国中医药现代远程教育，2004，2（12）：31-33.

[10] 宫晴. 三阴三阳体质初量表的编制及 2 型糖尿病三阴三阳体质相关性分析 [D]. 北京中医药大学，2002.

[11] 王琦. 近三十年来有关《伤寒论》三阴三阳问题研究概况 [J]. 山东中医学院学报，1983，7（1）：54-59.

[12] 朱肱. 类证活人书 [M]. 上海：商务印书馆，1955：2-10.

[13] 庞安时. 伤寒总病论 [M]. 北京：人民卫生出版社，2007：6.

[14] 刘渡舟.《伤寒论讲稿》[M]. 北京：人民卫生出版社，2008：6.

[15] 鲁福安. 从《伤寒论》六经主证的病理基础看六经与脏腑经络间的关系 [J]. 河南中医，1981（4）：6.

[16] 何志雄.《伤寒论》六经实质探讨 [J]. 新中医，1983（2）：6.

[17] 俞根初. 何廉臣重订. 重订通俗伤寒论 [M]. 杭州：新医书局，1956：2.

[18] 刘渡舟.《伤寒论》的气化学说 [J]. 新中医，1983（2）：10.

[19] 陈亦人."六气之本标中气不明，不可以读伤寒论"当议 [J]. 江苏中医，1981（5）：25.

[20] 郝印卿. 伤寒六经气化学说寻根（续）[J]. 山西中医，1994（4）：46.

[21] 万友生. 伤寒知要（第 1 版）[M]. 南昌. 江西人民出版社，1982：13.

[22] 柯韵伯. 伤寒论翼 [M]. 北京：人民卫生出版社，1956：2.

[23] 喜多村直宽. 伤寒论疏义 [M]. 日本学训堂聚珍版，1851：6.

[24] 张琪. 伤寒六经的研究 [J]. 哈尔滨中医，1960（1）：56.

[25] 方有执. 伤寒论条辨·图说（影印本）[M]. 上海：商务印书馆，1957：1-5.

[26] 王兴华，等.《伤寒论》三焦辨证系统与方法 [N]. 中国中医药报，2006，4：26.

[27] 程门雪. 学习《伤寒论》的体会 [J]. 上海中医药杂志，1962（7）：1-4.

[28] 孙宝楚. 对伤寒论六经的认识和体会 [J]. 江苏中医，1959，8：1-3.

[29] 吴润秋. 伤寒论三阳三阴实质之我见 [J]. 中医杂志，1981（6）：4-5.

[30] 鲁福安. 从《伤寒论》六经主证的病理基础看六经与脏腑经络间的关系 [J]. 河南中医，1981，4：6-8.

[31] 施家珍.《伤寒论》六经病理初探中医杂志 [J].1965，5：30-33.

[32] 成都中医学院. 伤寒论讲义（第 1 版）[M]. 上海：上海科技出版社，1964，2.

[33] 万友生. 关于《伤寒论》三阴三阳的实质问题 [J]. 湖北中医杂志，1980（4）：35.

[34] 彭子益. 圆运动的古中医学 [M]. 北京：人民军医出版社，2014：2.

[35] 张燮均. 试论伤寒六经的气机升降 [J]. 浙江中医杂志，1979（12）：451.

[36] 刘绍武，等. 试论《伤寒论》"六经"当为"六病"[J]. 新中医，1979（4）：12.

[37] 陆渊雷. 伤寒论今释 [M]. 北京：人民卫生出版社，1955：5.

[38] 陶有强，等. 经方临床带教录 [M]. 北京：人民军医出版社,2009：90.

[39] 熊曼琪. 伤寒学 [M]. 北京：中国中医药出版社，2008：273.

[40] 黄文东.对伤寒论的六经辨症与治法之体会和意见 [J].上海中医药杂志,1955（11）:24.

[41] 何云鹤.六经浅释 [J].福建中医药杂志,1957（1）:1.

[42] 姜春华.伤寒六经若干问题 [J].上海中医药杂志,1962（9）:15.

[43] 瞿岳云.略谈《伤寒论》之研究 [J].辽宁中医杂志（理论专辑增刊）,1981.

[44] 牛元起.关于六经实质的探讨 [J].中医杂志,1980（10）:10.

[45] 郭子光.《伤寒论》证治实质的探讨 [J].成都中医学院学报,1979（1）:2

[46] 柯雪帆.阴阳胜复是《伤寒论》的理论基础 [J].上海中医药杂志,1980（4）:14.

[47] 时振声.《伤寒论》的六经与六经病 [J].河南中医,1981（4）:1.

[48] 俞长荣.《伤寒论》精华在于诊治大法 [J].新中医,1983（2）:10.

[49] 钱璜.伤寒溯源集 [M].上海:上海卫生出版社,1957:374.

[50] 祝味菊.伤寒质难 [M].上海:大众书店,1950,78.

[51] 恽铁樵.伤寒论研究 [M].恽氏铅印本,1935,7,19.

[52] 刘渡舟.伤寒论十四讲 [M].天津科学技术出版社,1982,7.

[53] 肖德馨.《伤寒论》的方法论研究 [J].新中医,1983（2）:24.

[54] 孙泽先.六经探索—《伤寒论》的哲学论据及其与"应激学说"的联系 [J].辽宁中医杂志,1978（2）:1.

[55] 陈治恒.关于《伤寒论》三阴三阳的探讨 [J].成都中医学院学报,1982（4）:23.

[56] 王希哲."开阖枢"与"关阖枢"在《伤寒论》中的运用 [J].河南中医,1995,15（5）:332-333.

[57] 王梅竹.试从《周易》三阴三阳概念浅析（伤寒论）六经辨证体系的形成 [J].黑龙江中医药,1987（5）:14.

[58] 刘联群.《伤寒论》六经原理新探 [J].河南中医,1990,（5）:12.

[59] 郑元让.伤寒六经人的假设 [J].新中医,1983（2）:55.

[60] 赵进喜.三阴三阳体质学说及其研究述评 [J].中华中医药杂志,2018,33（11）:4807-4812.

[61] 王慎轩.从巴甫洛夫学说来研究张仲景伤寒论的六经证治法则 [J].上海中医药杂志,1955（7）:16.

[62] 孙泽先.六经探索—《伤寒论》的哲学论据及其与"应激学说"的联系 [J].辽宁中医,1978（2）:1.

[63] 朱式夷.中医辨证施治规律的探讨 [J].中医杂志,1958（3）:156.

[64] 杨麦青.从细胞和细胞因子水平《伤寒论》六经学说 [J].中国中医基础医学杂志,1995（3）:10.

[65] 蔡抗四.时间生物学在《伤寒论》中的反映 [J].江西中医药,1983（3）:30.

[66] 许世瑞.六经病欲解日的时间探讨 [J].河北中医学院学报,1989（1）:26.

[67] 岳美中.试谈辨证论治和时间空间.上海中医药杂志,1978,（复刊号）:14.

[68] 朱家鲁.浅论机体抗损伤反应在《伤寒论》中的体现 [J].云南中医杂志,1982（3）:17.

[69] 王琦.六经非经论 [J].中医杂志,1983（6）:4.

[70] 瞿岳云.略谈《伤寒论》之研究 [J].辽宁中医杂志,1981（理论专辑增刊）:31.

[71] 王文明.浅谈《伤寒论）中的多级多路调节 [J].中医药信息,1989（2）:4.

[72] 黄宗南.从阴阳逻辑初探《航含量》三阴三阳实质—《伤寒论》数学模型设计 [J].北京中医学院学报,1984（4）:16.

[73] 孟庆云.从控制论模糊识别探讨《伤寒论》六经涵义 [J].陕西中医,1980（5）:1.

[74] 程磐基.从逻辑学角度对《伤寒论》六经病的探讨 [J].辽宁中医杂志,1983（6）:8.

[75] 张长恩.《伤寒论》六经实质新探 [J].北京中医杂志,1983（1）:34.

[76] 肖德馨.《伤寒论》的方法论研究 [J].新中医,1983（2）:24.

[77] 杨培坤、邹志东.试论仲景学说的集论思想 [M].上海:上海交通大学出版社,1992:184.

[78] 朱式夷.医学信息与仲景数学 [J].中医药学报,1983（5）:3.

[79] 杨麦青.自然辨证法与仲景学说 [J].新中医,1983（2）:22.

[80] 陈云平.张仲景的哲学思想初探 [J].辽宁中医杂志,1983（12）:30.

[81] 廖子君.从现代系统论看《伤寒论》六经体系 [J].国医论坛,1992（3）:1.

[82] 孟庆云.从控制论模糊识别探讨《伤寒论》六经涵义 [J].陕西中医,1980（5）:1.

[83] 王宝瑞.试论《伤寒论》六经辨证理论体系中的信息论方法 [J].医学与哲学,1986（1）:7.

[84] 宋天彬.《伤寒论》研究当议 [J].辽宁中医杂志,1983（1）:7.

[85] 邓玉梅,等.《伤寒论》三阴三阳辨证概述 [J].长春中医学院学报,1996,9,12（57）:1-2.

[86] 胡正刚.伤寒六经表证分类学习浅识——参考姚荷生《〈伤寒论〉有关疾病分类学纲目》[J].浙江中医药大学学报,2013,37(6):1-4.

[87] 肖相如.《伤寒论》表证的相关理论及其临床意义[J].河南中医,2007,27(6):1-3.

[88] 柴瑞震."六病辨证"和"六病之气血辨证"[J].河南中医,2013,33(9):1385-1389.

[89] 易峰.清代温病脏腑辨证的研究[J].2010.

[90] 刘英锋.寒温沟通论营分[J].中华中医药杂志,2010,25(8):1174-1176.

[91] 姚荷生.伤寒论有关疾病分类学纲目[M].南昌:江西中医学院,1993.

[92] 刘雪堂.叶氏外感温热说功不补患[J].天津中医学院学报,1995(2):1-2.

[93] 柴中元.热病衡证[M].北京:人民卫生出版社,1985.

[94] 时逸人.中医伤寒与温病[M].上海:上海科学技术出版社,1958.

[95] (日本)中西惟忠.伤寒论之研究[M].北京:人民卫生出版社,1957:6.

[96] 任应秋.研究伤寒论的流派——《张仲景研究》[J].1981,1:3.

[97] 司马迁.史记[M].兰州:甘肃民族出版社,1997:771.

[98] 赵永生.《伤寒例》当为《伤寒论》概论析[J].河南中医,2000,20(5):3-5.

[99] 孙辉.《伤寒例》管窥[J].南京中医药大学学报,2008,24(5):304.

[100] 程磐基.《伤寒论·伤寒例》学术思想探讨[J].上海中医药大学学报,2006,20(2):9.

[101] 程刚.论伤寒学说和温病学说的辨证关系[J].吉林中医药,2002,22(5):1-3.

[102] 孙立.略论《伤寒论》治法在温病学中的应用[J].时珍国医国药,2006,17(4):655.

[103] 孙思邈.备急千金要方[M].长春:吉林人民出版社,1994,318.

[104] 程磐基.《伤寒微旨论》探微[J].上海中医药杂志,2007,41(10):64-66.

[105] 郑东升.北宋医家韩祗和伤寒学术思想探析[J].中华中医药杂志,2007,22(5):274.

[106] 万晓刚.《伤寒总病论》温病学思想评述[J].国医论坛,1996,11(1):38-39.

[107] 张蕾.郭雍研究伤寒方法当议仁[J].中医文献杂志,2006(4):27-28.

[108] 刘志梅.刘完素《伤寒直格》学术思想探讨[J].山东中医药大学学报,2004,28(5):365.

[109] 杨文斌.由金元四大家看中医的发展[J].山西中医,2004,20(10):77-79.

[110] 林培政.温病学[M].北京:中国中医药出版社,2007:3.

[111] 李惠义.柯琴"温病症治散见六经"学术思想探讨[J].江苏中医,1995,16(3):37.

[112] 陆懋修.陆懋修医学全书[M].北京:中国中医药出版社,1999.

[113] 陈熠.温病学之门径[J].中医文献杂志,2002,3(3):49-51.

[114] 赵立岩,刘晖祯.论近代寒温融合流派的产生与发展[J].中医杂志,1997,38(2):73.

[115] 陆懋修.陆懋修医学全书[M].北京:中国中医药出版社,1999:78.

[116] 蒋泽霖.国内近30年的《伤寒论》研究之概况[D].1982.

[117] 章巨膺.统一伤寒温病学说的认识[J].上海中医药杂志,1959,3:4-9.

[118] 冯堃,等.丁甘仁治疗外感病经验[J].中医药学报,2010,38(3):11-12.

[119] 薛伯寿.中医年鉴·老中医学术经验蒲辅周[M].北京:人民卫生出版社,1983:324-329.

[120] 张学文.伤寒与温病关系的探讨[J].陕西中医学院学报,1980,3(2):20-27.

[121] 裘沛然.伤寒温病一体论[J].上海中医药杂志1982(1):2-7.

[122] 张伯讷.伤寒与温病之争的今昔[J].上海中医药杂志,1981(2):2-5.

[123] 邓铁涛.外感病辨证统一小议[J].北京中医学院学报,1983(3):6-7.

[124] 萧敏材.论伤寒与温病学派之争[J].中医杂志,1962(11):1-8.

[125] 沈凤阁.关于六经、卫气营血、三焦辨证如何统一的探讨[J].新医药学杂志,1979(4):7-9.

[126] 时振声.六经辨证与卫气营血及三焦辨证的统一性[J].北京中医学院学报,1984(6):8-10.

[127] 方药中.评伤寒与温病学派之争[J].中医杂志,1984(2):4-10.

[128] 姜建国.论六经辨证与寒温统一[J].山东中医药大学学报,2000,24(1):11-12.

[129] 郭子光.寒温结合治疗疑难病证[J].新中医,1992(4):39-40.

[130] 李永清.论寒温统一[J].内蒙古中医药,2007(4):50-51.

[131] 陈伯庄.寒温必须汇通说[J].湖北中医杂志,1989(2):27-28.

[132] 薛燕星,等.外感热病必须融会贯通"伤寒""温病"和"瘟疫"学说——薛伯寿教授治疗外感热病

学术思想系列之四 [J]. 世界中西医结合杂志，2011，6（10）：832-833.

[133] 朱松生. 寒温统一论探究 [J]. 浙江中医学院学报，2001，25（4）：5-6.

[134] 李洪涛. 汇寒温之说立外感病学 [J]. 安徽中医学院学报，1994，13（2）：2-4.

[135] 孙增涛，等. 谈时行热病中寒温的对立与统一 [J]. 中华中医药杂志，2010，25（11）：1752-1755.

[136] 何嘉文. 由发病过程与用药看外感热病的寒温统一 [D]. 北京中医药大学，2008，3：1.

[137] 王正直. 从历史发展角度谈论寒温统一 [J]. 国医论坛，1993（1）：22-23.

[138] 蒲晓东. 以正邪为纲统一外感热病辨证 [J]. 时珍国医国药，2009，20（5）：1271-1272.

[139] 刘兰林，等. 构建外感热病辨证体系的探讨 [J]. 中华中医药杂志，2005，20（1）：20-22.

[140] 万友生. 寒温统一论 [M]. 北京：人民军医出版社，2011.

[141] 董建华. 急性热病临床研究的初步设想 [J]. 中医杂志，1985（1）：62-65.

[142] 邓铁涛. 实用中医诊断学 [M]. 北京：人民卫生出版社，2004.

[143] 路丽娟，等. 郭子光教授辨治外感发热的经验 [J]. 四川中医，2006，24（1）：7-8.

[144] 刘素香，等. 黄保中诊治外感热病经验撷萃 [J]. 中华中医药学刊，2005，23（7）：1192.

[145] 戈敬恒，等. 对统一温病与伤寒之我见—关于开设新学科"外感热病学"的提想 [J]. 甘肃中医学院学报，1985（2）：6-8.

[146] 吴银根. 中医外感热病学 [M]. 上海：上海科学技术出版社，1991.

[147] 金雪明、胡之璟. 简明中医外感病症治 [M]. 北京：人民军医出版社，2004.

[148] 姜良铎. 中医热病学研究展望 [J]. 北京中医药大学学报，1995，19（4）：2-3.

[149] 张清源. 中医急性热病学—融伤寒与温病为一 [M]. 兰州：兰州大学出版社，2007.

[150] 柴中元. 热病衡证 [M]. 北京：人民卫生出版社，1985.

[151] 柴中元. 热病衡正 [M]. 北京：人民卫生出版社，1985.

[152] 蔡定芳. 论温病学的四次突变 [J]. 上海中医药杂志，1986（7）：22-25.

[153] 李致重. 谈伤寒和温病的关系 [J]. 中国中医基础医学杂志，2003，9（3）：13-16.

[154] 刘涛. 温病学若干概念的探析 [J]. 浙江中医杂志，2001，2（2）：71-73.

[155] 刘燕. 温病伤阳耗气浅探 [J]. 新疆中医药，2006，24（4）：9-10.

[156] 魏雅君. 谈《伤寒论》的寒化热化问题 [J]. 陕西中医，1982，3（3）：5-6.

[157] 何嘉文硕士毕业论文. 由发病过程与用药看外感热病的寒温统一 [J].2008-05.

[158] 肖相如. 太阳病题纲"不恶寒"的意义——温病初期不是表证 [J]. 辽宁中医杂志，2004，31（8）：644.

[159] 时逸人. 中医伤寒与温病 [M]. 上海：上海卫生出版社，1956.

[160] 李致重，等. 谈伤寒和温病的关系 [J]. 中国中医基础医学杂志，2003，9（3）：13-16.

[161] 万友生. 寒温统一论 [M]. 上海：上海科学技术出版社，1988.

[162] 杨进. 温病条辨临床学习参考 [M]. 北京：人民卫生出版社，2002.

[163] 万友生. 寒温统一论 [M]. 上海：上海科学技术出版社，1988.

[164] 万友生. 略论伤寒厥阴病 [J]. 新中医，1980，3：14-18.

[165] 杨进. 温病条辨临床学习参考 [M]. 北京：人民卫生出版社，2002.

[166] 柴中元. 热病衡正 [M]. 北京：人民卫生出版社，1985.

[167] 时逸人. 中医伤寒与温病 [M]. 上海：上海科技出版社，1958：28.

[168] 柴瑞震.《伤寒论》实为一部"温热病变"专著 [J]. 河南中医，2008，28（9）：5.

[169] 叶天士. 临证指南医案 [M]. 上海：上海科学技术出版社，2000.

[170] 上海中医学院. 程门雪医案 [M]. 上海：上海科学技术出版社，2002.

[171] 恩格斯. 自然辨证法 [M]. 北京：人民出版社，1984.

[172] 邹克扬. 外感热病七定辨证初探 [J]. 陕西中医，1989，（10）：450.

[173] 李永清. 寒温统一有利于外感学发展 [N]. 中国中医药报，2008，4：1-2.

[174] 杨进. 构建外感热病辨证体系的探讨 [C]. 中医药学术发展大会论文集，2005.

[175] 梁华龙、田瑞曼.《伤寒论》六经辨证的内涵与外延 [J]. 河南中医药大学学报，2003，18（2）：9-11.

[176] 鲁美君博士学位论文. 基于古今医案数据分析的外感热病证治规律研究 [D].2008.

[177] 刘兰林. 中医外感热病辨证方法古今主要文献研究 [J]. 中医文献杂志，2004，22（1）：52.

[178] 蔡秋杰.温病病名概念研究[D].2009.

[179] 李顺保.温病学大辞典[M].第1版.北京:学苑出版社,2007.

[180] 张登本,等.《黄帝内经》六淫理论的发生及其意义[J].中医药学刊,2006,24(11):198-199.

[181] 魏雅君.谈《伤寒论》的寒化热化问题[J].1982,3(3):5-6.

[182] 陈滨柱.试谈外感病中体质与六淫的从化关系[C].第十次全国中医体质学术年会.

[183] 马萌.八纲辨证,疏于燥湿—燥湿阴阳辨证方法构建刍议[J].中华中医药杂志(原中国医药学报),2019,34(1):54-59。

[184] 杜煦电.也谈燥湿二要[J].湖北中医杂志,1986,16(2):2-3.

[185] 余国珮.医理[M].北京:中医古籍出版社,1987:3.

[186] 林齐鸣.也谈燥邪的阴阳属性[J].山西中医,1986,2(2):41-42.

[187] 刘时觉.阴阳燥湿论[J].中国中医基础医学杂志,1999,5(4):14-16.

[188] 漆浩.论《内经》重"湿"轻"燥"[J].陕西中医,1987,8(2):94.

[189] 李业友.浅谈《医理》[J].中华现代中医学杂志,2010,6(3):142-144.

[190] 朱祥麟.《内经》六淫化风病理学说[J].中国中医基础医学杂志,2001,7(2):10-12.

[191] 郑元让.伤寒六经人的假设[J].新中医,1983(2):55-58.

[192] 赵进喜.《伤寒论》"六经钤百病"探识[J].中华中医药学刊,2005,23(2):210-211.

[193] 刘昭纯,等.关于建立"瘀血生风"概念的思考[J].山东中医杂志,2001,20(1):5-8.

[194] 王昆文.浅谈因痰生风证[J].国医论坛,2004,19(4):13-15.

[195] 刘凌云.由中医"从化"理论谈体质辨证的重要性[J].广州中医药大学学报,2013,30(1):117-119.

[196] 李经纬,等.中医大辞典[M].北京:人民卫生出版社,2005.

[197] 于滨,等.解伤寒温病千年疑案——从寒伤太阳、温伤太阴谈起[J].智慧健康杂志,2017,10:59.

[198] 沈元良.伤寒温病之争与寒温统一[J].中华中医药学刊,2012(11):2382-2384.

[199] 杨克雅.《伤寒论》温阳方与心衰辨治[J].光明中医,2016,31(5):631-633.

[200] 王拥军.《伤寒杂病论》心衰证治[J].中国中医药现代远程教育,2017,15(2):61-63.

[201] 赵兰才.论内外相因疾病观在外感热病辨证中的作用[J].中医杂志,2011,12(13):1087-1089.

[202] 柯雪帆.阴阳胜复是《伤寒论》的理论基础[J].上海中医药杂志,1980(4):14.

[203] 时振声.《伤寒论》的六经与六经病[J].河南中医,1981(4):1.

[204] 沈凤阁.关于六经、卫气营血、三焦辨证如何统一的探讨[J].新医药学杂志,1979(4):7-9.

[205] 李灿东,等.中医诊断学[M].北京:人民卫生出版社,2012.

[206] 杨玉英.从生化座标系看伤寒六经实质[J].山东中医学院学报,1990,14(6):19-21.

[207] 王军,等.《伤寒论》六经体系与《黄帝内经》十二经脉体系的关系当议[J].中华中医药杂志,2018,33(3):926-928.

[208] 王慧如,等.中医诊断学辨证体系中脏腑辨证变迁的思考[J].中医杂志,2017,58(24):2071-2075.

[209] 魏凯锋,等.温病学辨证理论与脏腑辨证[J].江西中医药,2007,6(6):27.

[210] 许滔,等.六经合脏腑辨证探析[J].贵阳中医学院学报,2019,41(3):1-4.

[211] 李培生.伤寒论讲稿[M].北京:人民卫生出版社,2010.

[212] 王军,等.《伤寒论》六经体系与《黄帝内经》十二经脉体系的关系当议[J].中华中医药杂志,2018,33(3):926-928.

[213] 袁肇凯,等.中医诊断学(研究生教材)[M].北京:中国中医药出版社,2007.

[214] 朱文锋,等.中医诊断学(第2版)[M].北京:人民卫生出版社,2011.

[215] 叶天士.温热论[M].北京:人民卫生出版社,2009.

[216] 吴瑭.温病条辨[M].北京:人民卫生出版社,2009.

[217] 曾逸笛,等.基于脏腑经络理论及证素辨证学统一中医外感病辨证方法的思考[J].湖南中医药大学学报,2013,33(1):37-38.

[218] 黄翰峰.伤寒六经辨证新探[D].2019-05-17.

[219] 熊兴江,等.方证对应理论研究概况[J].中华中医药杂志,2009,24(12):1624-1626.

[220] 郑红斌,等.中医病因古今演变的研究之四—《内经》六淫病因学说概要[J].浙江中医学院学报,

1999，23（6）：4.

[221] 王笃智，等.《时病论》所构建的六浮致病体系初探 [J]. 浙江中医杂志，2020，55（8）：550-552.

[222] 黄广平. 六淫概念浅析 [J]. 陕西中医函授，2001，（1）：3.

[223] 姚芷龄. 姚荷生论六因辨证 [J]. 江西中医药，2005，36（26）：57.

[224] 刘英锋. 寒温沟通论营分 [J]. 中华中医药杂志，2010，25（8）：1174-1175.

[225] 肖相如.《时振声伤寒发挥》[M]. 北京：中国中医药出版社，2010.

[226] 刘树林. 基于六经与卫气营血辨证体系贯通的经典方证整理与运用研究 [D]. 2013-04.

[227] 柯韵柏. 伤寒来苏集 [M]. 北京：中国中医药出版社，2006.

[228] 薛燕星，等. 薛伯寿论伤寒六经皆有表 [J]. 中医杂志，2008，49（2）：180-182.

[229] 徐立思，等.《伤寒论》血分病证辨治探析 [J]. 上海中医药杂志，2012，46（5）：31-33.

[230] 王子接. 绛雪园古方选注 [M]. 北京：中国中医药出版社，2007.

[231] 唐步棋. 郑钦安医书阐释 [M]. 成都：巴蜀书社出版，1996.

[232] 吴谦. 医宗金鉴·伤寒心法要诀 [M]. 北京：人民卫生出版社，2006.

[233] 黄元御. 黄元御医十一种（中）[M]. 北京：人民卫生出版社，1990.

[234] 王咪咪，等. 唐容川医学全书 [M]. 北京：中国中医药出版社，1999.

[235] 许叔微. 伤寒九十论〔M〕. 上海：上海科学技术出版社，1990.

[236] 柴瑞震.《伤寒论》六经辨证与八纲辨证之研究 [J]. 中医药通报，2011，10（4）：9-11.

[237] 马家驹，等. 从八纲辨证角度探讨经方半表半里实质 [J]. 中华中医药杂志，2019，34（12）：5605.

[238] 万友生. 寒温统一论 [J]. 云南中医杂志，1981，1：4-8.

[239] 刘渡舟，等.《伤寒论》之提纲辨 [J]. 河南中医，1985，（6）：1.

[240] 张志聪. 伤寒论集注 [M]. 上海：上海校经山房书局，1936.

[241] 陈修园. 陈修园医书七十二种（三）[M]. 上海：上海书店影印，1988.

[242] 唐宗海. 中西汇通医书五种·伤寒论浅注补正·凡例 [M]. 上海：千顷堂书局光绪三十年，1908.

[243] 万友生. 伤寒知要 [M]. 南昌：江西人民出版社，1982.

[244] 刘树林. 基于六经与卫气营血辨证体系贯通的经典方证整理与运用研究 [D]. 2013-04.

[245] 薄化君. 时振声伤寒学术特色的初步研究 [D]. 2007-05.

[246] 孙其新. 谦斋六经辨证钩玄—谦斋辨证论治学 [J]. 辽宁中医杂志，2006，33（11）：1406-1408.

[247] 石寿棠. 医原 [M]. 南京：江苏科学技术出版社，1983.

[248] 周学海. 形色外诊简摩 [M]. 北京：人民卫生出版社，1987.

[249] 姚荷生.《伤寒论》疾病分类纲目 [M]. 南昌：江西中医学院，1993.

[250] 姜元安，等. 从厥阴病提纲看《厥阴病篇》[J]. 环球中医药，20152，8（12）：1483-1487.

[251] 张遂辰. 张卿子伤寒论 [M]. 上海：上海科学技术出版社，1990.

[252] 李培生. 伤寒论讲义 [M]. 长沙：湖南科学技术出版社，1985.

[253] 叶天士. 临证指南医案 [M]. 北京：中国中医药出版社，2008.

[254] 龚信纂. 古今医鉴 [M]. 南昌：江西科学技术出版社，1990.

[255] 胡正刚. 伤寒六经表证分类学习浅识——参考姚荷生《〈伤寒论〉有关疾病分类学纲目》[J]. 浙江中医药大学学报，2013，37（6）：671-675.